MIT DER **WILDNIS** VERBUNDEN

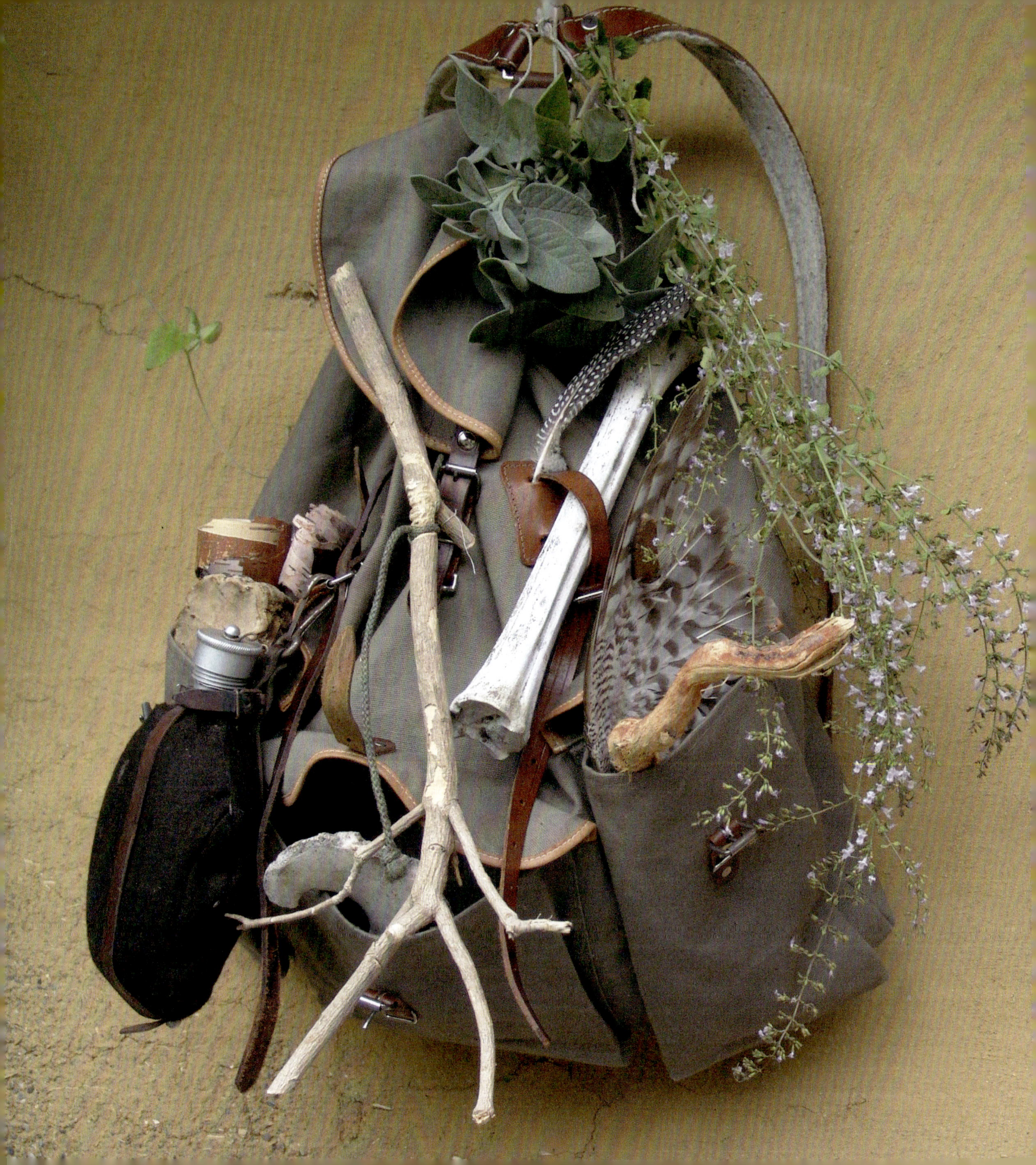

Susanne Fischer-Rizzi

MIT DER **WILDNIS** VERBUNDEN

Zwölf Wege in die Natur: Kraft schöpfen – Heilung finden

nymphenburger

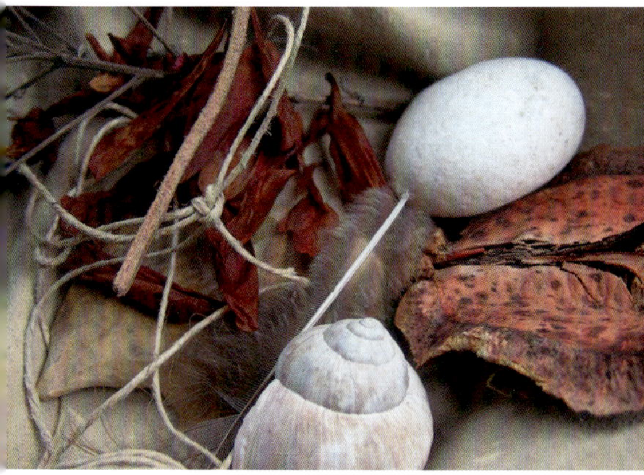
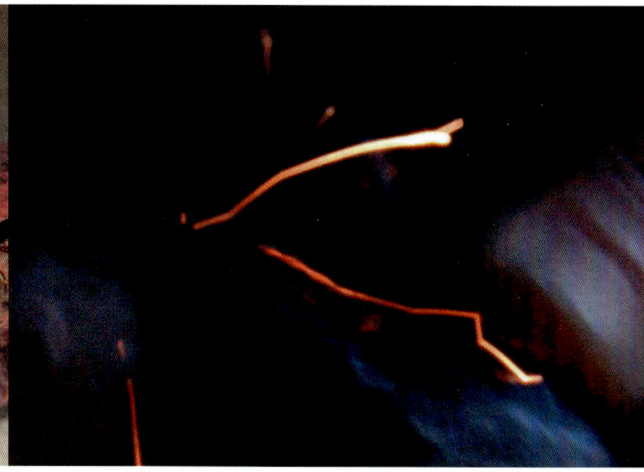
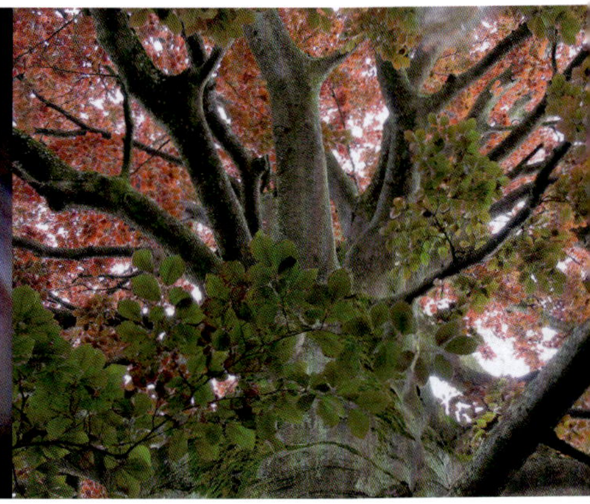

Inhalt

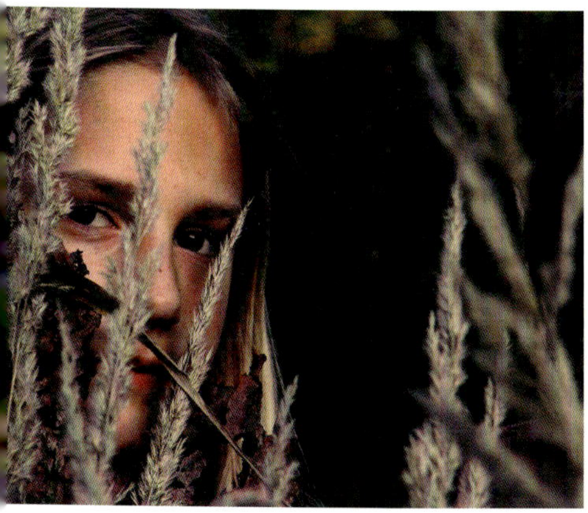

Mein Weg in die Wildnis

„Es gibt Menschen, die ohne die freie Natur und ihre Wesen leben können und andere, die das nicht können", schrieb einst der weltbekannte Naturschützer Aldo Leopold in seinem Plädoyer zur Umwelt-Ethik. Wie er, so gehöre auch ich zur zweiten Gruppe Mensch, und meine Vorstellung von Lebensqualität verbindet sich zum großen Teil mit freier Natur. Die Liebe zu allem Lebendigen zieht sich wie ein „grüner Faden" durch mein Leben. Schon als Kind streifte ich mit meinem Vater durch die Wälder, und meine Mutter übermittelte mir eine tiefe Liebe zu den Tieren.

Ich betrachte es auch als großes Geschenk, dass ich in meiner Heimat, auf vielen Reisen und während meiner Aufenthalte in anderen Ländern ganz besonderen Lehrerinnen und Lehrern begegnete. Sie teilten ihr Wissen und ihre Erfahrung mit mir. Manche begleiteten mich zu Pforten, die zu den Geheimnissen der Natur führen. Ich folgte einer Spur, wurde so zum Lehrling der Natur. Der Unterrichtsraum war oft die Wildnis. Während dieser Lehrjahre folgte ich einer weiteren Spur: Das Heilen mit Pflanzen und die ganzheitlichen Anschauungen anderer Kulturen über Krankheit und Gesundheit weckten immer stärker mein Interesse.

Im Lauf der Zeit flossen beide Bereiche, das Wildniswissen und das Heilwissen, zusammen. Ich erkannte mehr und mehr, dass eine Verbundenheit zur Natur und die achtsame Wahrnehmung ihrer Abläufe heilsam für die Leiden und Erkrankungen der Menschen unserer Gesellschaft sind. In der Natur zu sein, dort Zeit zu verbringen, um sich und auch die Natur zu heilen, ist meiner Einschätzung nach eine wichtige Medizin für die Zukunft. Unsere Sehnsucht nach Ursprünglichkeit, nach Wildnis, wird uns dabei führen.

Mit der Wildnis verbunden zeigt Wege auf, die zu einem bereichernden Erleben der Natur führen. Um Sie dorthin zu begleiten, habe ich einige Kostbarkeiten des Wissens, das ich von meinen Lehrerinnen und Lehrern erhielt, ausgewählt, mit eigenen Erfahrungen verbunden und in eine Art imaginäres Bündel gepackt. Dieses Bündel möchte ich Ihnen für Ihren ganz persönlichen Weg in die Wildnis mitgeben. Es ist auch eine Art Reisebericht: Denn es erzählt von meiner eigenen Reise zu einer heilenden Verbundenheit mit der Natur – und zur Wildnis in mir selbst.

Lassen Sie uns gemeinsam auf den Weg gehen…

Susanne Fischer-Rizzi

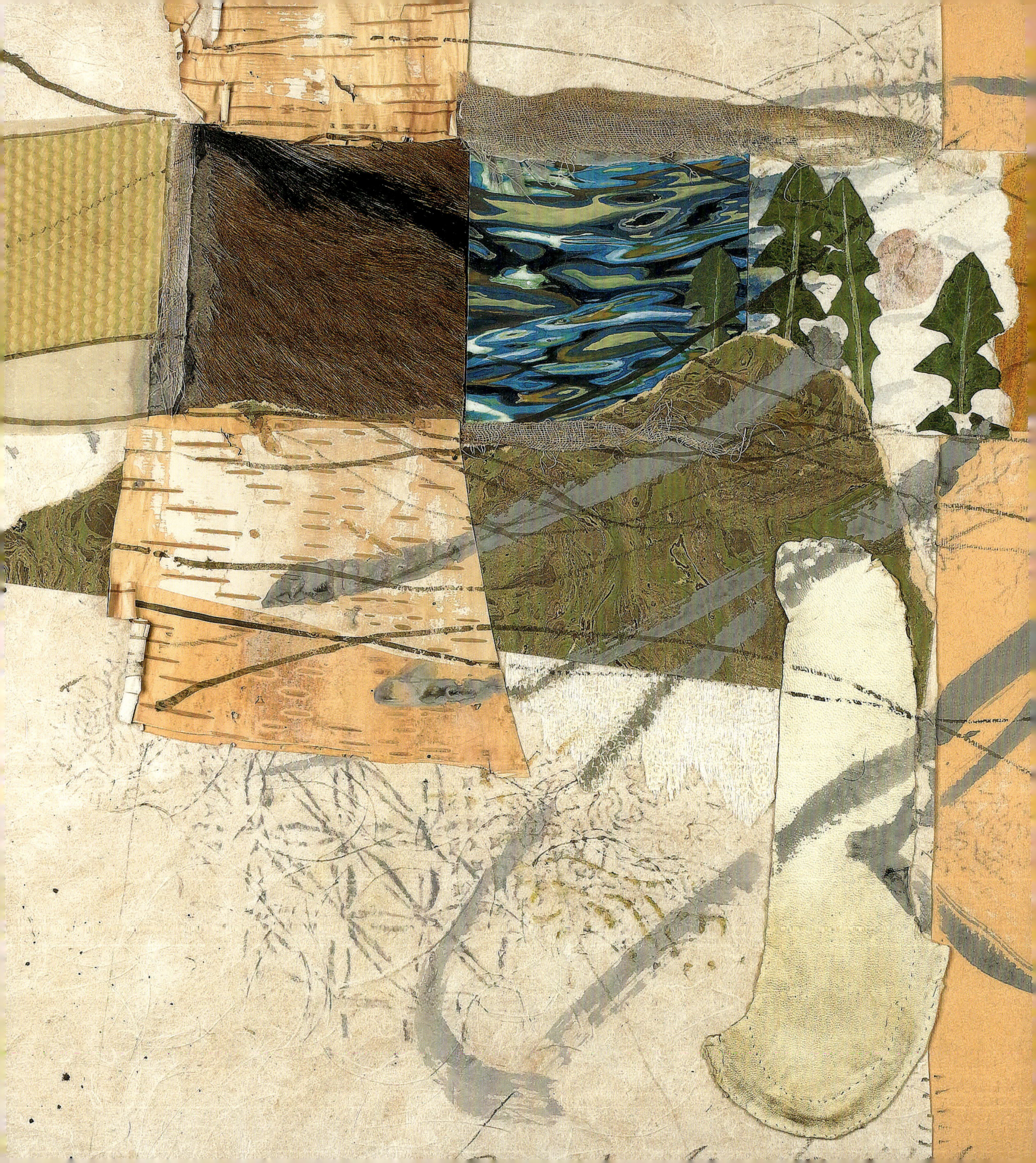

Der Mantel der Wildnis

Einfach hinausgehen

„Die Wildnis ist nicht ein Ort,
den wir besuchen –
sie ist unsere Heimat.“

Gary Snyder
(geb. 1930, amerikanischer Philosoph und Autor)

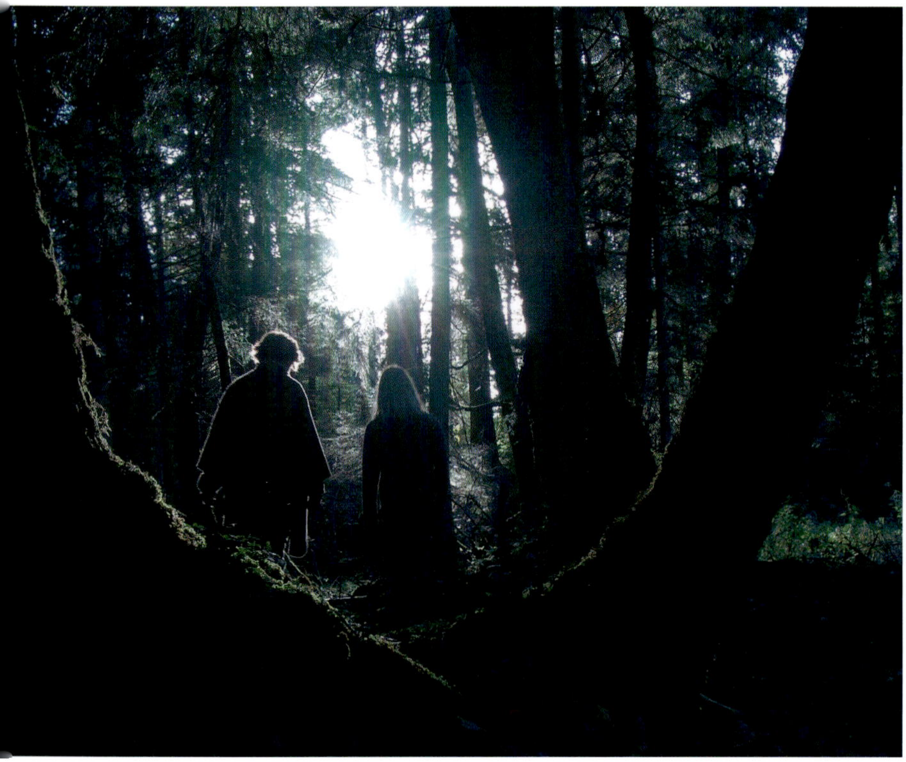

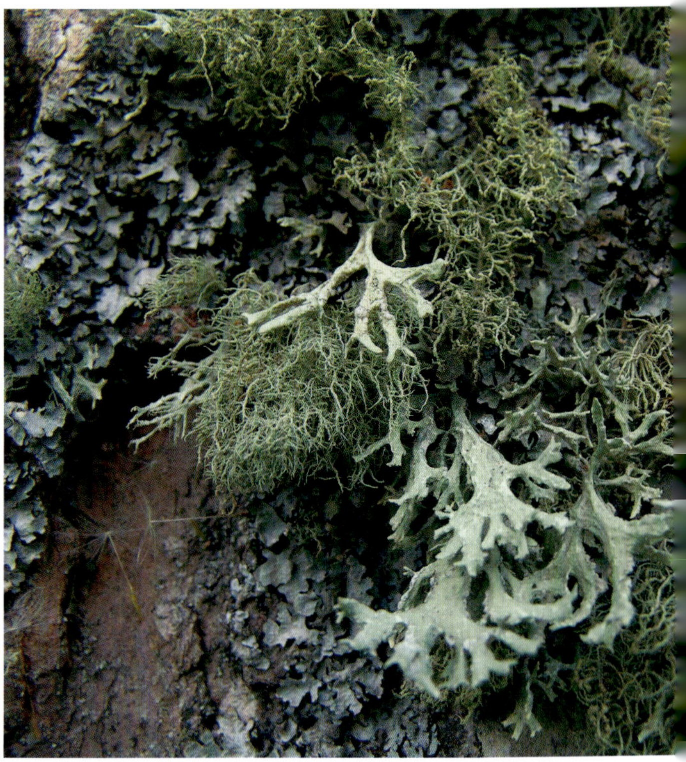

Links: Der Wald schenkt uns ein Gefühl der Zugehörigkeit.

Rechts: Kleine Welten am Baum. Was können sie erzählen?

Wo die wilden Dinge sind

„Ich freue mich darauf, mit dir morgen früh in die Wildnis aufzubrechen", sagte ich zu meiner indianischen Freundin, mit der ich gerade unseren Reiseproviant zusammenpackte. Verwirrtes Schweigen. Wir standen in der gemütlichen Küche ihres Blockhauses. Sie wollte unsere Reisegruppe am nächsten Tag auf einer Kanutour durch die Wildnis Kanadas begleiten. Doch jetzt schaute sie mich verständnislos an und schien nicht zu begreifen, was ich meinte. Was und warum sie nicht verstand, das wurde mir erst nach einem langen Gespräch während unserer Reise klar. Eigentlich habe ich dieses Missverständnis in seiner ganzen Tragweite erst durch die Arbeit an diesem Buch erfasst.

In der Sprache vieler traditioneller Kulturen, zu welchen auch das indigene Volk gehört, gibt es kein Wort für Wildnis. Eine Trennung des Bereiches der menschlichen Behausungen von der nicht bewohnten Wildnis existiert im Bewusstsein dieser Menschen nicht. Für die oft als Nomaden lebenden Jäger- und Sammler/Innen – eine Lebensweise, welche den größten Teil unserer Menschheitsgeschichte ausmachte und prägte – war die gesamte Natur ein heimatlicher Lebensraum. So fühlt und denkt auch meine indigene Begleiterin, obwohl ihre zweite Muttersprache Englisch ist.

Wildnis ist für sie kein bedrohlicher, ausgegrenzter Raum, in dem man gegen Naturgewalten und wilde Tiere kämpfen muss und wo die Natur sich gegen den Menschen stellt. Diese Vorstellung wird uns seit unseren Schultagen so übermittelt und so stellen sich die meisten Menschen der hoch technisierten Gesellschaften Wildnis vor: voller Unannehmlichkeiten und Gefahren.

Meine Freundin, ihre Verwandten und ihre Ahnen fragten sich sicher nicht wie Albert Einstein:

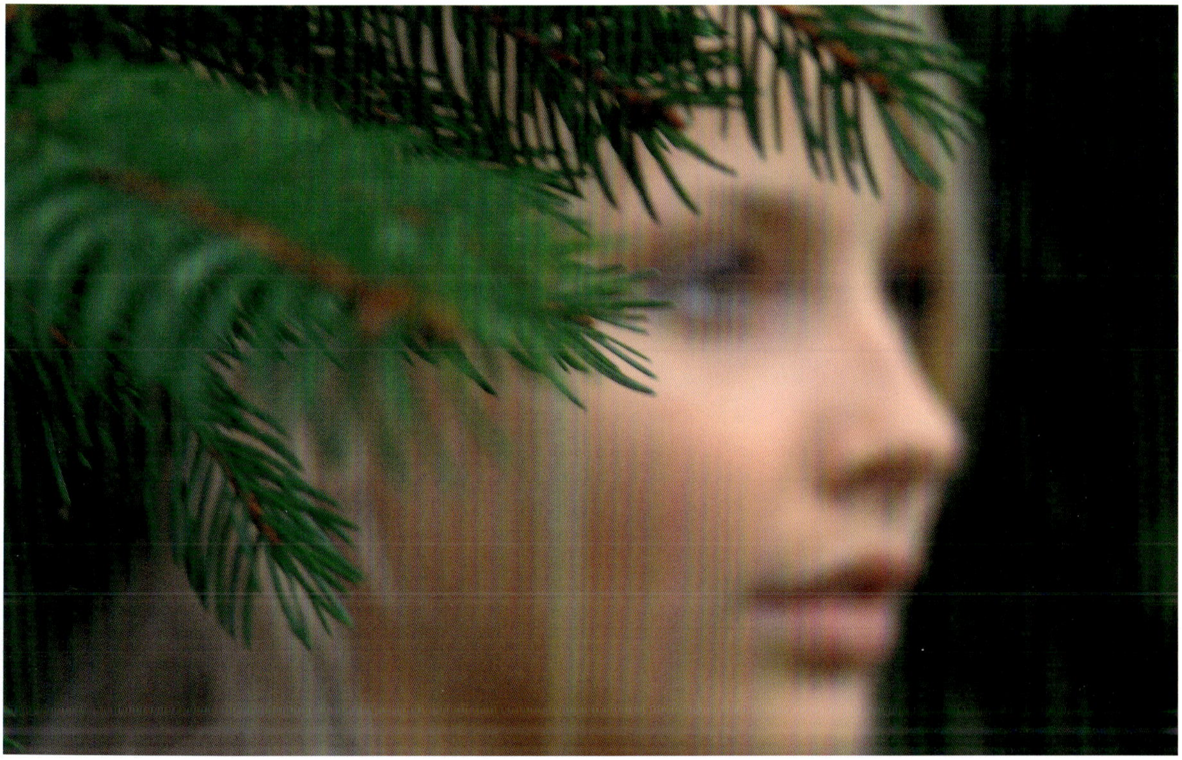

Tief in uns allen gibt es eine Ahnung, was Wildnis ist.

„Ist das Universum ein freundlicher Ort?“ Sie dankten stattdessen der Schöpfung für das Universum, für die Welt, für das Leben und für die Fürsorglichkeit der Erde.

Würden Sie die Wildnis als Ihre Heimat bezeichnen? Fühlen Sie sich draußen im Wald so sicher, souverän und zugehörig wie in Ihrer Wohnung oder in Ihrem Garten? Könnte man Sie gar ohne Hilfsmittel der Zivilisation irgendwo draußen in der Natur absetzen und Sie dann bei bestem Wohlbefinden nach einer Woche wieder abholen?

Wir leben in einer Zeit, in der die meisten Menschen diese Fragen verneinen würden. Die Natur oder gar die Wildnis ist nicht mehr unsere Heimat, wir gehören nicht zu ihr – sie gehört uns. In der Geschichte unserer abendländischen Kultur ist das Gefühl dieser Zugehörigkeit mehr und mehr verloren gegangen. Wenn man sich zu etwas nicht zugehörig fühlt, wird es einem fremd. Ja, es kann sogar Angst einflößen. Wildnis ist dann der Ort, wo wilde, bedrohliche Dinge sind.

So oder ähnlich erklärte ich meiner indigenen Freundin an einem schönen Lagerfeuer die Situation meines Volkes. In der darauf folgenden Nacht in meinem Zelt am Ufer des großen Flusses, der uns während der Reise immer weiter in einsame Wälder trug, träumte ich von der unberührten Natur. Sie hatte sich in mich hinein ausgeweitet: Wilde Tiere besuchten mich und alles Wilde legte sich wie ein schützender Mantel um unseren Lagerplatz. Am Morgen erinnerte ich mich an ein Bild aus dem keltischen Gedankengut meiner Vorfahren, an den *Mantel der Wildnis*. Wenn man in dieser Vorstellung das magische Gewebe, das heilige Gewand, den Mantel der Wildnis, rituell um sich legt, dann ist man mit allem, was lebt, verbunden.

Ich begann zu ahnen, was Wildnis ist.

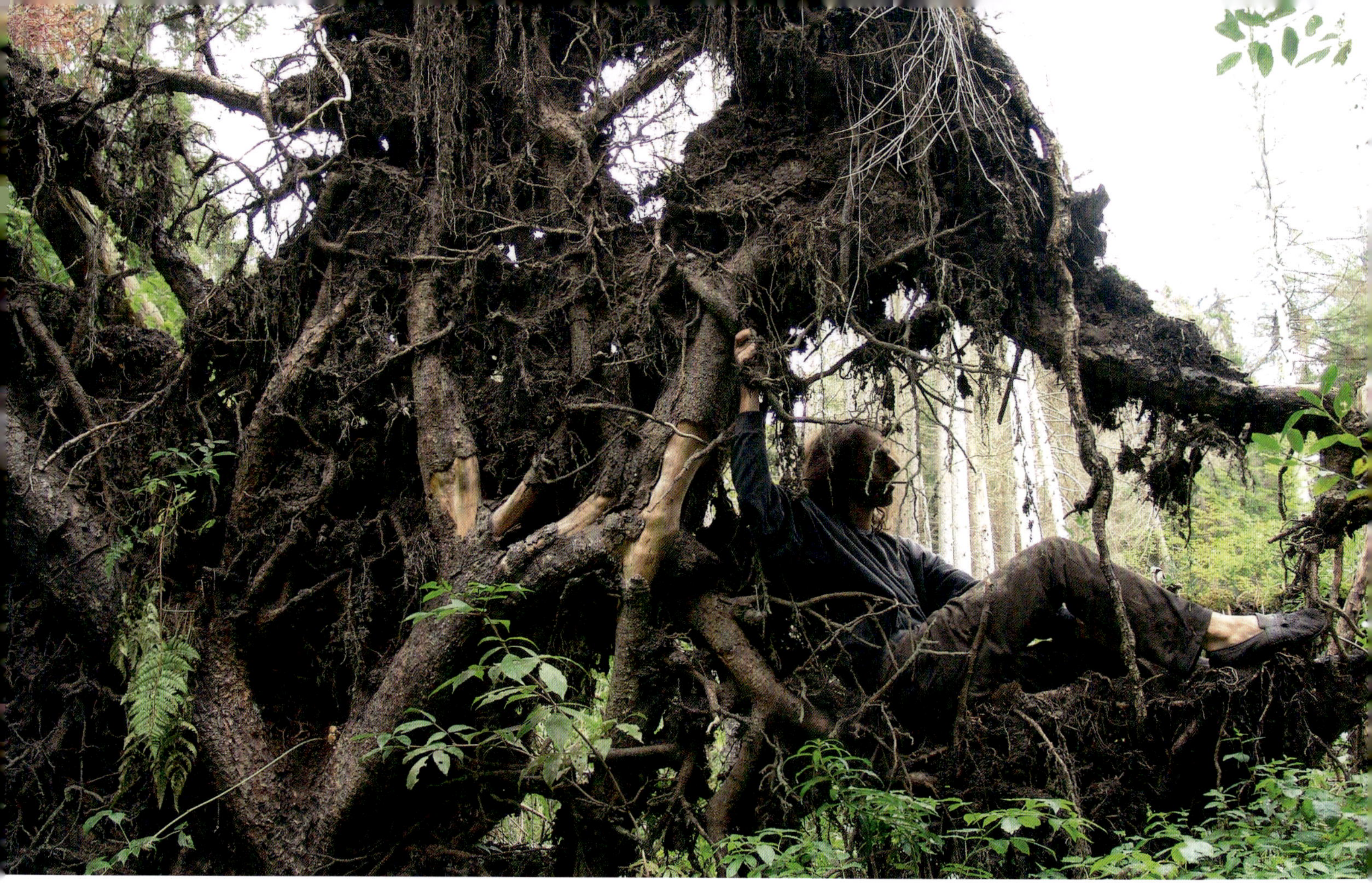

Überall gibt es Pfade, die zu magischen Orten führen.

Wieder in die Wälder gehen

„Wenn wir aus den gläsernen Hüllen unseres
Egos hinaustreten und nicht mehr wie ein
Eichhörnchen im Käfig uns ständig um unsere
eigene Persönlichkeit drehen,
werden wir vor Kälte und Furcht zittern.
Doch es werden uns Dinge begegnen,
so dass wir uns selbst nicht mehr kennen.
Kühles, wahres Leben wird uns durchströmen,
Leidenschaft wird unseren Körper mit Kraft erfüllen,
mit neuer Kraft werden wir aufstampfen,
und alles Alte wird von uns abfallen.
Wir werden lachen und Gesetze werden sich
wie verbranntes Papier kräuseln."

D. H. Lawrence
(1885–1930, britischer Schriftsteller)

Wir alle tragen in uns die Sehnsucht nach Wildnis, nach reiner unverfälschter Natur, nach einem Platz weit weg von den Zwängen der Gesellschaft. Wir stellen uns vor, dort Lebenskraft und Lebendigkeit zu begegnen. Aber wir kennen die alten magischen Zauberworte, die alten heiligen Regeln nicht mehr, die uns den Mantel der Wildnis umlegen könnten und uns so ganz eins mit der Natur werden lassen. Doch es gibt Pfade, die uns dorthin führen, wo wir tiefe Verbundenheit mit der Natur erleben.

Ich möchte mit Ihnen in diesem Buch diesen Pfaden folgen. Manche fuhren uns in das Reich unserer fernen Ahnen. Wir wandern auch zu heute noch traditionell naturverbundenen Völkern. Ich werde Sie dort mit einigen meiner Lehrerinnen und Lehrer bekannt machen. Wir unternehmen sogar einen Ausflug in die chinesische Naturphilosophie und lassen uns von einem weisen Meister beraten.

Immer wieder führen uns Spuren auch auf Pfade in die Welt unserer Kindheitsträume. Dort sitzen wir gemeinsam am Lagerfeuer, den Sternenhimmel über uns, und lauschen dem geheimnisvollen Ruf des Käuzchens. Der Wald wird voller Abenteuer und Verheißung sein. Wir folgen den Spuren der Tiere und machen sie zu unseren Lehrern. Uns begegnen Pflanzenverbündete und wir verstehen die Sprache der Vögel. Wohin wir auch gehen – wir schöpfen Kraft und finden Heilung. Alte und neue Fähigkeiten, die wir erlernen, machen es uns möglich, dass wir es uns zeitweise auch ohne die Versorgung durch die moderne Industriegesellschaft in der Natur gut gehen lassen.

Wir absolvieren dabei kein hartes Survivaltraining, denn die Natur ist auf unseren Wanderungen nicht gegen uns, sondern sie nimmt uns fürsorglich auf. Wir richten uns gemütlich ein. Von diesen neu entdeckten Orten aus werden wir Brücken schlagen zurück in unser urbanes Alltagsleben, das wir dann souveräner und gelassener meistern können.

Wenn Sie gerade gemütlich in einem Sessel sitzen und in diesem Buch lesen, muss ich Sie an dieser Stelle stören oder gar aufschrecken. All das oben Versprochene kann nur geschehen, wenn Sie dieses Buch auch als Anleitung für die Praxis verwenden und wirklich hinausgehen. Die Übungen sind eine Einladung, sie draußen tatsächlich auszuführen. Ein angelesenes Wissen ohne Praxis kann Sie nicht in das Hochgefühl der Verbundenheit versetzen.

Es spielt dabei keine Rolle, mit welchem Kapitel Sie beginnen. Auch Ihr Terminkalender, Ihr Beruf, Ihr Alter sollten keine Einschränkung sein. Viele der Übungen in diesem Buch eignen sich auch für Kinder. Die meisten Kinder wachsen heute in einer städtischen Umgebung auf und sind deshalb selten in Kontakt mit unberührter, ursprünglicher Natur. Nehmen Sie also Ihre Kinder mit hinaus, Sie werden sehr viel Freude und eine spannende Zeit miteinander verbringen.

Damit ich nicht mit erhobenem Zeigefinger stehen bleibe, übergebe ich das Wort an dieser Stelle dem weisen Chinesen Konfuzius, der den folgenden Rat bereits vor 2500 Jahren erteilte:
„Erzähle mir, und ich vergesse.
Zeige mir, und ich erinnere.
Lass` es mich tun, und ich verstehe."

Innere und äußere Natur

„Natur! Wir sind von ihr umgeben und umschlungen – unvermögend aus ihr herauszutreten, und unvermögend tiefer in sie hineinzukommen. Ungebeten und ungewarnt nimmt sie uns in den Kreislauf ihres Tanzes auf und treibt sich mit uns fort, bis wir ermüdet sind und ihrem Arme entfallen. (...) Gedacht hat sie und sinnt beständig, aber nicht als ein Mensch, sondern als Natur. (...) Leben ist ihre schönste Erfindung, und der Tod ist ihr Kunstgriff, viel Leben zu haben."

Johann Wolfgang von Goethe
(1749-1832, deutscher Dichter, Naturforscher und Staatsmann)

Heute leben mehr Menschen in Städten als auf dem Land. Die fortschreitende Urbanisierung der Welt hat dazu geführt, dass sich immer mehr Städterinnen und Städter wie in einem Kokon aus Stress, Konsum und Unterhaltung von der Natur abgespalten fühlen. Bewusst oder unbewusst – sie leiden daran.

Damit beschäftigt, die Wildnis an den Rand der Zivilisation zu verbannen, hat unsere heutige Industriegesellschaft nicht bemerkt, dass die uralten schicksalhaften Bande zwischen Mensch und Natur, zwischen Zivilisation und Wildnis, zwischen innerer und äußerer Natur noch immer bestehen. Nun, durch den gegenwärtigen Zustand der Welt, erkennen wir jedoch, dass das, was in der Natur geschieht, sich gleichermaßen in der menschlichen Seele widerspiegelt, und sich in unserem körperlichen und seelischen Befinden verdichtet und manifestiert. Die Wunden der Erde tun auch uns weh.

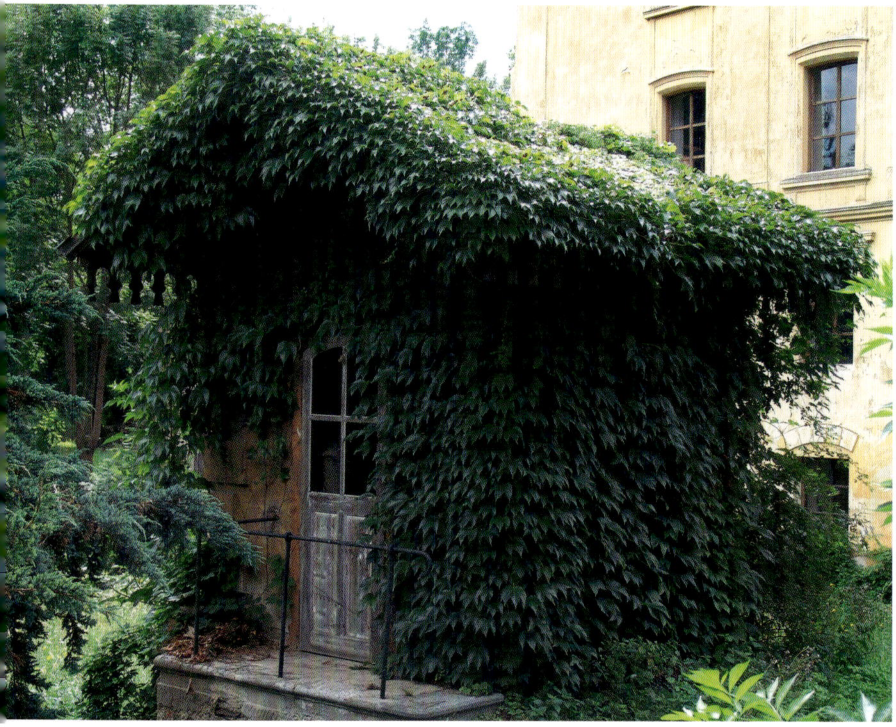

Wildnis ist überall – auch in der Stadt.

Der moderne Wissenschaftszweig der Ökopsychologie, der die psycho-soziale Vernetzung von Mensch und Natur erforscht und die Psyche des Menschen im ökologischen Kontext betrachtet, sieht in dieser Spaltung des Menschen von der äußeren Natur ein Trauma, das zahlreiche psychische Erkrankungen zur Folge haben kann. Das Fehlen von Naturerfahrung, das Leben in sterilen Städten und Wohnblöcken, führt zu Gewalt in der Gesellschaft und zu Störungen im seelischen Befinden. Die Weisen der noch heute lebenden indigenen Völker, wie zum Beispiel jene der Hopi, haben schon vor längerer Zeit in ihren Prophezeiungen diese Entwicklung vorhergesagt, und davor – meist ungehört – gewarnt.

Auch in der modernen Gesellschaft, auf der Seite des „Weißen Mannes", gab und gibt es eine Sensibilität und ein Wissen für dieses Muster aus Ursache und Wirkung zwischen Mensch und Natur – doch ebenfalls bisher wenig beachtet.

Der deutsche Philosoph Theodor W. Adorno (1903–1969) stellte fest, dass „sich die Gewalt, welche der neuzeitliche Mensch der Natur zufügt, gegen seine innere Natur kehrt". Unsere Suche in der Natur nach Heilung vom derzeitigen Zivilisationsstress sollte uns gleichzeitig auch, wie es die Ureinwohner ausdrücken, zu „Hütern der Erde" machen. Wir heilen dabei nicht nur unsere eigenen Wunden, sondern auch jene, die wir der Erde zugefügt haben.

Die Übungen in diesem Buch, welche Ihre innere und äußere Natur wieder miteinander verbinden können, helfen uns bei dieser Heilarbeit. Vielleicht können wir dadurch wieder die Sprache der Achtsamkeit, das Gefühl der ökologischen Sensibilität und das Vokabular der Fürsorglichkeit erlernen. Wir können dabei herausfinden, wie und wo wir uns für die Erde einsetzen können und eventuell unsere ganz persönliche Nische in der Natur finden, in der wir besonders hilfreich wirken können. Dies klingt einfach und doch ist es in unserer Zeit revolutionär. Es sind kleine wirkungsvolle Schritte in Richtung einer – wie es Michail Gorbatschow, der frühere Präsident der Sowjetunion ausdrückte – „planetarisch-ökologischen Bewusstseinsrevolution".

Kleine Wildnisse

Wo sollen wir uns hinwenden, um uns wieder mit der Wildnis zu verbinden? In welche Richtung führt der Pfad, wenn Sie am Rand von Düsseldorf, in Berlin-City, mitten in Bern oder in einem Vorort von Wien leben? Die Verstädterung der Welt ist so schnell vorangeschritten, dass sie in Mitteleuropa fast alle Wildnis verschlungen hat. Wo finden wir in der leergeräumten, intensiv genutzten Industrie- und Agrarlandschaft noch ursprüngliche, sich selbst überlassene Wildnis? Wo gibt es wenigstens noch kleine „Wildnisse", Nischen, in denen noch unverfälschte Natur wohnt? Müssen wir dafür nach Kanada, Nordschweden oder Galapagos reisen?

Wenn Sie mir in diesem Buch folgen, werden Sie entdecken, dass es noch viele kleine und große wilde Dinge selbst in der Großstadt gibt. Unsere Wahrnehmung entscheidet, ob wir solche uns noch unbekannten Flecken entdecken. Jede Wildpflanze in einer Mauerritze, jeder Baum im Park, jede Krähe in der Stadt und jeder Fuchs, der Ihren Komposthaufen durchwühlt, ist ein Stück Wildnis, von dem Sie lernen und mit dem Sie sich verbinden können.

Es passiert etwas mit uns

„Wir werden Dinge erleben, so dass wir uns selbst nicht wiedererkennen", versprach D. H. Lawrence in seinem Gedicht „Wieder in die Wälder gehen".

Daran denke ich manchmal, wenn ich die Menschen während meiner Wildnisseminare beobachte und sehe, wie sie sich nach einiger Zeit in der Natur verändern. Es passiert etwas mit ihnen, wenn sie aus ihrem Berufs- und Alltagsstress gehetzt und ruhelos in der Wildnis ankommen. Sie werden, ohne dessen gewahr zu sein, bereits in der Natur erwartet und mit offenen Armen empfangen. Es scheint, als ströme tatsächlich, wie es Lawrence formuliert, neue Lebenskraft in sie hinein.

Wenn wir unsere Wahrnehmung sowohl nach innen als auch nach außen erweitern, unsere Sinne ganz der Natur öffnen, findet in unserem Körper und vor allem in unserer Psyche eine ganz erstaunliche Veränderung statt – ein Hochgefühl stellt sich ein. Ich beobachte dies bei mir selbst auch immer wieder und frage mich manchmal: Wie kommt es eigentlich, dass ich draußen in der Natur so glücklich bin?

Wenn einmal wieder jemand mit hochgezogenen Augenbrauen, skeptischem Blick und mitleidigem Lächeln fragt: „Ich weiß gar nicht, warum es dir soviel Freude macht, in der Natur herumzukriechen!", dann kann ich diese Person unter anderem mit Fakten aus der Neurobiologie aufklären. Wenn wir unsere Sinne in der Natur schärfen und die Achtsamkeitsspannen verlängern, dann schüttet unser Hormonsystem Glückshormone, Endorphine, aus. Wir fühlen uns zufrieden und glücklich. In inniger Verbundenheit mit der Natur, so haben neurologische Untersuchungen gezeigt, verändern sich auch unsere Gehirnströme.

Die beiden Gehirnhemisphären kontrollieren normalerweise teilweise unabhängig voneinander verschiedene Aktivitäten. Sie sind abwechselnd dominant in ihrer jeweiligen Funktion. Dabei wechseln sie zyklisch. Meist schwingen sie in verschiedenen Rhythmen, wobei eine Gehirnhälfte im Alphawellen-Bereich arbeitet, während die andere ihre Arbeit im Beta-Bereich ausführt. Die Gehirnhälften können auch die gleiche Art von Hirnwellen erzeugen – und dennoch nicht miteinander synchron sein.

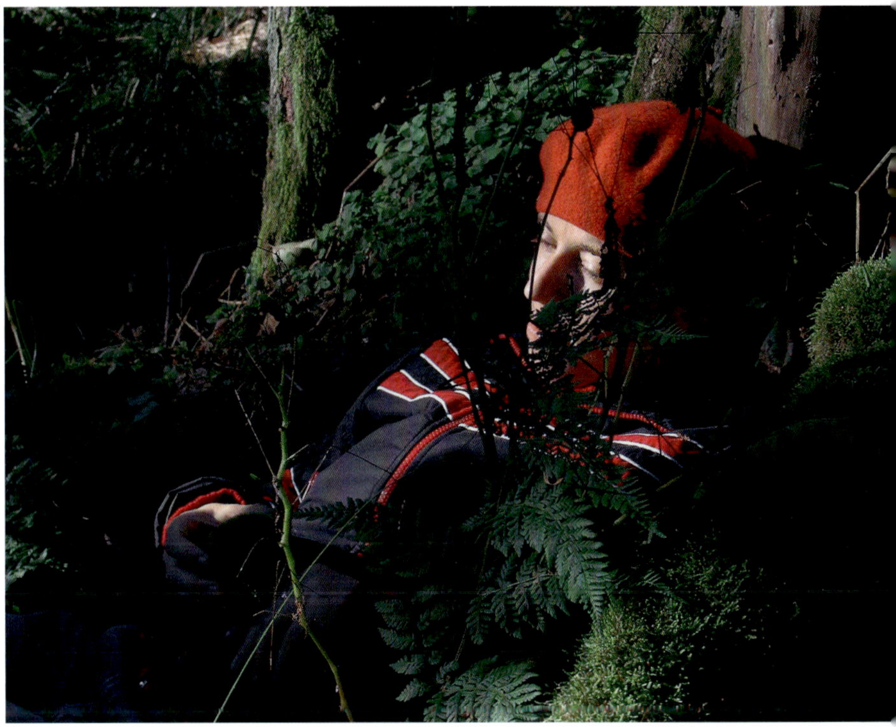

Der Wald nimmt uns an.

In Zuständen von achtsamer und tief empfundener Naturverbundenheit beginnen die beiden Gehirnhälften – genau wie in tiefer Meditation – sich auf einen gleichen Rhythmus im Alphawellen-Bereich einzuschwingen. Dadurch entsteht ein Gefühl von Klarheit, Wachheit, Transzendenz, schöpferischer Kreativität, verbunden mit tiefer Freude. Man fühlt sich dabei der Welt und dem Leben innig verbunden. Menschen in naturnah lebenden Kulturen erleben diesen Alpha-Zustand in ihrem Tun weit häufiger als Menschen der Industrienationen.

In unserer Kultur wird die Arbeit der beiden Gehirnhälften unterschiedlich bewertet und beansprucht. Die Fähigkeiten der linken Gehirnhälfte, in rationaler Vorgehensweise Informationen zu verarbeiten, ihre logische, analytische und verbale Art, wird in unserer Gesellschaft betont und gefördert. Dadurch entsteht eine Kluft zwischen uns und der Natur. Die rechte Gehirnhemisphäre hingegen ist das Zentrum unserer Kreativität. Sie verarbeitet Informationen mehr auf eine intuitive und emotionale Weise.

In der in diesem Buch beschriebenen Wildnisschulung werden beide Gehirnhälften gleichwertig beansprucht, was zu einem ganzheitlichen Erleben der Welt führt. Wir sehen die Welt ganz neu, innere und äußere Natur verbinden sich, wir erleben in uns eine umfassende Authentizität. So werden Heilungsprozesse initiiert und wir können auf allen Ebenen Kraft schöpfen. Ganz allgemein betrachtet schenken uns diese neurophysiologischen Reaktionen unseres Körpers auf das Draußensein viele glückliche Momente und Stunden.

Zur Besinnung kommen

Sie werden feststellen, dass die meisten Übungen in diesem Buch Wahrnehmungsschulungen sind. Sie sind der traditionelle, aber auch der neuzeitliche Schlüssel zu einer heilsamen Verbindung mit der Natur. Mit Hilfe dieser Übungen können wir die bemerkenswerten Fähigkeiten naturnah lebender Menschen innerhalb kurzer Zeit entwickeln und anwenden. Sie führen zu einer Haltung entspannten Gewahrseins.

Wie wissenschaftliche Studien zeigen, fühlen wir uns am wohlsten und sind wirklich glücklich, wenn in unserem Leben, in unseren Tätigkeiten möglichst die Gesamtheit unserer Sinne angesprochen wird. Bei einer vergleichenden Studie absolvierten Läufer eine bestimmte Strecke auf einem Laufband in einem geschlossenen Raum. Eine andere Gruppe lief dieselbe Entfernung draußen in der Natur. Die Untersuchungen zeigten, dass der Hormonspiegel der Bandläufer im Vergleich weniger Glückshormone aufwies. Die Läufer in der Natur hingegen hatten sehr viel mehr stimmungsaufhellende Hormone in ihrem Blut. Man konnte es ihnen aber auch ansehen – sie fühlten sich weit weniger gestresst.

Die Natur scheint uns sowohl zum Glücklichsein als auch zum Lernen in der Wildnis geschaffen zu haben. Dort nämlich finden wir eine Situation, in der alle Sinne gleichzeitig angesprochen und trainiert werden. Wir befinden uns in unserem „ursprünglichen Habitat". Unser Weltbild, unsere Realität wird durch unsere Sinne, unsere Wahrnehmung geprägt und definiert. Nur dadurch und durch die Reflexion darüber können wir erst die äußere Welt begreifen. Wir müssen dabei lediglich folgendes tun: unsere Achtsamkeit verstärken, unsere Sinne öffnen und eine große Portion Neugier mitbringen.

Wenn wir, wie in den Übungen vorgeschlagen, Schritt für Schritt unsere Sinne schärfen, die Achtsamkeitsspannen verlängern, inneres und außeres Erleben miteinander verbinden und darüber reflektieren, werden wir die höchste Stufe der Wahrnehmungsfähigkeit des menschlichen Gehirns erreichen, wie Gerald Hüther, Professor für Neurobiologie, es sieht. Um dahin zu gelangen, so schreibt er, „muss der Mensch vor allem die Fähigkeit ent-

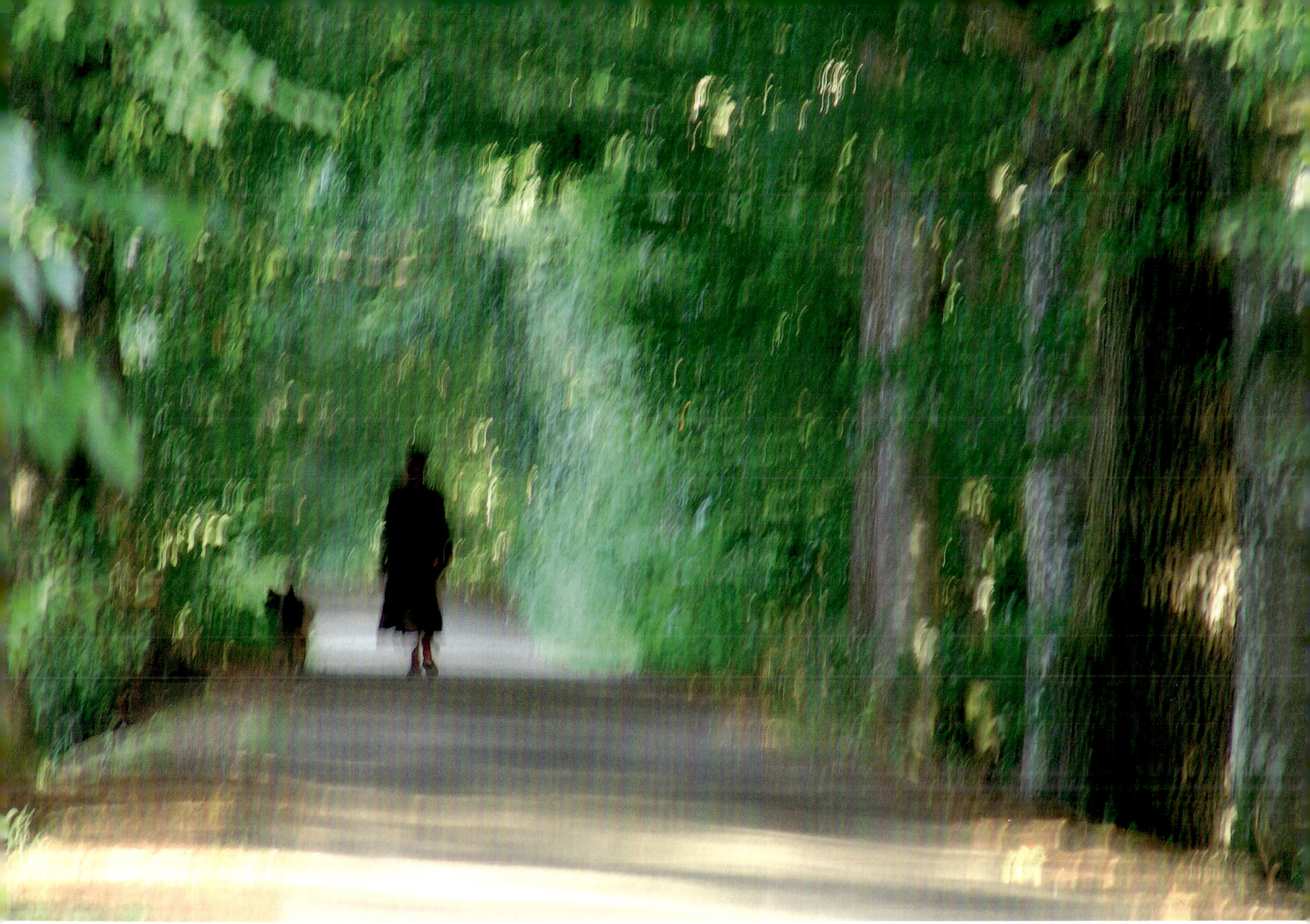

wickeln, sich einer ganz bestimmten Wahrnehmung voll und ganz zu widmen, sie in sich aufzunehmen und spüren, was diese Wahrnehmung in ihm auslöst".

Um diese hohe Stufe menschlicher Verwirklichung zu erreichen, verweist Professor Hüther auf unsere verloren gegangene Fähigkeit, bestimmte Bilder, Gerüche oder Geräusche mit bestimmten Gefühlen zu koppeln. Wir sollten die Welt nicht mehr nur fortwährend „abscannen" oder ständig mit einer ganz engen Brille betrachten. Stattdessen sollten wir das, was dort draußen geschieht, in uns hineinlassen und mit inneren Bildern, Gefühlen und Gedanken verknüpfen. Unseren Mangel an Betroffenheit, was das Leid unserer Mitmenschen und die Zerstörung der Umwelt anbetrifft, bezeichnet er als „Betriebsfehler des menschlichen Gehirns".

Für all diese Anforderungen bietet sich die Natur als idealer Übungsraum an. Dort ist alles bereits vorbereitet. Wir brauchen nichts mehr zu erfinden oder aufzubauen. Außerdem liefert uns die Natur im Übungsverlauf immer ein objektives Feedback, was unsere Fortschritte betrifft. Aus der Summe der in den Übungen erfahrenen und wahrgenommenen Details, aus Bildern, Beobachtungen, Stimmungen, Überlegungen, Geschichten und Gerüchen, wird im Verlauf der Zeit ein Zusammenhang erwachsen, der zu einem Daheimsein in der Natur und in uns selbst führt.

In der Natur verbinden sich Bilder, Stimmungen und Geschichten…

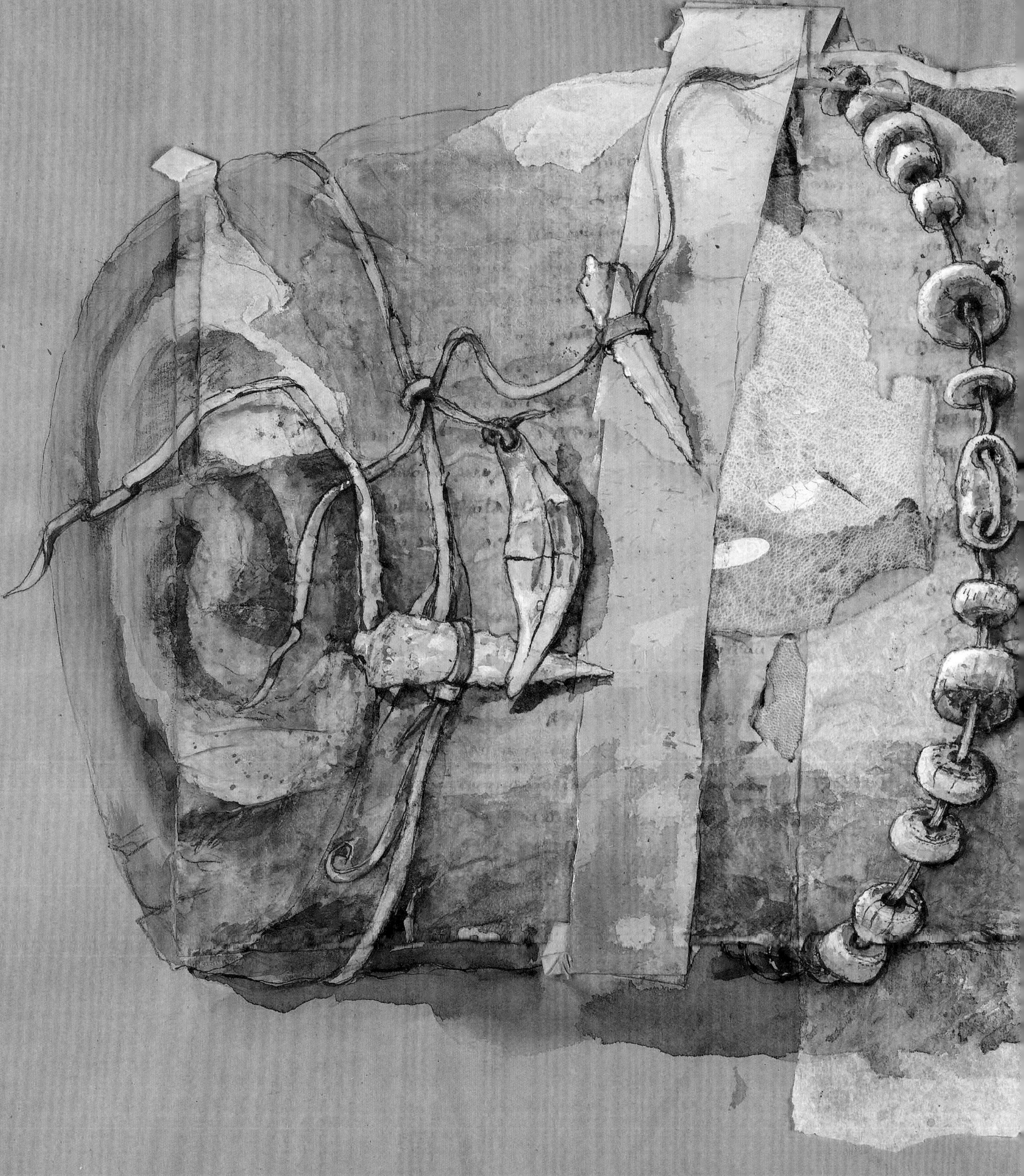

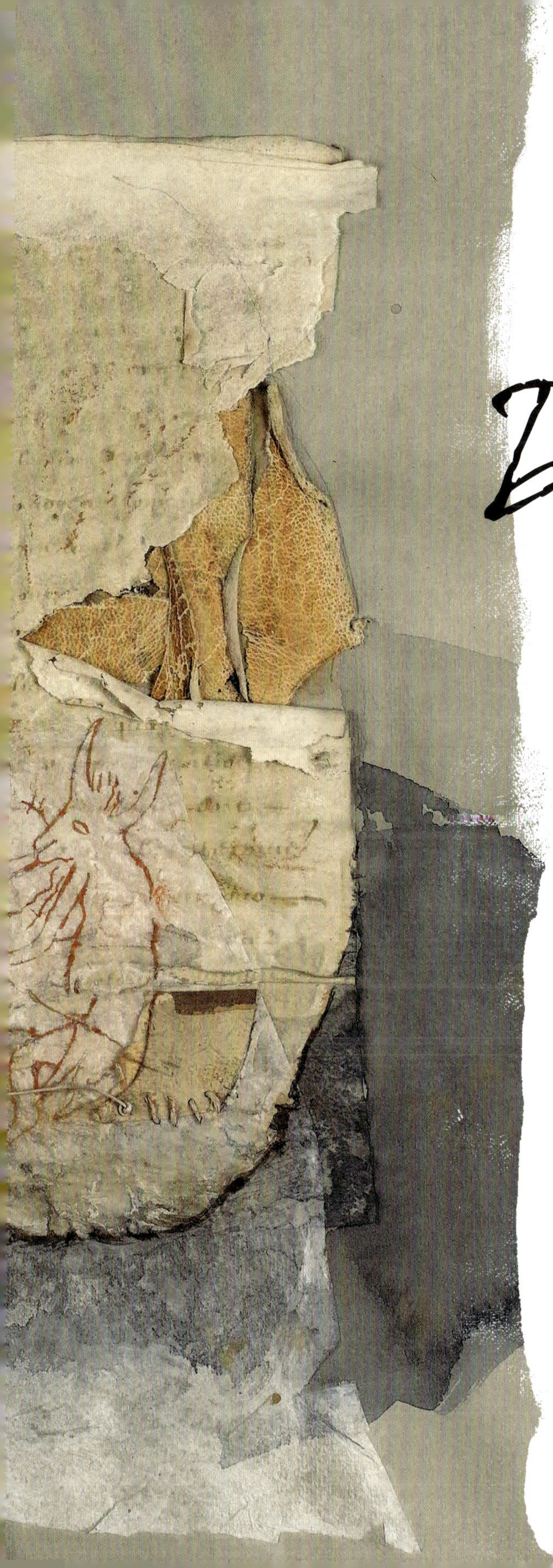

Die Weisheit der Alten

Zeitloses Wissen entdecken

„Weil ich liebe,
führt ein unsichtbarer Weg über den Himmel,
Vögel reisen diesen Weg, Sonne und Mond
und alle Sterne wandern diesen Pfad bei Nacht.
Weil ich liebe,
strömt ein Fluss die ganze Nacht.
Weil ich liebe,
strömt der Fluss die ganze Nacht
in meinen Schlaf,
zehntausend Lebewesen schlafen
in meinen Armen
und wachen schlafend und ruhen strömend.“

Kathleen Raine
(1908–2003, britische Schriftstellerin)

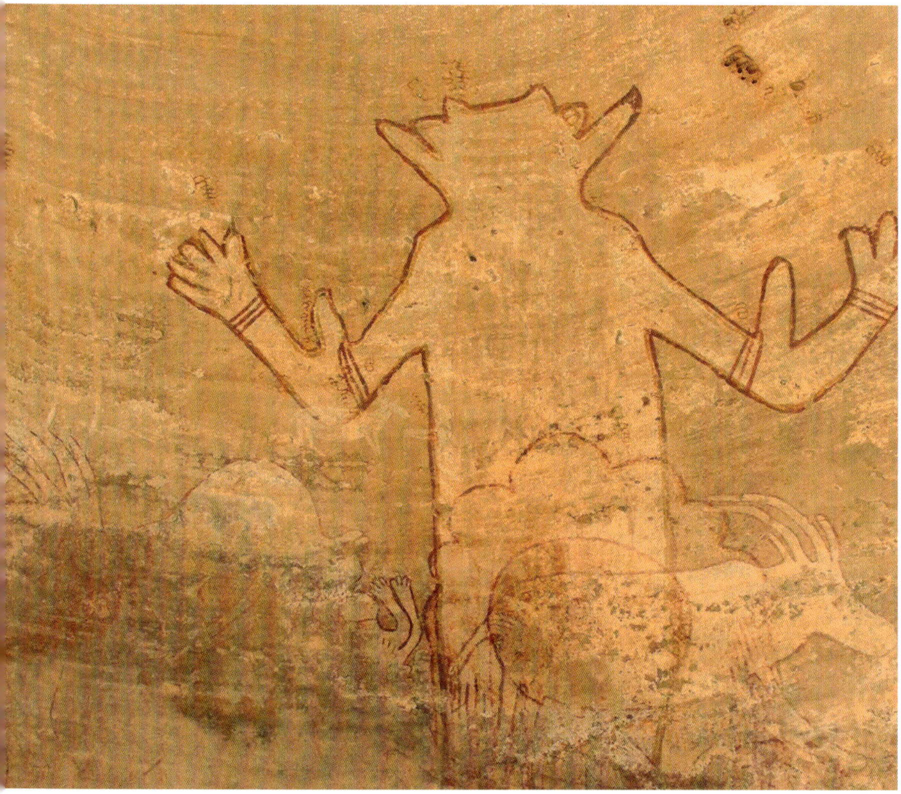

Steinzeitliche Felsenmalerei im Tassili n'Ajjer, Algerien. Ein Schamane auf Seelenreise in unbekannte Weiten...?

Herzliche Grüße an Alle!

An Bord der beiden interstellaren Raumsonden Voyager 1 und Voyager 2 befinden sich zwei goldene Schallplatten, die Bilder und Audiodaten über die Bewohner des Planeten Erde tragen. Sie sind für außerirdische Lebewesen bestimmt und sollen diese über uns in Kenntnis setzen. „Herzliche Grüße an Alle!" heißt es darauf in fünfundfünfzig Sprachen. Der damalige US-Präsident, Jimmy Carter, legte außerdem noch eine Nachricht für jegliche Art von Aliens bei, die vielleicht irgendwann und irgendwo die Schallplatten abspielen würden: „Dies ist ein Geschenk einer kleinen entfernten Welt, Beispiele unserer Geräusche, unserer Forschung, unserer Bilder, unserer Musik, unserer Gedanken und unserer Gefühle. Wir hoffen, unser Zeitalter zu überleben, so dass wir Ihres erleben können."

Heute, dreißig Jahre später, klingen Jimmy Carters hoffnungsvolle Worte erschreckend aktuell, was unser Überleben anbetrifft. Viele Menschen sind durch die Folgen der globalen Erwärmung besorgt und verunsichert: Dürren, Fluten, Artensterben, Hungersnöte. Ziellos haben wir Erdbewohner, besonders jene der Industrienationen, in die sensiblen Abläufe des Systems Erde eingegriffen. Der kommerzielle Erfolg diktierte dabei unsere Vorgehensweise. Wir haben wie Zauberlehrlinge an Kippschaltern der Natur herumgespielt und damit Prozesse ausgelöst, die nicht mehr zu stoppen sind. Die Industrienationen entwickelten sich, wie es Derrick Jensen, der amerikanische Umweltaktivist ausdrückt, zur „zerstörerischsten Kultur, die jemals existierte".

Auch James Hansen, Direktor des Goddard Institutes in New York, das der Weltraumbehörde NASA angehört, bezeichnet den derzeitigen Zustand als „Bedrohung für den Planeten". Wir haben unser ökologisches Kapital zu schnell aufgebraucht und die gesamte Völkergemeinschaft steht nun vor einer großen Herausforderung und vor einem entscheidenden Wendepunkt. Eine Rückkehr zur Ökologie, eine Neuorientierung zur Natur und zur Verantwortung ihr gegenüber ist dringend notwendig.

Jede Epoche der menschlichen Kultur wird auch durch ihre Beziehung zur Natur charakterisiert. Unser derzeitiges Verhältnis zu ihr ist durch Naturbeherrschung und Profitgier geprägt. Es scheint, als hätten wir im Lauf unserer Geschichte vergessen, dass wir für unseren Planeten Verantwortung tragen müssen. Doch wir wissen, dass ab jetzt unser Verhalten der Natur gegenüber zu einem Zivilisationsindex geworden ist.

Wenn Sie sich als Leserin oder Leser dieses Buches mit der Natur, mit der Wildnis wieder neu verbinden und Ihre Sinne für deren Abläufe schärfen möchten, wenn Sie auch das Bedürfnis haben, Ihr Herz mehr für die Schönheit des Planeten zu öffnen und sich für den Erhalt der Natur einsetzen möchten, dann muss ich Sie an dieser Stelle zunächst warnen. Sie werden sicher und ganz zwangs-

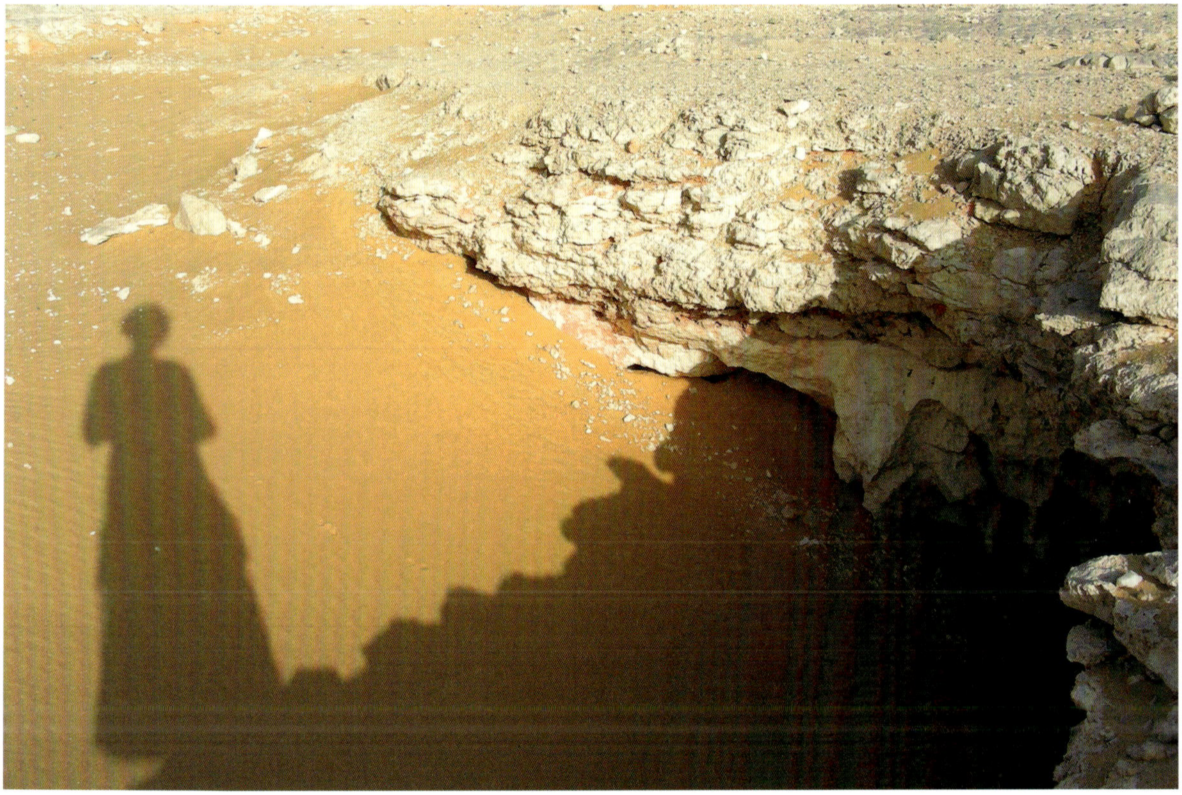

Könnten unsere Ahnen durch die Korridore der Zeit spähen – was würden sie von uns halten?

läufig intensiv mit der fortschreitenden und besorgniserregenden Zerstörung der natürlichen Welt konfrontiert werden. Man könnte dies mit einem Phänomen aus der Homöopathie vergleichen: Eine wirksame Arznei, das stimmige homöopathische Mittel, verursacht zunächst eine Erstverschlimmerung, die dann jedoch die Selbstheilungskräfte aktiviert und die Heilung einleitet.

Vielleicht wird es Ihnen in der heutigen Natur manchmal schier das Herz zerreißen. Mir ist es jedenfalls des Öfteren so ergangen. Viele Menschen, die sich verstärkt für die Natur einsetzen und sich mit ihr mehr verbinden, stoßen an diesen Punkt. Als der vietnamesische Mönch und Meditationslehrer Thich Nhat Hanh von seinen Schülern gefragt wurde: „Was sollen wir tun, um unsere Welt zu retten?“, antwortete er: „Was wir am dringlichsten tun müssen ist, in uns hineinhorchen um zu hören, wie die Erde weint.“ Vielleicht sind für diese Gefühle die erst kürzlich von Wissenschaftlern entdeckten Spiegelneuronen zuständig, welche das Verständnis ermöglichen, Leiden anderer Menschen in sich selbst zu spüren. Die dadurch empfundene Empathie für die Zerstörung der Natur und die Leiden der Lebewesen kann uns motivieren, uns verstärkt für die Natur einzusetzen.

Würdigen Sie also diese Gefühle, unterdrücken Sie sie nicht. Der Schmerz, der Kummer und die Besorgnis, die wir wahrnehmen, können sich in ein tiefes Mitgefühl und in aktive Anteilnahme für die Natur wandeln. Wie Thich Nhat Hanh weiter erläuterte, stellt sich eine große Freude ein, wenn man sich für die Belange der Erde einsetzt. Wir werden so wieder lernen, uns liebevoll mit der Natur zu verbinden, denn Biophilie, die Liebe zu allem Lebendigen, schlummert trotz allem noch in jedem von uns.

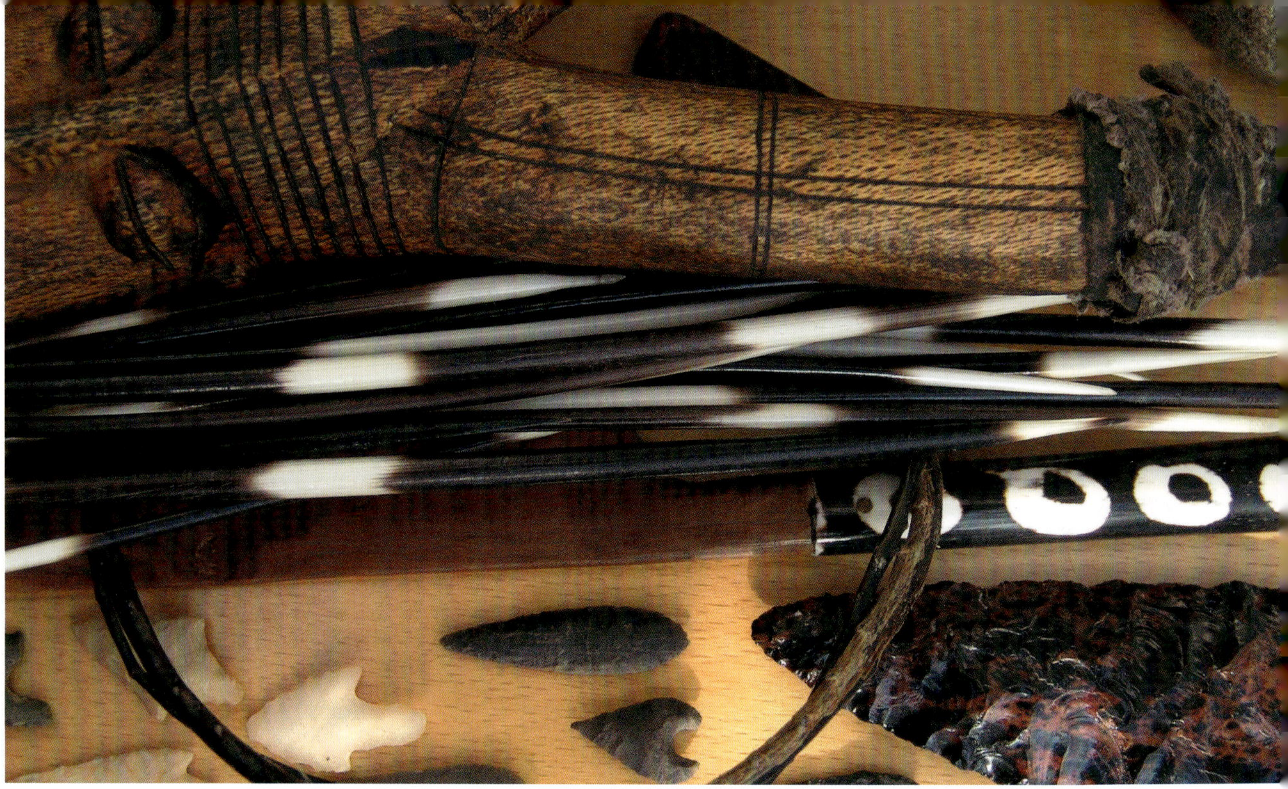

Gegenstände aus natürlichen Materialien: Sie laden uns ein, sie an jene Orte zurückzubegleiten, von denen sie stammen.

Grüße aus dem Land unserer Ahnen

„Vielleicht erinnert ihr euch nicht,
Und dennoch will ich euch sagen:
Irgend jemand wird in einer kommenden Zeit
an uns denken."

SAPPHO
(7. JAHRHUNDERT VOR CHRISTUS, GRIECHISCHE DICHTERIN)

Über sehr lange Zeiten hinweg haben unsere Vorfahren auf ihren Pfaden mit der Schöpfung in Einklang gelebt und dabei die Balance von Nehmen und Geben bewahrt. Das heißt, in ihren einfachen Gesellschaften lebten sie in Nachhaltigkeit und Autarkie. Sie haben die heiligen Gesetze befolgt, wie es Naturvölker heute noch ausdrücken. Wir dagegen haben offensichtlich die alten Pfade verlassen und fragen uns nun: Was wussten diese Menschen über die Natur und über die Natur des Menschen?

Wir können das Rad der Zeit nicht mehr zurückdrehen und so wie unsere Vorfahren leben. Ihre Lebensumstände sind nicht mit unseren zu vergleichen. Doch der menschliche Geist, die physiologischen Prozesse unseres Gehirns, unsere Sehnsüchte und Wünsche sind noch die gleichen, damals wie heute. Die heiligen Gesetze gelten noch immer. Deshalb können wir das alte zeitlose Wissen unserer Ahnen, ihre tradierten Überlebensstrategien, in unsere moderne Welt einfügen. Es wird uns sicher dazu inspirieren, neue Wege im Umgang mit der Natur und neue Lebenskonzepte für uns selbst zu finden. Wir können dabei die alte Weisheit befolgen, nicht die Asche, sondern die Flamme weiterzureichen.

Könnten unsere frühen Ahnen durch die langen Korridore der Zeit zu uns spähen und uns in unserer Kultur beobachten – was würden sie von uns halten? Was würden sie uns antworten auf unsere Fragen: „Was sollen wir tun? Wie können wir uns wieder mit der Wildnis verbinden? Wie können wir die Wunden der Zivilisation heilen? Wie sollen wir in Zukunft mit der Erde umgehen?... Würden unsere fernen Verwandten uns eine Botschaft dazu schicken – nicht wie die NASA mit Voyager durch den Weltraum, sondern durch den Raum der Zeit –, wie würde diese Nachricht lauten?

Stellen wir uns also vor unserem geistigen Auge unsere Ahnen vor, wie sie in der Frühzeit zusammensitzen und beratschlagen. Sie leben irgendwo in Eurasien und gehören zu einer Gruppe von

Jäger- und Sammler/Innen. Sie überlegen sich gerade, wie es wäre, sesshaft zu werden. Tatsächlich nehmen sie, als sie uns sehen, von dieser Idee wieder Abstand. Erst in der Jungsteinzeit haben die Menschen diese Vorstellung verwirklicht und wurden sesshaft.

Die Botschaft der Alten

Es sind die Ältesten des Clans, die hier sitzen und uns nun ihre Weisheit und ihr Wissen zur Verfügung stellen wollen. Nach tage- und nächtelangem Beratschlagen, nach Zeremonien und Gesängen, haben sie sich geeinigt und ihre Botschaft an uns festgelegt. Eine Schallplatte für Mediadaten steht ihnen nicht zur Verfügung, aber die eigentliche Vorrichtung, die Daten lesen, verstehen und interpretieren kann, nämlich das menschliche Gehirn, ist damals wie heute dieselbe. Statt der Schallplatten benutzen die Alten als Datenträger für ihre Ideen Symbole, Figuren und Felsmalereien, die komplexe Zusammenhänge verständlich machen können. Sie vermitteln uns ihr aus Erfahrung gewonnenes Wissen, das durch die genaue Beobachtung der natürlichen Welt entstand. Es steht in krassem Gegensatz zu der derzeitigen reinen Wissensansammlung, die nicht unbedingt zu Weisheit führt.

Eine Schrift, wie wir sie heute kennen, gab es in jener Zeit nicht. Stattdessen verwendeten die Menschen geschnitzte Symbole, Felszeichnungen und Statuen. Auch Rituale, Legenden und heilige Gesänge dienten als Überträger von Wissen und Weisheit. All dies ist Teil einer uralten Sprache, die die Menschen schon in der Altsteinzeit benutzten und die wir zum großen Teil auch heute noch verstehen. Sie ist Ausdruck eines frühen abstrakten Denkens und bezeichnet Prozesse des Lebendigen und des menschlichen Lebens auf dieser Erde. In ihrer Aussage ist sie zeitlos.

Die Gegenstände, die im Folgenden beschrieben werden, sind tatsächlich bei Ausgrabungen in prähistorischen Höhlen und Lagern gefunden worden und nun in Museen ausgestellt. Sie sind nicht nur als eine Botschaft unserer Ahnen an uns zu sehen, sondern wie ein Fenster in eine andere Zeit: Wenn wir durch dieses Fenster hindurchschauen, blicken wir auch in unsere eigene Welt und sehen uns selbst.

Doch gehen wir zuvor noch einmal zurück zu den Alten, die uns eine Nachricht zukommen lassen wollen. Für jeden Ratschlag wählen sie nun einen Gegenstand ihrer Kultur aus. Statt in eine Raumsonde packen sie alles in ein magisches Bündel aus dem weichen Leder eines weißen Rentieres. Das Bündel wird verschnürt und eine alte Schamanin murmelt Zaubersprüche. Damit wird das Bündel in unsere Zeit geschickt...

... und es hat funktioniert, es ist bei uns in der Postmoderne angekommen! Nun liegt das magische und geheimnisvolle Bündel auf dem Tisch. Nach unserem anfänglichen Erschrecken und Erstaunen wächst die Neugier und wir fragen uns: Was birgt es in sich? Was raten uns die weisen Alten? – Doch bevor wir gleich das Bündel gemeinsam öffnen, möchte ich Sie bitten, etwas innezuhalten und die erste praktische Übung dieses Buches auszuprobieren.

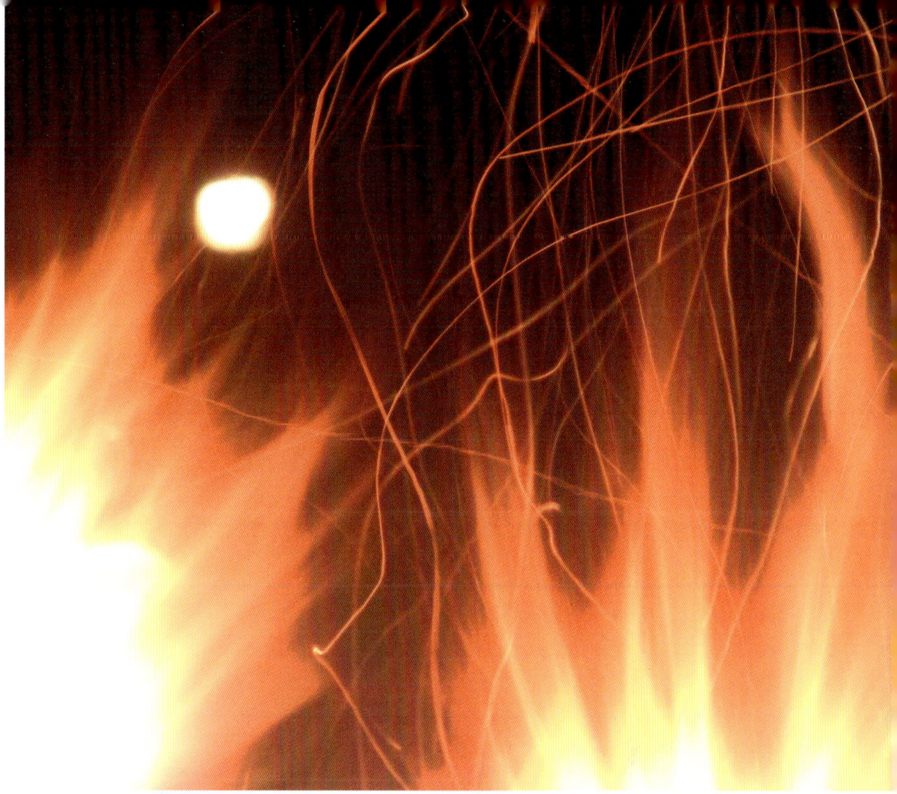

Das Feuer ist ein Ort, an dem wir der Weisheit unserer Ahnen begegnen können.

Zum Ausprobieren

Das Bündel öffnen – die Nachrichten lesen

Schließen Sie für einen Moment die Augen. Stellen Sie sich vor Ihrem geistigen Auge die zuvor beschriebenen Ahnen vor, wie sie zusammensitzen. Atmen Sie tief ein und nehmen Sie den Geruch des flackernden Feuers wahr. Hören Sie das Gemurmel, die Stimmen dieser Menschen, ihr Flüstern, ihr Lachen, ihre ernsthaften Worte? Leise und geheimnisvoll ertönt eine Trommel. Es klingt wie der rhythmische Herzschlag der Höhle, in der die Alten sitzen. Flüchtige Schatten tanzen auf den Felswänden. Die Gesichter der Menschen sind von der roten Glut des Feuers beleuchtet.

Stellen Sie sich nun das Bündel vor. Sie nehmen den Duft des Rentierleders wahr und sehen, wie das Bündel auf dem Boden nahe der Feuerstelle ausgebreitet liegt. Schauen Sie genau hin. Was haben die Alten für uns ausgewählt? Fragen Sie sich: Welche Nachrichten, welche Ratschläge könnten die alten Weisen früherer Zeiten für uns bereitstellen? Welche Botschaft gehört zu welchem Gegenstand? Bevor Sie weiterlesen, schreiben Sie Ihre Überlegungen auf.

Wenn Sie das Bündel in Ihrer Vorstellung selbst erforscht haben, können wir es jetzt gemeinsam auspacken. Im Bündel werden wir einen Schatz ältesten Erdwissens vorfinden. Ob Sie wohl die gleichen Gegenstände gesehen, die gleichen Ratschläge erhalten haben wie andere Leserinnen und Leser? Wir haben das Leder auseinander gefaltet und nun können wir alle einzelnen Gegenstände darin erblicken und begutachten...

Das Abenteuer der Kommunikation: verstehen...

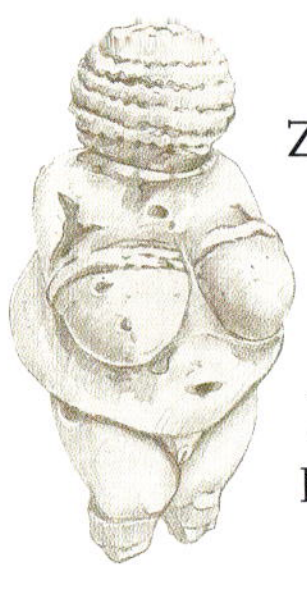

Zuerst fällt uns eine etwa elf Zentimeter große Figur ins Auge. Es ist eine Skulptur aus Kalkstein, sie ist bemalt und glänzt in sattem Rot. Wir erkennen eine Frau mit ausladendem Gesäß und vollen Brüsten. Der Kopf zeigt kein Gesicht, er ist dagegen rundherum mit eingravierten Vertiefungen bedeckt. Wir nehmen die Figur in die Hand, eine geheimnisvolle Kraft geht von diesem Gegenstand aus. Sie lässt uns die Botschaft aus der Vorstellungswelt der Alten verstehen, die an diese Figur geknüpft ist und spricht in einer uralten „Muttersprache" zu uns: „Ich bin die Mutter aller Dinge. Mein Körper ist die Erde. Er ist heilig. Achte die Erde, ehre sie. Du bist eins mit Mutter Erde. Mein Leib verbindet alles Leben miteinander."

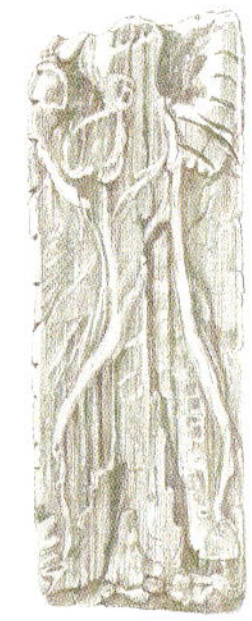

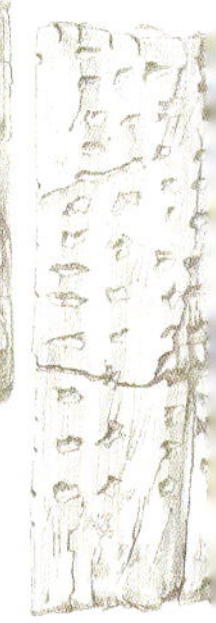

In einer Lederfalte verborgen erblicken wir ein etwa vier Zentimeter großes Elfenbeinblättchen. Es trägt das Relief eines menschlichen Wesens. Würdevoll, mit erhobenen Armen, schaut es in ehrerbietiger Anbetung nach vorn. Beim Betrachten wird uns seine Botschaft klar: „Sei dankbar für alles, was dich umgibt. In Dankbarkeit wirst du mit allen Geschöpfen verbunden sein. Dankbarkeit macht dein Herz weit – und du verstehst."

Wir drehen das Mammut-Elfenbeinblättchen, das im Lauf von Jahrzehntausenden eine hellbraune Farbe angenommen hat, um – und entdecken auf seiner Rückseite geheimnisvolle Zeichen. Es sind eingekerbte Punktreihen. An den Längskanten zählen wir jeweils 13 Kerben. An der oberen breiten Kante sind sieben angebracht, an der unteren sechs. Dies ergibt zusammen wieder 13. In einer anderen Reihe zählen wir zehn Marken. Dies, so verstehen wir jetzt, ist ein Mondkalender, der auf zyklische Vorgänge hinweist. Er übermittelt uns wieder seine eigene Botschaft: „Lebe mit den Rhythmen der Schöpfung. Bringe dich mit ihnen in Einklang. Sei achtsam mit der Zeit, finde deine eigene Zeit."

Wir sind fasziniert von der sprichwörtlichen Aussagekraft dieser prähistorischen Figuren und dem damit verbundenen Abenteuer der Kommunikation. Nun halten wir die Figur eines Pferdchens aus Elfenbein in unseren Händen. Es ist

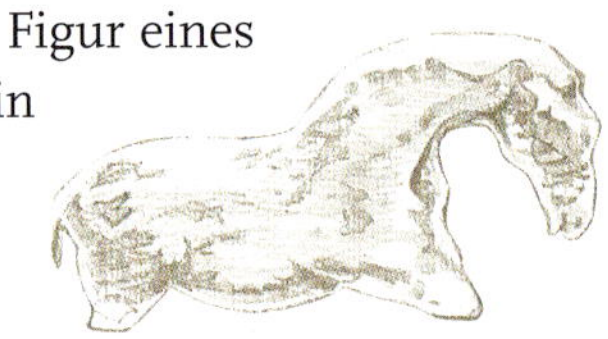

ein typisches Wildpferd mit stehender Mähne und kräftigem Körperbau. Es wurde in einer Zeit gefertigt, als die Menschen noch magisch mit den Tieren verbunden waren. Die Tiere waren nicht nur Nahrungsquelle, sondern auch Verbündete, die die Menschen in unsichtbare Welten begleiteten. Das Pferdchen spricht zu uns: „Respektiere und achte die Tiere. Sei dankbar, dass sie dich nähren. Sie sind deine Verbündeten. Lerne von ihnen und schärfe deine Wahrnehmung."

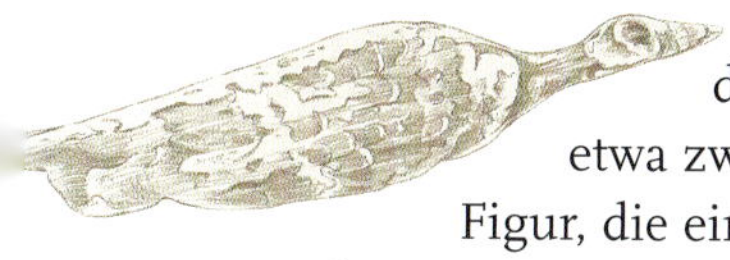

Im magischen Lederbündel liegt noch eine weitere, etwa zweieinhalb Zentimeter lange Figur, die ein Tier darstellt. Es ist eine im Flug gestreckte Ente. Könnte dies bedeuten, dass wir ganz besonders auf die Vögel achten sollten? Nachdem wir die sorgfältig aus Elfenbein geschnitzte Figur von allen Seiten betrachtet und bewundert haben, gibt sie ihre Botschaft preis: „Achte auf die Vögel. Sie lehren dich die Sprache der Natur. Deine Seele ist frei wie ein Vogel."

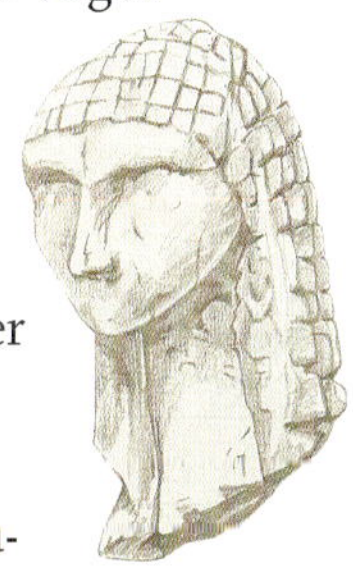

Nun schauen wir auf eine etwa vier Zentimeter große figürliche Darstellung, es ist ein Frauenkopf. Die Gesichtszüge sind detailliert ausgearbeitet und von exquisiter Eleganz. Über das Haar scheint ein Netz gespannt. Wir können uns ihrer Ausstrahlung nicht entziehen. Diese Elfenbeinstatuette lenkt unsere Gedanken auf uns Menschen. Die schöne Dame scheint wie eine weise Fee zu sprechen: „Achtet und respektiert einander. Geht zusammen in Schönheit und Frieden über die Erde. Seht die Schönheit und Kostbarkeit in euch und in jedem Menschen. Spürt Mitgefühl und Anteilnahme."

Fast hätten wir es übersehen: Im Beutel liegen ein Flintstein und ein Pyrit, beide zusammen sind in einen dunkelbraunen Zunderpilzlappen eingewickelt. Mit diesen Materialien vermochten unsere Vorfahren Feuer zu erzeugen. Das Feuer garantierte ihnen das Überleben, doch sie waren auch auf magische Weise mit diesem Element verbunden:

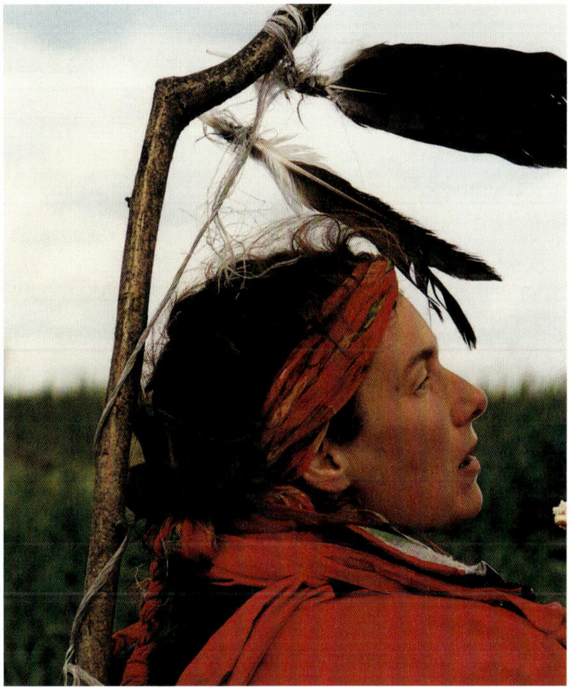

Mit der Wildnis verbunden – magische Momente draußen erleben...

„Achte das Feuer. Lass' dein Lebensfeuer nicht ausgehen. Nähre den Lebensfunken in dir. Ehre und achte alle Elemente. Das Feuer verbindet dich mit der Kraft deiner Ahnen."

Am Boden des Bündels liegen auch winzige Grassamen. Sind sie absichtlich hineingelegt worden? Falls ja, was hat dies zu bedeuten? Haben die Alten so kleine Samen ausgewählt, um uns anzuregen, genauer hinzuschauen? Sollten wir unsere Sinne schärfen, auch für die ganz kleinen, unsichtbaren Dinge? Ist dies ein Hinweis darauf, achtsamer mit der Pflanzenwelt umzugehen? Wir denken an die täglich schwindenden Regenwälder...

Und was ist das für ein seltsamer länglicher Gegenstand, der noch in dem Bündel liegt? Wir sind uns nicht gleich im Klaren darüber, wozu er dienen könnte. Er sieht aus wie der Röhrenknochen eines Vogels. Wir drehen und wenden ihn, entdecken Lochungen und dann wird uns klar: Es ist eine Flöte. Sie ähnelt der berühmten Flöte aus dem Knochen eines Schwanenflügels.

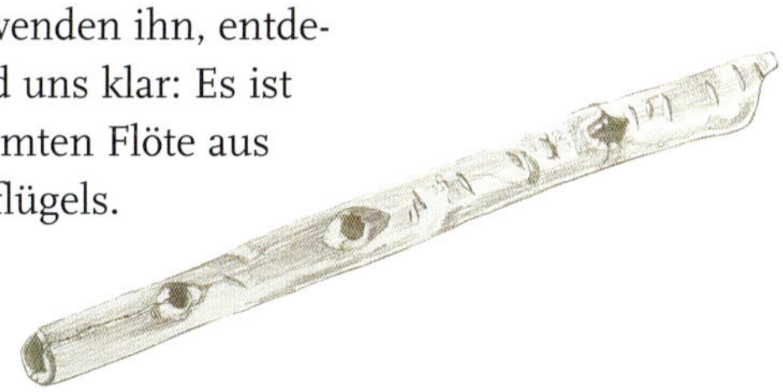

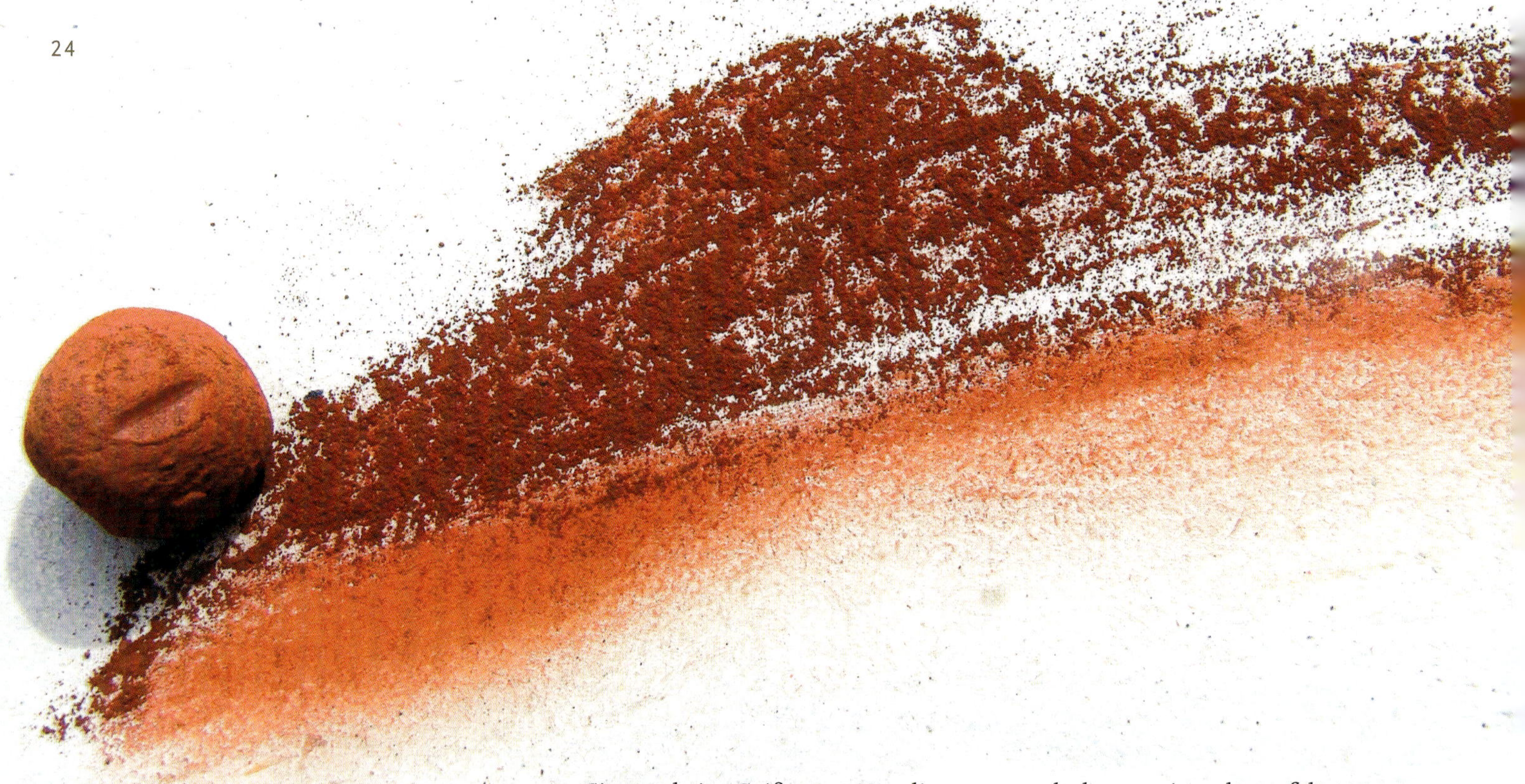

Roter Ocker, auch Rötel genannt – ein rot färbendes Mineral, das seit der Altsteinzeit auch zu rituellen Zwecken verwendet wird

Sie wurde im Geißenklösterle auf der Schwäbischen Alb gefunden und stammt aus der Jüngeren Altsteinzeit. Die Nachricht dieses Gegenstandes ist leicht zu entschlüsseln: „Vergiss' die Freude nicht. Vergiss' nicht zu tanzen, zu singen und zu lachen. Lass' dich von Leichtigkeit tragen und beglücken. Lass' dich in andere geistige Welten begleiten."

Nur noch ein Gegenstand liegt jetzt im Bündel. Es sieht aus wie ein roter Stein – es ist roter Ocker, ein rot färbendes Stück Eisenerz. Mit dieser Farbe bedeckten schon die Neandertaler vor 60.000 Jahren bei Begräbnisritualen ihre Toten im Grab von Shanidar im Irak. Ocker war bei allen archaischen Stammeskulturen weit verbreitet und wurde rituell gebraucht. Das leuchtende Rot symbolisiert das Blut der Erde, die Lebenskraft, das Feuer und den machtvollen Kreislauf des Seins, der auch Leben und Tod, Sichtbares und Unsichtbares miteinander verbindet. Wir verstehen: „Alle Dinge sind lebendig und beseelt. Achte und ehre das Leben und die Lebenskraft. Verbinde dich mit ihr. Folge ihren heiligen Gesetzen."

Nun liegt nur noch das auseinander gefaltete, weiche Rentierleder auf dem Tisch. Es wurde mit Bedacht von unseren Ahnen gegerbt. Das Leder des weißen Tieres, aus dem es gefertigt wurde, ist selten und kostbar. Mag diese liebevoll ausgewählte Gabe wohl auch eine Botschaft an uns sein?

Das Leder hat sich schützend um alle wertvollen Gegenstände gelegt. Es drückt, so verstehen wir jetzt, die Fürsorglichkeit und den Schutz unserer Vorfahren aus. Alle naturverbundenen Völker erhalten Kraft aus ihrer Verbindung zu den Ahnen. Angefangen mit unseren leiblichen Eltern und Großeltern und weiter in einer langen Kette aus Verwobenheiten führt die gegenseitige Verbundenheit bis zu den ersten Menschen zurück, und, wie es unsere Vorfahren empfanden, bis in das Tierreich hinein. Wir stellen uns dies vor unserem geistigen Auge vor – und ein tiefes Gefühl der Verbundenheit durch alle Zeit stellt sich ein. Wir fühlen uns an unseren verloren gegangenen Sinn für Familiengeschichte erinnert. All diese Botschaften, die wir so von den Alten, unseren Ahnen, erhalten haben, fügen sich zu einer Vision über das Leben und die Verbindung der Menschen mit der Schöpfung. Es sind Vorstellungen der sichtbaren und nicht-sichtbaren Welt. Sie zeugen von einer tiefen Zuneigung zu allem Lebendigen. Diese Gegenstände sollen uns als Talismane auf unserer Reise durch die Natur und zu einer neuen Verbindung mit der Wildnis begleiten.

Selbst gefertigte oder gefundene Gegenstände stehen dabei symbolisch für das ganz persönliche Band, das wir zu unseren Ahnen und zur Natur knüpfen können. Sie sind Zeugen und Symbole besonderer Erlebnisse, die wir an einzigartigen Orten oder mit bestimmten Menschen hatten. Durch sie stellen wir Kontakt her, über Zeit und Raum hinweg – und fügen uns ein in das große Netz des Lebens, in das wir alle verwoben sind.

Zum Ausprobieren

Sich einen Medizinbeutel herstellen

Ein Medizinbeutel, meist aus Leder gefertigt und mit Perlen verziert, ist in der indigenen Tradition das Utensil eines Medizinmannes oder einer Medizinfrau. Er beinhaltet persönliche, heilige und heilende Gegenstände. Ein solcher Beutel dient dazu, den Träger oder die Trägerin zu schützen und Lebenskraft zu speichern. Stellen Sie sich doch einmal selbst einen Medizinbeutel zusammen.

Suchen Sie dafür Gegenstände aus der Natur: kleine Steine, schöne Federn, getrocknete Pflanzenteile... Wichtig dabei ist, dass die Gegenstände mit für Sie bedeutenden Erlebnissen in der Wildnis verbunden sind. Diese Dinge können Sie als Talisman in Ihrem Alltag an Erkenntnisse, die Sie in der Natur gewonnen haben, heilsam erinnern. Bewahren Sie sie in einem kleinen Lederbeutel, Ihrem persönlichen Medizinbeutel, auf.

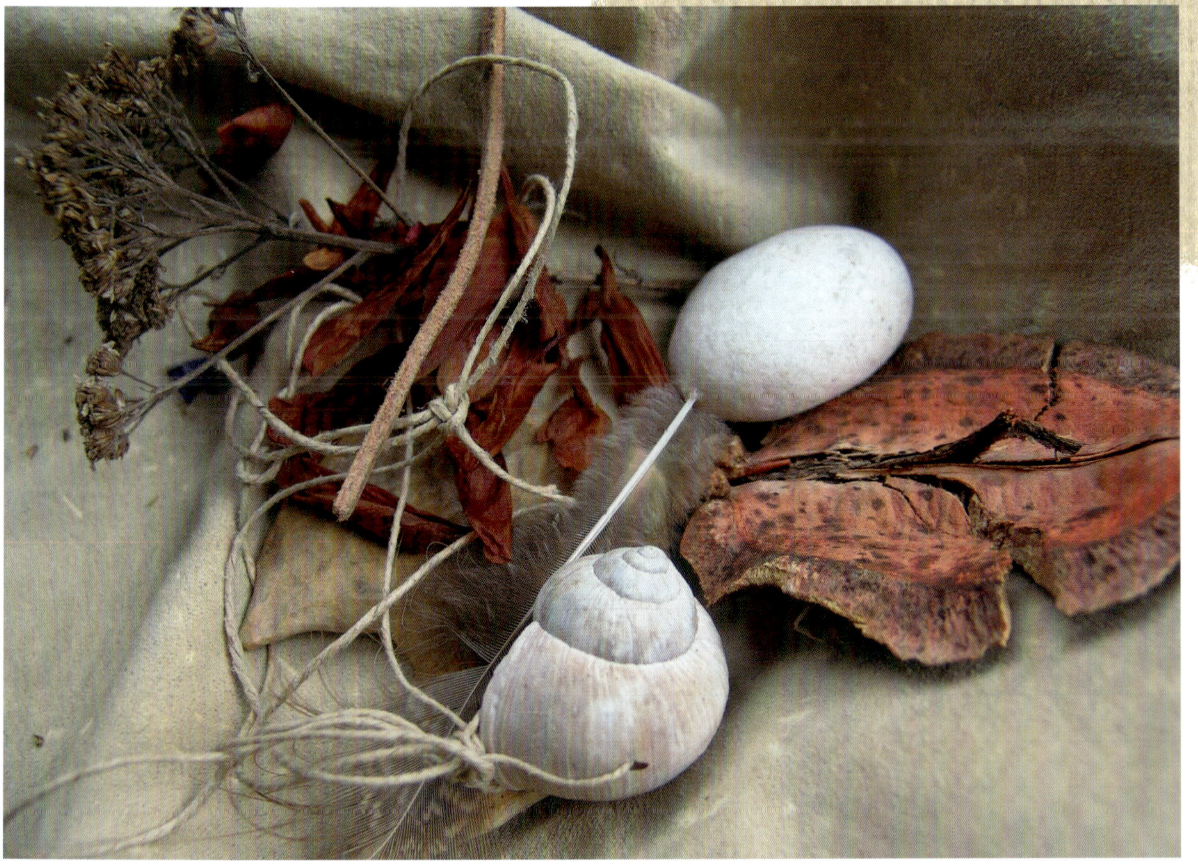

Gegenstände aus der Natur und von persönlicher Bedeutung, aufbewahrt in einem Medizinbeutel

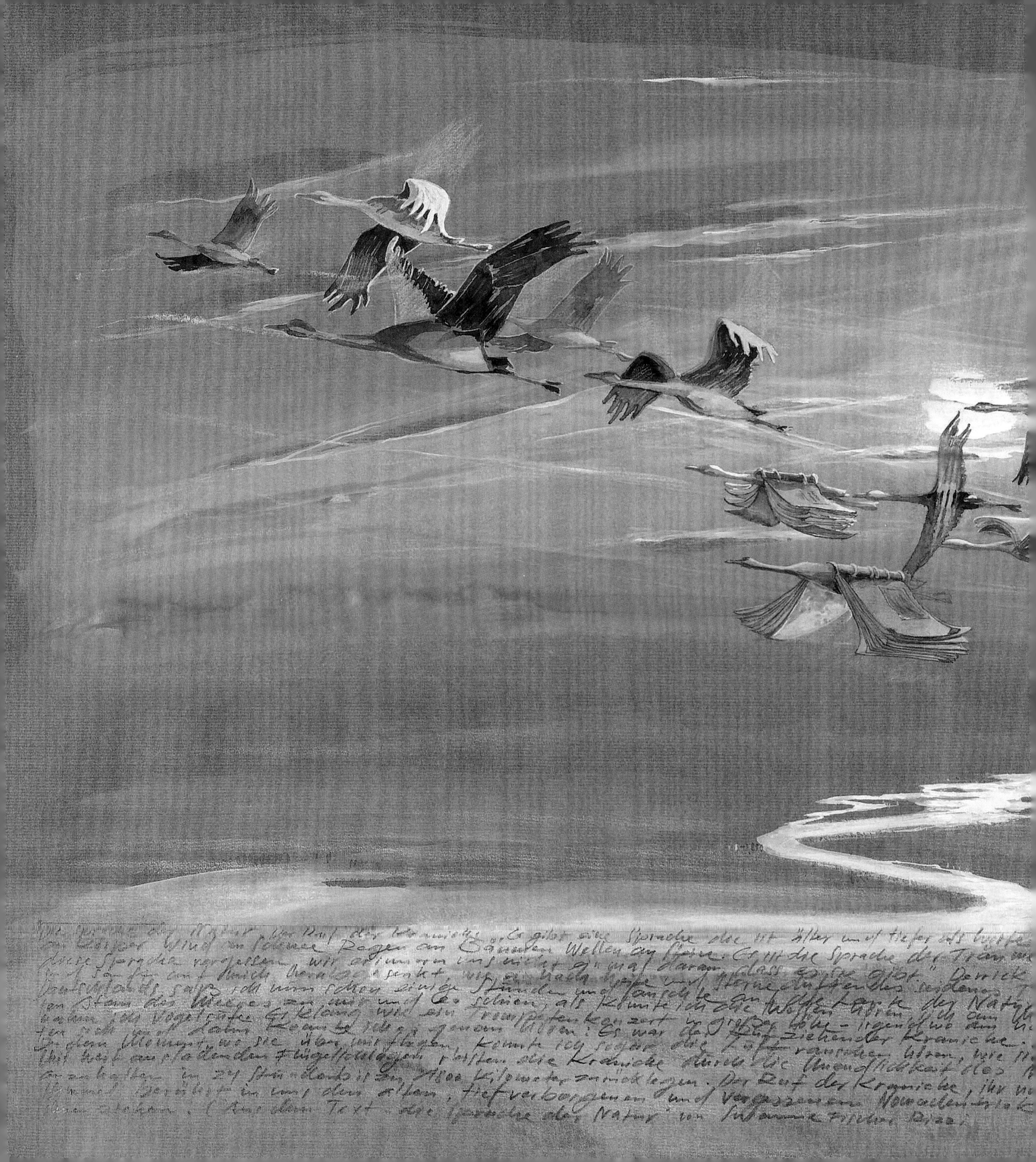

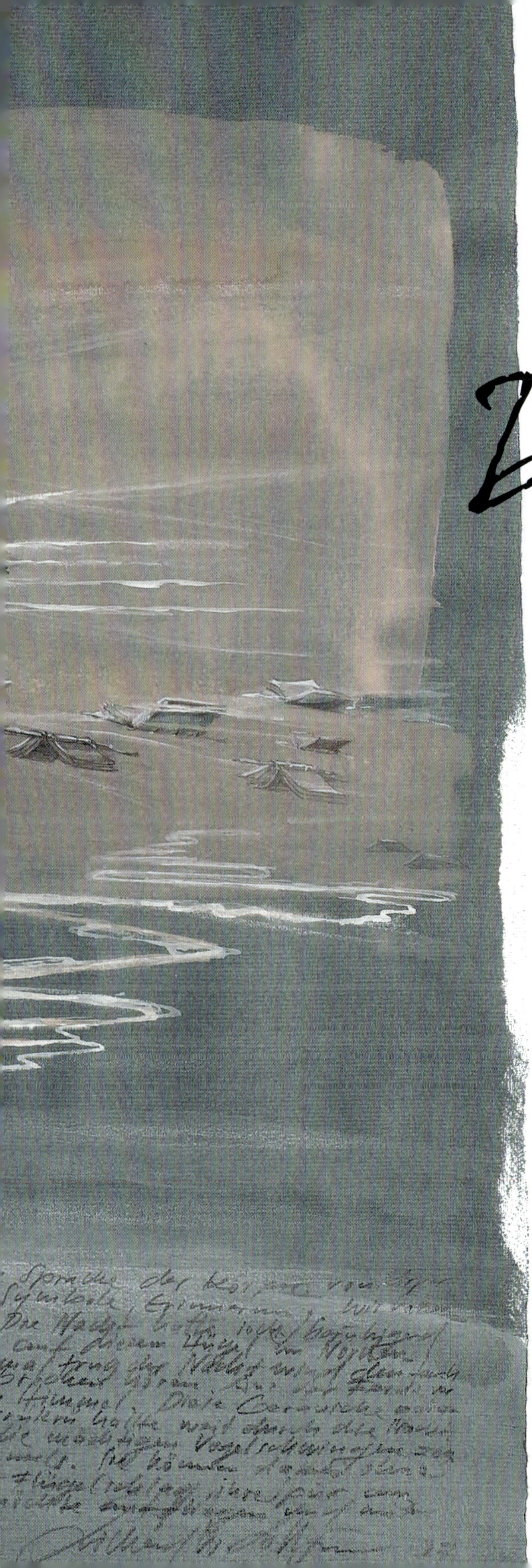

Die Sprache der Natur

Spuren und Zeichen lesen

„Es gibt eine Sprache,
die ist älter und tiefer als Worte.
Es ist die Sprache der Körper,
von Körper an Körper,
Wind an Schnee,
Regen an Bäumen,
Wellen an Stein.
Es ist die Sprache der Träume, Gesten,
Symbole, Erinnerung.
Wir haben diese Sprache vergessen,
wir erinnern uns nicht einmal daran,
dass es sie gibt.“

Derrick Jensen
(geb. 1960, amerikanischer Autor
und Umweltaktivist)

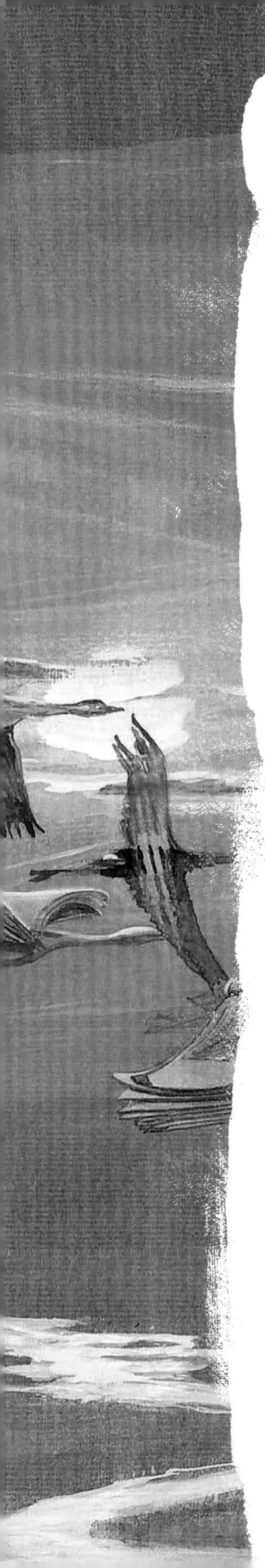

Der Ruf der Kraniche

Die Nacht hatte sich schützend und sanft auf mich herabgesenkt, wie ein nach Weite und Sterne duftendes seidenes Tuch. Hier, auf diesem Hügel im Norden Deutschlands saß ich nun schon einige Stunden und lauschte auf die Laute der Natur. Manchmal trug der Nachtwind den feuchten Atem des Meeres zu mir und es schien, als könne ich die Wellen sich am Meeresufer brechen hören. Aus der Ferne vernahm ich Vogelrufe. Es klang wie ein Trompetenkonzert in großer Höhe – irgendwo am nächtlichen Himmel. Diese Geräusche näherten sich und dann konnte ich es genau hören: Es war der raue Ruf ziehender Kraniche. Ihr „krükrükrü" hallte weithin durch die Nacht. In dem Moment, als sie über mich hinwegflogen, konnte ich sogar hören, wie die Luft rauschend durch die mächtigen Vogelschwingen zog.

Mit weit ausladenden Flügelschlägen reisen die Kraniche durch die Unendlichkeit des Nachthimmels. Diese Tiere können dabei ohne anzuhalten in 24 Stunden bis zu 1800 Kilometer zurücklegen. Der Ruf der Kraniche, ihr nächtlicher Flügelschlag, ihre Spur am Himmel berührt in uns den alten, tief verborgenen und vergessenen Nomadentrieb. Man möchte auffliegen und mit ihnen ziehen. Ihr Ruf regt unsere Seele an, innere Landschaften zu durchfliegen. Er inspiriert sie zu Entdeckungen und Abenteuern in unbekannten Gefilden.

Kraniche haben die Menschen mit ihrer Eleganz, ihrem in Wellen gestaffelten Flug und dem anmutigen Balztanz schon immer angesprochen. All dies gehört zu einer universellen Sprache der Natur. Im antiken Griechenland haben diese Vögel die Menschen zum ältesten dokumentierten Tanz inspiriert. Dieser nächtliche Tanz, *Geronos* genannt, führt durch ein am Boden markiertes Labyrinth. Der Pfad durch dieses Labyrinth symbolisiert den Weg des Menschen durch die Welt, durch das eigene Leben und durch das Reich der Unterwelt. Der leichtfüßige, schwebende Geronos ahmt die Bewegungen der Kraniche in ihrer anmutigen Schwerelosigkeit nach. Im Zentrum des Labyrinths, das dem tiefsten Dunkel der Nacht entspricht, wo die Begegnung mit der eigenen Angst und dem Tod stattfindet, liegt der Wendepunkt, an dem die Tänzerinnen und Tänzer, durch den Ariadnefaden miteinander verbunden, umkehren und wie im Flug dem Ausgang des Labyrinths und dem Licht entgegen tanzen.

Tai Chi, eine harmonisierende und heilende Bewegungsmeditation aus dem alten China, das mit seinen anmutigen, langsamen Bewegungsabläufen einem geheimnisvollen Tanz gleicht, soll der Legende nach ebenfalls aus Tierbeobachtungen entstanden sein. Dabei war der Kranich, wie die Überlieferungen berichten, ebenfalls ein wichtiges Vorbild. Auch die Ainu, die Ureinwohner Japans, tanzen bis heute einen rituellen Kranichtanz, den *Harakaki*. In der keltischen Tradition wiederum symbolisiert der Kranich Weisheit und geheimes Wissen. Er ist Begleiter auf Reisen in andere Welten und kann Menschen helfen, im Buch der Natur zu lesen und deren Geheimnisse zu entschlüsseln.

Mit der Natur kooperieren

Die Bilder und Symbole, die Vögel wie die Kraniche in uns erwecken, gehören also zur Sprache unserer Seele. Mit ihr verbanden die archaischen Menschen ihr inneres Empfinden mit den Geheimnissen des Äußeren, der Wildnis. Indem sie ihre Beobachtungen der Natur mit mythischen Bildern und Legenden verknüpften, entstand ein Verständnis und eine Bewusstseinsebene, die ihrem Leben einen Sinn gab. Für die Menschen war die Welt nicht stumm. Sie sprach fortwährend zu ihnen – sie lauschten ihr, sie verstanden sie und fühlten sich verstanden. Alles war für sie beseelt. Auch heute noch verstehen naturnah lebende Völker oder naturverbundene Menschen diese alte symbolische Sprache, in der Natur und die menschliche Seele miteinander kommunizieren.

Können wir, die wir oft sehr naturfern leben, diese Sprache wieder erlernen? Wie hören sich ihre Worte an? Können wir sie verstehen?

Unsere Vorfahren wussten es noch: Die Natur spricht zu uns durch die Jahreszeiten, durch die zyklischen Abläufe, durch die Abschnitte und Wendepunkte im Leben der Menschen. Sie spricht durch die Meere, Flüsse, Winde, Pflanzen, Steine und Tiere. Wir verstehen sie intuitiv und antworten ihr mit unseren Gefühlen, unseren Stimmungen, unseren Träumen, unseren Handlungen. Wir deuten ihre Worte in der Kunst, in Festen, Ritualen, Geschichten, Liedern, Symbolen, die auch noch in unserem modernen Leben vorhanden sind und fortleben, deren alte Bezüge und Herkunft wir aber kaum kennen. Ihre Wurzeln liegen in den Tiefen der Zeit verborgen. Sie sind die Zeugen einer einstigen innigen Gemeinschaft zwischen Mensch und Wildnis.

Eine solche metaphysische Verbindung zwischen Natur und Mensch erscheint uns in unserer Zeit oftmals fremd, und den folgenden Vers William Shakespeares halten wir eher für eine rein poetische Metapher:

„Der Baum hat Sprache,
Bäche zeigen Schrift.
Die Steine predigen Gutes in jedem Ding."

Durch diese alte Sprache wurde die Welt fur unsere Vorfahren transparent. Sie gehört zu den kulturellen Wurzeln der Menschheit. Sie war – wie es in der keltischen Mythologie in Verbindung mit dem Kranich deutlich wird – ein offenes Buch, in dem die Menschen die Geheimnisse der Natur ablesen konnten. Für unsere Vorfahren waren ihre Sinne, ihre Sensoren für die Werte der Natur überlebenswichtig.

Heute nehmen moderne Technologien wie Satellitenfunk, GPS, Fernseh- und Radiotechnik die Stelle der Sensoren ein. Die alte Sprache hingegen, würden wir sie ins Moderne übersetzen, ist vorwiegend auch eine Sprache der Ökologie und Nachhaltigkeit, denn sie lehrte die Menschen Achtung und Verantwortung gegenüber der Natur, die beseelt und ihnen heilig war. Sie lehrte die Menschen auch gut zu leben, ohne die Ressourcen der Erde zu zerstören. Die Sprache der Natur vermittelte ihnen, achtsam und fürsorglich mit ihr umzugehen und nur soviel zu entnehmen, wie sie wirklich brauchten. In dieser universellen Sprache drückten die Menschen auch ihre Dankbarkeit für das Leben und seine Gaben aus.

Zu einem Informationsaustausch, wie es diese alte Sprache war, gehört immer auch eine Kooperation. Die Kooperation mit der Natur ist in der Geschichte der menschlichen Entwicklung jedoch immer mehr in den Hintergrund getreten.

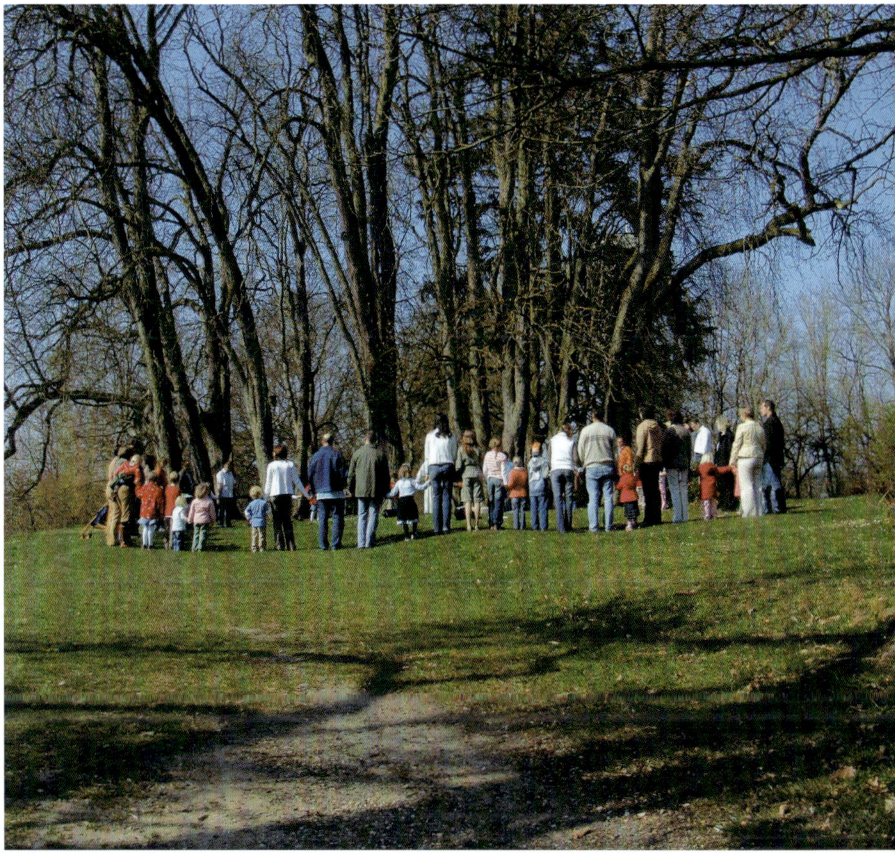

Rituale und Feste verbinden uns mit der Natur und lassen uns mit ihr sprechen.

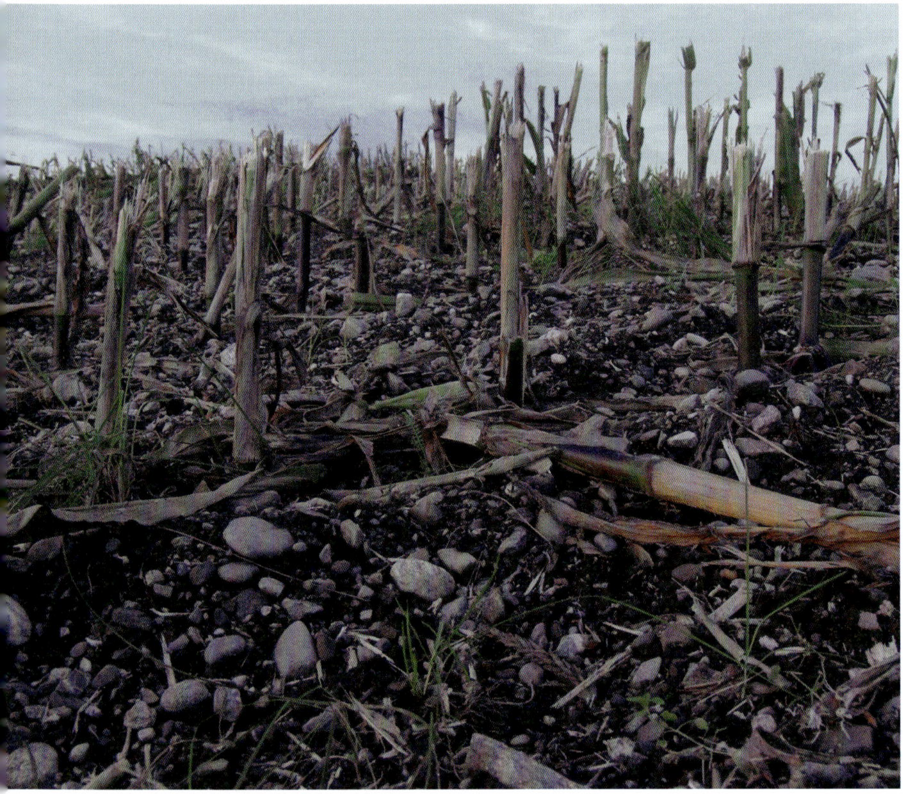

Reste eines Maisfeldes – die industrialisierte Landwirtschaft räumt die Natur leer und lässt der Wildnis nur wenig Platz.

Die Natur verstummt

„Die Erde spricht ständig zu uns, unglücklicherweise sind die meisten Menschen taub für das, was sie sagt."

Sun Bear
(1929–1992, Ojibway-Medizinmann)

Die Fähigkeit, im Buch der Natur zu lesen, ist mit der fortschreitenden Entfremdung von der natürlichen Welt und in unserem Zivilisationsstress weitgehend verloren gegangen. Die Botschaften und Mysterien der Natur enthüllen sich uns nicht mehr. Wenn wir von heute noch naturnahe lebenden Völkern und Kulturen wie den Ureinwohnern Nord- und Südamerikas, den Buschmännern Südafrikas oder den Aborigines Australiens hören, dass sie mit der Natur sprechen, halten wir dies für mehr als unwahrscheinlich. Wir halten daran fest, die Natur sei unbeseelt, sie spreche nicht zu uns. Wir misstrauen unseren Instinkten und Gefühlen, der Stimme unserer Seele, die im Kontakt mit der Natur noch immer ins Schwingen gerät.

Das Zeitalter der Aufklärung trug wesentlich zur Trennung der Menschen von der natürlichen Welt bei. Einer der Vorläufer dieser Geistesrichtung, der Philosoph René Descartes (1596–1650) stellte fest, dass allein der Mensch einen Geist besitze und nur das Denken das Sein des Menschen bestimmte. „Ich denke, also bin ich" wurde fortan ein Motto vieler Menschen. Der Kommentar von Derrick Jensen zu diesem verhängnisvollen Paradigma Descartes gefällt mir besonders gut und ich habe dem nichts hinzuzufügen: „Ich habe mir schon oft gewünscht, dass ich dabei gewesen wäre, als Descartes seinen tollen Ausspruch ‚Ich denke also bin ich' getan hat. Ich hätte ihm sachte auf die Schulter geklopft, ihn vielleicht an der Nase gezupft oder hätte seine Hände genommen und ihm einen dicken Kuss auf den Mund gegeben und gesagt: ‚René, mein Freund, fühlst du eigentlich nichts?'"

Ein Gefühl der Zugehörigkeit zur Natur ist mit der Maxime Descartes nicht möglich. Zu lange haben wir uns in Sicherheit gewiegt, die Natur im Griff zu haben. „Wir haben uns von der Natur abgewandt und wollen ihr eine Lehre erteilen, ihr, die uns so glücklich und sicher geleitet hat", warnte bereits der französische Philosoph Michel de Montaigne (1533–1592).

Descartes behauptete außerdem, dass Tiere keine Schmerzen empfinden können: „Wenn ein Tier schreit, das man schlägt, so bedeutet das nicht mehr, als wenn eine Orgel ertönt, deren Taste man niederdrückt." Was diese Behauptung für den Umgang mit den Tieren heutzutage bedeutet, wollen viele eigentlich gar nicht wissen. Die deutliche Sprache der Schmerz empfindenden Tiere berührt sie nicht. So hat sich eine Kultur des Weghörens entwickelt: Wir hören nicht die Stimmen und Rufe gemarterter Hühner in Legebatterien, geschundener Pferde, Rinder und Schweine auf Schlachtviehtransporten, gequälter Tiere in Versuchslaboren. Schon gar nicht hat uns bisher der Ruf fallender Regenwälder oder aussterbender Pflanzen erreicht, ebensowenig wie die Hilferufe der Natur, der verschmutzen Luft und verseuchten Gewässer.

In diesem Buch möchte ich Sie dazu anregen, wieder auf die Natur zu lauschen, sich mit der Wildnis zu verbinden. Sie wird Ihnen dabei mitteilen, was sie braucht und wie Sie sich für sie effektiv einsetzen können. All das wird Ihnen neue Wege eröffnen, die sowohl zur Heilung der Umwelt als auch zu Ihrer eigenen führen können.

In der Landessprache der Natur sprechen

„Immerwährendes Flüstern,
das Tag und Nacht ergeht:
etwas Verborgenes –
gehe hin und finde es!
Gehe und blicke
hinter die Grenzen;
etwas Verlorenes
hinter den Grenzen,
Verlorenes wartet auf dich.
Mache dich auf!"

Rudyard Kipling
(1865–1936, britischer Schriftsteller und Dichter)

Die Sprache der Natur ist immer die Sprache des Landes, eine Landessprache. Sie wird manchmal in einem Dialekt gesprochen, der die lokalen ökologischen Gegebenheiten eines Landstriches hörbar macht. Tiere „sprechen" oft lokale Dialekte, die genau unterscheidbar sind von denen der Populationen, die in einer anderen Region leben. Diese Dialekte bilden sich aus dem Kontakt mit der Natur und ihren Geschöpfen. Wer sie erlernen möchte, sollte hinausgehen.

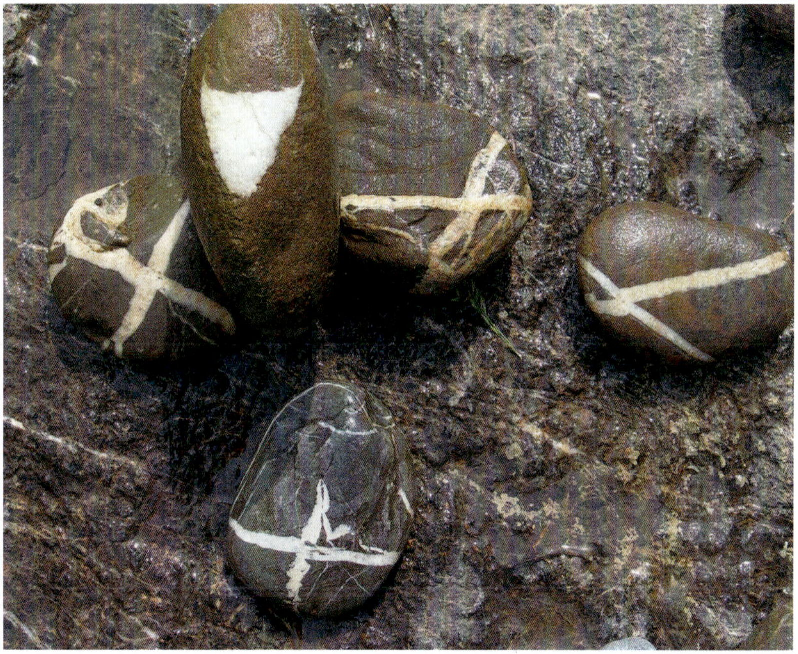

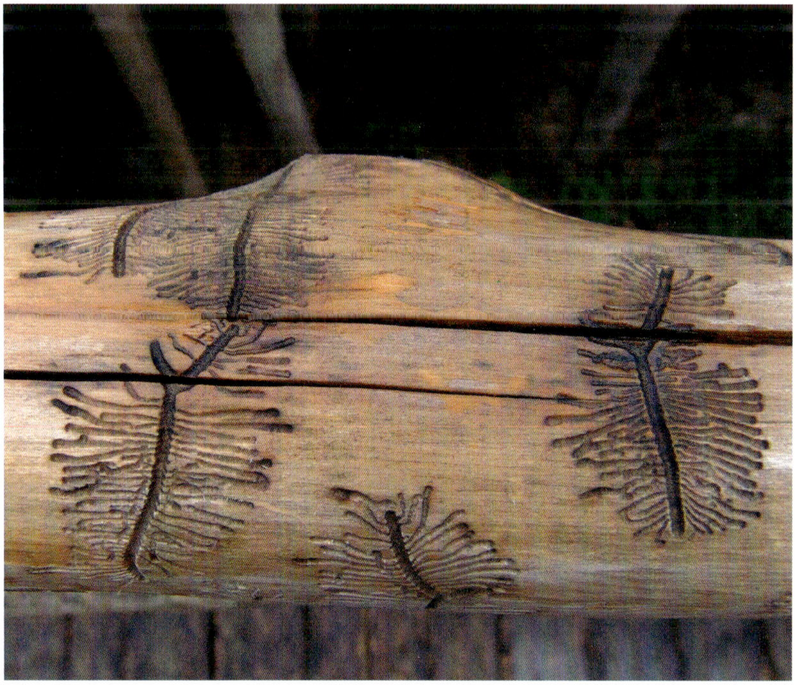

Wer genau hinschaut, kann verschlüsselte Botschaften des Natürlichen auch in Steinen und im Holz entdecken.

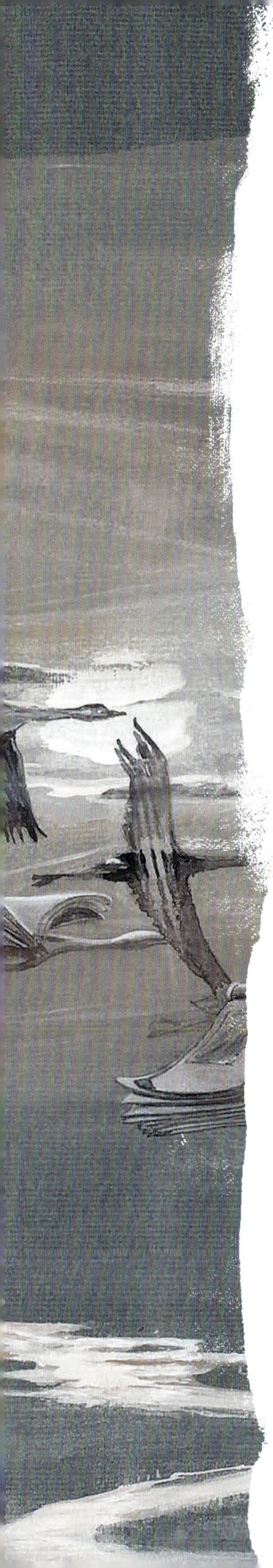

Draußen kann man das intensive Gefühl der Verbundenheit spüren, sich in Balance bringen, Kraft schöpfen und Möglichkeiten finden, sich selbst ganz neu kennenzulernen. In der Wildnis werden wir nicht nur mit ihr, sondern auch mit uns vertrauter, wir fühlen uns zugehörig.

Dieser Prozess dauert manchmal gar nicht so lange: Der amerikanische Ökopsychologe Robert Greenway hat bei seiner Arbeit die Erfahrung gemacht, dass die zivilisatorische Schicht, die uns von der uns umgebenden Natur trennt, schon nach drei Tagen schwindet und wir dann für eine tiefere Kommunikation mit der Natur offen sind. Ich selbst habe in meinen Wildnisseminaren, die ich leite, die gleiche Beobachtung gemacht. Wenn Menschen aus den Städten kommen, gestresst und taub für ihre eigenen Bedürfnisse und für jene der Natur, so werden sie sich nach zwei bis drei Tagen und Nächten draußen, ohne Handys, Radio und MP3-Player, am Lagerfeuer statt vor dem Fernseher, öffnen und die Natur ganz neu wahrnehmen. Die Natur hat sie in Resonanz gebracht und sie können sich auf sie einstimmen und in der „Landessprache sprechen“.

Wir lernen also schnell und es findet dabei ein Prozess des Wiederentdeckens statt. Sie werden das sicher auch feststellen, wenn Sie die in diesem Buch beschriebenen Übungen machen. Wir sind durch eine lange evolutionäre Vorgeschichte so von der Natur geformt, dass wir mit ihr und durch sie in kurzer Zeit lernen.

Um die Landessprache zu erlernen, brauchen wir Zeit, am besten etwas „balsamische Zeit“ (siehe S. 186ff). Dafür müssen wir uns entschleunigen. Wenn wir zu Fuß, auf Rädern oder mit dem Auto durch die Natur eilen, hören wir diese Sprache nicht: Sie fordert von uns, dass wir sie nicht nur hören, sondern ihr zuhören. Das geht nicht im Vorbeieilen. Wir sollten uns also etwas Zeit nehmen, um einfach in der Wildnis zu sein, bis sie uns an- und aufnimmt. Dann sind wir ein Teil von ihr und sprechen ihre Landessprache.

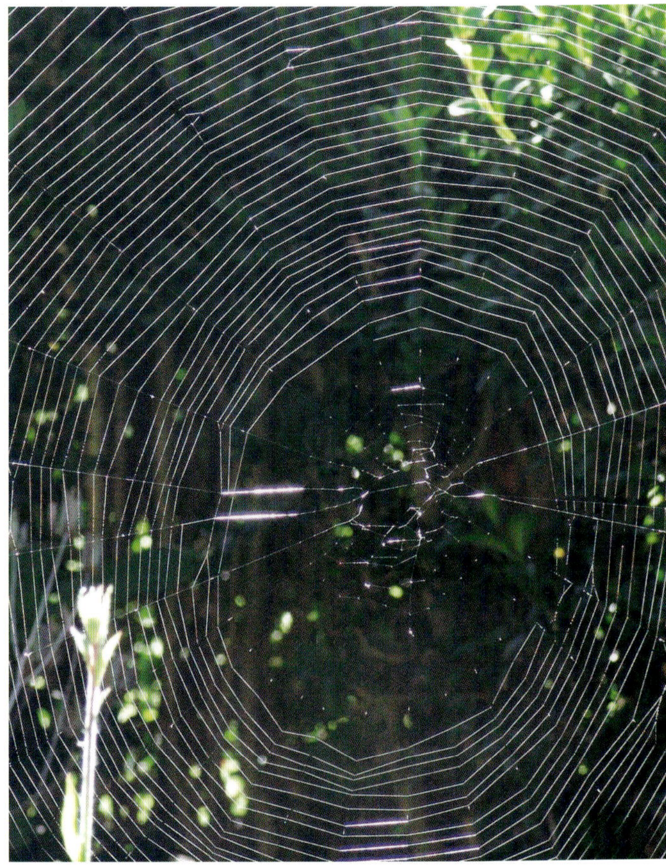

Die konzentrischen Ringe – mit allem verbunden

Das Kommunikationsnetz der Natur verbreitet seine Nachrichten oft in Form von konzentrischen Ringen, die sich wellenartig und ringförmig von einem Mittelpunkt ausgehend ausbreiten. Dieses Muster kann man gut beobachten und verstehen, wenn man einen Stein ins Wasser wirft, der an der Wasseroberfläche ringförmige Wellen verursacht. Aus Form, Dichte und Geschwindigkeit der Wellen kann man Rückschlüsse auf den Stein ziehen: auf seine Größe, seine Form und die Wucht, mit der er auf die Wasseroberfläche traf. Dieses Phänomen ist besonders gut an den Lautäußerungen der Vögel zu beobachten. Es lassen sich daraus Rückschlüsse

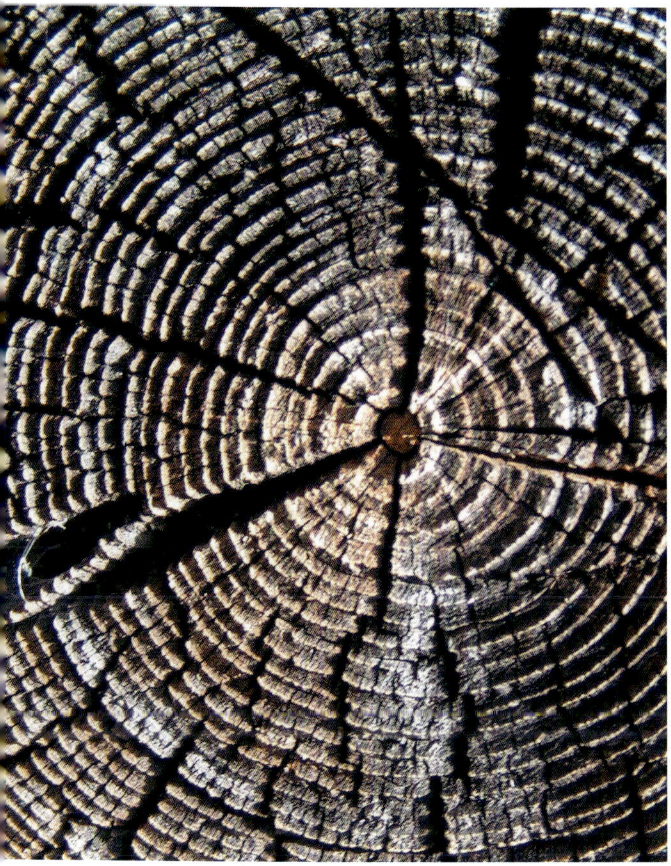

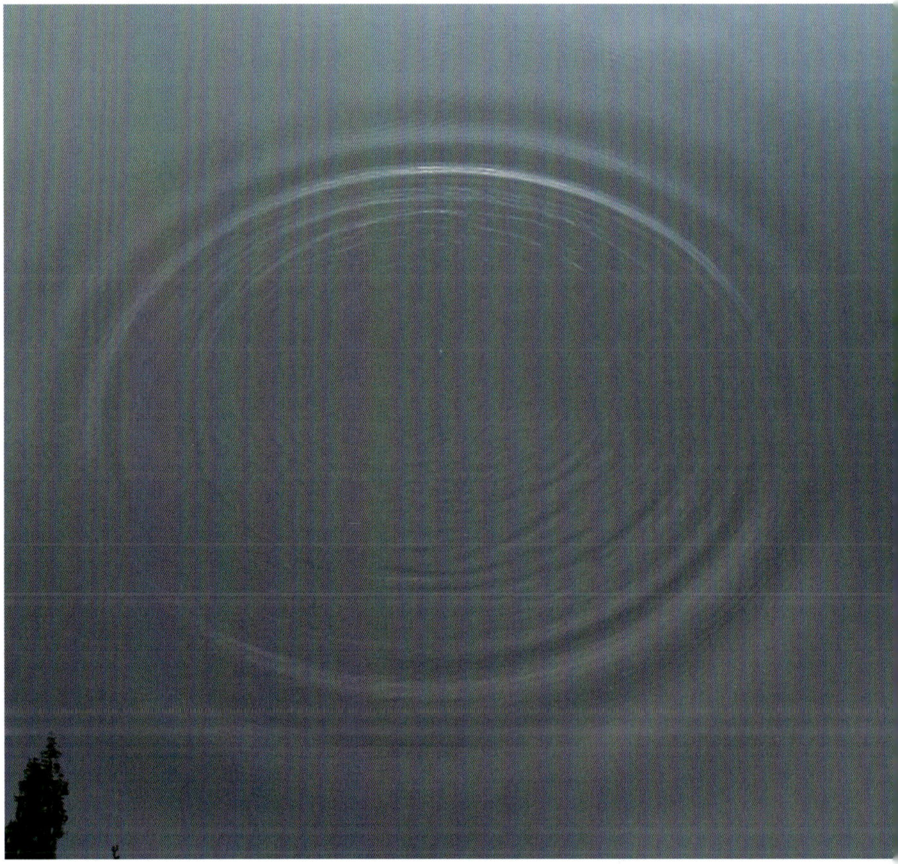

Konzentrische Ringe finden sich überall in der Natur. Die Spur der Lebenskraft verläuft oft wellen- und ringförmig.

auf die Verursacher der Laute und auf die spezifische Botschaft ziehen.

Die sich ringförmig verbreitenden Laute ergeben ein komplexes Kommunikations- und Alarmsystem. Seine Kenntnis kann uns helfen, die Kreisläufe der Natur besser zu verstehen. Dann werden Zusammenhänge sichtbar, die uns bisher verborgen blieben. Wir können uns ungesehen und unbemerkt in der Landschaft bewegen und so Tiere ganz aus der Nähe beobachten. Wir werden ein Teil der Natur.

Als ich im Herbst einmal einen Bekannten besuchte, dessen Haus am Wald liegt, entdeckte ich schon am Waldrand Spuren von Wildschweinen. Mein Bekannter war erstaunt darüber, als ich ihn nach diesen Tieren fragte, denn er hatte sie auf seinen Spaziergängen nicht gesehen. Er wollte das gleich überprüfen und wir machten uns zu einem gemeinsamen Spaziergang auf. Er ging voraus.

Am Waldrand sah ich nahe am Weg eine Amsel, die behutsam ein Herbstblatt nach dem anderen wendete, um nach Würmern zu suchen. Sie hatte uns auch schon bemerkt und hielt in ihrer Tätigkeit inne. Mit aufmerksamem Blick schaute sie zu uns herüber, als wolle sie sagen: „Haltet bitte Abstand von mir, ich weiß nicht, ob ich euch trauen kann." Mein Bekannter schritt unbeirrt weiter. Nun erstarrte die Amsel, gab uns noch eine kleine Chance und flog dann aber mit lautem Warnruf, einem heftigen Gezeter, auf. Mir war klar, dass es mit unserer Chance, Wildschweine zu Gesicht zu bekommen, vorbei war.

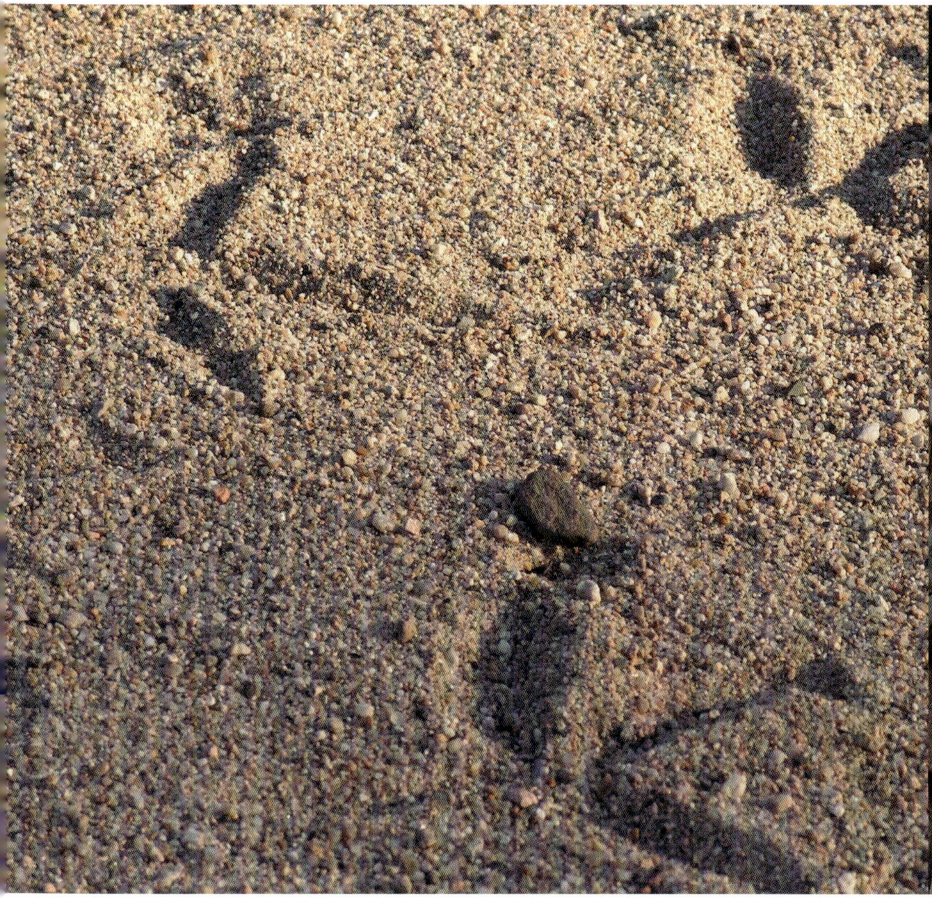

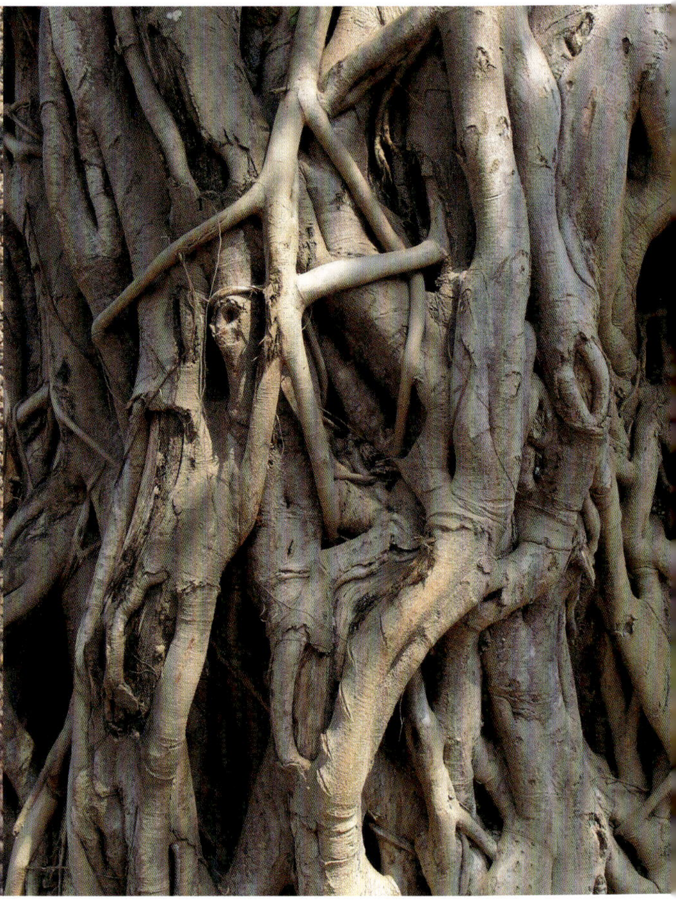

Eine erweiterte Wahrnehmung ermöglicht es uns, die Zeichen und Formen der Wildnis zu deuten. Welches Tier ist hier gelaufen? Welcher Baum wächst in solch verschlungenen Formen?

Das Nachrichtensystem war in Gang gesetzt: Etwa fünfzig Meter von der Amsel entfernt griff nun ein Buchfink, der gerade Samen vom Boden aufpickte, den Ruf der Amsel auf und flog mit einem Warnruf ins Geäst einer Fichte. Wieder etwa hundert Meter entfernt – ich konnte es von weitem hören – flog eine Ringeltaube mit klatschendem, weithin vernehmbarem Flügelschlag in die höchsten Spitzen einer Buche. Falls nun Wildschweine in der Nähe gewesen wären, hätten sie bereits einige hundert Meter von uns entfernt die Laute der Ringeltaube vernommen und verstanden: „Achtung, Eindringlinge, begebt euch in Deckung."

Wir werden also, wenn wir achtlos den Wald betreten, kaum Tiere sehen oder nur solche, die vor uns flüchten. Die Sprache der Vögel verstehen nämlich nicht nur ihre gefiederten Artgenossen, sondern auch viele andere Tiere. In dieser Weise haben wir schon oft mit Vögeln kommuniziert, wenn wir sie zum Beispiel auf dem Weg zur Garage oder joggend durch den Wald pflugförmig vor uns her aufscheuchten. „Störe nie einen Vogel, wenn er singt, er dankt mit seinem Lied dem Schopfer", sagt eine Weisheit der nordamerikanischen Ureinwohnern. Wenn wir dies beherzigen und uns achtsam in der Natur bewegen, werden wir mit vielen schönen Tierbeobachtungen belohnt. Wir müssen dafür lernen, keine Alarmzeichen im konzentrischen Informationsnetz der Natur auszulösen.

Die Wahrnehmung erweitern

Wenn man in naturnahen Gesellschaften danach forscht, wie die Menschen die Fähigkeit erlangten, die Sprache der Natur zu verstehen und mit ihr in Einklang zu leben, dann wird man feststellen, dass diesen Fähigkeiten stets eine intensive Wahrnehmungsschulung vor Ort zugrunde liegt. Auch die Heiler/Innen und Schamanen/Innen dieser Kulturen erhielten ihr Wissen ihren eigenen Aussagen nach unter anderem über eine erweiterte Wahrnehmung von der natürlichen Welt und der damit verbundenen geistigen Welt.

Ein Tor zu dieser tiefen Verbindung mit der Wildnis und zu ihrem Verständnis sind unsere Sinne. Wir sollten daher versuchen, unser Wahrnehmungsfeld zu erweitern, die damit verbundenen Erlebnisse zu verstärken und unsere Achtsamkeitsspannen zu verlängern.

In diesem Buch finden Sie viele Übungen hierzu. Vielleicht werden sie Ihnen zunächst als zu einfach erscheinen, um die Wildnis zu verstehen und um sich mit ihr neu zu verbinden. Sie werden nicht ohne weiteres nachvollziehen können, warum Sie mit Pflanzen sprechen, wie ein Fuchs laufen oder Feuer ohne Streichhölzer entzünden sollen.

Aber alles, was Sie sinnlich erfahren und aufnehmen, wird viel tiefer in Ihnen wirken und länger bleiben als nur Angelesenes. Ihre Erfahrungen und Eindrücke, die Sie mit den Übungen in diesem Buch gewinnen, die Gerüche, die Farben, die Stimmungen, die Schlussfolgerungen werden in Ihnen als innere Bilder lebendig bleiben und sich im Lauf der Zeit zu einem umfassenden Verständnis zusammenfügen.

Erinnern Sie sich noch, als Sie als Kind draußen in der Natur spielten und einfach Dinge wahrnahmen und sie mit Ihren Sinnen erkundeten? Diese Bilder sind noch heute tief in Ihrem Gedächtnis verankert. All die Erfahrungen, die Sie mit den kleinen Übungen dieses Buches machen können, werden sich irgendwann zu einem ganzen Bild der Natur, zu einem Gefühl der Verbundenheit zusammensetzen. Der Prozess des Verstehens und Vertrautseins mit allem, was lebt, beschleunigt sich dann.

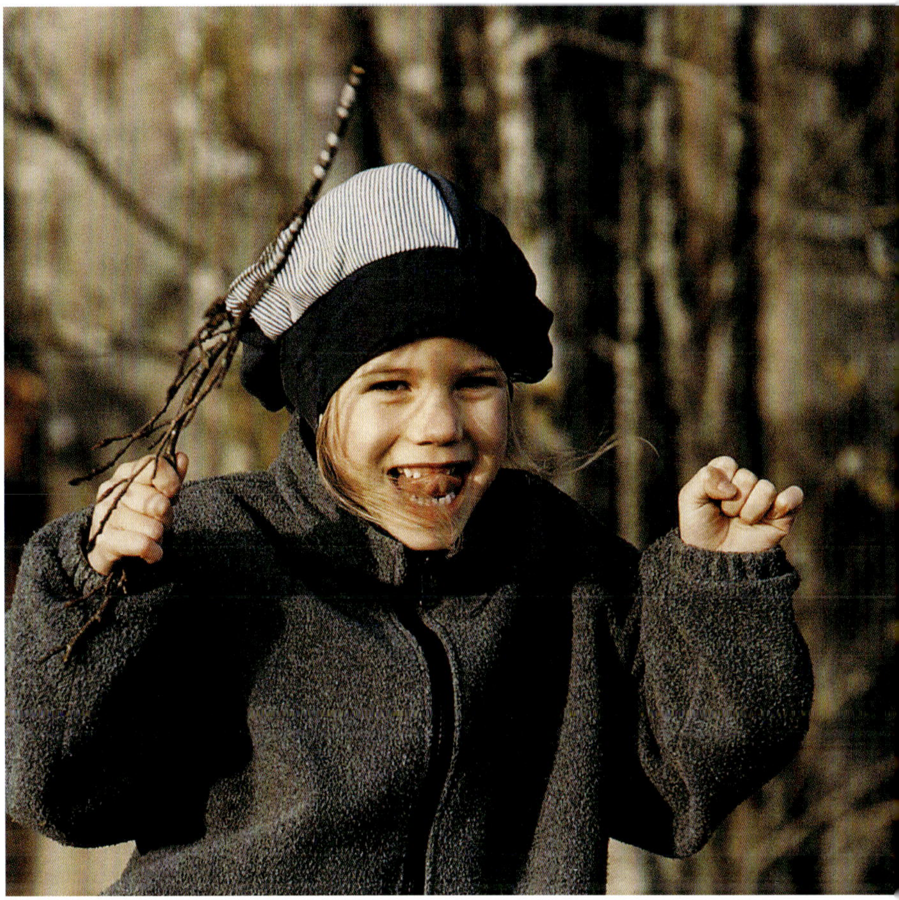

Erinnern Sie sich noch wie aufregend es war, als Kind in der Natur zu sein?

Sie lernen in diesem Buch verschiedene Techniken kennen, die schon bei naturnah lebenden Völkern zur Schulung der Sinne angewandt wurden und teilweise noch immer werden. Die Frage ist, wie es Henry David Thoreau beschreibt, nicht „auf was du schaust, sondern was du siehst“. Für eine Feineinstellung unserer Sinne, unserer Wahrnehmung, für die Schärfung unserer Sensoren, ist die Sprache der Vögel ein besonders gutes Übungsfeld.

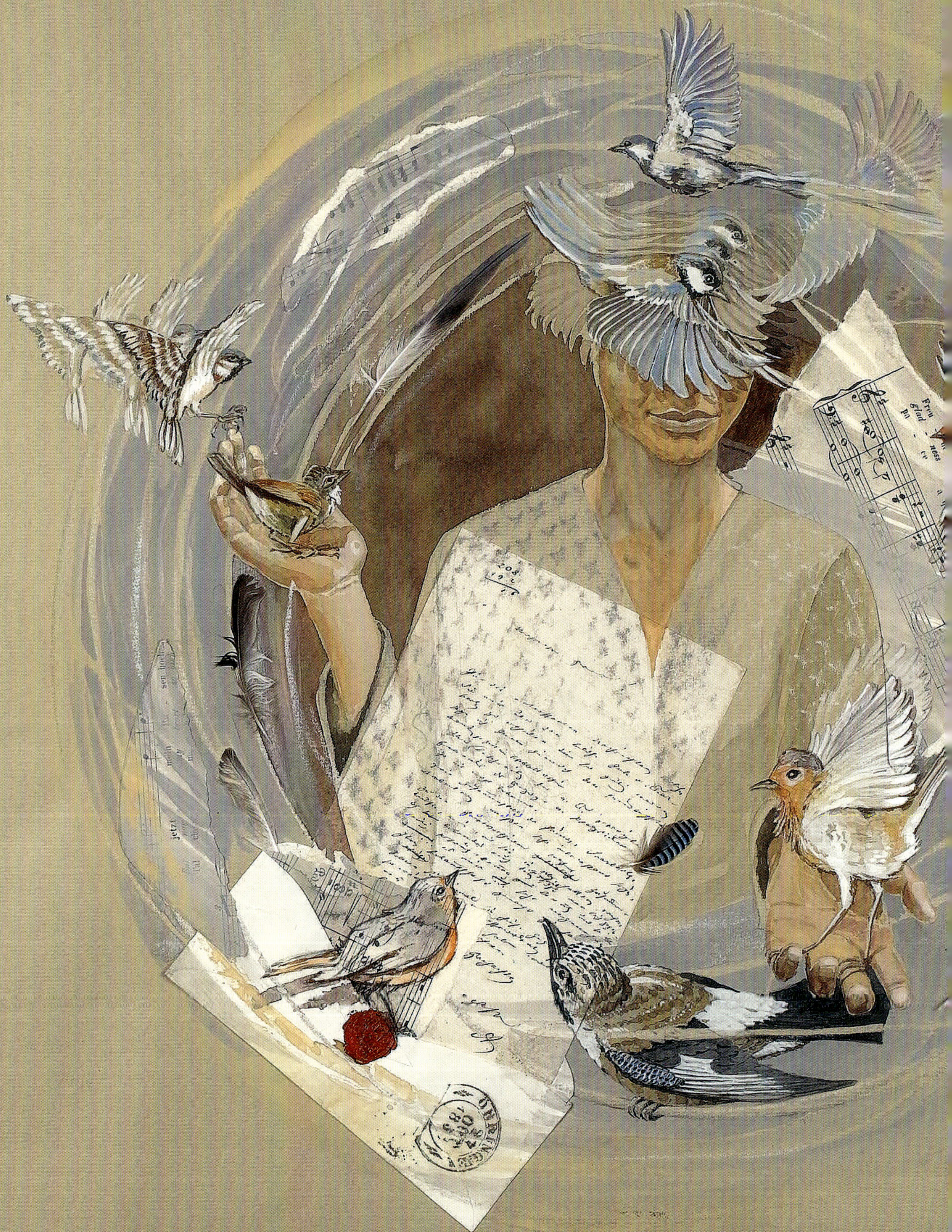

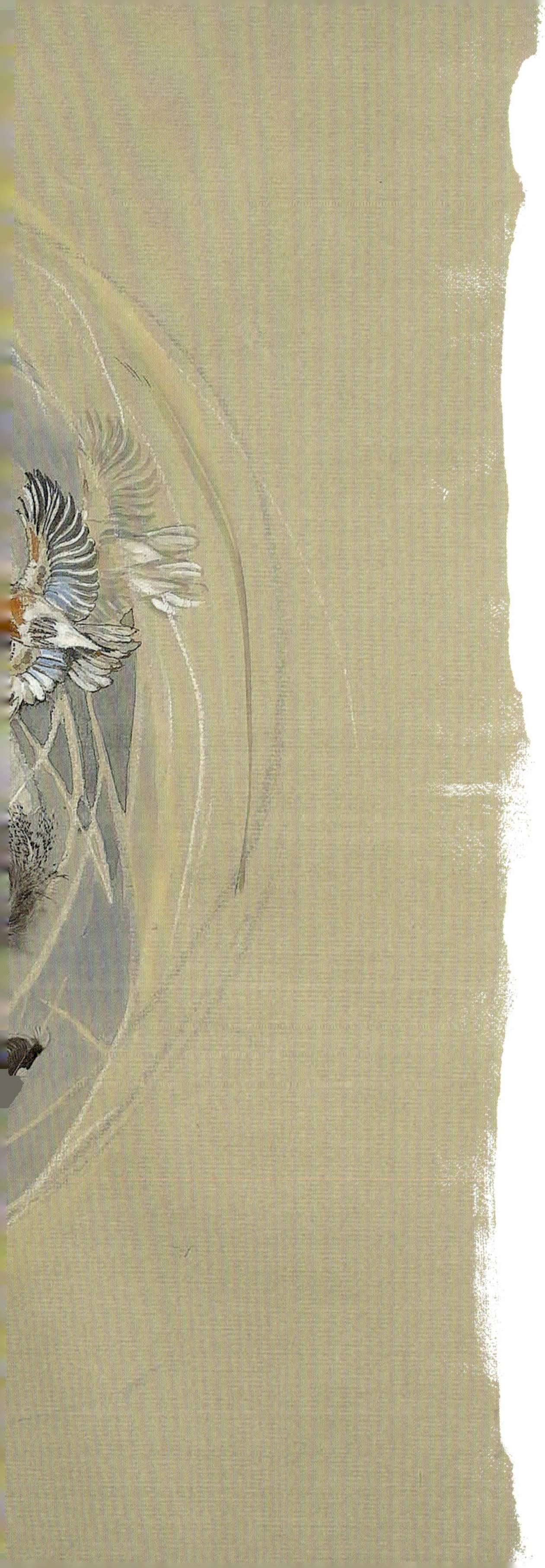

Die Gefiederten

Die Sprache der Vögel erlernen

„Aber des Äthers Lieblinge,
sie, die glücklichen Vögel,
wohnen und spielen vergnügt in
der ewigen Halle des Vaters!
Raums genug ist für alle.
Der Pfad ist keinem bezeichnet,
und es regen sich frei im Haus
die Großen und Kleinen.
Über dem Haupte frohlocken sie mir,
und es sehnt sich auch mein Herz
wunderbar zu ihnen hinauf."

Friedrich Hölderlin
(1770–1843, deutscher Dichter der Romantik)

Der Vogelflug steckt voller Botschaften: Die Menschen früherer Kulturen konnten sie lesen.

Botschafter, Berater und Helfer

In der „Sprachschule der Natur“ ist die Vogelsprache eines der wichtigsten „Unterrichtsfächer“. Wir können einerseits dabei lernen, wie wir die Natur mit Mythen, Märchen, Symbolen, mit dem eigenen Leben und der geistigen Welt verbinden. Andererseits gibt es ganz praktische Unterrichtsthemen, bei denen es um das Beobachten der Naturvorgänge und um das Überleben in der Natur geht. Im Unterrichtsfach „Vögel und die geistige Welt“ erfahren wir, dass diese Geschöpfe in allen Kulturen und zu allen Zeiten ein Symbol für wichtige Lebensinhalte des Menschen waren.

In der Bilderhöhle von Lascaux in Frankreich, deren Wände etwa 20.000 bis 15.000 Jahre vor Christus bemalt wurden, findet man das Bild eines liegenden Mannes, eines Schamanen, der eine Vogelmaske trägt. Auf einem Stab neben ihm thront ein Vogel, von dem die Forscher annehmen, dass es sich dabei um einen so genannten Seelenvogel handelt: Er stellt die Seele des Schamanen dar. In der griechischen Antike sind der Göttin *Athene* zwei heilige Vögel, die Taube und die Eule, zugeordnet. Im alten Ägypten wiederum glaubte man, beim Tod des Menschen entfliege die Seele in Gestalt eines Vogels. Dem germanischen Gott *Odin* weissagten zwei heilige Kolkraben, *Hugin* und *Munin* genannt. Der Heilige Geist wird in der christlichen Tradition noch heute als Taube dargestellt.

In unzähligen Sagen und Mythen treten Vögel als Ratgeber, Helfer, Botschafter und Propheten auf. In den bekannten Fabeln Äsops können die wichtigsten Vögel sogar sprechen: Adler, Zaunkönig, Kuckuck, Lerche, Schwalbe, Rabe, Nachtigall, Pfau, Eule, Kranich. Geschichten von sprechenden Vögeln finden wir auch in den Grimmschen Märchen: Im „Treuen Johannes“ tun das die Raben, im „Fundevogel“ die Enten, Aschenputtel redet mit Tauben und in der „Räuberbraut“ sprechen die Krähen. In vielen Kulturen wurde den Vögeln auch die Gabe der Prophezeiung zugesprochen. Die

etruskischen und altrömischen Auguren, Meister der Vogelschau, weissagten den Herrschern des Reiches, indem sie den Flug und die Stimmen der Vögel studierten. Und in der Tradition der keltischen Druiden galten Vögel als Träger von Wissen und Weisheit – besonders weisen Druiden sprach man „Vogelwissen“ zu.

Warum weisen die Mythen der Völker so häufig auf die Verbindung der Vögel mit der geistigen Welt hin? Warum galten Vögel oft als Botschafter, die mit anderen Welten sprechen können, und weshalb standen sie mit der geheimnisvollen Sprache der Natur in Verbindung?

Uns erdgebundenen Menschen erscheinen die Vögel wie aus leichterem Stoff gemacht und nicht von der schweren Materie bestimmt. Die Luft, der unbegrenzte Raum, ist ihre Heimat. Sie sind wie unsere flüchtigen und schnellen Gedanken, die bis zu den Göttern und in die geistige Welt fliegen. Vögel sind

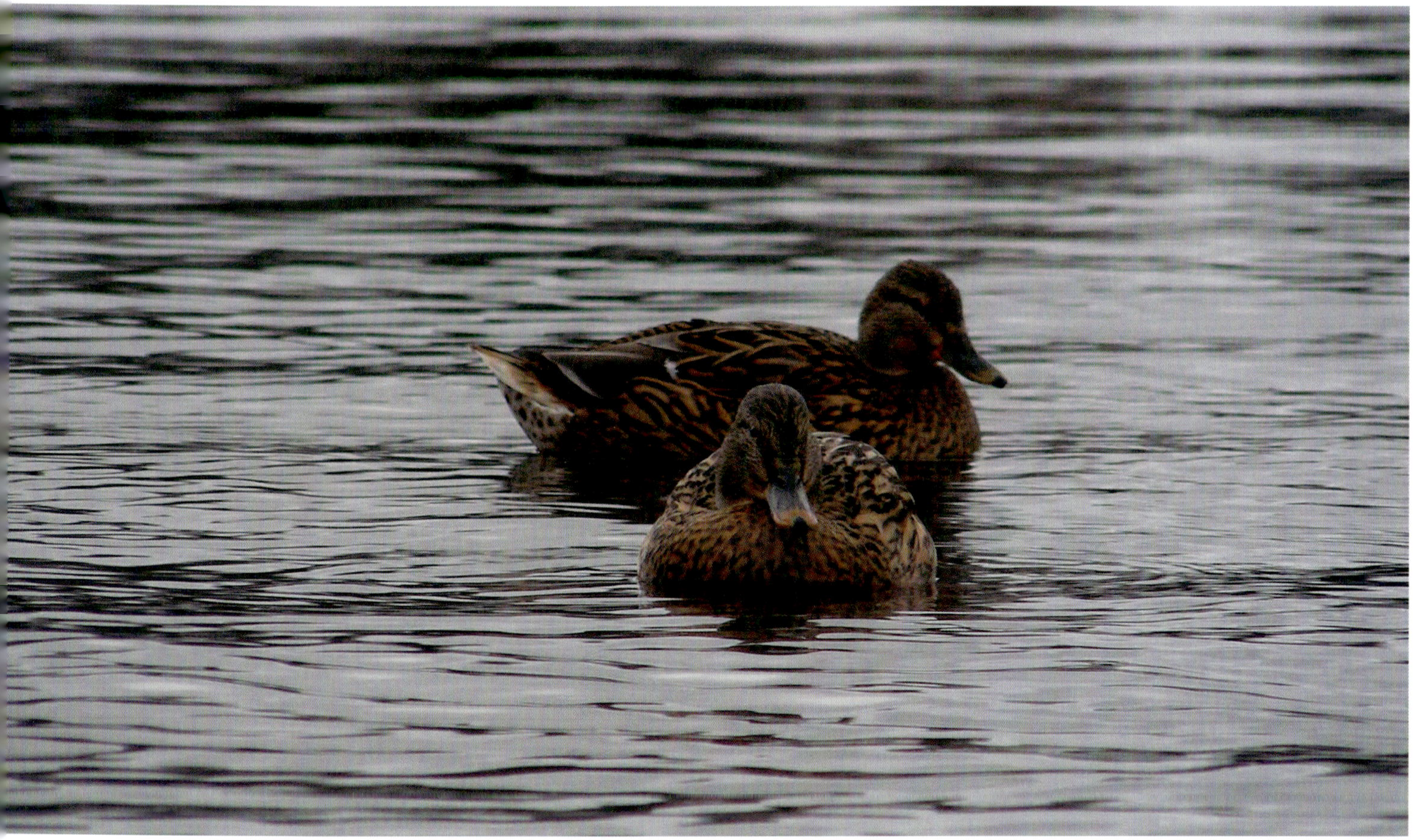

Stockenten sind stimmfreudige Vögel. Im Märchen vom „Fundevogel" können sie sogar mit den Menschen sprechen.

in unserer modernen Sprache ausgedrückt das „Internet der Natur“. Sie kennen keine Grenzen und fliegen auf ihren Routen sogar um den ganzen Erdball. Vor allem die Singvögel haben im Lauf der Evolution eine besondere akustische Kommunikationsfähigkeit ausgebildet. Vögel bewegen sich frei in der Luft und überfliegen so leicht Hindernisse.

An ihrem Kommunikationsnetz sind auch Tiere beteiligt, die große Distanzen nicht so schnell überwinden könnten. Dadurch bekommen sie überlebenswichtige Informationen. Somit sind die Vögel ein bedeutender Teil der Sprache der Natur und eines komplexen Kommunikations- und Alarmnetzes. Sie reagieren außerdem auf Botschaften und Störungen in diesem Netz besonders sensibel. Da sie zu den kleineren Wesen des Waldes gehören, werden sie leichter „in Schwingung versetzt“ und spüren schneller als größere Tiere energetische Wellen.

Die Reaktionen der Vögel und ihre Sprache sind auch für uns Menschen ein hörbares und erfahrbares Signal, eine Botschaft. Durch eine sehr lange Evolution, die wir mit der Tier- und Pflanzenwelt, ja mit der ganzen Natur durchlaufen haben, sind wir in der Lage, die Sprache und Botschaften dieses „Vogelinternets“ zu verstehen. Die Vogelsprache verrät uns auch – wie es die Indigenen ausdrücken –, „was der Wald fühlt“. Jedoch auch jenseits von Stimmungen teilt sie uns mit, ob sich ein Tier oder ein Mensch außerhalb unseres Blickfelds bewegt, sich nähert oder anschleicht. Wir können diesem Netz eine ungeheure Vielfalt von Informationen entnehmen: Eigenschaften der Landschaft, Veränderungen im Pflanzenreich, Wettervorhersagen...

Ich habe immer wieder Geschichten von Indigenen gehört, die die Fähigkeit besaßen, sogar über eine Entfernung von mehreren Kilometern hinweg zu erkennen, ob sich Tiere oder Menschen nähern.

Lädt Sie dieser Reiher am See nicht ein, sich mit der Welt der Vögel zu verbinden?

Den Naturvölkern diente diese Fähigkeit bei der Jagd und ganz allgemein zum Überleben in der Natur. Ich fragte mich auch, wie Menschen in unserer Gegend in prähistorischen Zeiten ohne die Errungenschaften der modernen Zivilisation wie Schusswaffen oder Fernglas überleben konnten? Wo es doch den mächtigen Säbelzahntiger und andere gefährliche Raubtiere gab, auf deren Speisekarte sie standen. Die Vogelsprache hat damals sicher manch tödliche Begegnung vermieden.

Für die Tiere des Waldes hängt noch heute das nackte Überleben vom Verstehen dieser Sprache ab. Für uns in der Sicherheit der Zivilisation dagegen ist diese Fähigkeit nicht mehr überlebensnotwendig. Warum sollten wir diese Sprache also erlernen?

Sie wird uns helfen, wieder Einsichten in Kreisläufe und Zusammenhänge in der Natur und in unsere nähere Umwelt zu bekommen. Wir können uns dadurch noch besser für ihren Erhalt einsetzen. Wir können außerdem Tiere in ihrer natürlichen Umgebung beobachten, ohne dass sie vor uns flüchten. Wir werden uns in der Natur sicher fühlen. Die Vögel sind dann sogar wie ein Spiegel für uns, denn sie weisen auf unsere Stimmungen, Lebenseinstellungen und unseren psychischen Zustand hin. Wir bekommen die Chance, mehr Gleichgewicht in uns zu entwickeln und werden wieder das Gefühl haben, zur Natur und zum Ganzen dazuzugehören.

Das Erlernen der Vogelsprache erweitert unser Wahrnehmungsfeld und wir werden Dinge sehen, die wie vorher weder gesehen noch für möglich gehalten haben. Wir erkennen, dass der Gesang der Vögel über die biologische Notwendigkeit hinausreicht und wie ein Dank an die Schöpfung selbst ist. Die Kostbarkeit der Vogelwelt, der gesamten Natur und des Lebens wird uns dabei mehr und mehr bewusst. Beflügelt werden wir viele Momente der Freude erleben. Unsere Anstrengungen, die Vogelsprache zu erlernen, werden also reichlich belohnt.

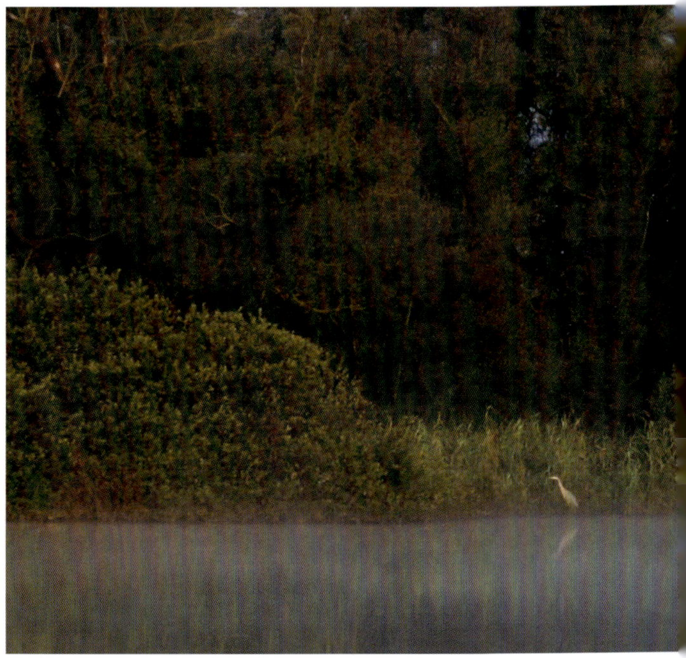

Stimmen und Stimmungen…

„Jedes Lebewesen ist ein Bindeglied zwischen mir und der Gesamtheit allen Lebens zu allen Zeiten."

Bernd Heinrich
(geb. 1940, deutsch-amerikanischer Professor der Zoologie)

Vielleicht geht es Ihnen wie mir: Die ungeheure Vielfalt der Vogelarten, die für Laien schwer unterscheidbaren Gesänge, das Stimmengewirr der Vögel haben mich davon abgehalten, mich intensiver damit zu beschäftigen. Nachdem ich mehrere Male mit Ornithologen auf Exkursionen war und diese mich meist nur noch mehr verwirrten, wurde die Vogelkunde für mich ein „Buch mit sieben Siegeln". Ich ließ also diesbezüglich „die Flügel hängen".

Das änderte sich erst, als ich Schülerin des bekannten amerikanischen Vogelsprachenexperten und Wildnislehrers Jon Young wurde. Sein umfassendes Wissen stammt zum großen Teil von dem Apachen Stalking Wolf, der es an Tom Brown, den

Lehrer von Jon Young, weitergab. Es ist ein faszinierendes Wissen, das die Weisheiten und Fertigkeiten unserer Vorfahren beinhaltet, in die Eiszeit zurückreicht und für uns moderne Menschen erlebbar ist. Die Zweifel an meiner Fähigkeit, die Vogelsprache jemals zu erlernen, wurden zerstreut. Ich wurde zu einer begeisterten Vogelbeobachterin und habe nun viel Freude daran, diese Sprache zu hören und zu verstehen. Das hat mein Erleben der Natur sehr bereichert.

Ich möchte nun auch Sie gerne einladen und ermutigen, die Grundbegriffe zu erlernen. Beginnen wir mit der Lektion „Vogelstimmen".

Alle Vogelstimmen folgen bestimmten Gesetzmäßigkeiten. Sie vermitteln jeweils eine Grundstimmung in der Vogelwelt. Beim Einstieg in die Vogelsprache und bei der Beobachtung der Vögel legen wir zunächst nicht Wert darauf, möglichst viele Vögel namentlich zu benennen und den zoologischen Familien zuzuordnen. Wir werden unseren Fokus vielmehr auf die zwei Grundstimmungen und die fünf Grundstimmen lenken und versuchen, sie zu erkennen, zu differenzieren und dementsprechend Ursachen der Laute und ihre Botschaften einander zuzuordnen.

Die Gesänge und Laute der Vögel drücken neben biologischen Informationen auch Stimmungen aus, die in uns eine Resonanz erzeugen und die wir so auch selbst spüren können. Diese sinnliche Unmittelbarkeit lassen wir meist nicht zu, da wir oft zuerst den gesehenen Vogel in vorhandene Bestimmungssysteme einordnen wollen. Zwischen unsere sinnliche Erfahrung und dem gesehenen Vogel schieben sich lateinische Namen, Fakten oder bis dahin gesammelte Informationen. Doch wenn wir die hier beschriebenen Grundlaute und Stimmungen erfahren und studiert haben, wird es viel einfacher sein, weitere Vogelarten und deren spezifische Gesänge durch eigene Beobachtungen, vogelkundliche Bestimmungsbücher, Exkursionen oder Vogelstimmen-CDs und -DVDs kennenzulernen.

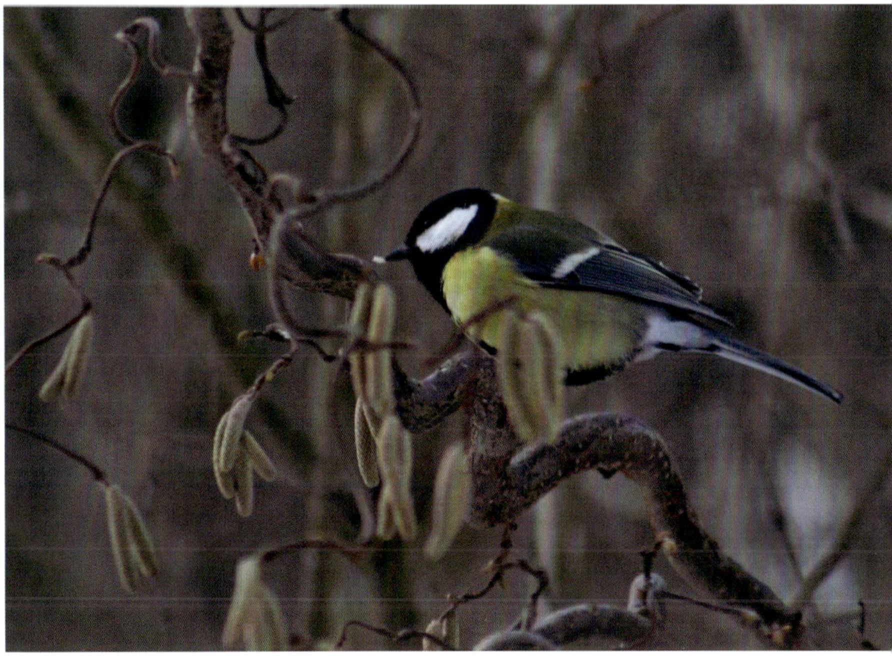

Meisen kommen sehr häufig vor. Sie eignen sich sehr gut, um Grundstimmungen zu studieren.

Die zwei Grundstimmungen

Stimme drückt immer auch eine Stimmung aus. Die Stimmungen in der Natur kann man grob in zwei Gruppen einteilen.

Harmonie: Jedes Tier ist bestrebt, mit seiner Energie zu haushalten und sich nicht unnötig Gefahren auszusetzen. Es bewegt sich deshalb harmonisch und ruhig. Ein Vogel zum Beispiel, der sich leicht aus der Fassung bringen lässt oder in Panik gerät und sinnlos reagiert, wird in der Natur nicht lange überleben. Es gehört deshalb zu einer der wichtigsten Überlebensstrategien in der Tierwelt, in einer harmonischen Grundstimmung zu leben.

Alarm: Er gehört nicht zur harmonischen Grundstimmung. Bei Warnrufen spüren wir, dass die Stimmung in der Vogelwelt, im gesamten Wald deutlich anders ist. Die Tiere sind wie erstarrt oder reagieren schnell bis hektisch.

Öffnen Sie zunächst Ihre Wahrnehmung für diese beiden Grundstimmungen in der Vogelwelt. Lernen Sie diese voneinander zu unterscheiden.

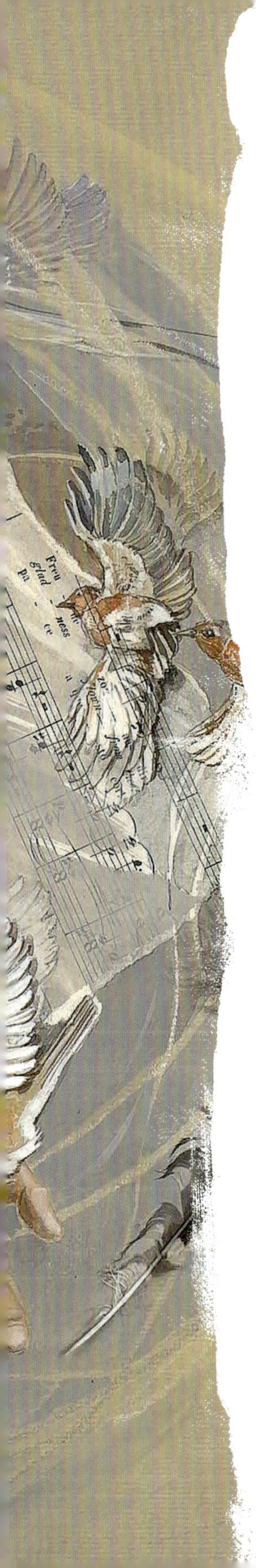

Später können Sie dann Ihre Erfahrungen auf andere Tiere, auf die gesamte Tierwelt übertragen. Beginnen Sie am Anfang Ihrer Beobachtungen mit Singvögeln wie Amsel, Buchfink, Rotkehlchen, Zaunkönig.

Singvögel besitzen besondere stimmliche Fähigkeiten. Sie haben ausgeprägte, charakteristische und vielfältige Gesänge. Fast die Hälfte aller auf der Erde lebenden Vogelarten sind Singvögel. Man kann sie daran erkennen, dass sie an jedem Fuß vier Zehen besitzen, von denen eine immer nach hinten gerichtet ist und nicht nach vorne gedreht werden kann. Die Hinterfußzehe trägt dabei meist die längste Kralle.

Wählen Sie zu Beginn Ihrer Studien bodennah lebende Singvögel aus, die unseren Lebensbereich teilen. Sie tragen meist ein dunkles, graues oder schwarzes Federnkleid und passen sich damit der Bodenfarbe an. Sie verbringen die meiste Zeit in Bodennähe und sind deshalb relativ leicht zu beobachten. Auch ihre Nester bauen diese Vögel nie weit entfernt vom Boden. Deshalb reagieren sie auch besonders sensibel auf Gefahren in diesem Bereich.

Die fünf Stimmen

1. Die Gesänge: Sie stammen meist von Männchen, die ihr Revier akustisch abgrenzen, oder sie dienen zur Paarbildung und locken die Weibchen an. Rivalen hingegen sollen abgeschreckt werden. Diese Stimmen hört man hauptsächlich zwischen Spätwinter und der Sommersonnwende. Das zu- oder abnehmende Tageslicht im Jahreslauf bewirkt und steuert die Ausschüttung von Hormonen, die das Vogelmännchen zum Sänger machen. In Mitteleuropa steigert sich die Gesangsaktivität der Singvogelmännchen bereits im Spätwinter mit zunehmender Tageslänge. Bei wenigen Arten – zum Beispiel Wasseramsel, Meisen, Rotkehlchen, Heckenbraunelle – singen auch die Weibchen.

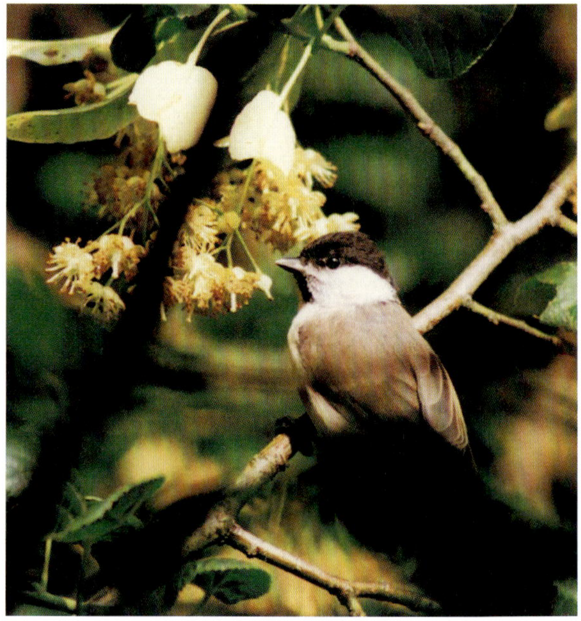

Das Lied der Weidenmeise klingt manchmal wehmütig und nachdenklich.

Nach der Paarung lassen diese Gesänge nach und enden im Spätsommer ganz. Manche Arten singen auch im Herbst und ganz wenige – wie der Zaunkönig – sogar im Winter. Lang anhaltender Gesang eines Vogels im Frühjahr lässt darauf schließen, dass es sich hierbei um einen Junggesellen handelt, der noch auf Brautschau ist.

Jede Vogelart hat im Frühjahr zwar ihren eigenen Gesang, doch die Grundstimmung ist immer gleich. Sie vermittelt ein Gefühl von Freude und Harmonie, die Vögel singen vom Frühling und von der Lebenslust. Sie tragen dazu bei, dass auch wir beschwingt durch den Frühling gehen.

2. Die Kontaktrufe (Stimmfühlungslaute): Mein zahmer Rabe Jakob zeigte mir seine Zuneigung häufig mit kurzem, „kuscheligem" Krächzen. Das waren seine Kontaktrufe. Sie dienen den Vögeln sowohl am Boden als auch in der Luft zur Orientierung zwischen den Partnern, in der Familie und in der Gruppe. Auch die lauten Rufe der Kraniche,

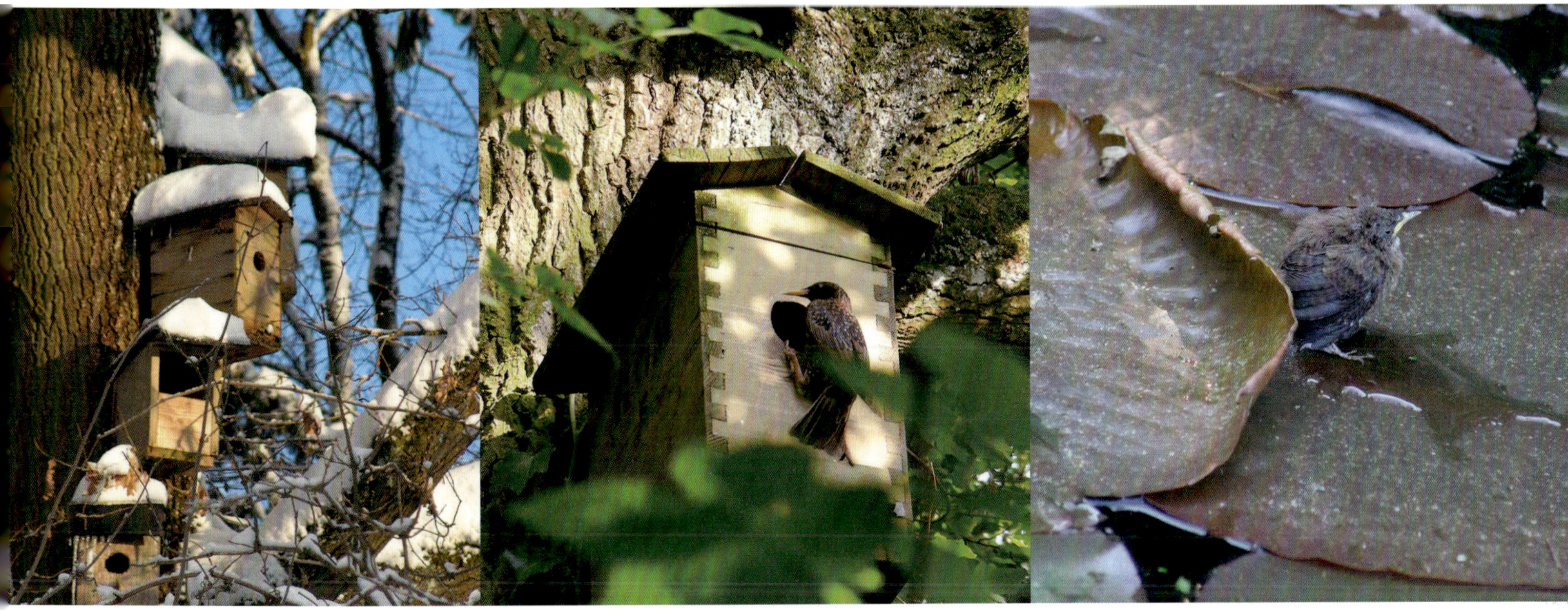

Links: Stare sind beliebte Nachbarn im Garten.

Mitte: Sie beziehen Nistkästen bereits ab März.

Rechts: Eine junge Amsel ist ausgeflogen.

wie im Kapitel „Die Sprache der Natur“ beschrieben, sind Kontaktrufe. Wer die Vogelsprache versteht, kann diese Rufe folgendermaßen übersetzen: „Wo bist du denn?“ - „Ich bin hier.“ - „Melde dich doch öfters, damit ich weiß wo du bist!“ - „Okay, mache ich.“

Kontaktrufe sind meist nur kurz, sie bestehen aus einem oder wenigen aneinandergereihten Elementen. Diese Rufe signalisieren keine Gefahr und man kann sicher sein, dass sich kein Raubtier in der Nähe befindet. Wer Kontaktrufe der Vögel gut nachahmen kann, findet „Anschluss“ in der Vogelwelt. Die Vögel nähern sich dann manchmal neugierig. Aber Vorsicht im Frühjahr! Ein wütendes Vogelmännchen könnte Sie mit einem vermeintlichen Rivalen verwechseln und Sie attackieren – eine sehr unangenehme Sache, wenn es sich um einen ausgewachsenen, mit messerscharfen langen Krallen bewaffneten Uhu handelt, wie es Bernd Heinrich in seinem Buch „Der Forscher und seine Eule“ beschrieben hat.

3. Die Bettelrufe: Im Sommer habe ich einmal wochenlang die vom Waldrand her kommenden, lang gezogenen und nervenaufreibenden Bettelrufe eines jungen Mäusebussards gehört. Bettelrufe werden von Jungvögeln innerhalb und außerhalb des Nestes benutzt, um die Altvögel aufzufordern, sie zu füttern.

Dass Vogeleltern besonders am Ende der Jungenaufzucht völlig ausgepumpt, geschwächt und wie gerupft aussehen, kann ich gut verstehen. Gleich mehrere dieser Schreihälse unaufhörlich mit Futter zu bedienen, ist anstrengend. Falls Sie selbst Mutter oder Vater sind, werden Sie diese quengelnden Laute verstehen. Doch auch solche Rufe gehören zur harmonischen Grundstimmung.

4. Die innerartliche Aggression: Im Frühjahr kann man manchmal ein lautes, hektisches Gezeter der Vögel hören. Oft handelt es sich dabei um zwei Vogelmännchen, die um ihre Reviergrenzen streiten. Manchmal fliegen dabei auch die Federn. Übersetzt hört sich das dann so an: „Hau‘ bloß ab aus meinem Revier. Es gehört mir. Und lass‘ bloß meine Frau in Ruhe!“ - „Das ist mein Revier, ich war zuerst hier und deine Frau hat sich schon längst für mich entschieden.“...

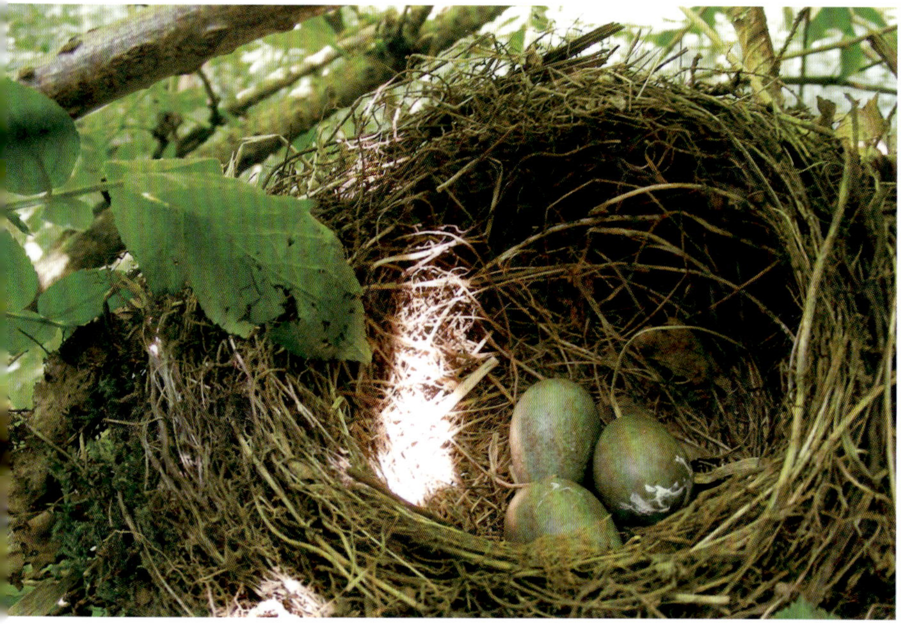

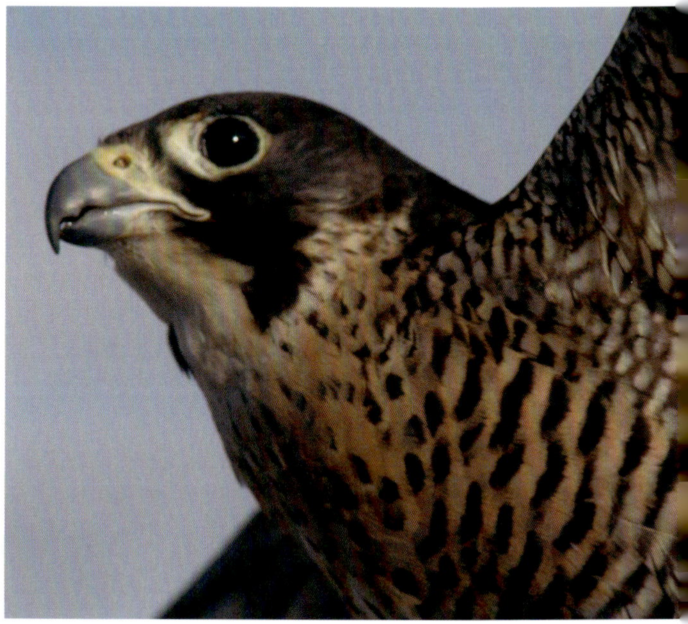

Links: Amseleier – begehrter Fund für manche Nesträuber

Rechts: Dem Blick des Falken entgeht kaum etwas.

Trotz dieser deutlichen, handfesten Sprache gehören diese Stimmen noch zur harmonischen Grundstimmung. Nicht beteiligte Vögel gehen nämlich dabei ganz normal ihren Geschäften nach: Sie suchen Nahrung, füttern ihre Jungen, pflegen sich – „business as usual". Die Vogelweibchen mischen sich meist in diesen Streit nicht ein und werden wahrscheinlich höchstens beiläufig ein „typisch Männer" bemerken.

5. *Die Warnrufe, der Alarm:* Diese Äußerungen gehören nicht mehr zur harmonischen Grundstimmung. Vor einiger Zeit stießen bei mir zuhause die Amseln unten am Bach laute Alarmrufe aus. Ich stand vom Schreibtisch auf und eilte zum Fenster. Gerade noch sah ich einen Schatten mit scharf geschnittenen Flügeln durch die Luft schießen. Ein Sperber raste auf einen Weißdornbusch zu, in dem sich die Amseln gerade an den Beeren gütlich taten. Für eine der Amseln kamen auch die lautesten Warnrufe zu spät.

Mit ihren Alarmrufen warnen die Singvögel vor Greifvögeln, Rabenvögeln, Katzen, Mardern, Eulen und im Frühjahr besonders vor den Feinden, die Eier und Jungvögel aus den Nestern rauben. Dazu gehören Buntspecht, Kuckuck, Raben, Igel, Katzen, und Eichhörnchen. Diese Rufe drücken höchste Gefahr und auch Angst aus. Lauschen Sie einmal und spüren Sie, wie sich die Gefühle der Angst auf Sie übertragen.

Auch wir Menschen lösen bei Vögeln Alarmrufe aus, zum Beispiel durch schlagende Autotüren, metallene Spazierstöcke auf dem Boden oder aber auch über unsere Körpersprache. Die Vögel beobachten uns ganz genau. Sie „scannen" uns ab und reagieren auf hektische Körperbewegungen – und sogar auf „hektische Gedanken".

Die Alarmrufe sind in zwei Gruppen eingeteilt:
1. *Bodenalarm* warnt vor Bodenfeinden wie Fuchs, Katze, Dachs, Hund, Mensch. Es handelt sich dabei um kurze, hart aneinander gereihte Laute, oft auch um ein heftiges Gezeter. Den tiefen Bodenalarmruf der Amsel, ihr „tocktocktock", haben Sie sicher schon gehört und wahrscheinlich selbst schon ausgelöst. Die Warnrufe der Vögel werden bei zunehmender Bedrohung lauter und sind von eindeutiger Körpersprache begleitet.

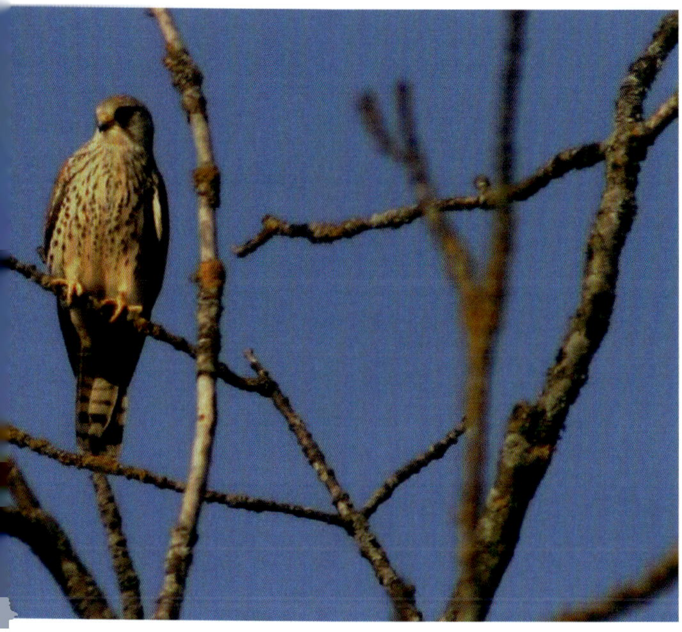

Falken stellen eine große Gefahr für unvorsichtig umherfliegende Jungvögel dar, die dann leicht zur Beute werden.

Anschleichende Katzen zum Beispiel werden von sehr starken Warnrufen begleitet und die Vögel scharen sich dann vom Gebüsch oder Baum aus glockenförmig über die Katze. Viele Vögel tun sich zusammen und stoßen ihre Warnrufe in Richtung des Feindes aus. Ansonsten ist es im Garten oder im Wald „totenstill", weder Gesang, Kontakt- oder Bettellaute sind zu hören. Kein Vogel putzt sich oder füttert seine Jungen. Die Vögel wirken wie erstarrt. Manchmal machen sie einen langen Hals, um die Gefahr besser erspähen zu können. Ahmen Sie diese Körperhaltungen der Vögel während eines Alarms nach. Wie fühlt es sich an, so erstarrt dazustehen oder einen langen Hals zu machen und dabei Todesangst zu haben?

2. *Luftalarm* warnt vor Luftfeinden wie Sperber, Mäusebussard, Habicht, Eulen, Falken und vor verschiedenen Rabenvögeln. Es sind hohe, lang gezogene Rufe wie „zieh" oder „shrii". Sie sind für die Luftfeinde schwer zu orten – andernfalls würden diese Rufe die Feinde direkt zum Opfer leiten. Flugfeinde stellen für die Vögel eine große Gefahr dar, da sie – wie ich am Beispiel des Sperbers eindrucksvoll erkennen konnte – in Sekundenschnelle da sind.

Wenn Sie Alarmrufe hören, versuchen Sie doch einmal herauszufinden, wer den Alarm ausgelöst hat. Welches Tier, welcher Mensch nähert sich offen oder schleicht sich an? Wer die Warnrufe und Warninformationen der Vögel richtig deuten kann, wird im Wald von vielleicht unliebsamen Menschen oder Tieren nicht mehr überrascht werden.

Auch andere Tiere wie Frösche oder Hirsche stoßen Warn- und Alarmrufe aus. Studieren Sie diese am besten aber erst, nachdem Sie sich in der Vogelsprache auskennen und Stimmen „lesen" können.

Zum Ausprobieren

Die gefiederten Nachbarn kennenlernen

Finden Sie heraus, wer Ihre nächsten Vogelnachbarn sind. Fragen Sie sich: Welche Vögel sehe ich auf dem Baum vor meiner Wohnung oder im Garten? Welche besuchen meinen Balkon, meine Terrasse? Welchen begegne ich immer wieder und zu welchen Zeiten? Welche bodennah lebenden Vögel gibt es in meiner Nähe? Welche Farbe hat ihr Gefieder? Welche Vögel höre ich von meinem Bett aus als Erstes im Morgengrauen? Wo fressen sie, wo leben sie, wo halten sie sich bei Regen auf und wo schlafen sie? Wer sind ihre Feinde?

Machen Sie sich „heimliche" Beobachtungsnotizen über ihre gefiederten Nachbarn. Seien Sie neugierig, stellen Sie Fragen. Alle Begebenheiten in der Vogelwelt haben ihre Bedeutung. Nichts ist zufällig. Versuchen Sie, den Grund für das Verhalten der Vögel herauszufinden, auch wenn sich Ihre Fragen nicht gleich beantworten lassen. Bleiben Sie wachsam, irgendwann wird Ihnen die Lösung „zufliegen".

ZUM AUSPROBIEREN

Seinen Mentor finden

Wählen Sie aus der Gruppe der in Ihrer Nähe bodennah lebenden Vögel eine Vogelart oder einen einzelnen Vogel aus. Diese Vögel sollten das ganze Jahr über zu beobachten sein, so dass Sie Ihre Studien auch im Winter fortsetzen können: Amsel, Zaunkönig, Rotkehlchen, Kohlmeise, Blaumeise, Buchfink, Kleiber. Machen Sie nun eine Vogelart oder einen bestimmten Vogel dieser Gruppe zu Ihrem „Mentor". Beobachten Sie ihn immer wieder, das ganze Jahr über. Lernen Sie an diesem Vogel, soweit es geht, die fünf Vogelrufe kennen. Welche Stimmungen lösen die einzelnen Laute bei Ihnen aus? Spricht dieser Vogel schon zu Ihnen?

Wahrscheinlich müssen Sie dazu auch einmal früh aufstehen, denn viele Sänger stimmen ihre Weise schon im Morgengrauen an. Ihr Mentor wird Ihnen viele Lektionen zum Thema Entschleunigung und Geduld erteilen. Wer Vögel beobachtet, muss still sein können, Geduld haben und sich langsam bewegen. Sie werden merken, dass Ihnen diese Tugenden gut tun. In dem kleinen Lebensraum, in dem Sie Ihre Studien durchführen, werden Sie viele neue Dinge entdecken, die Sie bis jetzt übersehen haben. Ihr kleiner Mentor wird Sie darauf hinweisen.

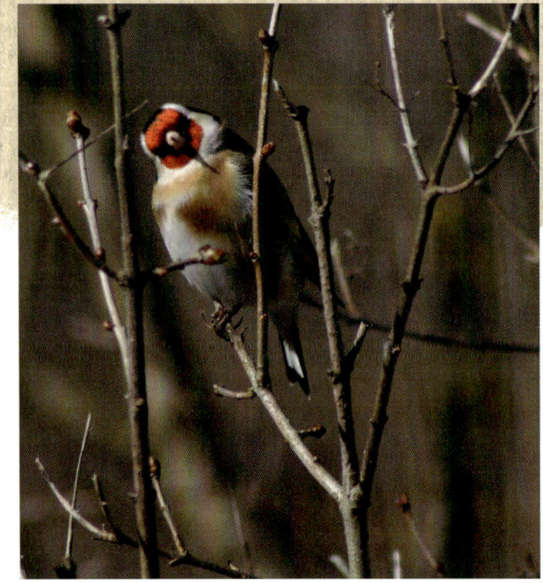

Soll ich dein Mentor sein?

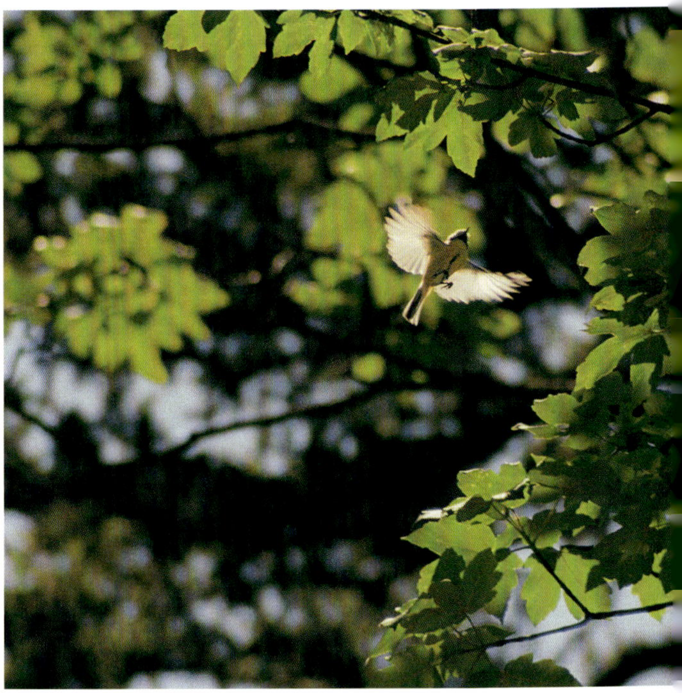

Warum ist diese Meise so schnell aufgeflogen? Droht Gefahr?

Die fünf Stimmen erlernen

Mit der Kenntnis über die fünf Vogelstimmen möchte ich Sie nun hinausschicken. Setzen Sie das eben Gelesene in ein aus eigener Erfahrung gewonnenes Wissen um, denn nur was Sie mit eigenen Augen gesehen, mit Ihren Ohren gehört, was Sie gerochen und gefühlt haben, wird zu Ihren eigenen, spannenden Bildern. Genießen Sie die Frische neu gewonnener Erfahrungen. Schon an einem Vogelfutterhäuschen auf dem Balkon, im Garten, ums Haus herum, im Baum vor dem Fenster können Sie mit Ihren Feldstudien beginnen.

Sagen Sie nicht, dass Sie Stadtbewohner/In sind und diese Übungen deshalb nicht ausführen können. In vielen Städten, wie zum Beispiel in Berlin, ist die Artenvielfalt viel großer als auf dem umliegenden Land. In Parks, auf Friedhöfen, auf unbebauten Stadtgrundstücken werden Sie mit Sicherheit viele verschiedene Vögel für Ihre Forschungen finden.

Wir sind uns meist nicht bewusst über die Nähe der Vögel in unserem urbanen Leben. Doch Vögel begleiten uns überall. Wie sehr unser Leben mit ihnen verbunden ist, hat Nigel Hinton in seinem Buch „Im Herzen des Tals“ wunderschön beschrieben.

Sie werden sich durch die Übungen ein Wissen aneignen, das Sie befähigt, den Vogellauten Menschen, Tiere und deren Absichten zuzuordnen. Die Vögel werden nun zu Ihrem persönlichen Alarm- und Warnsystem, wie in dem berühmten autobiografischen Roman „Papillon“ von Henri Charrière. Als der Held des Romans ein Boot an einem geheim gehaltenen Ort abholen möchte, war der dort wartende Helfer von seinem Eintreffen bereits unterrichtet. Der Hocco, ein in Südamerika beheimateter, bodennah lebender Vogel, hatte ihn mit seinem lauten Geschrei „vorgewarnt“.

Beim Beobachten sollten Sie sich zur besseren Tarnung wie die bodennah lebenden Tiere in dunkle Farben kleiden. Dunkle Farben absorbieren das Licht und reflektieren es nicht, wodurch der Standort des Beobachters verraten werden könnte. Tragen Sie keine Kleidungsstücke aus Stoffen, die bei jeder Bewegung rascheln, wie zum Beispiel beschichtete Regenjacken. Diese Geräusche verraten Sie.

Zum Ausprobieren

Tief im Wald und tief in der Stadt

Können Sie den Wald betreten, ohne einen Vogelalarm auszulösen? Kommen Sie an der Amsel vorbei, ohne dass diese in ihrer Tätigkeit innehält oder sogar auffliegt? Versuchen Sie es. Bewegen Sie sich ganz langsam, machen Sie keine hektischen Bewegungen. Schauen Sie sich um, lauschen Sie. Suchen Sie sich dann einen ungestörten Platz am Waldrand, auf einer Lichtung oder unter einem frei stehenden Baum. Besonders viele Vögel halten sich dort auf, wo zwei Landschaftstypen aneinander stoßen, wie Waldrand an Feld oder Wiesen an Hecken. Bleiben Sie an diesem Platz ein bis zwei Stunden ruhig sitzen. Beobachten Sie, wie lange es dauert, bis die Grundstimmung der Harmonie um Sie herum wieder einkehrt. Schauen Sie mit den Augen des Waldes. Lauschen Sie mit den Ohren der Vögel. Fragen Sie sich: Welche Vögel tauchen als Erstes auf? Welche Tiere bewegen sich am Boden? Wie reagieren die Vögel darauf? Hören und erkennen Sie eine der fünf Stimmen?

Um sich die einzelnen Vogelstimmen einzuprägen ist es hilfreich, diese nachzuahmen oder zu beschreiben: Sind sie krächzend, flötend, melodisch, scheppernd, melancholisch, lustig, abgehackt, tragend, euphorisch...? Gewöhnen Sie sich an, wenn Sie in den Wald oder in die Stadt gehen, Ihren Blick auch einmal dorthin zu wenden, wo Sie normalerweise nicht hinschauen würden. Im bekannten Umfeld blenden wir oft Unbekanntes, „Unmögliches“, Unerwartetes aus. Wenn wir diese „Routine des Blicks“ unterbrechen, eröffnen sich Chancen, ganz Neues zu entdecken und Tiere zu erblicken, deren Gegenwart wir sonst nicht erwartet hätten.

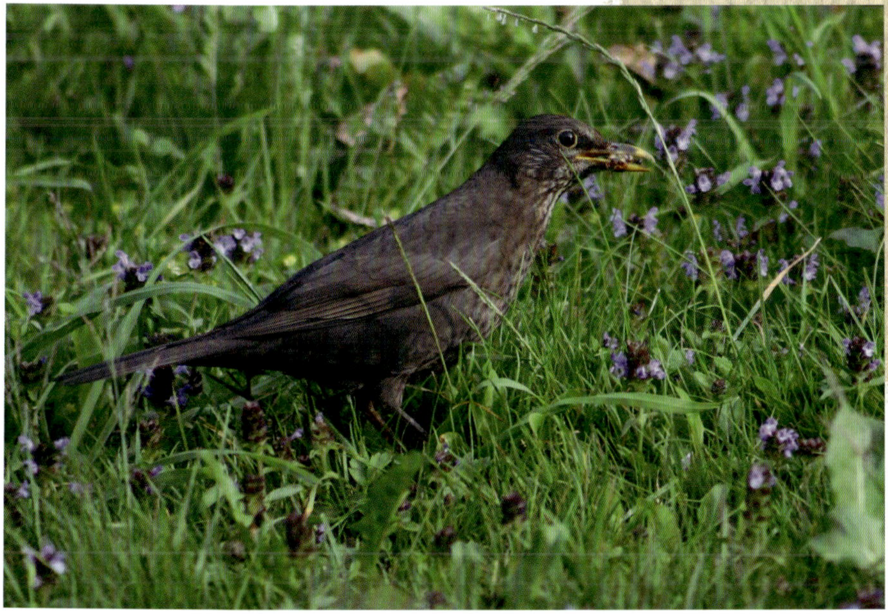

Wer kommt an dieser Amsel ungesehen vorbei?

Zum Ausprobieren

Menschen und Vögel

Suchen Sie sich einen Platz in der freien Natur oder im Park, wo Sie sich zum Beispiel hinter einem Gebüsch, einer Hecke, nahe eines von Spaziergängern oder Joggern begangenen Weges verbergen können. Setzen Sie sich hin, verhalten Sie sich ruhig und nehmen Sie zuerst einmal die Grundstimmung der Umgebung wahr. Lauschen Sie auf die Stimmen der Vögel und lassen Sie sich von ihnen mitteilen, „was der Wald hier fühlt“. Beobachten Sie und studieren Sie nun die Reaktion der Vögel auf die verschiedenen Menschen, die den Weg entlanggehen. Fragen Sie sich: Wie reagieren die Vögel auf schnell laufende oder langsam gehende Passanten? Wie reagieren sie auf ruhige, leise Unterhaltungen, auf laute Gespräche, auf hektische Bewegungen oder auf die verschiedenen Hunderassen, auf Kinderwägen, Fahrräder, Reiter/Innen? Haben sich die Vögel an diesem Platz schon daran gewöhnt? Machen Sie diese Feldforschungen an verschiedenen Wegen und zu verschiedenen Zeiten.

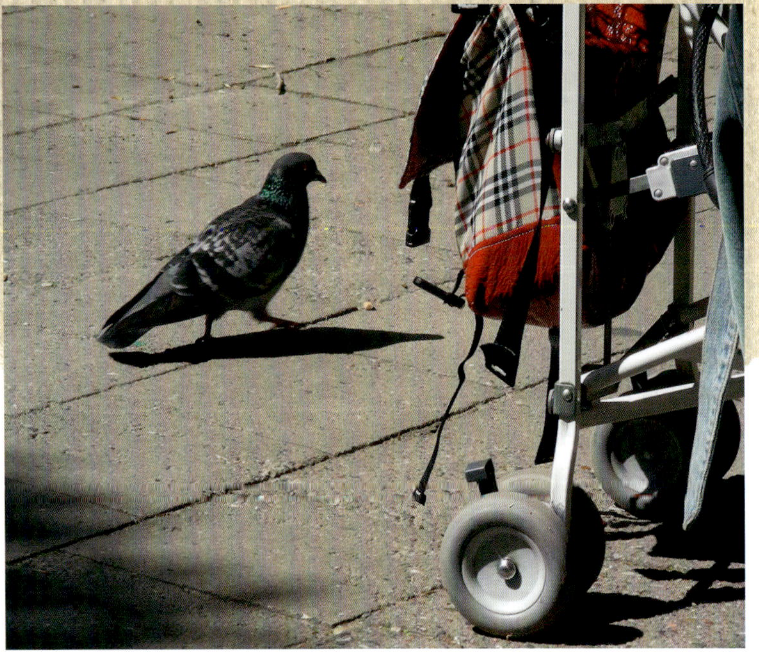

In der Nähe von Kinderwägen sind meist leckere Krümel zu erwarten – das weiß diese kluge Großstadt-Taube.

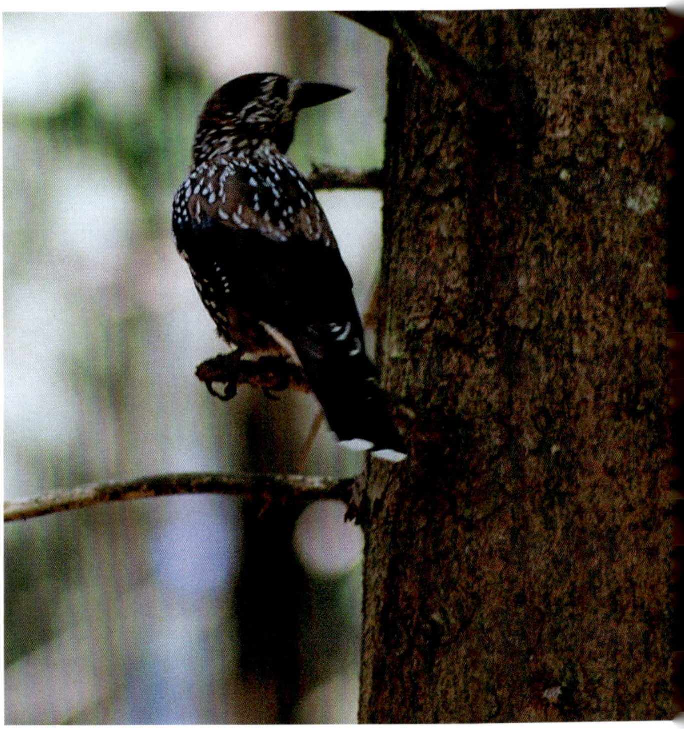

In einem Gebirgswald entdeckte ich diesen Tannenhäher...

Mit Vögeln sprechen

Vogelgeräusche können Sie auch vor Ihrem Waldgang mit Hilfe einer Vogelstimmen-CD erlernen. Damit können Sie diese draußen auch anlocken. In Jagdgeschäften sind „Locker“, Pfeifen aus Holz oder Metall, erhältlich, die die Rufe verschiedener Vögel imitieren. Es gibt zum Beispiel einen Birkenhahn-, Ringeltauben-, Enten-, Haselhuhn-, Fasanen- oder Krähenlocker. Mit einem so genannten Universallocker können Sie viele verschiedene Vogelstimmen nachahmen. Genießen Sie es, wie Franz von Assisi die Vögel scharenweise zu sich zu rufen. Probieren Sie zunächst aber, die Laute selbst zu imitieren.

Ein besonders einpragsames Erlebnis hatte ein Freund von mir, der ein sehr guter Vogelstimmenimitator ist. Während einer Kanureise in Kanada flog eine Schar Kanada-Kraniche in der Dämmerung über die Lagerstelle am Fluss nahe des Waldes. Ralph ahmte ihren Ruf nach – die Kraniche antworteten. Er rief wieder und die Kraniche

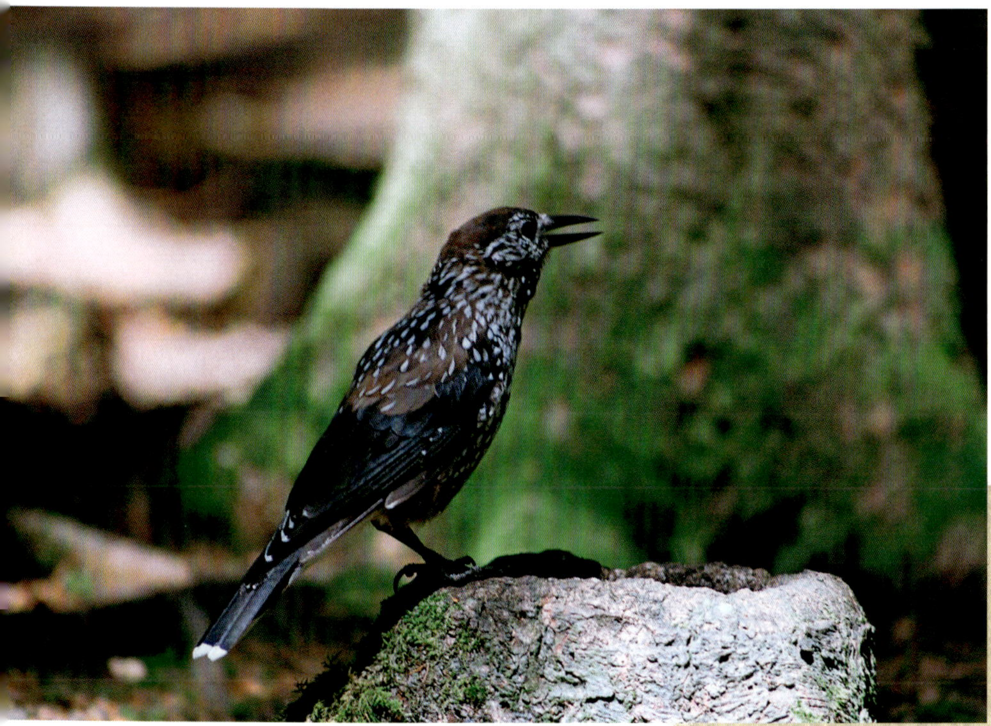

... nach einer Weile kam er immer näher und besuchte mich sogar auf dem Boden.

„verstanden" nun folgendes: „Hallo, kommt runter, hier ist ein guter und sicherer Rastplatz. Habe ich selbst schon ausprobiert." Plötzlich hielten die Vögel in ihrem Flug inne, kreisten mit ihren mächtigen Flügeln über der Gruppe und landeten, um zu rasten und eine vermeintlich sichere Nacht zu verbringen. Inzwischen war es dunkel geworden und die Schar Kraniche bewegte sich nicht mehr von ihrem Platz weg.

Mit schweren Gewissensbissen legte sich Ralph in dieser Nacht zum Schlafen in sein Zelt nieder. Er hoffte insgeheim, dass sein Versprechen vom geeigneten Lagerplatz, das er den Kranichen in deren Sprache gegeben hatte, auch stimmte. Er wusste, dass sie ansonsten in großer Gefahr wären. Kraniche verbringen die Nacht meist in knietiefem Wasser. So hören sie sich nähernde Feinde wie Wölfe, Bären, Füchse. Zum schnellen Auffliegen brauchen Sie wegen ihrer enormen Flügelspannweite sehr viel Platz. Die Stelle, die Ralph vorgeschlagen hatte, war dafür allerdings kaum geeignet. Zum Glück ging alles gut und die Kraniche verließen am nächsten Morgen vollzählig den Lagerplatz.

Zum Ausprobieren

Die Vögel rufen

Nachdem Sie in den vorangegangenen Übungen den Vögeln gefolgt sind, tauschen Sie jetzt die Rollen – lassen Sie die Vögel zu sich kommen. Sie werden dadurch die Möglichkeit haben, die Vögel fast mühelos und aus der Nähe beobachten zu können.

Begeben Sie sich in der Natur an einen Platz, wo es viele Vögel gibt. Gehen Sie im Fuchsgang und mit Weitwinkelblick (siehe S. 110, 105). Setzen Sie sich ruhig und gut versteckt hin. Beginnen Sie nun, die Vogelstimmen zu imitieren. Beachten Sie dabei jedoch, dass die Rufe der Vögel den Jahreszeiten und speziellen Gegebenheiten angepasst sind. Ist es Frühling und Paarungszeit, dann können Sie mit Paarungsrufen Vögel anlocken. Jetzt wird auch ein Revier abgrenzendes Männchen antworten und sich Ihnen neugierig nähern: „Ich will doch mal schauen, welcher Rivale sich in mein Revier eingeschlichen hat..." Ein nicht geschlechtsreifes Männchen wird auf Revier- und Paarungsrufe nicht antworten.

Lauschen Sie! Gibt es Vögel, deren Kontaktrufe Sie hören und imitieren könnten? Probieren Sie verschiedene Vogellaute aus. Manchmal genügt auch ein einfaches Geräusch wie „tsch-tsch", „tü-tü" oder „pssh-pssh". Dies könnte die Neugier der Vögel wecken und sie veranlassen nachzuschauen: „Wer ist denn da?"

Besonders bodennah lebende Singvögel reagieren auf diese Rufe. Hören Sie beim Imitieren der Vogellaute auch, in welchem zeitlichen Abstand die Vögel ihre Rufe ertönen lassen. Übertragen Sie dies auf Ihre eigenen Lockrufe.

ZUM AUSPROBIEREN

Die Stadtvögel kennenlernen

Stadtvögel, besonders Tauben, sind wahre Anpassungskünstler. Mit diesen Vögeln ganz in unserer Nähe können wir folgende Übung machen: Versuchen Sie einmal, sich am Boden pickenden Tauben, Spatzen oder Krähen zu nähern. Beobachten Sie: Wie weit kann ich herankommen? Durch welche Körperhaltung, welche Gesten signalisieren sie mir, welchen Sicherheitsabstand ich zu ihnen einhalten soll? Diese Übung können Sie zum Beispiel auch mit einem Schwan machen, der am Ufer des Stadtsees steht.

Vergleichen Sie die Ergebnisse mit einer Situation in der Menschenwelt. Stellen Sie sich vor: Sie betreten einen Raum, in dem sich eine Gruppe von Menschen aufhält. Durch welche Körperhaltungen und Gesten signalisieren Ihnen diese Menschen, ob sie Kontakt mit Ihnen haben möchten oder lieber Abstand wünschen? Spüren Sie eine unsichtbare Barriere? Vergleichen Sie menschliche Körperhaltungen mit jenen der Vögel, vergleichen Sie die spürbaren Stimmungen und Gefühle im Tier- und Menschenreich, was Abgrenzung und Nähe betrifft.

Vögel in der Stadt

Im Herbst, als ich einmal in der nahe gelegenen Stadt beim Einkaufen war und eine recht befahrene Kreuzung überquerte, fiel plötzlich etwas vor meinem Gesicht zu Boden. Es war eine Walnuss. Herannahende Autos zwangen mich schnell Richtung Bürgersteig zu eilen. Dort blieb ich stehen und überlegte. Wie konnte eine Walnuss aus heiterem Himmel auf diese Kreuzung fallen? Weit und breit gab es keinen einzigen Walnussbaum. Ich schaute mich um. Dann entdeckte ich eine Krähe, die auf dem einzigen Baum in der näheren Umgebung, einer Eberesche, am Rand der Kreuzung saß. Sie flog auf, landete in der Mitte der Kreuzung und hob dort Teile der von vorüberfahrenden Autos frisch geknackten Nuss auf.

Nun verstand ich: Dieser schlaue Vogel hatte die Walnuss von weit hergebracht, auf die stark befahrene Straße fallen lassen und damit die Autos zu seinem persönlichen Nussknacker degradiert. Ich stand noch lange an der Kreuzung und beobachtete die clevere Krähe, wie sie weitere Walnüsse

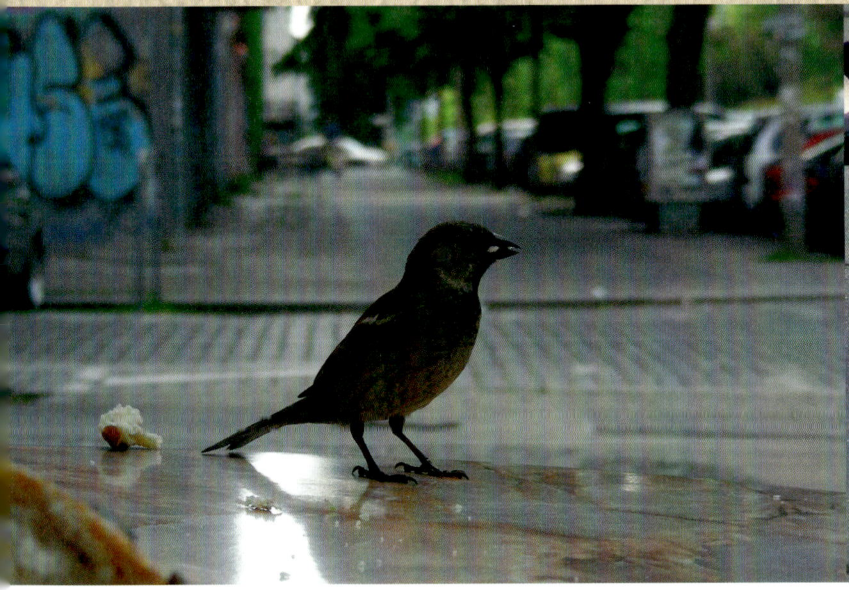

Spatz beim Imbiss in Berlin

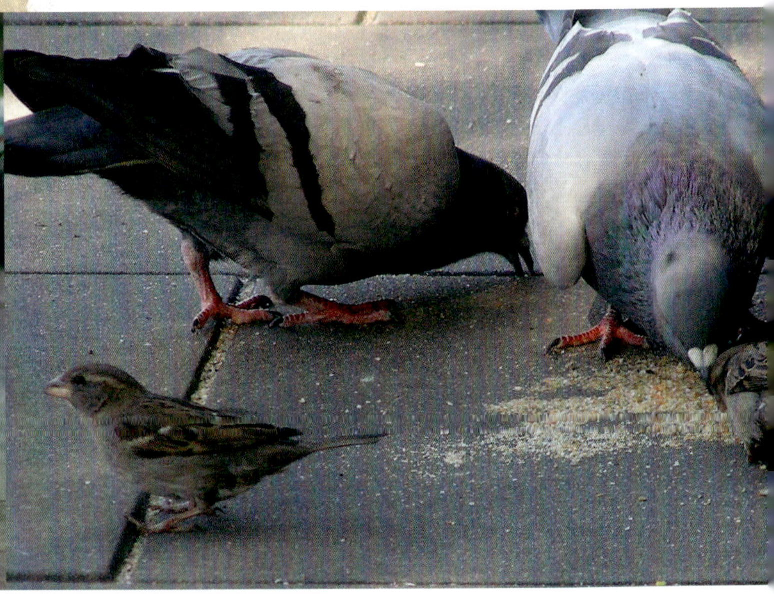

Wie groß ist wohl der Sicherheitsabstand, den diese Tauben wünschen?

heranschleppte, auf die Kreuzung warf und danach ihre Ernte einsammelte.

So gibt es auch in der Stadt viele Möglichkeiten, Vögel zu beobachten. Richten Sie einmal bei Ihrem nächsten Gang oder während einer Fahrt durch die Stadt Ihren Blick auf die Gefiederten. Wenn sie zum Beispiel an einer Ampel stehen: Öffnen Sie das Fenster und schauen Sie zum Himmel oder halten Sie Ausschau nach den Vögeln am Parkplatz, an der Bushaltestelle, im Hinterhof, in der Bahnhofshalle.

Der Wächter des Waldes

Ein Meisterstück wäre es, wenn Sie den Wald betreten könnten, ohne den Alarmruf des Eichelhähers auszulösen. Wenden Sie für diese Übung den Fuchsgang und den Weitwinkelblick an (siehe dazu S. 110, 105). Um ungesehen am Eichelhäher vorbeizukommen, müssen Sie sich wie die indigenen Scouts oder wie der Waldlaufer Aragorn in dem Roman „Herr der Ringe" von J.R.R. Tolkien unsichtbar machen. Üben Sie dafür vor einem Bewegungsmelder langsame und geschmeidige Bewegungen ein. Sobald das Licht des Melders angeht, haben Sie einen Fehler gemacht. Nur wenn Sie sich wirklich im Einklang mit der Natur bewegen und sich dort innerlich wie äußerlich unsichtbar machen, lösen Sie keinerlei Alarm mehr aus.

Vögel verstehen unsere Körpersprache sehr gut. Eine innere Unsichtbarkeit, bei der die Gedanken völlig ruhig wie ein Fluss dahinfließen, nehmen sie wohlwollend wahr und reagieren ohne Alarm darauf. Gestresste, hektische, in Gedanken verstrickte, ärgerliche Menschen nehmen die Vögel intensiver wahr und reagieren mit Alarm- und Fluchtverhalten. Solche Menschen verursachen eine Fluchtreaktion schon mindestens zwei Minuten, bevor sie an einem Ort eintreffen.

Menschen, die sich in einer harmonischen Grundstimmung befinden, haben dagegen viel eher die Möglichkeit, nahe an wilde Tiere heranzukommen.

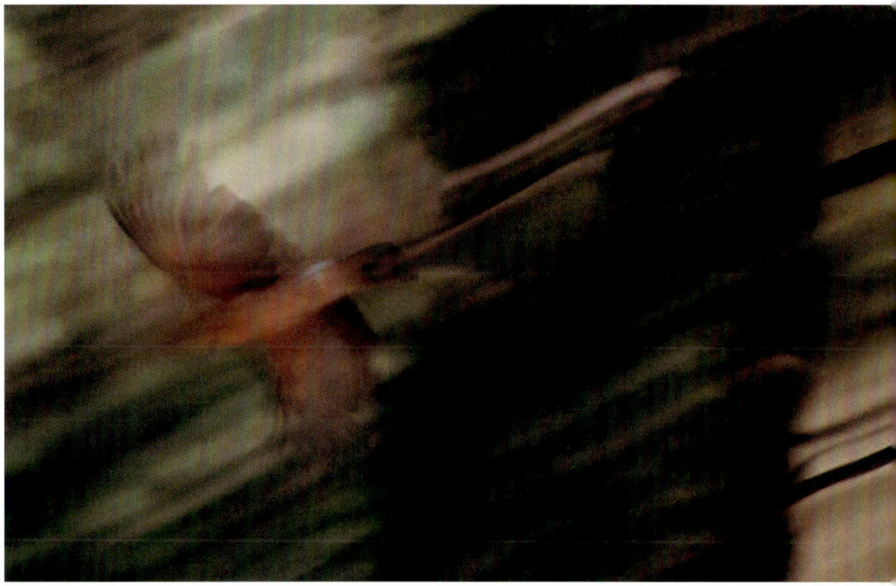

Der Eichelhäher verbreitet seine Nachrichten schnell.

Es wird zum Beispiel von Stalking Wolf berichtet, dass er sich an einen schlafenden Wolf anschleichen und diesen berühren konnte, ohne dass das Tier es bemerkte. So kam sein Name zustande. Sagen und Legenden erzählen auch von Einsiedler/Innen, die einen engen, freundschaftlichen und sogar vertrauensvollen Umgang mit Tieren gepflegt haben. Auf dem Hintergrund dieses Wissens begreift man, dass die Geschichte vom heiligen Franz von Assisi, der mit den Vögeln sprach, nicht im Bereich der Legenden anzusiedeln ist, sondern dass es sich dabei um eine wahre Begebenheit handelt.

Um an einem Eichelhäher ungesehen vorbeizukommen, braucht man allerdings besonders viel Wissen, Erfahrung und Geduld. Man sollte diese Übung zunächst immer wieder mit denselben Vögeln und an derselben Stelle versuchen. So wird langsam ein gegenseitiges Vertrauen aufgebaut. Beobachten Sie dabei Ihre eigene Stimmung, Ihre Gefühle und Ihre Gedanken. So können uns Vögel sehr viel über uns selbst lehren. Sind Sie ein geduldiger Mensch, leben Sie im Hier und Jetzt oder machen Sie sich dauernd Sorgen? Sind Sie sich selbst genug, finden Sie Ihre eigene Anwesenheit interessant?

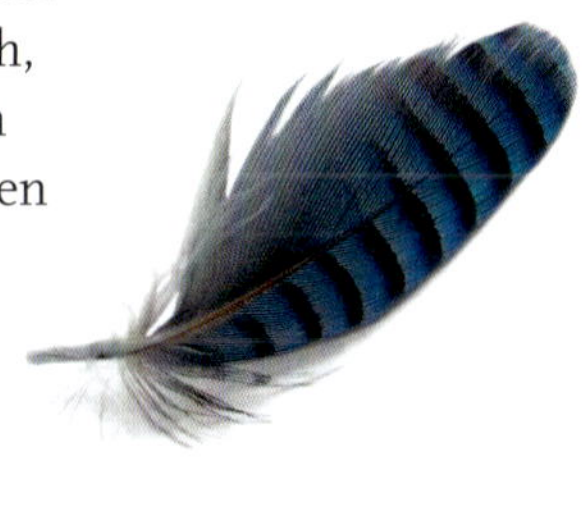

Krähen gehören zu den Rabenvögeln und sind selbst in unseren Städten – sofern es dort große Bäume gibt – zuhause.

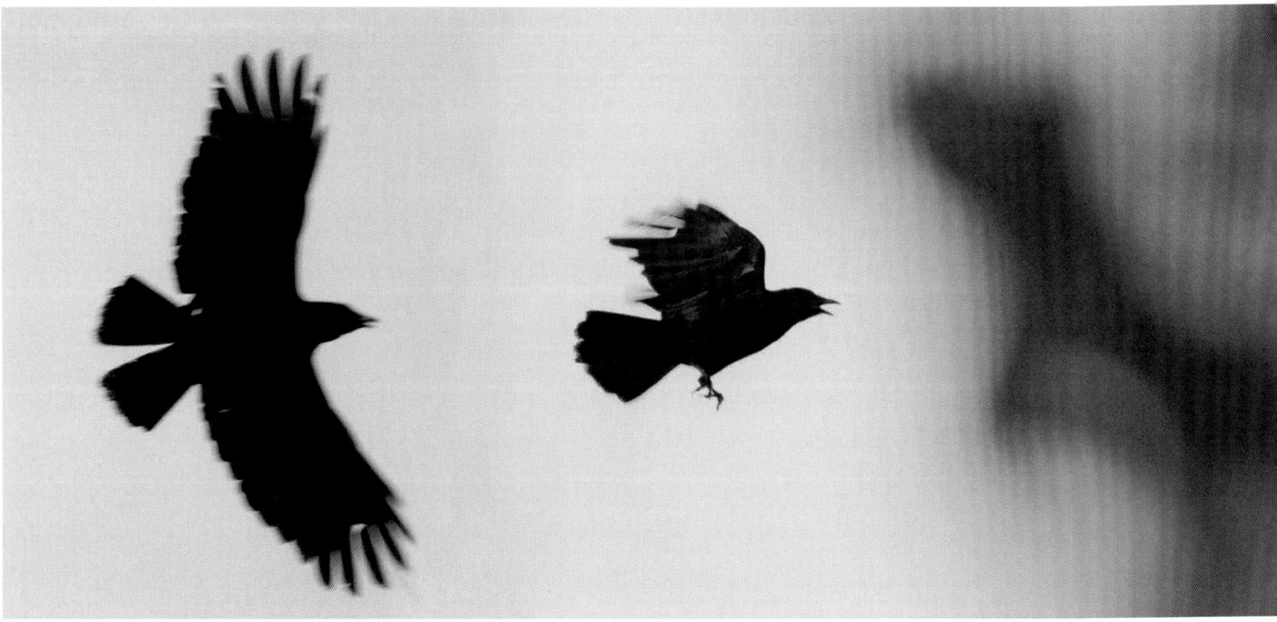

Rabenvögel eignen sich nicht sonderlich gut, um die Vogelsprache zu erlernen. Vogelkenner/Innen warnen sogar davor, mit ihnen anzufangen. Sie verhalten sich oft konträr zu dem, was Sie bereits über die Singvögel gelernt haben. Rabenvögel sind nämlich Nesträuber und es sind genau jene „Bösen", vor denen die anderen Vögel warnen. Eichelhäher gehören zwar zu ihnen, sie eignen sich aber dennoch gut als Übungsobjekte.

Dem argwöhnischen Eichelhäher entgeht fast nichts. Die kleinste Störung regt ihn zu lautem Geschrei und Krakeelen an. Er ist der „Wächter des Waldes" und nimmt seinen Job sehr ernst. Kein Geheimnis ist bei ihm gut verwahrt, er wird es ausplaudern.

Die Aufgabe des Frühwarnsystems übernimmt er inzwischen auch in der Stadt. Wie viele andere Vögel auch hat er die Wärme, das Nahrungsangebot und die relative Sicherheit der Stadt dem Landleben vorgezogen. Dort verfolgen die Eichelhäher die Tätigkeiten der Menschen sehr genau. Achten Sie einmal darauf. Besonders schleichende Tiere wie Fuchs, Hund oder Katze, aber auch pirschende oder sich anschleichende Menschen bringen den Eichelhäher so richtig in Rage. Mit lautem „Rätschen" setzt er sich ins Geäst über den Schleichenden und verrät dessen Standort. Enttäuscht gibt sogar ein Fuchs seine Pirsch auf, wenn er vom Eichelhäher „verschrieen" wird.

Diese Vögel sind exzellente Beobachter. Das ergibt sich aus ihrer Lebensweise. Sie müssen ihre zahlreichen versteckten Vorräte wie Eicheln, Kastanien, Bucheckern, die sie in Baumhöhlen, Astritzen, Blumentöpfen, Mauerspalten verbergen, das ganze Jahr über beobachten. Jedes ihrer zahlreichen Verstecke müssen sie im Auge behalten und sich daran erinnern.

Manche Eichelhäher sammeln pro Jahr bis zu 30.000 Eicheln, die sie im Herbst an bis zu 6000 verschiedenen Stellen verstecken, so berichtet Cord Riechelmann in seinem Buch „Wilde Tiere in der Großstadt". Was für eine bemerkenswerte Gedächtnisleistung! Die Achtsamkeit gegenüber potenziellen Räubern seiner überlebenswichtigen Samenvorräte macht den Eichelhäher zu einer wichtigen Säule des gesamten Frühwarnsystems im Tierreich.

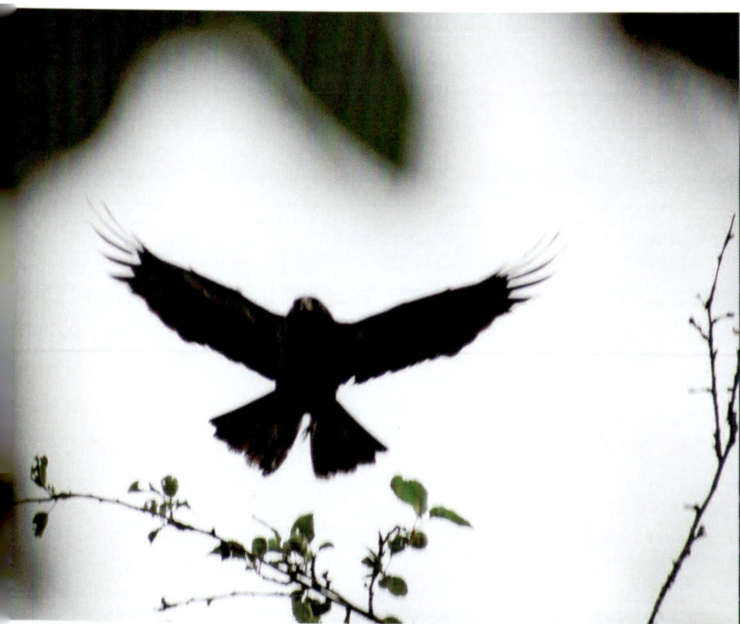

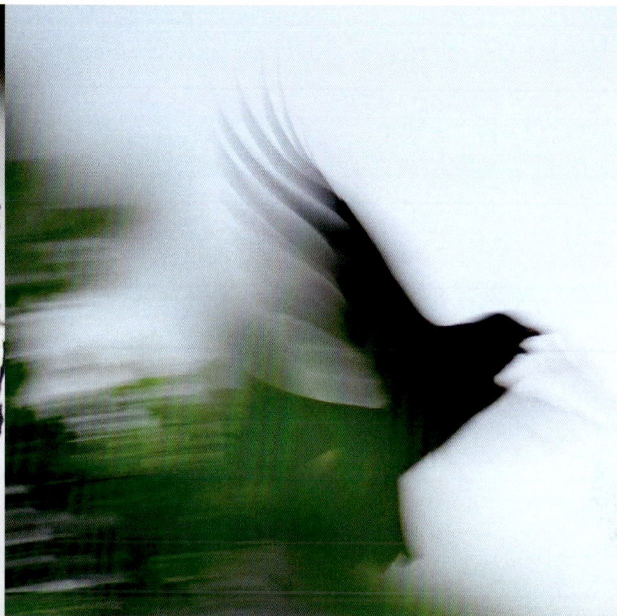

Hellsichtig werden

Wie am Anfang des Kapitels beschrieben, wurden die Vögel in vielen Kulturen als Tiere angesehen, die die Fähigkeit der Vorausschau und Hellsichtigkeit bei Menschen fördern. Kenner der Vogelsprache wissen, dass es sich dabei nicht nur um Märchen handelt, sondern dass sich diese Fähigkeiten wirklich einstellen können. Wer diese Sprache erlernt, seine Wahrnehmung dafür schult, die Sinne schärft und die Aufmerksamkeitsspannen erweitert, entwickelt dadurch auch seine eigenen Instinkte, so dass sich im Lauf der Zeit eine Art „sechster Sinn“, eine natürliche Hellsichtigkeit einstellt.

Die Natur wird transparent, enthüllt Dinge und ihre Mysterien jenseits des normal Sichtbaren. Dies teilt sich auch in Träumen und in Synchronizitäten (siehe S. 117) mit. Die äußere Wahrnehmung wird dann zu einem Teil der symbolischen Sprache der Natur. Für naturnah lebende Menschen hat dies nichts mit Magie zu tun, sondern ist ganz selbstverständlich.

Zum Ausprobieren

Der Tag erwacht

Der Vogelgesang verändert sich deutlich im Lauf eines Tages. Es gehört zu den schönsten und erhebendsten Erfahrungen in der Natur, den Übergang von der Nacht zum Tag bewusst zu erleben und nach den kältesten Stunden der Nacht den Ruf des ersten Vogels zu vernehmen. Kurz darauf folgt dann der Morgenchor des Vogelorchesters, um den beginnenden Tag zu feiern. Die Vogelstimmen zum Morgengrauen werden von Osten her auf Sie zukommen. Sie folgen dem Aufgang der Sonne. Ich finde es wunderschön zu wissen und es mir vorzustellen, dass dieser erhebende Morgenchor fortwährend mit der aufgehenden Sonne um unseren Erdball kreist.

Begeben Sie sich in die Natur. Verbringen Sie dort die Nacht oder gehen Sie hinaus, wenn es noch dunkel ist. Setzen Sie sich still hin, lauschen Sie in die Nacht. Beobachten Sie: Wann höre ich den ersten Vogel? Wie klingt diese Stimme, welche Stimmung vermittelt sie mir? Aus welcher Himmelsrichtung kommt sie? Wie lange dauert es, bis weitere Vögel singen? Zu welcher Zeit beginnt der Morgenchor?

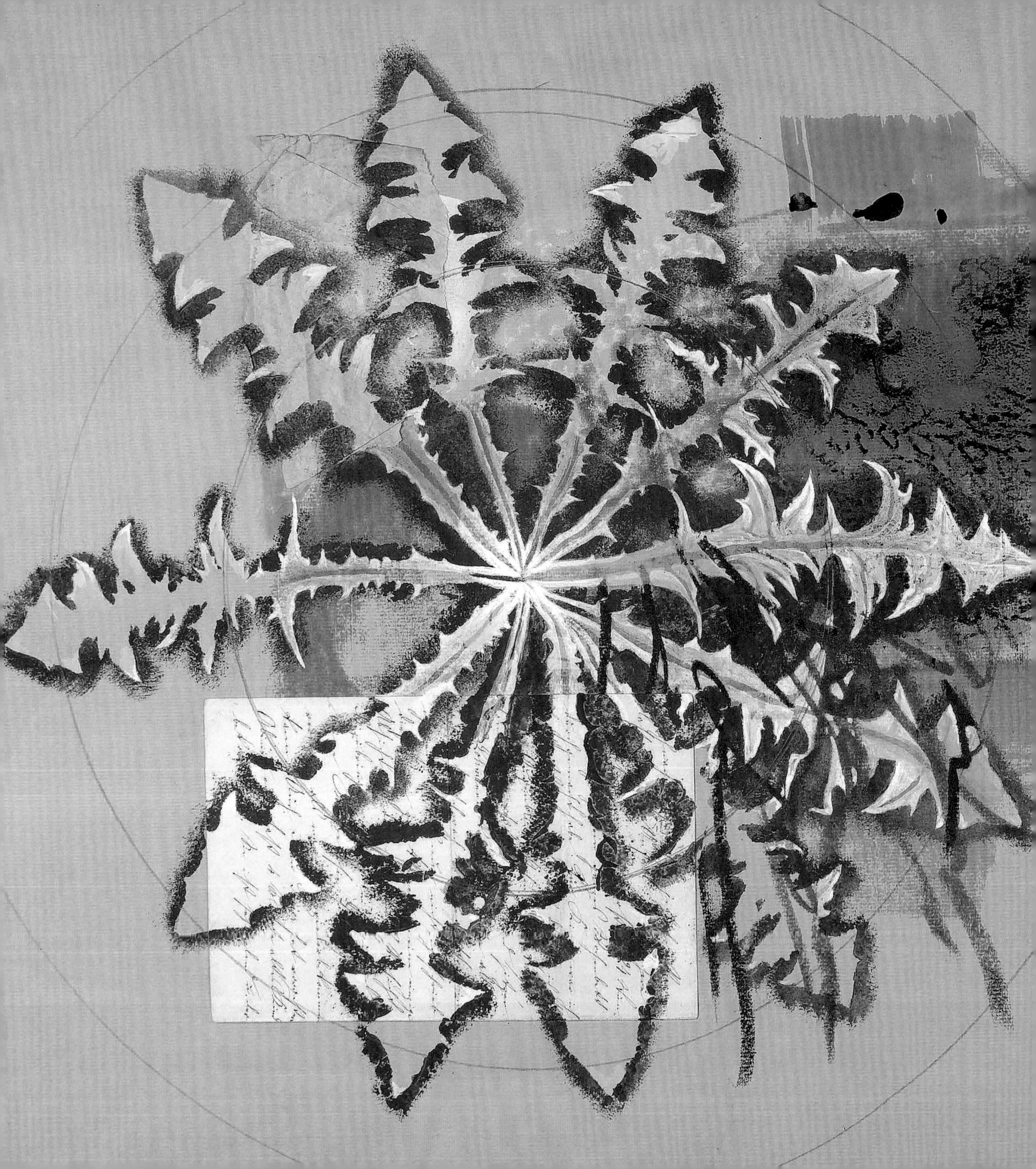

Pflanzen-verbündete

Das wilde Grün erleben

„Glaube mir, denn ich habe es erfahren,
du wirst mehr in den Wäldern finden
als in den Büchern.
Bäume und Steine
werden dich lehren,
was du von keinem Lehrmeister hörst.“

Bernhard von Clairvaux
(1090–1153, Abt und Mystiker)

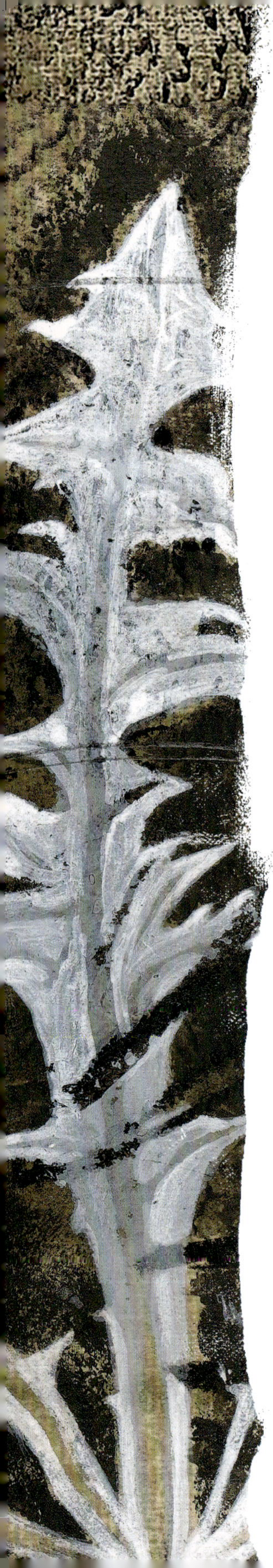

Geheimnisvolle Heilkräfte

Seit der frühesten Kindheit begleiten Pflanzen meinen Weg. Wie aber können Pflanzen den Weg eines Menschen begleiten? Auf welche Weise sind sie für uns da? Dies verstand ich erst viel später, als ich zurückblickte.

Nachdem mein Großvater – ich war gerade zehn Jahre alt – mir mein erstes Kräuterbuch geschenkt und ich ihn im Umgang mit Pflanzen und Präparaten beobachtet hatte, war ich ganz sicher, dass Pflanzen eine geheimnisvolle Heilkraft besitzen. Das Buch habe ich damals zwar nicht wirklich studiert, es aber bis heute wie einen Schatz und ein Pfand für eine kostbare kindliche Gewissheit aufbewahrt. Die Pflanzen, die mich in meiner Kindheit umgaben, nahm ich schon damals intensiv wahr: der alte Apfelbaum, in dessen Ästen man sich vor den Erwachsenen mit ihren Pflichten flüchten konnte; Wegerich, der ein schnelles Pflaster für die vielen Schürfwunden abgab; die strahlenden Margariten, die sommerliche Kindergeburtstage ankündigten; Wurzeln im Wald, unter denen die Zwerge leben. So verbanden sich in meiner Kindheit bestimmte Pflanzen mit wichtigen Ereignissen und Gefühlen.

All das hütete ich über viele Jahre hinweg in meinem Innern. Je länger ich jedoch die Schule besuchte, umso mehr verblasste meine Gewissheit und Erinnerung um diese zauberhafte Kraft, die den Pflanzen innewohnt. In der Schule schwindet der Sinn für das Nicht-Menschliche – wir halten uns mehr und mehr für die „Krone der Schöpfung" und nehmen kaum noch den Zauber der Schöpfung in der uns umgebenden Natur wahr.

Erst als junge Frau in Indien, als Lehrling in einem ayurvedischen Krankenhaus, entdeckte ich meine ursprüngliche Gewissheit um die Heilkraft der Pflanzen wieder. Dort, an den Hängen des Himalajas, sammelten wir Heilpflanzen, die zu Pillen, Pulver oder Ölen verarbeitet und an die Kranken ausgegeben wurden. Ich beobachtete, mit welcher Hingabe und Achtung die traditionellen indischen Heilerinnen und Heiler die Pflanzen auswählten, sammelten und verarbeiteten. Oft sprachen sie dabei Gebete oder sangen heilige Lieder. Im Hinduismus, auf dem die Lehre des Ayurveda fußt, sind alle Menschen, Tiere und Pflanzen Teil eines großen göttlichen Planes. Dafür und speziell für die Pflanzenmedizin dankten die Heilerinnen und Heiler täglich am Altar der Klinik und in verschiedenen anderen Schreinen.

Durch die Heilung vieler leidender Menschen, in Indien wie auch in Europa, konnte ich die große Heilkraft der Pflanzen immer mehr erfahren – das ließ in mir die Gewissheit um meinen weiteren Lebensweg klarer werden. Ich wollte mich mit diesem Wissen und den Pflanzen verbinden, so viel wie möglich darüber lernen, um irgendwann auch selbst kranken Menschen damit helfen zu können.

Nach anderthalb Jahren in Asien kam ich nach Deutschland zurück und begann dort mit einer Ausbildung zur Heilpraktikerin. Nun wurde ich auch Lehrling bei verschiedenen traditionell arbeitenden einheimischen Kräuterheilkundigen.

Die kleinen Wilden – Spione und Botschafter

„Wenn ich eine Wette eingehen müsste,
was auf unserer Erde länger leben wird,
Schallschutzmauern oder Schöllkraut,
Autobahnen oder Asseln.
Ich wüsste sofort, wer meine Favoriten sind."

Franz Hohler
(Geb. 1943, Schweizer Schriftsteller und Kabarettist)

Nun, sesshaft geworden, legte ich meinen ersten eigenen Heilpflanzengarten an. Nach einiger Zeit des Lebens und Wirkens mit diesem Garten wurde das kleine Stückchen Land mehr und mehr zu meinem Lehrmeister. Neben den von mir gepflanzten und gehegten Gewächsen entdeckte ich, dass

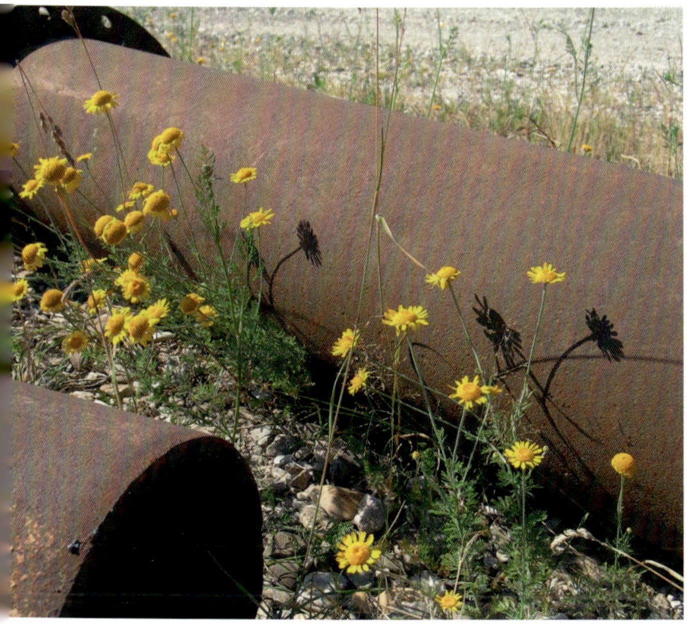

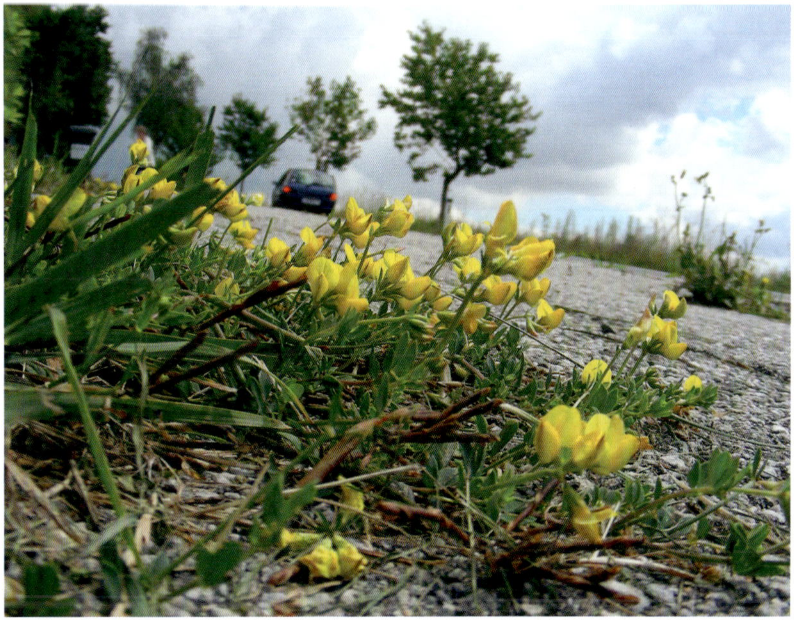

Die kleinen Wilden erobern sich ihren Raum und „laufen" uns regelrecht nach.

vor allem die „Wilden", also jene Pflanzen, die man meist als Unkraut bezeichnet, auf subtile Weise mit meinem Leben korrespondierten: Ihr Auftauchen und Verschwinden in der unmittelbaren Umgebung schien synchron zum Entstehen und Verschwinden meiner Krankheiten und jener der anderen Mitbewohner abzulaufen.

Jedes Jahr gab es im Garten, an der Einfahrt, ums Haus diese oder jene neue Pflanzenart, die einfach da war, sich ausbreitete und vielleicht doch schon im nächsten Jahr wieder verschwand. Diese wilden Pflanzen – Vogelmiere, Giersch, Brennnessel, Löwenzahn, Nelkenwurz, Hirtentäschel und andere – kamen mir vor wie Kundschafter, die die Wildnis in mein näheres Umfeld ausgesandt hatte, um mich und die anderen Bewohner „auszuspionieren". Sie sollten herausfinden und berichten, wie es denn um uns so steht und ob uns etwas fehle.

Die „kleinen Wilden", auch Kulturfolger genannt, laufen uns regelrecht nach und bieten sich wohlwollend als Nahrung und Medizin an. Einige dieser Pflanzen begleiten uns nachweislich schon seit der Jungsteinzeit, manche sind uns schon gefolgt, als wir noch Jäger und Sammlerinnen waren und in der Eiszeit den großen Tierherden nachzogen.

Mehr über diese Zusammenhänge und die Bedeutung dieser Pflanzen lernte ich von meiner Lehrerin Mellie Uyldert, der holländischen Pflanzenkennerin. Sie machte mich darauf aufmerksam, dass bestimmte Pflanzen oft dann erscheinen, wenn die Bewohner des Hauses oder die Hüter des Gartens sie für ihre Gesundheit brauchen. Wenn die betreffende Krankheit ausgeheilt ist, kann es sein, dass diese Pflanzen wieder verschwinden.

Da Mellie Uyldert zu dieser Zeit, es war 1973, gerade für ein Buch zu diesem Thema recherchierte, konnte sie diese Beobachtung mit unzähligen Krankengeschichten belegen. Sie riet mir also: „Was in deinem Garten wächst, ist mit dir verwandt. Iss diese wilden Pflanzen, heile dich mit ihnen und es wird dir gut gehen. Mache diese Pflanzen zu deinen Verbündeten, betrachte sie als Spiegelbild deiner Befindlichkeit. Sie sind genau das passende Heilmittel für dich. Lerne von ihnen etwas über die Erhaltung deiner Gesundheit. Sie werden dich auch über den Weg der Natur unterrichten."

Ein verblühter Baldrian vor einer verwitterten Mauer – wer hat Augen für diese Schönheit?

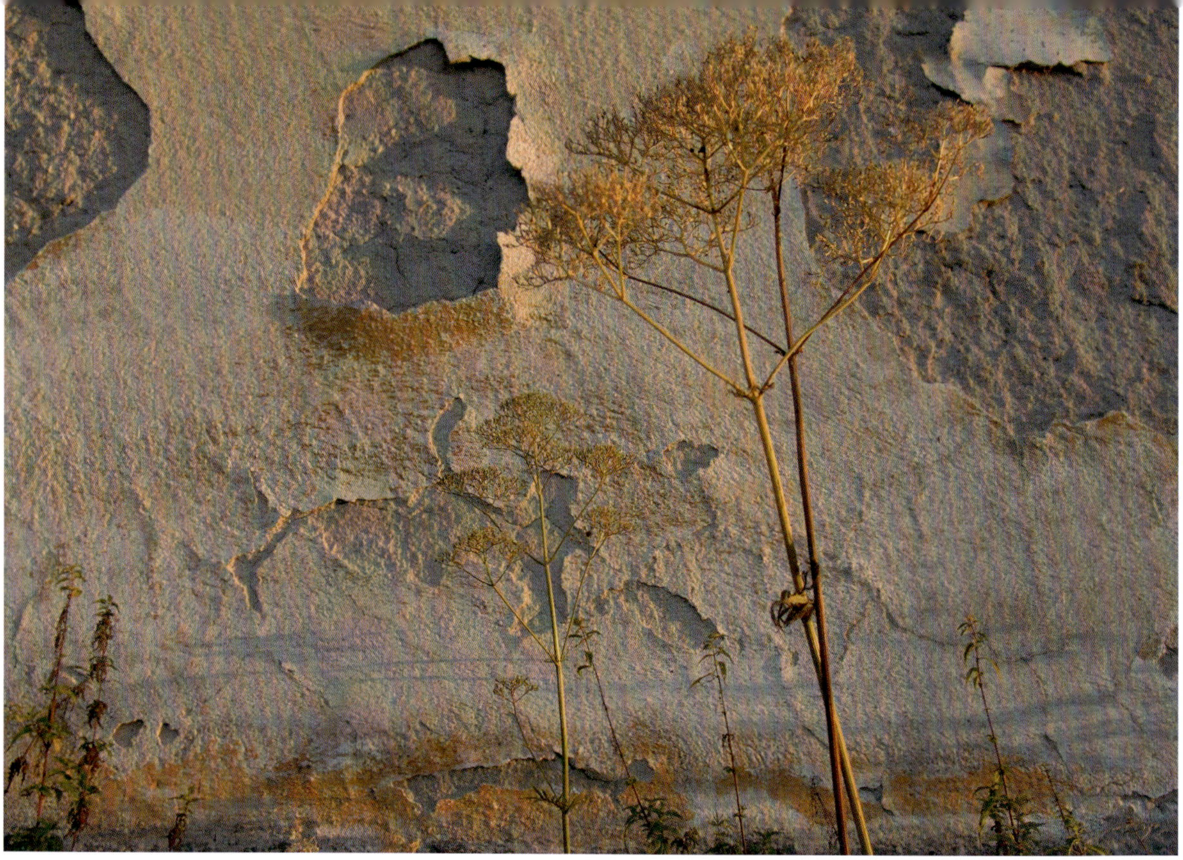

Diese wilden Pflanzen tauchen auf, wo der Mensch den Boden verdichtet, überdüngt, mit Schwermetallen vergiftet, wo die Erde, der Pflanzenbewuchs, und wie es scheint auch die Menschen, aus dem Gleichgewicht gebracht wurden. Sie sind auch Bodenanzeiger, denn man kann an ihrem Auftreten die Bodenqualität ablesen. Sie lassen sich in der Nähe menschlicher Wohnstätten wie an Straßen- und Wegrändern, an Verkehrsinseln, Schuttplätzen, Gülleüberläufen, Bahndämmen, Entsorgungsanlagen oder in Gärten nieder.

Sie können sehr schnell auf eine Veränderung ihres Lebensraumes reagieren. Ihre Anpassungsfähigkeit ist erstaunlich. Sie wissen, wie man „aufräumt“: verdichteten Boden aufbricht, Schwermetalle im Erdreich entsorgt, ausgelaugten Boden revitalisiert. Man könnte sie als „Bodenheilpraktiker“ bezeichnen. Das Knopfkraut überlebt zum Beispiel selbst in einem mit Pestiziden reichlich gespritzten Maisfeld, Schachtelhalm oder Gundelrebe gedeihen zwischen mit Holzschutzmitteln behandelten Eisenbahnschienen, und Löwenzahn trotzt den Abgasen auf einer Verkehrsinsel in der Stadt.

Auf diese kleinen Wilden passt die Volksweisheit „Unkraut vergeht nicht“. Sie folgen einem der großen Gesetze der Natur: der Wiederherstellung von Balance und der Heilung des aus dem Gleichgewicht Geratenen. Um ein pflanzliches Ökosystem wieder ins Gleichgewicht zu bringen und zu halten, setzt die Natur ihre „zuverlässigsten Mitarbeiter“ ein: Bodenorganismen, Insekten und „Unkräuter“.

Medizin, die vor der Haustüre wächst

Diese so genannten Ruderalpflanzen vor unserer Haustüre sind ein Teil der Selbstheilungskräfte der Natur und sie können, wie in der Naturheilkunde bekannt und angewandt, die Selbstheilungskräfte des Menschen aktivieren und unterstützen. Auch wir Menschen sind ein Teil des Lebensnetzes und so heilen diese Pflanzen neben dem ausgelaugten, ermüdeten Boden auch uns, wenn wir ausgelaugt, müde, belastet oder krank sind. Die ihnen innewohnende Widerstandskraft stärkt auch unsere Vitalkraft.

Viele von Ihnen zählen zu den bekannten klassischen Heilpflanzen, die das Immunsystem unterstützen. Sie bergen eine besondere Kraft und dienen, wie Paracelsus es ausdrückte, „als Arznei, da wo Krankheit entsteht". „Wo das Übel ist, da ist das Heilmittel", heißt es noch heute im Volksmund. Ruderalpflanzen sind häufig eine passende Medizin für unsere Zivilisationskrankheiten.

Die Brennnessel etwa, von so vielen Gärtnerinnen und Gärtnern gehasst, entnimmt dem Boden ein Zuviel an Stickstoff. Sie wirkt auch in unserem Körper therapeutisch und hilft uns, Stoffwechselgifte und speziell Harnsäure über die Anregung von Blase und Niere auszuscheiden. Die Klette, der Gundermann oder die Wegwarte bewirken sogar eine Ausscheidung von Schwermetallen und Arzneimittelrückständen. Viele dieser Pflanzen – wie die Königskerze und das Schöllkraut, die in der Natur verdichteten Boden und sogar Mauerritzen und Fels mit ihren Wurzeln „sprengen" können – lösen und schwemmen aus unserem Körper „steinartigen" Blasen- und Nierengrieß aus.

Sie alle haben eine enorme Heilkraft und Vitalität, die sie an uns weitergeben. Deshalb haben unsere germanischen Vorfahren in ihnen hilfreiche Pflanzengeister gesehen, die sie besonders ehrten.

Die Pflanzen unserer Umgebung spiegeln nicht nur unseren körperlichen, sondern auch unseren seelischen Zustand. Sie zeigen, wie es sich anfühlt, an diesem Ort zu wohnen. Manchmal erscheinen in unserer Nähe aber auch Pflanzen, die nicht zu den Ruderalpflanzen gezählt werden und die sich normalerweise von menschlichen Wohnstätten fernhalten. Ich fragte einmal Kräutermutter Grete Flach – eine in den 1970er Jahren bekannte Heilkundige, bei der ich Lehrling war –, woher denn die seltenen Heilpflanzen in ihrem berühmten Garten stammten? „Die haben die Vögel gesät, keine davon habe ich gepflanzt. Es sind genau die Pflanzen, die meine Patienten brauchen", lautete ihre verblüffende Antwort.

Solche hilfreichen Pflanzen schenken uns ein fast verloren gegangenes Gefühl der Verbundenheit mit der Natur und lassen uns deren Fürsorglichkeit spüren. Sie helfen uns, unsere Wahrnehmungsfähigkeit und Achtsamkeit für die Abläufe des Lebendigen zu schärfen. Am Beispiel der Unkräuter verstehen wir, dass jede Pflanze eine Aufgabe im Kreislauf der Natur hat und deshalb wertvoll ist. Die Einteilung in Nutzpflanzen und Unkräuter sollten wir also überdenken und ganz neu beurteilen.

Die Unkräuter sind „grüne Freunde", denen wir natürlich auch außerhalb des eigenen Gartens begegnen. Ob an einem Bahnhof in Sibirien, am Bordstein in Manhattan oder einer Ampel in München – wir treffen sie überall. Wenn ich diesen Pflanzen manchmal selbst in der ödesten Betonwüste einer Großstadt begegne, einen Löwenzahn sehe, der eine Asphaltdecke sprengt und seine sonnengelben Blüten über Zigarettenstummeln und Ölflecken öffnet – dann erscheint mir dies wie ein Versprechen der Natur, dass das Leben immer weitergeht.

ZUM AUSPROBIEREN

Beobachten Sie die erste Abgesandte

Treten Sie hinaus vor Ihre Haustür. Welches ist dort die erste wilde Pflanze? Begeben Sie sich zu ihr auf die gleiche Ebene. Setzen oder knien Sie sich neben sie. Wie wirkt diese Pflanze auf Sie? Welchen Eindruck haben Sie von ihr? Ist sie kräftig oder eher zart? Wie fühlen sich ihre Blätter an? Welche Art von Blüten hat sie? Gefällt Ihnen die Farbe? Schaut die Pflanze mit ihren Blüten zum Himmel oder neigt sie diese zur Erde hinab? Gibt es etwas, das Sie mit dieser Pflanze gemeinsam haben? Wie könnte die seelische Botschaft dieser Pflanze lauten? Regt sie zum Durchhalten an oder inspiriert sie eher dazu, sich mehr um sich selbst zu kümmern?

Recherchieren Sie in Büchern oder im Internet, vielleicht können Sie auch jemanden danach fragen: Welche Pflanze ist das und welche Heilwirkung hat sie? Könnte gerade diese Pflanze etwas zu Ihrer Gesundheit beitragen? Wie lautet ihre Botschaft?

Eine Pflanzenwand in Avignon, gestaltet von dem Pflanzenkünstler Patrick Blanc

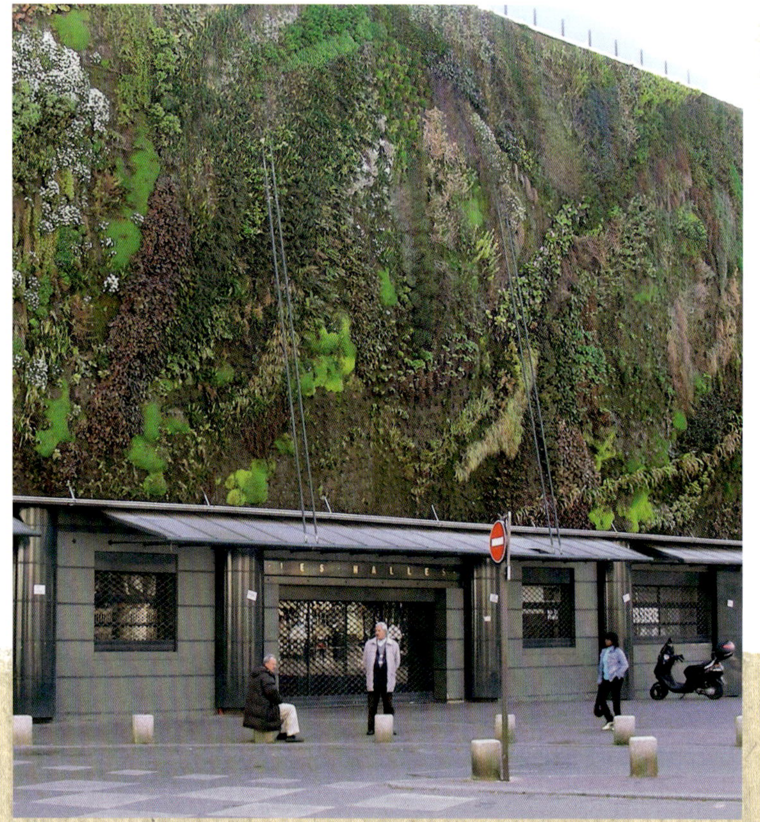

Zum Ausprobieren

Grüne Wildnis in der Stadt

Treten Sie vor Ihre Haustüre und wandern Sie mit wachen Sinnen durch die Stadt. Machen Sie eine Bestandsaufnahme. Welche wilden Pflanzen entdecken Sie in einem Ring von zehn, 100 oder 200 Metern Entfernung um Ihren Wohnort? Erstellen Sie darüber eine Liste. Wenn Sie an der Ampel stehen, zu Fuß oder im Auto, blicken Sie nach unten oder schauen Sie aus dem Autofenster heraus. Sie werden zum Beispiel auf der kleinen „ungepflegten" Verkehrsinsel eine Menge interessanter Pflanzen entdecken. Finden sie heraus, um welche es sich dabei handelt. Fragen Sie: „Woher kommst du, warum bist du hier, was kannst du?"

Zum Ausprobieren

Entdecken Sie den ersten Ring

Erforschen Sie: Welche Pflanzen wachsen im ersten konzentrischen Ring (siehe Seite gegenüber) um mein Haus? Welche wilden Pflanzen wachsen in meinem Blumenkasten, auf dem Balkon, in meinem Garten, in Mauerritzen, in der Dachrinne? Wie verändert sich das im Lauf der folgenden Jahre? Was hat das mit meinem Leben zu tun?

Eines ist dabei ganz wichtig und erstaunlich: Das Erscheinen und Verschwinden dieser Pflanzen erklärt sich nicht nur aus veränderten Umweltbedingungen, sondern lässt Rückschlüsse zu auf die Krankheitsanlagen der am Pflanzenstandort „zuständigen" Menschen. Eine erweiterte ökologische Betrachtung kann also die Sensibilität und Wahrnehmung sowohl für den eigenen Körper und die eigene Lebensweise als auch für die Bedürfnisse des Platzes verstärken und erweitern.

„Ich lebe mitten in der Großstadt. Hier gibt es keine Wildpflanzen." Das höre ich oft, wenn ich Menschen zu diesen Übungen inspirieren möchte. Im tiefsten Großstadtdschungel, in der ödesten Betonwüste werden Sie wilde Pflanzen finden. Auf den paar Quadratmetern der von der Bebauung übrig gebliebenen Erde sind wilde Pflanzen zwischen Blech, Müll und Staub schon dabei, alles zu begrünen. In Mauerritzen, in Dachrinnen, zwischen Pflastersteinen, am Humusrand, der sich in der Spalte um einen Gullyrand anschwemmt, neben einer Ampel, auf Lagerflächen verfallener Fabriken, zwischen Dachziegeln, im Moder einer Eisenbahnunterführung – überall können Sie wilden Pflanzen begegnen. Hier wächst ein Löwenzahn, dort ein Breitwegerich oder ein Schöllkraut. Mit Willenskraft, Improvisierfreude, Pioniergeist und Tapferkeit sind diese Pflanzen in die für sie gefährliche und lebensfeindliche Stadt eingedrungen.

Die Erde – der große Garten im Weltall

„Ich habe heute ein paar Blumen für dich *nicht* gepflückt, um dir ihr Leben zu schenken.“

Christian Morgenstern
(1871–1914, deutscher Schriftsteller)

Nach den Gesetzen der Sprache der Natur (siehe S. 26ff) folgen auf den ersten engeren Ring um Ihren Standort ein weiterer, dann ein dritter und viele andere mehr. Alle sind miteinander verbunden. Ihr Tun in und um Ihr Haus herum, in Ihrem Garten, wirkt sich auf die umliegenden Vegetationsringe aus. Sie können sich das vorstellen wie bei konzentrisch verlaufenden Wellen auf einem See, die durch einen hineingeworfenen Stein entstehen und so sogar ein weit entferntes Ufer formen.

Die Pflanzen kommunizieren mittels Duftbotschaften über ihre Wurzeln und Blätter; Insekten bestäuben Blüten, die sich an weit auseinanderliegenden Orten befinden; Säugetiere, Vögel und Insekten verbreiten ihre Samen. Die Natur akzeptiert Ihren Gartenzaun nicht. Sie wirft ihr Lebensnetz aus, und nichts fällt ihr dabei durch die Maschen, nichts geht verloren.

Das Studium und das Wahrnehmen dieses Lebensnetzes erweitert Ihre Vorstellung und Verantwortlichkeit von „unser aller Garten“. Wenn Sie die feinen Fäden wahrnehmen, die im Netz des Lebens die Dinge miteinander verbinden, sehen sie die Natur wie einen großen Garten, aus dem energetische Ringe über die Erde bis in den Kosmos hinausreichen. Die gesamte Erde ist wie ein großer Garten im Weltraum und Sie in Ihrem kleinen Garten sind ein Teil davon.

Das Verständnis vom nahtlosen Gewebe des Lebendigen schafft in uns ein tiefes Empfinden von Geborgensein. Dies war einst auch in unserer Kultur tief verankert. Das alte indogermanische Wort *kailo* bedeutet *heilig* und bezeichnet das intakte Beziehungsverhältnis aller Lebewesen zueinander.

Mit Achtsamkeit das Pflanzenreich zu entdecken, eröffnet uns den Blick für ganz neue Welten direkt vor unserer Haustür.

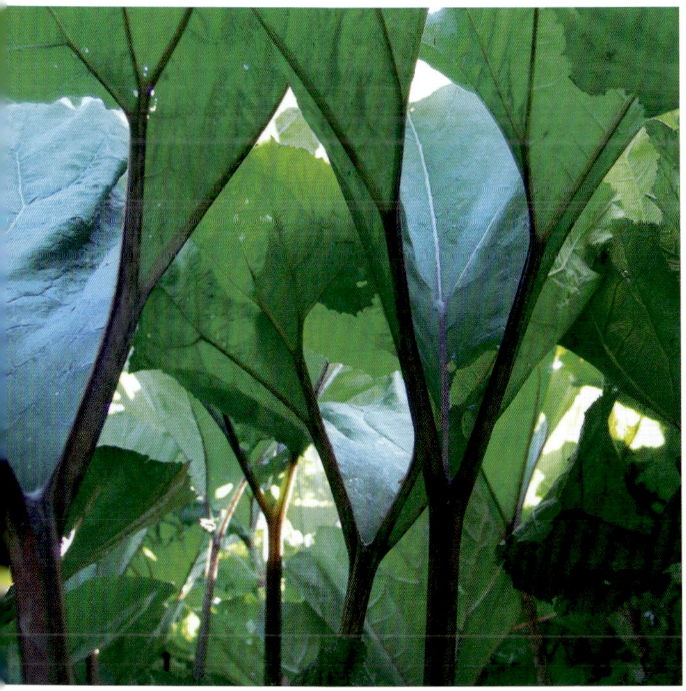

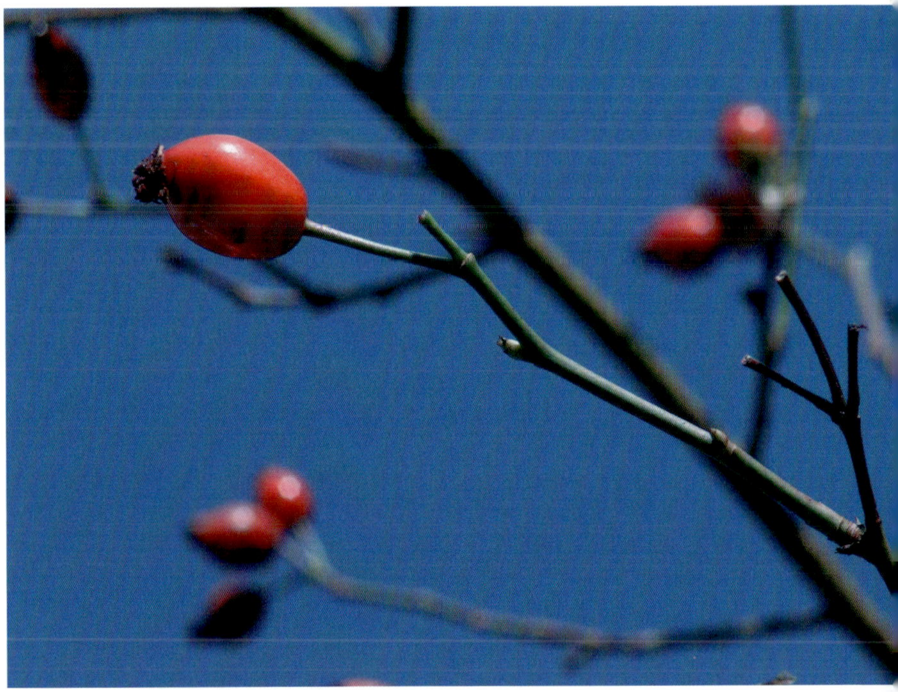

Zum Ausprobieren

Gärtnern lässt sich überall

Nun können Sie also in „Ihrem" neuen großen Garten zu gärtnern beginnen – und sich dabei folgende Fragen stellen: Gibt es außerhalb meines Gartens, dort wo ich spazieren gehen, Orte, wo Wildpflanzen verschwunden oder ausgerottet sind? Studieren Sie Pflanzenstandorte und sammeln Sie auf Ihren Spaziergängen im Herbst Samen von Wildpflanzen. Säen Sie diese dann am geeigneten Standort aus. Welche Schmetterlinge Ihrer Region sind bedroht? Säen Sie deren Futterpflanzen in Ihren kleinen sowie in den großen Garten, etwa die Wilde Möhre – so lange, bis Ihnen die ersten Schwalbenschwanz-Schmetterlinge in Ihrem großen Garten begegnen.

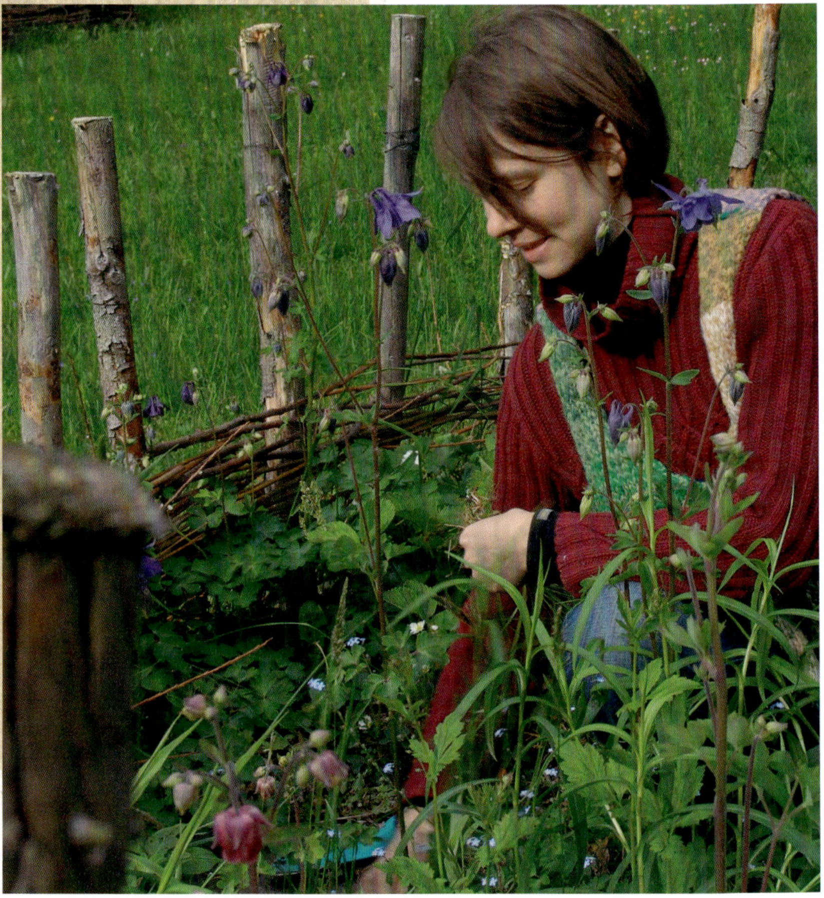

Ein kleiner Garten, liebevoll gepflegt, verbindet mit dem großen Garten der Natur.

Die Pflege der Heilpflanzen auf meinem Stückchen Erde erweckte in mir den Wunsch, nicht nur mich und die Menschen in meinem Umkreis damit zu heilen, sondern darüber hinaus mehr Verantwortung für die Bedürfnisse und Heilung der mich umgebenden Natur, also der weiteren Ringe, zu übernehmen. Die fortschreitende Naturzerstörung durch unsere Zivilisation erfordert „Gärtnerinnen und Gärtner der Erde", die dem Garten Erde nicht nur etwas entnehmen, sondern sich auch um ihn kümmern.

Wir Menschen verwenden nach aktuellen Recherchen des *World Wide Fund For Nature (WWF)* weltweit etwa 50.000 bis 70.000 Heilpflanzenarten. Den größten Teil entnehmen Firmen, die Heilpflanzen vermarkten, der freien Natur. Die Pflanzenbestände können sich deshalb häufig nicht mehr erholen. So sind bereits 15.000 Heilpflanzen vom Aussterben bedroht.

Für unsere eigene Heilung wie auch für jene der Erde ist es deshalb wichtig, dass wir unsere Fürsorglichkeit weit über den Gartenzaun hinaus ausdehnen. Ein respektvoller und kritischer Umgang mit den Gaben der Natur kann einen Beitrag leisten, die Ausbeutung der Heilpflanzenbestände zu reduzieren. Achten Sie zum Beispiel darauf, Kräuter und deren Zubereitungen aus biologischem Anbau zu kaufen. Fragen Sie danach, woher diese Pflanzen stammen, wer und unter welchen Umständen sie angebaut, geerntet und verarbeitet hat.

Die Geschichte vom Mann, der die Wälder pflanzte

Traditionelle Heilerinnen und Heiler empfinden meist einen tiefen Respekt und eine Verantwortlichkeit für alles Lebendige weit über den eigenen Wohnort hinaus. Dies war auch eine Überlebensqualität unserer Vorfahren. Heute wissen und verstehen wir immer mehr, dass auch unser Überleben auf diesem Planeten davon abhängt. Manchmal zweifeln wir jedoch daran, ob wir als einzelner Mensch wirklich etwas verändern und bewirken können.

Wie sehr diese fürsorgliche Einstellung und der Einsatz eines einzelnen Menschen einer ganzen Region helfen können, zeigt die inspirierende und wahre Geschichte vom „Mann, der die Bäume pflanzte“, die Jean Giono niedergeschrieben hat. Es ist die Geschichte des Schafhirten Elzéard Bouffier. Er lebte in einer durch Abholzung der Wälder und Überweidung ausgetrockneten und verödeten Gegend, in den Vorbergen der Provence. Die Menschen hatten ihre Dörfer schon längst verlassen. Das Land bot ihnen dort keine Möglichkeit mehr zum Überleben.

Der Schriftsteller Jean Giono, der in dieser Gegend wanderte, begegnete Bouffier 1913. Giono war auf der Suche nach Wasser, denn die meisten Quellen in dieser Gegend waren versiegt und er musste auf seiner langen Wanderung dringend seine Wasservorräte auffüllen. Bouffier war damals 55 Jahre alt und hatte eigenhändig 20.000 Bäume gepflanzt. Auf seinen Wanderungen sammelte er Eicheln, die er wie die Eichelhäher im Boden vergrub und auf diese Weise, über die ganze Landschaft verstreut, Bäume pflanzte. Nichts konnte ihn davon abhalten – selbst in Kriegszeiten pflanzte er in dieser abgelegenen und vergessenen Region Bäume und folgte dabei unbeirrbar seiner eigenen Vision.

Als Giono 1945 den Schäfer wieder besuchte, war dieser 87 Jahre alt – und die Gegend hatte sich völlig verwandelt und war nicht wiederzuerkennen, wie Giono es beschrieb. „Statt der rauen, trockenen Winde blies eine sanfte Brise, die von Düften erfüllt war. ... Am erstaunlichsten war, dass ich Wasser in einem Teich plätschern hörte. Die alten Ströme flossen wieder, weil sie vom Regen und Schnee gespeist wurden, den Bouffiers Wald speichert. Die Dörfer sind wieder aufgebaut, kleine Höfe entstanden. Mehr als 10.000 Menschen verdanken ihr Glück Elzéard Bouffier. ... Also lasse dich nicht durch Organisationen, die Regierung oder Gesetze davon abhalten, fange an, dir der Bedürfnisse dieses Platzes gewahr zu werden und arbeite mit ihm.“

Elzéard Bouffier starb 1947 friedlich in einem Hospiz in Banon.

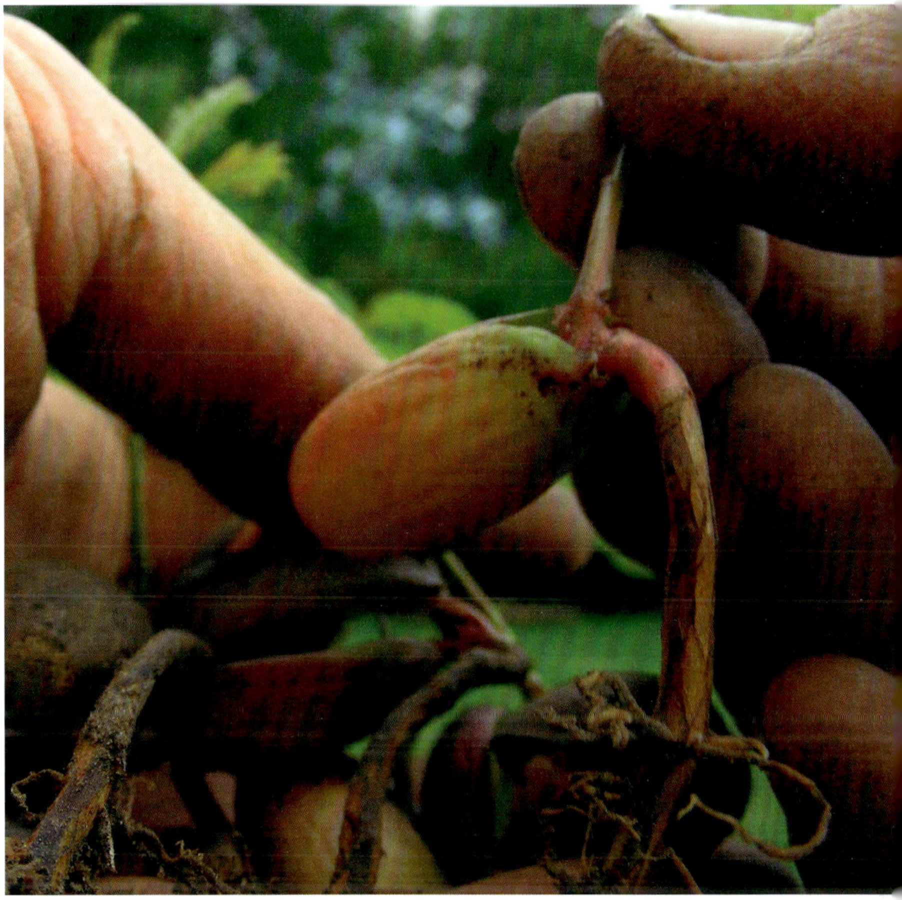

Aus einer Eichel keimt ein neuer Baum. Elzéard Bouffier pflanzte so viele Eichen, dass sich dadurch ein ganzer Landstrich regenerierte.

Zum Ausprobieren

Mein großer Garten – Verbundenheit spüren

Setzen Sie sich bequem an einen Platz in Ihrem Garten, auf den Balkon oder in Ihre Wohnung. Werden Sie ruhig, schließen Sie die Augen. Verbinden Sie sich mit diesem Platz. Wie fühlt es sich an, hier zu sitzen, hier zu sein? Lassen Sie ein Gefühl der Verbundenheit und Fürsorglichkeit, das Sie mit diesem Platz verknüpft, entstehen. Stellen Sie sich um Ihren Sitzplatz herum in der Landschaft die einzelnen konzentrischen Ringe, das magische Lebensnetz vor. Füllen Sie langsam jeden dieser Ringe mit Ihrem Gefühl der Hege und Pflege und mit einem Gefühl Ihres Herzens. Schließen Sie alle Landschaften ein, bebaute und unbebaute, die in diesen Ringen liegen. Stellen Sie sich aus der Vogelperspektive Ihren Wohnort, Ihren Garten, Ihre Bioregion vor. Dann fliegen Sie in Gedanken höher und betrachten nun wie von einem Satelliten aus Ihre Biosphäre, Ihren Kontinent und den ganzen Erdball.

Spüren Sie im Herzen Verbundenheit. Nun stellen Sie sich vor, wie die Ringe um Ihr Haus, Ihren Garten Teil eines Netzes sind, das den ganzen Weltball einhüllt. Weiten Sie Ihre fürsorgliche Verbundenheit in dieses Netz hinein aus, so dass die ganze Erde darin eingebunden ist. Verweilen Sie in diesem Gefühl, Gärtnerin und Gärtner, Hüterin und Hüter der Erde zu sein. Nehmen Sie dann Ihre Aufmerksamkeit zu dem Ort, an dem Sie sitzen und zu sich selbst zurück. Versuchen Sie das oben beschriebene Gefühl der Verbundenheit auch zu entwickeln, wenn Sie draußen in der Natur sind.

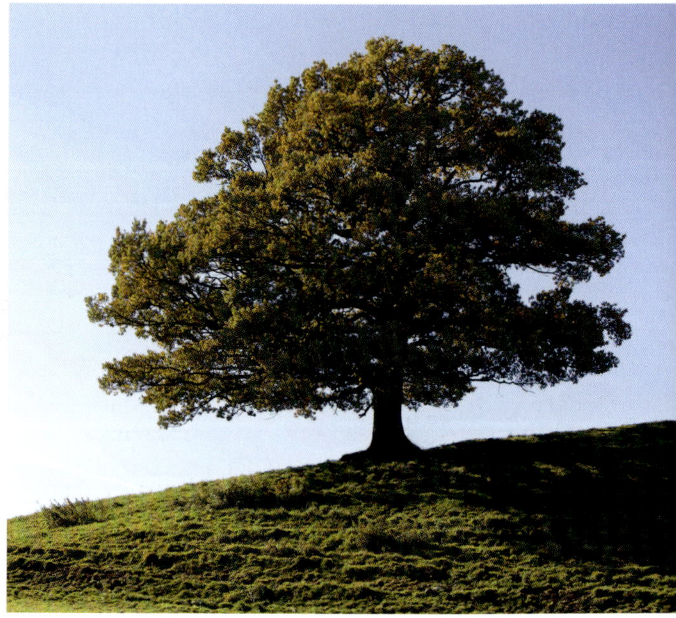

Aus dem Keimling der Eiche ist ein Baum geworden.

Das grüne Alphabet – die Sprache der Pflanzengeister

„Müsset im Naturbetrachten
immer eins wie alles achten:
Nichts ist drinnen, nichts ist draußen,
denn was innen, das ist außen.
So ergreifet ohne Säumnis
heilig öffentlich Geheimnis."

Johann Wolfgang von Goethe
(1749-1832, deutscher Dichter, Naturforscher und Staatsmann)

Es gibt Menschen, die haben einen „grünen Daumen". Wenn man sie fragt, warum um sie herum alles prächtig sprießt und gedeiht, dann antworten sie oft: „Ich spreche mit meinen Pflanzen." Dass man solch eine Kommunikation zwischen Mensch und Pflanze mit Geräten sichtbar machen und sogar messen kann, das halten viele für unwahrscheinlich.

So ging es auch dem amerikanischen Spezialisten für Lügendetektoren, Cleve Baxter, Ende der 1960er Jahre. Bis zu jener Nacht, in der er in seinem Büro die spontane Idee hatte, Elektroden seines Polygraphen an den Blättern des Drachenbaums, der neben seinem Schreibtisch stand, anzuschließen. Polygraphen, wie Lügendetektoren genannt werden, messen elektrische Schwankungen, die sich durch Veränderungen der menschlichen Hautfeuchtigkeit, des Blutdrucks, der Atemfrequenz und weiterer Faktoren ergeben. Sie können auf diese Weise „unwahre Aussagen" registrieren, die mit Veränderungen dieser Werte einhergehen. Baxter arbeitete für den amerikanischen Geheimdienst und bildete Sicherheitsbeamte aus.

So gab er also in dieser Nacht der einzigen Zimmerpflanze in seinem Büro Wasser und erwartete durch die aufsteigende Feuchtigkeit und die dadurch entstandene bessere Leitfähigkeit in den Blättern einen Ausschlag auf seinem Gerät. Zu seinem großen Erstaunen zeigte der Polygraph bereits eine Minute, nachdem er die Pflanze gegossen hatte, einen Ausschlag auf der Skala, den Baxter normalerweise bei Menschen als „ein positives Gefühl" gewertet hätte. Das konnte doch eigentlich nicht sein – eine Pflanze kann doch keine Gefühle zeigen.

Sein Interesse war geweckt und nun dachte er daran, ein Blatt des Drachenbaums anzubrennen, um zu sehen, ob dies eventuell auch eine Reaktion auslöse. Schon in dem Augenblick, in dem er nur daran dachte, reagierte die Pflanze mit einem deutlich sichtbaren Ausschlag des Messgerätes – genau, wie ein Mensch unter erheblichem Stress. Baxters Experimente zeigen, dass Pflanzen menschliche Gefühle und Gedanken wahrnehmen können und darauf reagieren.

Natürlich waren seine Kollegen aus dem wissenschaftlichen Bereich sehr skeptisch und warfen ihm unter anderem vor, der Lügendetektor habe nicht auf die Pflanze, sondern auf einen Luftzug reagiert. Wie auch immer: Baxter hatte sich mit einer uralten, seit Jahrtausenden von naturnah lebenden Menschen praktizierten Fähigkeit, mit Pflanzen zu kommunizieren, beschäftigt.

Mich faszinierte diese Geschichte von Baxter und seinem Drachenbaum. Oft dachte ich an sie, als ich bei verschiedenen indigenen Heilerinnen und Heilern lernte, mit Pflanzen zu sprechen. Als ich ihnen die Geschichte erzählte, waren sie keineswegs erstaunt. Sie und ihre Vorfahren praktizieren wahrscheinlich seit Jahrtausenden die Kommunikation zwischen Mensch und Pflanzengeistern. Die Pflanze selbst teilt ihnen ihre Heilkraft mit. Sie spricht mit Gefühlen, mit inneren Bildern, mit Eingebungen und mit Träumen.

Mittels dieser geheimnisvollen Kommunikation kann sie, ohne gepflückt und verarbeitet zu werden, ihre Kraft auf die Heilerinnen und Heiler übertragen, die diese Pflanzenkraft wiederum an Kranke weitergeben. Meist haben diese Menschen nur eine oder eine Handvoll Pflanzenverbündeter, starke Medizinpflanzen, mit denen sie souverän kommunizieren und ein bestimmtes Krankheitsspektrum heilen können.

Pflanzengeister bei den Hopi

Bei den Hopi bekam ich von Großvater David Monongye, einem der Ältesten, meine erste Lektion über die Sprache der Pflanzen. Die Hopis leben in einer unwirtlichen, ganz unwirklich erscheinenden Region. Man fühlt sich dort regelrecht in eine Mondlandschaft versetzt. Oraibi, eines von drei Dörfern, die jeweils auf einer Mesa, einem Tafelberg, eng an den Felsen geschmiegt liegen, ist der älteste, ständig bewohnte Ort Nordamerikas. Dort, im trockenen Wüstenhochplateau des Hopi-Reservats in Arizona, sorgen uralte Gebete, Zeremonien, Tänze und Masken für den lebenswichtigen Regenfall und für das Wachsen der Pflanzen – letztendlich für das Gleichgewicht und die Harmonie der Natur. An diesem Ort lebt noch eine der ältesten Traditionen fort, die um die heilige Verbindung von Mensch und Natur weiß.

Die Hopis sprechen mit den Pflanzengeistern, bitten sie um Wachstum, bedanken sich für die Ernte, fragen sie nach ihrer Heilkraft. Sie verehren die Heilkraft der Pflanzen mit heiligen Tänzen und magischen Figuren, *Kachinas* genannt. Sie sind überzeugt, dass der blaue Hopi-Mais nur durch diesen Austausch in dem trockenen Boden keimt und gedeiht. Mir erschien dies dort wie ein Wunder.

Großvater David erzählte von den Pflanzengeistern, heiligen Wesen, die zum Wohl der Menschen arbeiten. Jede dort wachsende Pflanzenart, der Mais, die Kürbisse, der Steppenbeifuß, haben ihr eigenes Lied und ihre eigene Sprache, die sie dem Menschen in Visionen, im Traum, in Gebeten, in Tänzen oder einfach in deren Offenheit hinein mitteilen. „Sei ganz still und wachsam, dankbar und demütig, verliere nicht die Geduld, dann wirst du sie schon verstehen", riet er mir.

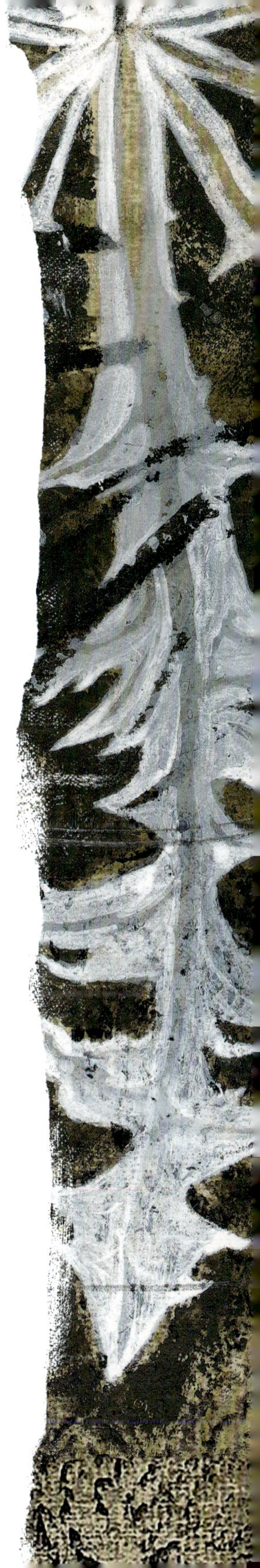

Der persönliche Kontakt – intuitiv mit Pflanzen kommunizieren

Dass die Urvölker in Pflanzen heilige Kräfte wirken sahen und sie deshalb tief verehrten, scheint uns heute fremd. Doch wir brauchen uns nur einmal die Abhängigkeit des menschlichen Lebens vom Pflanzenreich zu vergegenwärtigen, um vielleicht zu ähnlichen Gefühlen der Achtung für die Pflanzen zu kommen. Mehr als zwei Milliarden Jahre war das Leben auf unserem Planeten rein pflanzlich. Aus dem Pflanzenreich entsprang der Stammbaum des Tierreiches und somit auch der des Menschen. Alle tierischen Lebensformen, uns eingeschlossen, sind von den Pflanzen abhängig. Ohne sie gliche unser Planet einer unbewohnten Mondlandschaft.

Wenn wir in unserer Kultur, für unser Leben etwas über eine Pflanze erfahren wollen, bedienen wir uns meist eines bereits vorhandenen Wissens, das wir in Büchern, in einer Ausbildung oder im Internet finden. Dieses Wissen haben andere Menschen zusammengestellt. Meist reduzieren wir dabei die Pflanzen auf ihre Inhaltsstoffe oder ihren botanischen Namen. Ihre energetische, heilende Kraft erschließt sich uns jedoch nur, wenn wir nicht über Dritte, sondern ganz persönlich mit der Pflanze kommunizieren. Jede Pflanze ist eine individuelle Persönlichkeit, mit der wir auf der seelischen Ebene intuitiv kommunizieren können. Je mehr wir

ZUM AUSPROBIEREN

Pflanzen durch Wahrnehmung erkennen

Indigenes Naturwissen hat mich zu dieser Übung inspiriert: Setzen Sie sich in die Nähe einer Pflanze, die Sie anspricht, Sie berührt oder die Sie einfach schön finden. Das kann in der freien Natur oder im Garten sein. Nehmen Sie eine bequeme Haltung ein. Und vor allem: Nehmen Sie sich Zeit – denn die intuitive Wahrnehmung entfaltet sich erst in der Ruhe und der Entspannung. Stellen Sie Ihre eigenen Gedanken zurück, atmen Sie tief und natürlich – fühlen Sie sich wohl. Nehmen Sie wahr, was ist, ganz ohne Anstrengung. Genießen Sie die Schönheit und Besonderheit dieser Pflanze. Lassen Sie die Pflanze wissen, was Ihnen an ihr gefällt und dass Sie sie schätzen – laut oder stumm in Ihrem Inneren, je nachdem, womit Sie sich gut fühlen. Bitten Sie die Pflanze, Ihnen etwas von ihrem Wesen, von ihrer Heilkraft mitzuteilen. Fragen Sie die Pflanze, was diese Sie lehren könnte. Verbinden Sie sich für einen Austausch. Öffnen Sie sich für Bilder, Gefühle, Stimmungen, Erinnerungen, die in Ihnen auftauchen.

Spüren Sie in Ihrem Körper die Energie und die Heilkraft dieser Pflanze? In welchen Körperteilen? Vertrauen Sie Ihrem intuitiven Wissen. Wenn Sie das Gefühl haben, dass das Zwiegespräch beendet ist, bedanken Sie sich bei der Pflanze. Sie können das Erlebte niederschreiben, in einem Bild darstellen oder einfach in Ihrem Inneren wirken lassen.

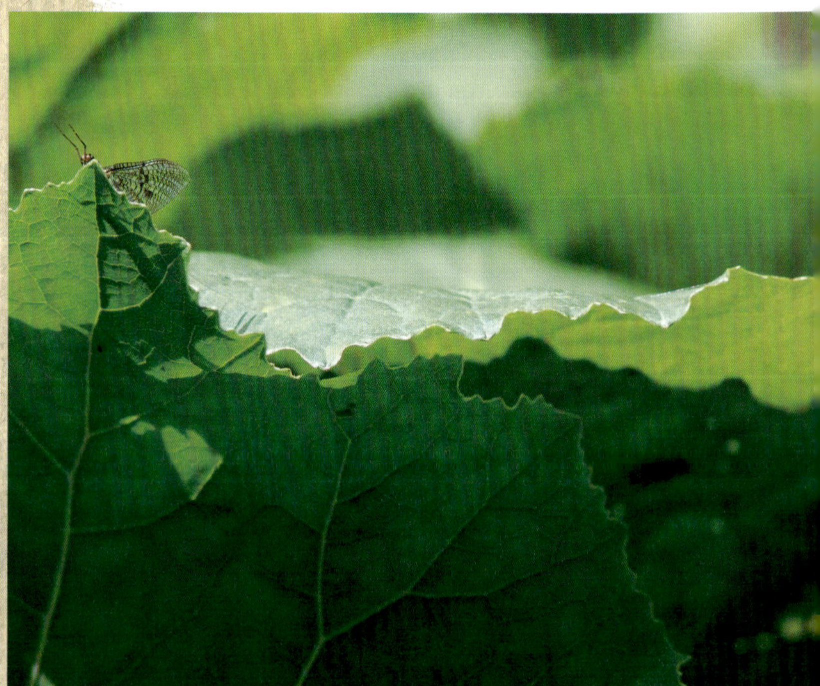

uns dabei von unseren eigenen Vorstellungen über diese Pflanze frei machen, desto mehr erschließt sich uns ihre Wirkungsweise und Heilkraft.

Machen Sie sich nicht zu viele Gedanken, ob die Kommunikation mit einer Pflanze Ihre Projektion ist oder es sich um eine tatsächliche Mitteilung der Pflanze handelt. Mit der Zeit werden Sie dies unterscheiden können.

Die „Renaturierung“ unserer Seele

John Seed, ein australischer Regenwaldaktivist, hat diese Rückkehr zur natürlichen Intuition und zum traditionellen Wissen am Beispiel zweier Schwestern aus seinem Bekanntenkreis beschrieben. Diese wollten ein Stück Land, das ausgelaugt und unfruchtbar war, wieder beleben. Nur an einer kleinen Ecke dieses Grundstückes wuchsen noch einige Wildpflanzen. Man hatte dort vergessen „einzugreifen“. Die Schwestern entfernten alle kultivierten Pflanzen auf dem Gelände und ließen von dieser kleinen wilden Ecke aus das gesamte Land Stück für Stück renaturieren. Tatsächlich gelang es ihnen.

John Seed vergleicht diese Situation mit unserer eigenen menschlichen Seelenlandschaft: Wenn wir eingepflanzte, eingeführte Arten – das heißt in diesem Fall kulturelle Vorstellungen und Vorurteile – zurückstellen, können Wildpflanzen – übertragen gesprochen unser intuitives Wissen – wieder neu im Land unserer Seele Fuß fassen und diese regenerieren. Pflanzen wirken nicht nur über die Nahrung, sondern über einen geheimnisvollen, sprachlosen Energieaustausch.

Links: Pflanzen sind Persönlichkeiten. Wir können mit ihnen auf einer intuitiven Ebene kommunizieren.

Rechts: Schachtelhalme fühlen sich rau an – das Ertasten von Pflanzen erweitert unseren Wahrnehmungsbereich.

ZUM AUSPROBIEREN

Blind sehen – entdecken Sie die Kraft einer Pflanze

Diese Übung sollte paarweise ausgeführt werden. Verbinden Sie Ihre Augen und lassen Sie sich von einer zweiten Person zu einer Pflanze führen. Setzen Sie sich vor die Pflanze und öffnen Sie sich, wie in der vorangegangenen Übung, für einen „Informationstransfer“. Die andere Person legt Ihnen dann ein Blatt oder einen Zweig in die Hand oder Ihre Hände werden zu den Blättern der lebenden Pflanze geführt.

Lassen Sie in Ihrem Inneren die Gestalt der Pflanze entstehen: Wie sieht sie aus? Ist sie starr, rau, behaart, zart, weich, kalt oder warm? Wofür könnte sie gut sein? Welche Heilprozesse könnte sie unterstützen? In welchem Körperteil nehmen Sie die Kraft der Pflanze besonders wahr?

Überprüfen Sie nach dieser Übung das von Ihnen intuitiv erfahrene Wissen zum Beispiel mit Büchern über Heilpflanzenkunde und Bachblütentherapie.

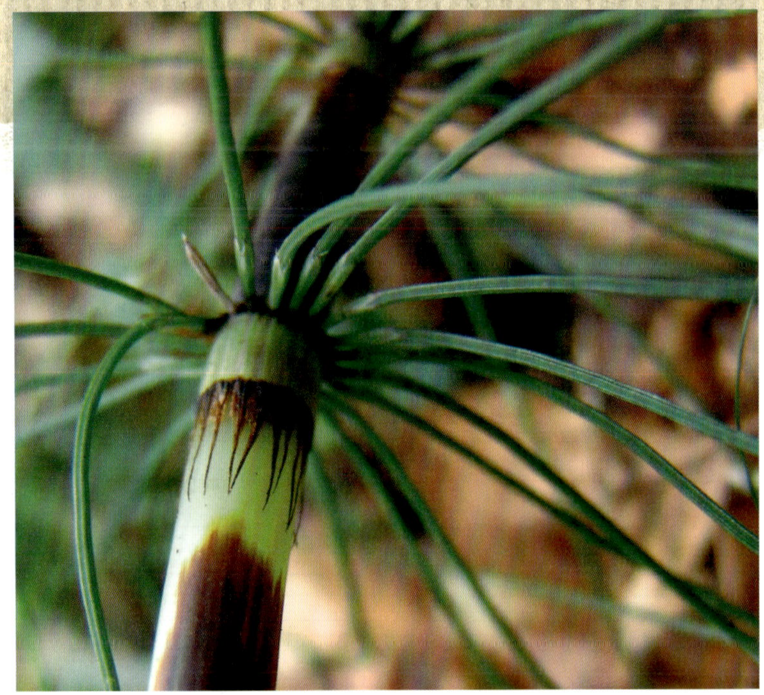

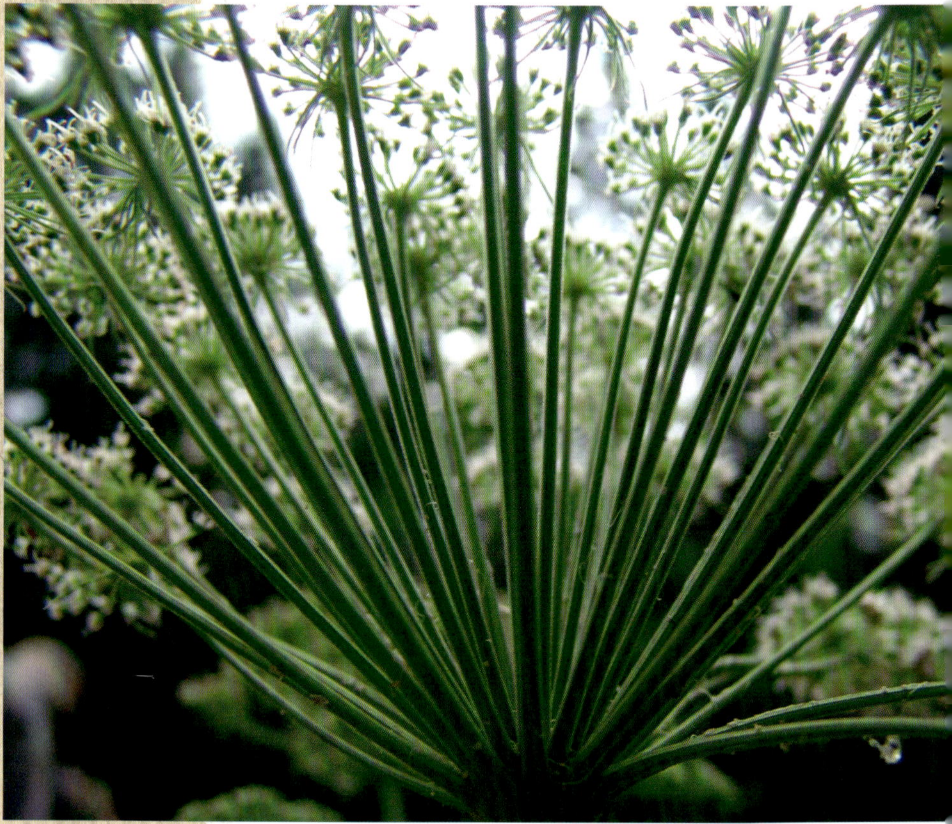

ZUM AUSPROBIEREN

Vertrauen Sie der Fährte Ihres Herzens

Auf Reisen oder an mir bisher fremden Orten werde ich manchmal nach einer bestimmten Heilpflanze gefragt. Oder ich brauche für eine bestimmte Krankheit eine spezielle Heilpflanze. Dann verwende ich eine Methode, die mir die Indigenen als „Sich rufen lassen" vermittelt haben. Diese Methode wird auch „Die Fährte mit dem Herzen finden" genannt. Dafür ist es wichtig, ein Gefühl, das diese Pflanze etwa bei einer ersten Begegnung ausgelöst hat, gezielt einzusetzen. Ihr botanischer Name, ihre Inhaltsstoffe spielen zunächst keine Rolle. Das Gefühl, das diese Pflanze einmal in Ihnen erzeugt hat, wird dagegen in einer inneren Schublade aufbewahrt, zu Beginn der Übung herausgeholt und dann verstärkt. Es wird wie ein „Peilsender" zur Pflanze hin ausgerichtet.

Entscheiden Sie sich bei dieser Übung für eine Pflanze, mit der Sie über ein Gefühl, durch eine Erinnerung, eine Stimmung, eine Begebenheit verbunden sind und die in Ihrer Region vorkommt. Unternehmen Sie einen Spaziergang und stimmen Sie sich mit diesem Gefühl auf die Pflanze ein. Vielleicht sehen Sie diese Pflanze vor Ihrem inneren Auge, und eine Erinnerung an sie verdichtet sich in Ihnen zu einem Gefühl oder einer inneren Stimme.

Folgen Sie dem Ruf dieser Pflanze, bleiben Sie dabei jedoch achtsam für die Sie umgebende Natur. Während Sie sich in der Landschaft fortbewegen, spüren Sie, wie Sie selbst ein Teil Ihres Umfelds werden und wie Ihre Bewegungen mehr und mehr „in Fluss" mit der Sie umgebenden Landschaft kommen. Sie können dabei ganz unverhofft und plötzlich vor der gesuchten Pflanze stehen.

Falls Ihnen diese Übung zu Anfang nicht gelingt, geben Sie nicht auf. Die Fähigkeit, sich von natürlichen Dingen rufen zu lassen, stellt sich erst allmählich ein. Sie setzt sich aus verschiedenen erlernten Komponenten zusammen und führt dann zu einer erweiterten Wahrnehmung und einem intensiven Gefühl des Daheimseins und der Sicherheit in der Natur.

Sich mit Pflanzen umgeben – Heilung finden

Die Ahnen der Hopis, wie sicherlich auch unsere eigenen Vorfahren, haben wahrscheinlich irgendwann einmal beim Pflanzensammeln bemerkt, dass sie dabei von manchen Pflanzen Kraft und Energie erhalten.

Gerade in unserer heutigen Zeit, wo wir in der modernen Industriegesellschaft so weit von dieser uralten, universellen Naturkenntnis entfernt sind, entdecken wir wieder von wissenschaftlicher Seite her und fast schon überraschend diese geheimnisvolle, heilende Kraft der Pflanzen neu. Aktuelle Untersuchungen zeigen zum Beispiel, dass bei Menschen, die vom Fenster ihres Krankenhauszimmers auf die Natur blicken können, die Heilung schneller verläuft.

Schon das bloße Betrachten scheint unsere Selbstheilungskräfte anzuregen. Umgeben Sie sich also wenn möglich überall mit Pflanzen,

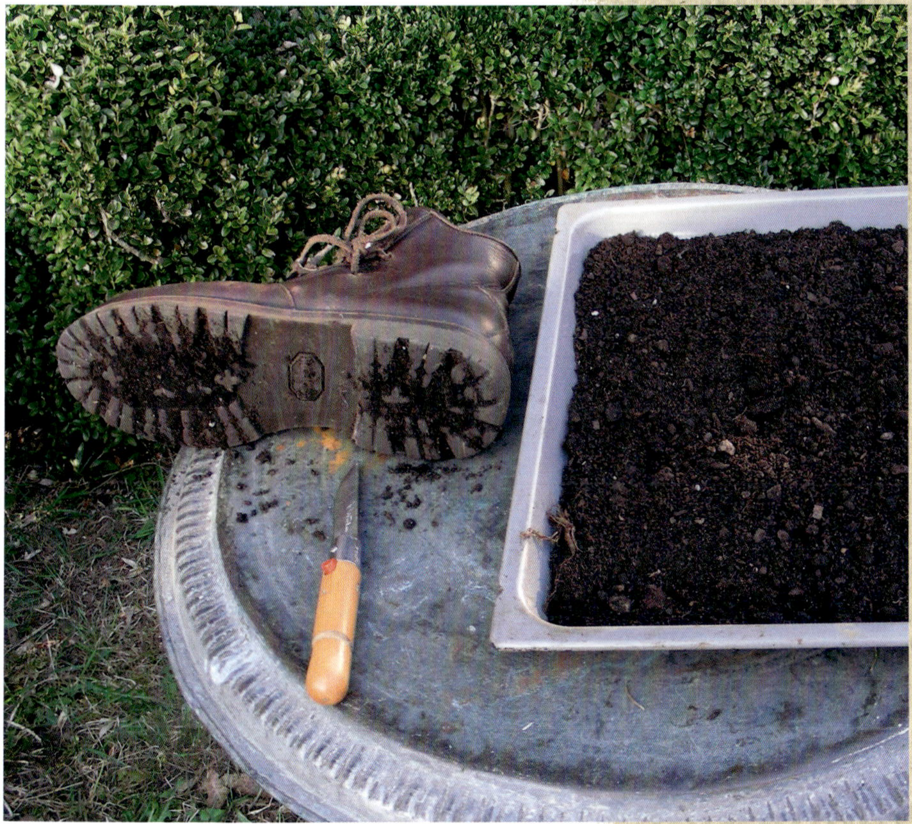

Links: Manchmal fasziniert uns die Schönheit ungewöhnlicher Formen. Wir fühlen uns zur Pflanze hingezogen und möchten mehr über sie wissen.

Oben: An unseren Schuhsohlen verbergen sich mancherlei Pflanzensamen.

nicht nur draußen im Garten, sondern auch in Ihren Wohnräumen, im Arbeitszimmer, auf Ihrem Balkon.

So kann eine innige Verbindung mit dem Pflanzenreich, mit der ganzen Natur, auch unser inneres Gleichgewicht stärken und damit den Boden zur Heilung von Krankheiten auf der seelischen wie körperlichen Ebene bereiten. Mit diesen neuen Erkenntnissen ist die Sprache der Pflanzen und ihr Alphabet, von dem Großvater David erzählte, viel weniger ungewöhnlich als es zuerst erscheinen mag – und wir begreifen, dass eine Pflanze mehr ist als die Summe ihrer Wirkstoffe.

Zum Ausprobieren

Pflanzen heften sich an die Fersen

Ziehen Sie sich Wanderschuhe mit möglichst dickem Profil an. Machen Sie einen Spaziergang, eine Wanderung draußen in der Natur, so wie es Ihnen beliebt. Streifen Sie über Wiesen, durch Wälder oder wandern Sie am Bach entlang. Vielleicht möchten Sie dabei auch gerne Ihren Lieblingsweg ablaufen. Bevor Sie am Ende dieser Wanderung wieder durch Ihre Haustüre treten, auf das Rad oder ins Auto steigen, ziehen Sie Ihre Schuhe aus, kratzen Sie die Erde von den Sohlen Ihrer Schuhe ab und füllen Sie sie in eine Plastiktüte. Geben Sie zuhause diese Erde in ein Gefäß, füllen Sie so viel Wasser hinzu, dass sich durch Rühren die Erde im Wasser löst und Sie einen dickflüssigen Brei erhalten. Lassen Sie ihn zugedeckt eine Nacht stehen.

Füllen Sie dann in ein feuerfestes Gefäß, zum Beispiel in ein Backblech mit hohem Rand oder in eine hohe Auflaufform, etwa zwei bis drei Liter Gartenerde (aus Ihrem Garten oder aus einem Gartenbedarfgeschäft). Schieben Sie dieses Gefäß mit der Erde in den Backofen und machen Sie die Erde bei ungefähr 150 Grad 20 Minuten lang keimfrei. Lassen Sie alles gut abkühlen.

Vermischen Sie die Erde nun mit Ihrem Wasser-Erde-Gemisch. Füllen Sie alles in einen Blumenkasten oder ein kleines Fenster-Treibhaus. Bedecken Sie es mit Glas oder Plastikfolie. Stellen Sie Ihr kleines Treibhaus an einen warmen Platz am Fenster und halten Sie es feucht, aber nicht nass.

Nach zwei bis drei Wochen erscheinen die ersten Pflanzen, die Ihnen damals auf Ihrer Wanderung auf den Fersen gefolgt sind. Finden Sie zum Beispiel mit einem Bestimmungsbuch heraus, um welche es sich handelt. Was könnten diese Pflanzen über Sie aussagen? Warum sind sie Ihnen „nachgelaufen"? Wandern Sie eher auf Wegen oder durchstreifen Sie lieber den Wald? Umgehen Sie Pfützen auf Ihren Spaziergängen? Ist eine für Sie wirksame Heilpflanze dabei, oder gar eine Botschaft?

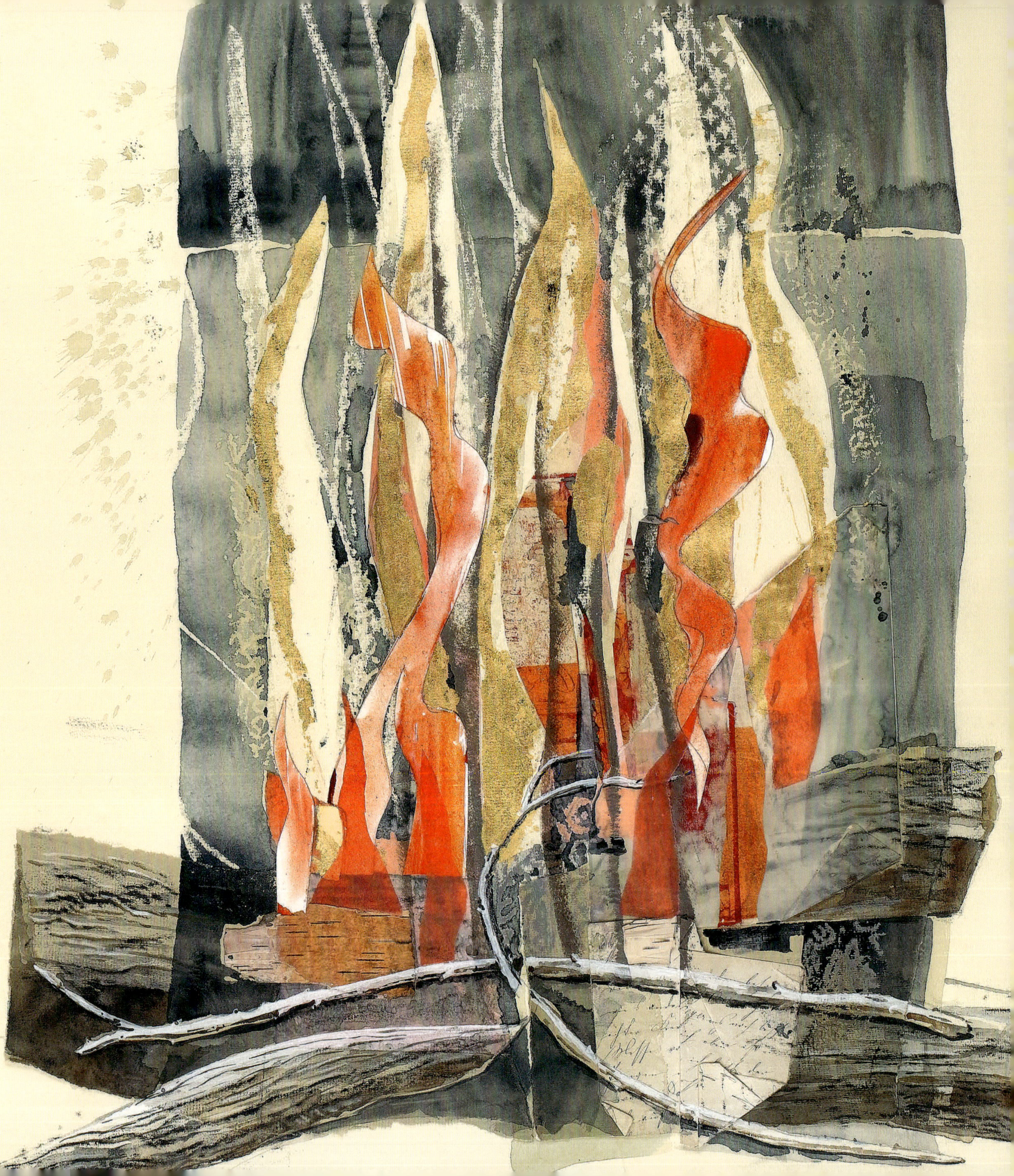

Im Kreis des Feuers

Vom Feuer lernen

„Wird es zu kalt,
zünde ich ein Feuer an,
denn ich habe eine Feuerstelle;
der Mensch braucht das Feuer.
Die Menschen in Europa
sehen nur dann das Feuer,
wenn ihr Haus brennt.
Ihre Seelen verkümmern,
weil sie kein Feuer sehen.
Wie oft brennt schon ein Haus,
und wer nimmt sich dann die Zeit,
friedlich in die Flammen zu schauen?“

Janosch
(geb. 1931, deutscher Kinderbuchautor)

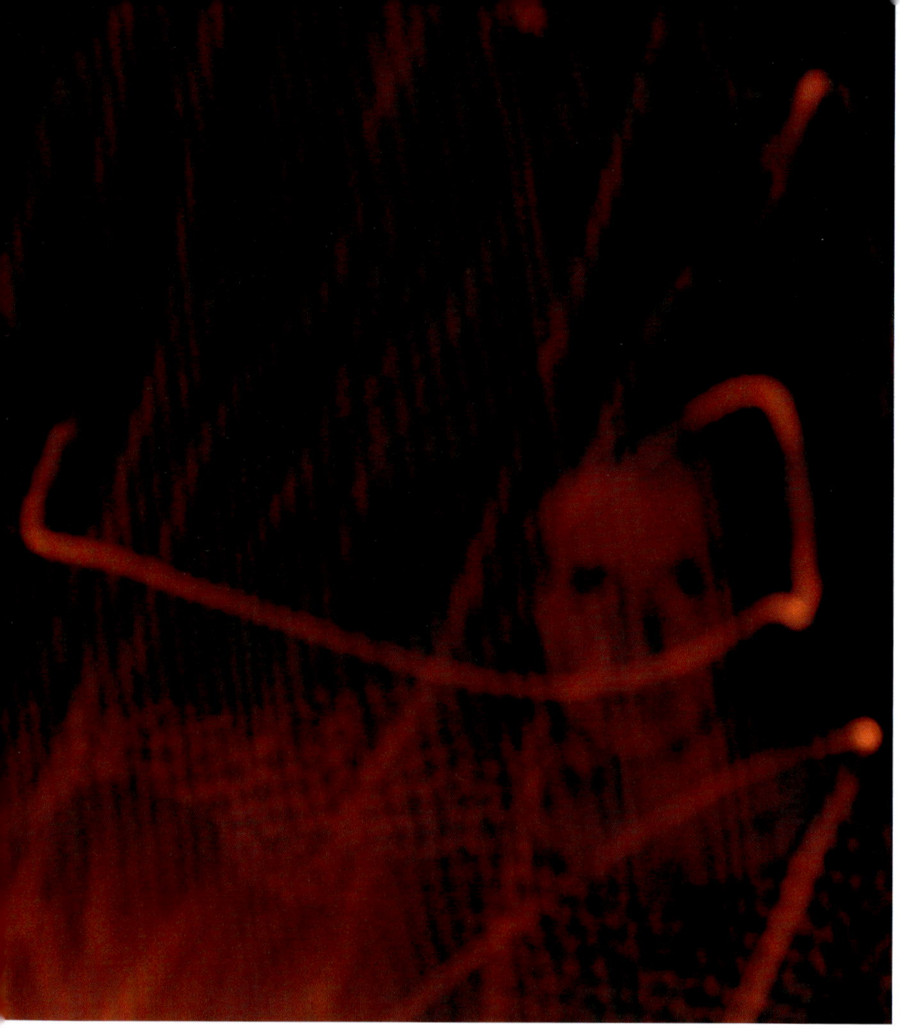

Nichts erscheint uns so lebendig wie die flackernden Flammen eines Lagerfeuers.

Am Lagerfeuer – dem Lebendigen begegnen

Jedes Lagerfeuer in meinem Leben vermehrt das Glück des Draußenseins. Ob ich ganz alleine in die flackernden Flammen blicke und vor mich hinträume oder ob das Feuer den Mittelpunkt einer Gemeinschaft in abendlicher Runde bildet – immer erfüllt es mich mit dem befriedigenden Gefühl, mir selbst zu genügen und nichts anderes zu brauchen: Ein Feuer reicht, um einfach nur da zu sein. Es ist das beste Mittel, sich in der Natur zuhause zu fühlen. In der oft künstlichen und virtuellen Welt unserer gegenwärtigen Zeit finden wir nichts, das so lebendig ist wie die sich stets wandelnden und züngelnden Flammen des Feuers. Nirgendwo wird unsere tiefe Sehnsucht nach dem pulsierenden Leben so gestillt wie im Schein einer Feuerstelle draußen in der Wildnis. Wer sich auf das Feuer wirklich einlässt und sich mit ihm verbindet, dem wird ein tiefes Gewahrwerden der natürlichen Welt und des eigenen Lebens geschenkt.

In unserem Inneren, in einer uralten universellen Sprache, heißt das Feuer „Leben" – und ganz instinktiv setzt unsere Seele die Flammen mit dem eigenen Lebensfeuer gleich. Sie spürt die Resonanz zwischen Innen und Außen und die Verflochtenheit von Feuer und Leben. Jede Zelle unseres Körpers, in der Verbrennung stattfindet, ist ein Teil des großen Lebensfeuers. Es „feuert" den Funken, der zwischen den Nervenzellen springt, und „kocht" die Speisen in unserem Verdauungssystem. Es nährt den Funken unserer Lebenskraft, unserer Begeisterung und unserer Liebe zum Leben.

Das Feuer entfacht so unsere Lebensgeister, wir entflammen in Leidenschaft. Alles fühlt sich lebendiger an. Wer einmal in einer schwierigen oder scheinbar ausweglosen Situation in der Wildnis ein Feuer entzündet hat weiß, wie es Zuversicht und Durchhaltekraft wieder erwecken kann, wie es Angst und Zweifel vertreibt.

Das Feuer lässt uns alle Stadien des Werdens und Vergehens miterleben: Das brennende Holz wird zu Licht und Wärme, Rauch steigt zum Himmel auf, die Flamme erstirbt und am Schluss bleibt ein kleines Häufchen Asche zurück, ganz fein, und bereit, wieder in den Kreislauf der Erde einzugehen. Sich mit den Elementen und der Wildnis zu verbinden heißt auch, bereit zu sein sich zu wandeln. Keines der vier klassischen Elemente steht in der Sprache unserer Seele so für das Prinzip der Wandlung und Erneuerung, für die Transformation des Sichtbaren in das Unsichtbare und der Materie in das Spirituelle wie das Feuer.

Wenn wir uns wirklich auf seine Magie einlassen, es in eine erweiterte Wahrnehmung aufnehmen, wird es uns zu einer kraftvollen und transformierenden Erfahrung mitnehmen und auf mystische Art zu einem Verbündeten werden. Deshalb ist es seit Urzeiten für uns eines der wichtigsten

„Seelenwerkzeuge“, um Veränderungen im Lebenslauf zu initiieren, uns zu begleiten und eine tiefe Heilung unserer Seele einzuleiten.

Im Schein eines Lagerfeuers oder an einem offenen Kamin können wir mühelos den vergangenen Tag vorüberziehen lassen. Die Behaglichkeit der Feuerstelle macht es leicht, auch das bisherige Leben vorbeiziehen zu lassen. Wir spüren die Vergangenheit, schauen versöhnlich zurück und blicken wohlwollend in die Zukunft.

Am Feuer öffnen sich verborgene Tore zu unseren Sehnsüchten und Wünschen. In den schamanischen Traditionen vieler Völker spielte es deshalb bei der Begleitung von Initiationsriten, zur Bekräftigung wichtiger Vorhaben, für Heilrituale und zur Verbindung mit dem Wissen der Ahnen eine elementare Rolle. Im Schein eines Feuers lassen sich Ängste, Sorgen und Befürchtungen oft leichter aussprechen oder annehmen. Bis heute ist so bei den Ureinwohnern Nordamerikas die Tradition „mit dem Feuer reden“ lebendig geblieben.

Wenn wir am Feuer sitzen und unsere Wahrnehmung öffnen, spricht es zu uns durch unseren Körper, unsere Gefühle und unsere Gedanken. So weckt ein tiefer Kontakt mit ihm heilende und revitalisierende Kräfte, führt uns zu inneren Kraftquellen und lässt uns unser Leben in seiner ganzen Fülle spüren. Dies ist ein gutes Mittel zur Versorgung und Heilung unserer zivilisatorischen Wunden, die durch Stress und Entfremdung von der natürlichen Welt entstehen.

Falls Sie Ihr Feuer nicht auf Ihrem eigenen Gelände entfachen, holen Sie sich vorher immer das Einverständnis des Grundstücksbesitzers oder der Gemeinde ein.

Zum Ausprobieren

Sein Feuer entzünden

Entzünden Sie draußen in der Natur ein Feuer. Wenn das nicht möglich ist, genügt auch ein offener Kamin, eine Feuerschale oder ein Aztekenofen auf Terrasse oder Balkon. Sammeln Sie dazu trockenes Holz und legen Sie einen Vorrat davon bereit, damit Sie nicht gleich wieder aufstehen müssen. Bauen Sie die Feuerstelle liebevoll und achtsam auf.

Setzen Sie sich dann gemütlich an Ihr Feuer, entspannen Sie sich und öffnen Sie sich für das Licht und die Wärme. Spüren Sie die Lebendigkeit der Flammen, verbinden Sie sich mit ihnen. Schließen Sie die Augen, sehen und spüren Sie die Wärme der Flammen auf Ihrer Haut, in Ihrem Körper und Ihrem Herzen. Nehmen Sie bewusst Ihre Gefühle wahr.

Fragen Sie sich: Spüre ich die lebendige Kraft dieser Flammen auch in meinem Körper? Spüren ich mein Lebensfeuer oder lebe ich auf „halber Flamme“? Welche Situationen, welche Gefühle, welche Menschen nähren mein inneres Feuer?

Nehmen Sie die Wärme und Lebendigkeit des Feuers in Ihr Herz auf. Spüren Sie, wie es warm und weit wird. Wie wirkt das Lebensfeuer, das Lebendige in meinem Leben? Wann bin ich fern vom Lebendigen? In welchen Situationen passiert das? Wie fühlt sich das dann an? Was könnte ich tun, damit die Lebenskraft mehr fließen kann? Was brauche ich für ein erfülltes Leben? Halten Sie den Austausch mit dem Feuer aufrecht, solange es sich gut und einfach anfühlt. Beenden Sie die Übung in Dankbarkeit.

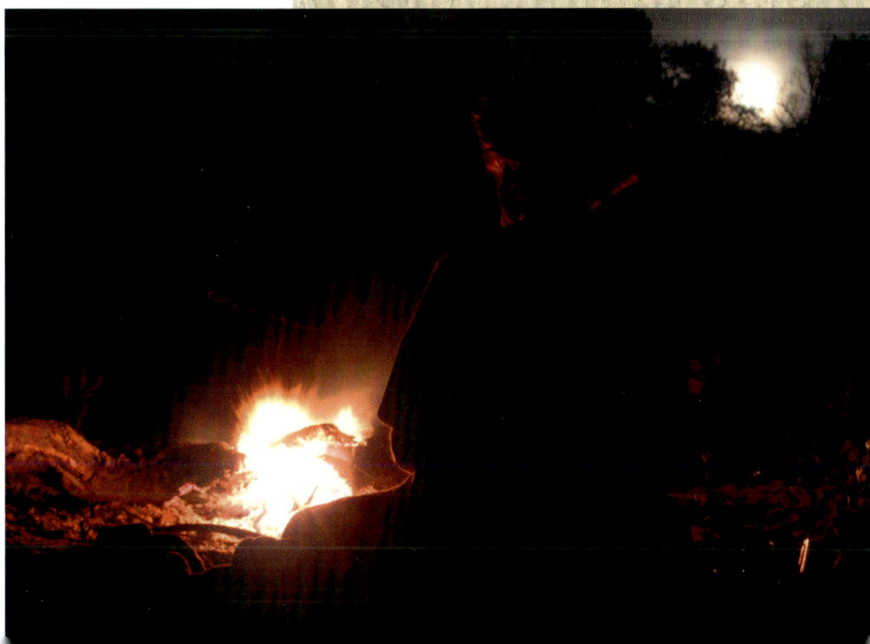

An einem Feuer draußen in der Wildnis wird unsere Sehnsucht nach Ursprünglichkeit gestillt.

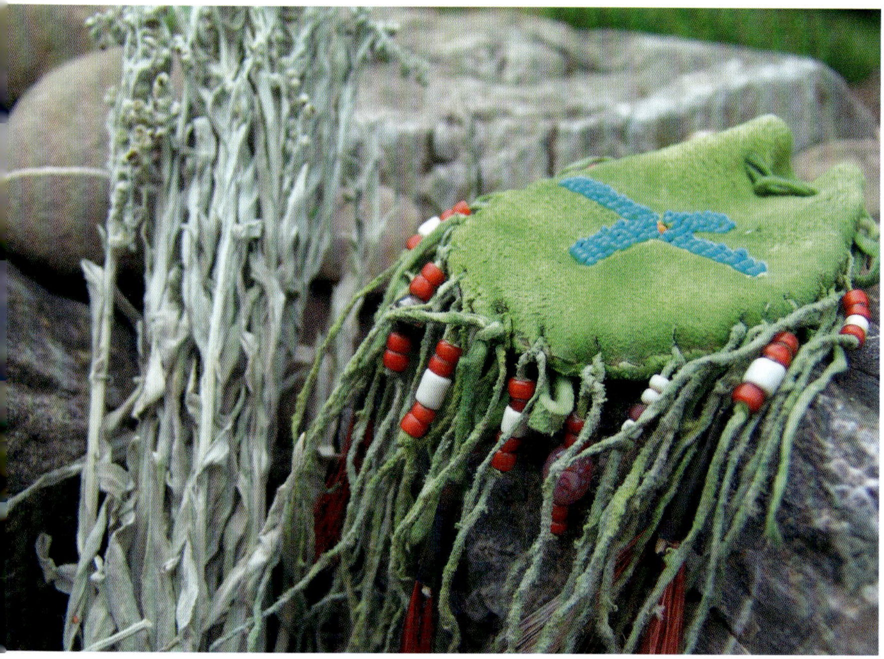

Räucherwerk, wie zum Beispiel Beifuß, ist ein Geschenk für das Feuer.

Zum Lehrling des Feuers werden

Bei allen heute noch naturnah lebenden Völkern und auch bei unseren Vorfahren war das Feuer wegen all seiner Eigenschaften und Fähigkeiten ein heiliges Element, das mit Respekt und in Zeremonien eingebunden entzündet und geachtet wurde.

„Um sich mit der heiligen und heilenden Kraft des Elements Feuer zu verbinden, ist es notwendig, sein Lehrling zu werden", so belehrte mich mein indigener Lehrer Frank Red Hawk. Eigentlich wollte ich bei ihm vor allem etwas über seine Pflanzenheilkunde lernen, wurde jedoch zuerst in „Feuerheilkunde" unterwiesen. Um herauszufinden, welche Heilpflanzen mit mir besonders verbunden sind, sollte ich lernen, mit dem heiligen Feuer im Tipi, in der Schwitzhütte und während der Zeremonie der heiligen Pfeife umzugehen. Dazu sollte ich also zunächst Lehrling des Feuers werden.

Zuerst einmal war es wichtig, dem Feuer achtsam und respektvoll zu begegnen. Frank warf duftende Räucherpflanzen wie Salbei, Beifuß, Zedernspitzen und manchmal Tabak oder Maiskörner ins Feuer, um es zu ehren oder um sich bei ihm zu bedanken. „Es ist gut, immer ein Geschenk für das Feuer dabei zu haben", sagte er mir oft. Er bewahrte seine Geschenke in einem grünen, mit langen Perlenschnüren verzierten Lederbeutel auf. Er schenkte ihn mir zum Abschied – und nun beschenke ich selbst das Feuer mit duftendem Räucherwerk.

Damals öffnete sich meine Wahrnehmung, und meine Dankbarkeit für das Feuer wuchs. Nie bin ich mit einem tieferen Gefühl der Verbundenheit und Behaglichkeit eingeschlafen als am Feuer von Franks Familie, im Zentrum des achteckigen, aus dicken Baumstämmen erbauten Hogans, dem traditionellen Wohnhaus der Navajos. Der gestampfte Lehmboden ließ mich die unerschütterliche Verlässlichkeit der Erde spüren. Die warmen Schaffelle hüllten mich in weiche Geborgenheit und das entspannte Schnauben der Pferde vor dem Hogan vermittelte mir die beruhigende Gewissheit, dass alles in Ordnung ist.

Dieses Feuer, in dessen sanftem Lichtkreis wir ruhten, wärmte, beschützte und verband uns, wie mir in diesen Nächten erschien, seit Jahrtausenden. Ich stellte mir die vielen Feuer in der Geschichte der Menschheit vor, die jemals den Mittelpunkt einer Gemeinschaft gebildet hatten: in den eisigen Kältesteppen für die umherziehenden Nomadenstämme, in Höhlen und unter Felsüberhängen, in unzähligen Zelten, Hütten und Häusern, bis weit in unsere Zeit hinein. Mir schien damals im Hogan, durch dessen Rauchöffnung ich den Sternenhimmel sah, als ob dieses Feuer mich mit all jenen verband, die sich irgendwann auch so behaglich und geborgen an einem Feuer fühlten wie ich in diesen Nächten.

Frank Red Hawk hatte mir einmal erzählt, dass bei einem guten und heiligen Feuer die Steine um die Feuerstelle herum vor Freude singen. Ich glaube, in jenen Nächten konnte ich die Steine wirklich singen hören.

Holz – die Stimmung des Feuers kennen

Für das Draußensein in der Wildnis ist es nützlich zu wissen, welches Holz am schnellsten oder längsten brennt, welches am besten wärmt, welches am meisten raucht oder Licht spendet. Auch seine stimmungsverändernden Qualitäten zu kennen gehört zum Wissen über die Wildnis. Die Menschen früherer Zeiten besaßen umfangreiche Kenntnis über die verschiedenen Holzsorten in ihrer Umgebung und die Wirkung des jeweiligen Feuers – ein Wissen, das heute verloren geht.

Jedes Feuer spiegelt die Qualität der Menschen, die das Feuer entzündet haben und daran sitzen: Ist es respektvoll aufgebaut und entzündet worden, oder hat man hektisch und lieblos die Hölzer übereinander geworfen? Lädt es andere zum Verweilen ein, oder ist die Feuerstelle so groß und heiß, dass man sich nicht niederlassen kann? Muss man gar in gewissem Abstand stehen bleiben, weil man Gefahr läuft, sich zu verbrennen? Kann eine Gruppe von Menschen um dieses Feuer herum Stille ertragen, regt es eher zu Gesprächen an oder verbreitet es vielleicht sogar Hektik?

Von Paul Raphael, einem Ältesten vom Stamm der Odawa, der das traditionelle Wissen um das heilige Feuer seines Stammes hütet, damit heilt und es auch lehrt, lernte ich: „Mache ein Feuer freundlich, so dass es nicht zu groß und heiß ist, damit sich die Menschen nah an seine Flammen setzen und sich miteinander verbinden können. Es soll einladen zum Zusammensein und zum Heilen und dazu, sich mit dem Wissen des heiligen Feuers zu verbinden."

Jede Holzart ergibt ein Feuer von ganz eigener Qualität. Finden Sie heraus, welche Stimmung es erzeugt.

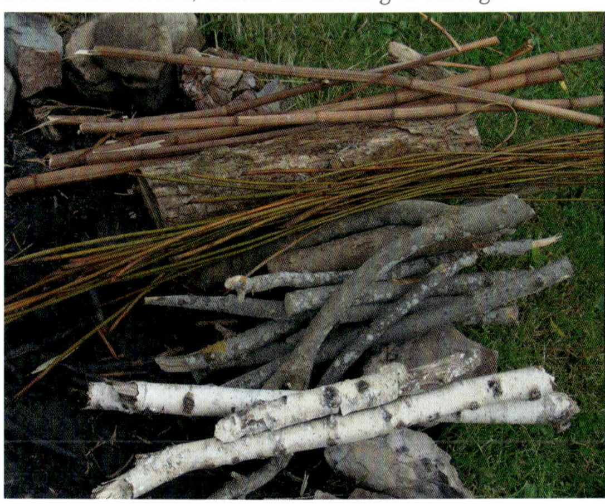

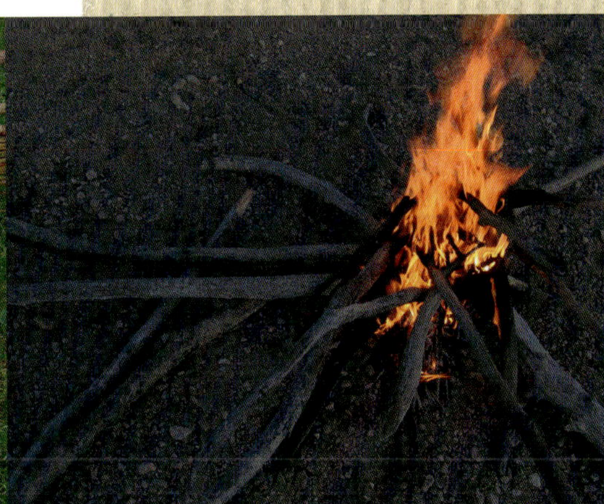

Zum Ausprobieren

Das Wissen der Waldmenschen

Sammeln Sie trockenes Holz von verschiedenen Bäumen und entfachen Sie damit jeweils ein eigenes Feuer zu verschiedenen Zeiten und bei verschiedenen Gelegenheiten – draußen oder im Kamin.

Beobachten Sie: Wie verändert sich die Farbe der Flammen, ihre Bewegung, ihr Geräusch, der Duft, die Wärme durch die verschiedenen Hölzer? Wie verhält sich der Rauch? Welche Qualität erzeugen harzreiche Hölzer? Welches Licht spendet Birken- oder Eichenholz? Wie verbrennen Weidenäste? Gibt es Hölzer, deren Rauch Kopfschmerzen erzeugen oder andere Unbehaglichkeiten?

An welchem Feuer kann ich mich wärmen, kann ich kochen, kann ich lesen? Welche Stimmung entsteht in mir an dem jeweiligen Feuer? Wann fühle ich mich nachdenklich, heiter oder inspiriert?

Erfreuen Sie sich an der Vielfalt des Feuers. Machen Sie sich Notizen über Ihre Erkenntnisse.

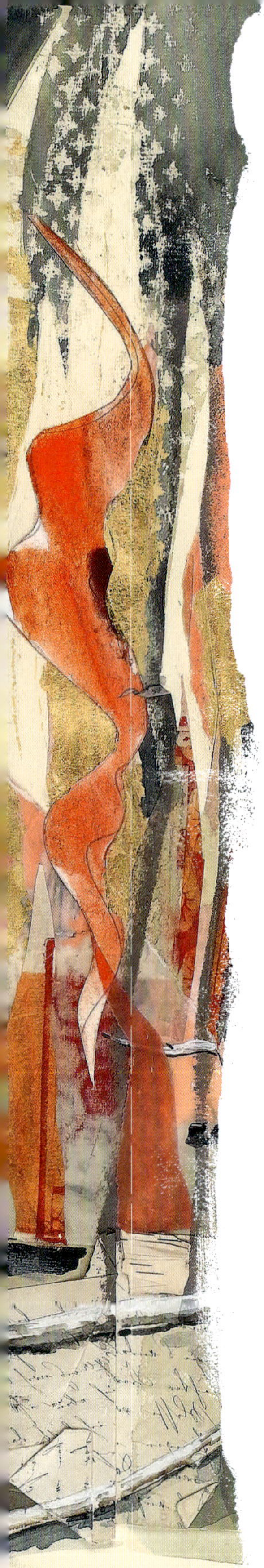

Am Feuer unserer Ahnen

Das Lagerfeuer lädt ein, Geschichten zu erzählen. Die Menschen haben erzählt und zugehört – wahrscheinlich schon vor über einer Million Jahren. Manchmal erscheint es, als bewahre das Feuer noch immer die Geschichten all der Menschen, die bei ihm saßen. „Haben wir diese Erzählung nicht schon einmal am Feuer gehört, damals vor zehn oder vor einigen tausend Jahren?“...

Egal zu welcher Zeit das war – es war immer das gleiche Feuer, in das unsere Vorfahren blickten und um das wir uns noch heute scharen. Es kann uns unmittelbar mit dem Wissen, den Gefühlen, Träumen und Visionen unserer Vorfahren verbinden. Am Feuer können wir einen Zeitsprung wagen, dorthin, wo wir es zum ersten Mal als heilig erlebten. Vielleicht haben wir einst ein geheimes Bündel geschnürt, um es immer wieder an uns und andere im Schein des Feuers auf magische Weise weiterzureichen. In diesem Bündel ist unser ganzes Wissen über das Feuer verborgen. Es liegt bereit für jene, die das Feuer lieben und es öffnen und entdecken wollen, was es in sich birgt.

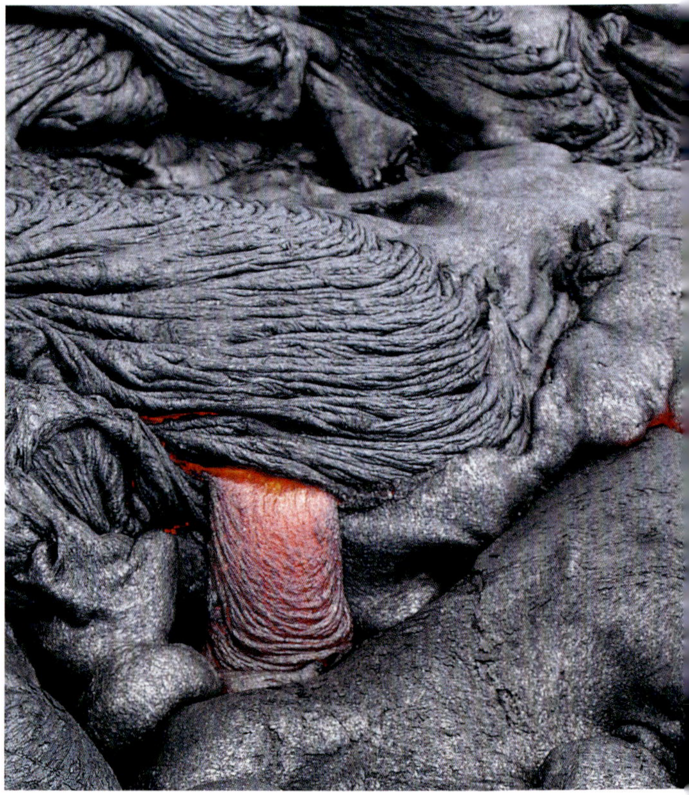

Aus Vulkanen, wie dem Kilauea auf Hawaii, strömt glühende Lava. In Form der Feuergöttin Pele wird diese Feuerkraft der Mutter Erde dort noch heute verehrt.

Eine uralte Geschichte – wie das Feuer zum Menschen kam

Die Geschichte, die vom Feuer auf der Erde erzählt, beginnt vor Millionen von Jahren – seit es Pflanzen, das heißt brennbares Material, gibt. Vorher war das Feuer ein anderes. Es wurde von Vulkanen aus der aufgerissenen Erdkruste in Form von glühender Lava gespieen. Dann, als es Pflanzen gab, entzündete es der Himmel in Form von Blitzen.

Viel, viel später erst verband sich die Geschichte des Feuers mit dem Weg der Menschen. Vielleicht war das vor anderthalb Millionen Jahren in Afrika. Archäologische Funde in einer Höhle in der Nähe von Johannesburg zeigen, dass der Frühmensch, *Homo erectus*, bereits das Feuer nutzte. Er konnte es zwar noch nicht selbst entfachen, gelangte aber an brennende Holzstücke bei Buschbränden.

Das Feuer hat die Entwicklung der Menschheit nachhaltig geprägt und gelenkt. Dank seiner Hilfe konnten die nomadischen Urvölker die warmen äquatorialen Zonen Afrikas verlassen, um Europa und die ganze restliche Welt zu besiedeln. Das Feuer war dabei das kostbarste Reisegepäck, und sicher voller Magie. Sein Gebrauch kennzeichnet den Beginn der menschlichen Kultur. Die Archäologen fanden bei Bilzingsleben in Sachsen-Anhalt Feuerstellen, die etwa 370.000 Jahre alt sind. Es sind die ältesten Feuerstellen, die in Europa bis jetzt gefunden wurden.

Wie unvorstellbar kostbar muss das Feuer damals gewesen sein! War es dem *Homo erectus* damals bereits heilig? Es schützte die Menschen vor Kälte und vor wilden Tieren, härtete ihre Waffen, trocknete nasse Kleidung, machte Fleisch leichter verdaulich und half ihnen, das Fleisch durch Räuchern auch haltbar zu machen. Es bildete den Mittelpunkt der Gemeinschaft und erst mit dem Feuer war es möglich, nach Einbruch der Dunkelheit im Lichtkreis der Flammen aktiv zu bleiben.

So sicherte das Feuer das Überleben der Menschen. Es durfte nie ganz erlöschen. Denn neues Feuer zu finden, das sich von selbst in der Natur entzündet, war schwierig. Sicher waren damals bestimmte Menschen eines Clans mit der Aufgabe des Feuerhütens betraut. Diese Tradition lebte noch lange weiter und bei indigenen Völkern besteht noch heute der Brauch des rituellen Feuerhütens, zum Beispiel bei einer Schwitzhüttenzeremonie.

Auch in unserer Kultur hat sich ein Rest dieser Tradition erhalten. Die jüngste Tochter des Hauses war einst mit der Betreuung des Herdfeuers beauftragt. Sie schlief sogar in dessen Nähe, um es jeden Morgen aus der Glut des vorangegangenen Tages neu zu entfachen. Sie war das „Aschenputtel".

Damals, an den ersten Feuerstellen Eurasiens, wurden wir zu Lehrlingen des Feuers und irgendwann einmal lernten wir, es selbst zu machen und so von Buschbränden und Blitzen unabhängig zu sein. Es wurde zu unserem hilfreichen Begleiter auf Wanderungen und bildete gleichzeitig das Zentrum unserer Gemeinschaft.

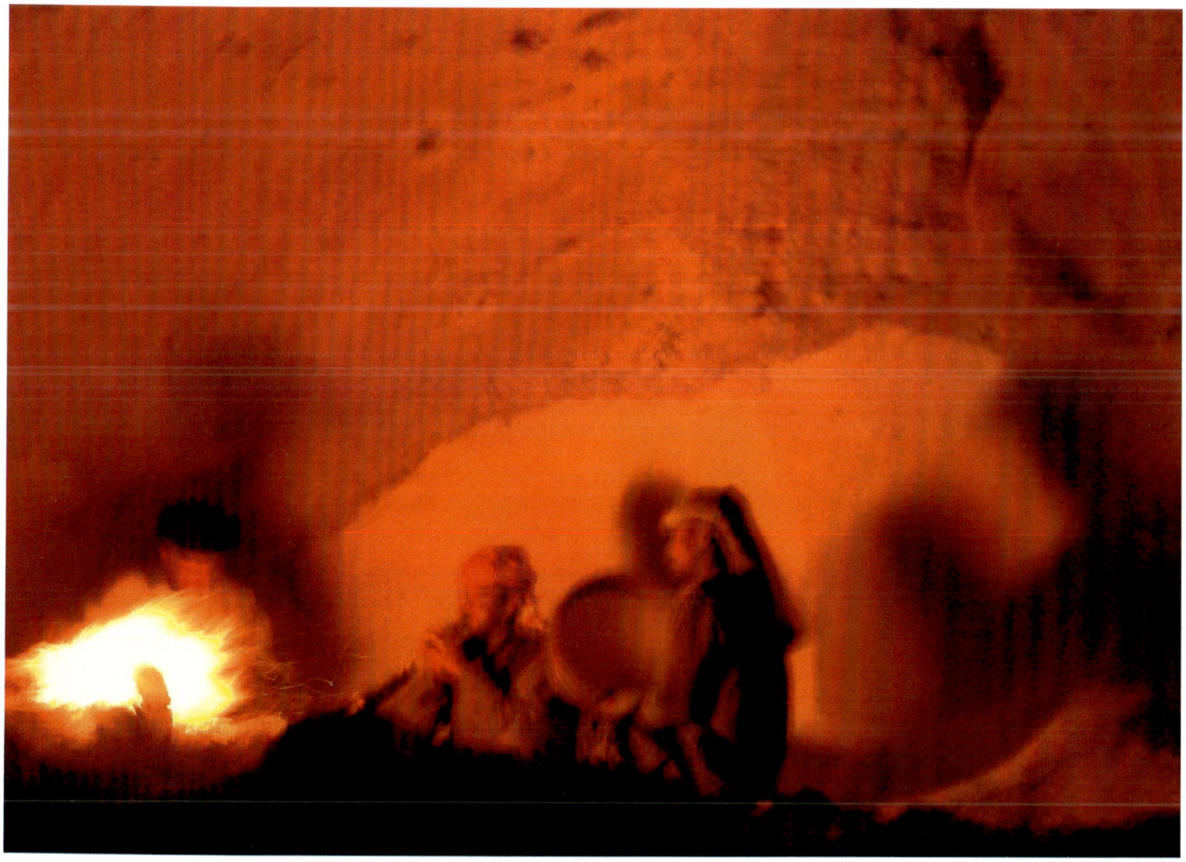

Das Feuer war nicht nur für unsere Vorfahren heilig und kostbar. Damals wie heute: Wir schauen immer in dasselbe Feuer und haben die gleichen Empfindungen.

Das Herdfeuer – im Zentrum des Lebens

„Es wird eine Zeit beginnen,
da werden die Steine singen...
Hütet das Alte,
hütet das Feuer,
„Macht über“ heißt
das Weltenungeheuer.“

Diana Monson
(geb. 1949, deutsche Schriftstellerin)

Als wir in der Jungsteinzeit sesshaft wurden und die ersten festen Behausungen bauten, wurde das heilige Feuer zum heiligen Herdfeuer. Dieses Feuer bildete mit seinen flackernden Flammen das pulsierende Herz im Zentrum unserer neuen Lebensbereiche. Schutzgottheiten hüteten die magische Kraft des Feuers: *Vesta*, die älteste aller altrömischen Göttinnen, *Lotha* bei den Germanen, *Brigid* bei den Kelten.

Die Herdstelle war einst der heilige Platz der Wohnstätten – von besonderen Gottheiten gesegnet und beschützt.

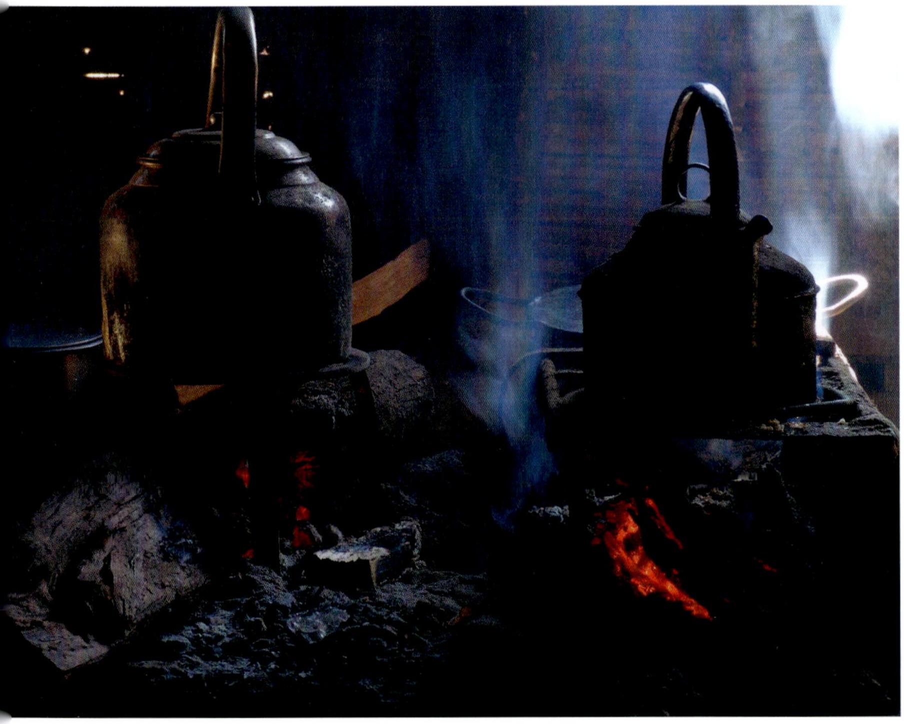

Viele Bräuche, die sich damals mit dem heiligen Lebensfeuer im Zentrum des Hauses verbanden, reichen noch bis in unsere Zeit hinein. Das Ewige Licht in der katholischen Kirche ist eine Fortführung des immerwährenden heiligen Feuers der alten Herdgottheiten. Auch mit Sonnwendfeuern, Christbaumkerzen, Osterfeuern und Gedenkkerzen wird noch immer in Europa das Feuer gewürdigt und dadurch eine Verbindung mit archaischer Spiritualität geschaffen.

Wir sind mit unserem uralten Begleiter, dem Feuer, bis heute verbunden. Das Feuer gehört zum evolutionären Erbe der Menschen. Zeitlos und wirksam wie jedes archaische Symbol stellt es auch in heutiger Zeit das Zusammenkommen und die Mitte einer Gemeinschaft dar: nicht zuletzt auch als olympisches Feuer. Egal welche Sprache die Völker sprechen – die Sprache des Feuers verstehen sie überall und immer.

Doch aus unserem heutigen Alltag verschwindet es mit seiner heilenden Kraft immer mehr. Mit jedem Mikrowellenherd in der Küche stirbt die uralte Tradition um das Feuer immer mehr aus. Wahrscheinlich hat Janosch, der bekannte Kinderbuchautor, Recht, wenn er meint, dass unsere Seelen ohne das Feuer verkümmern.

Auch unsere Wahrnehmung für die Qualität des Feuers schwindet. Wir wissen oft nicht einmal mehr, wo die Energie für die Heizung unserer Wohnung und für das warme Wasser herkommt. Irgendwo, am Ende oder ganz am Anfang der Versorgungskette gibt es zwar noch eine Flamme – im Brenner der Therme oder weit weg im Heizkraftwerk. Doch das frühere Feuer in unseren Behausungen wich der Elektrizität, die, wenn auch unsichtbar, seine Rolle übernommen hat.

Die archaische Notwendigkeit des Feuers wird uns schnell schmerzhaft bewusst, wenn plötzlich die Stromversorgung zusammenbricht. Dann wird uns zumindest zeitweise klar: Ein Leben ohne Feuer ist für uns Menschen kaum möglich – damals wie heute.

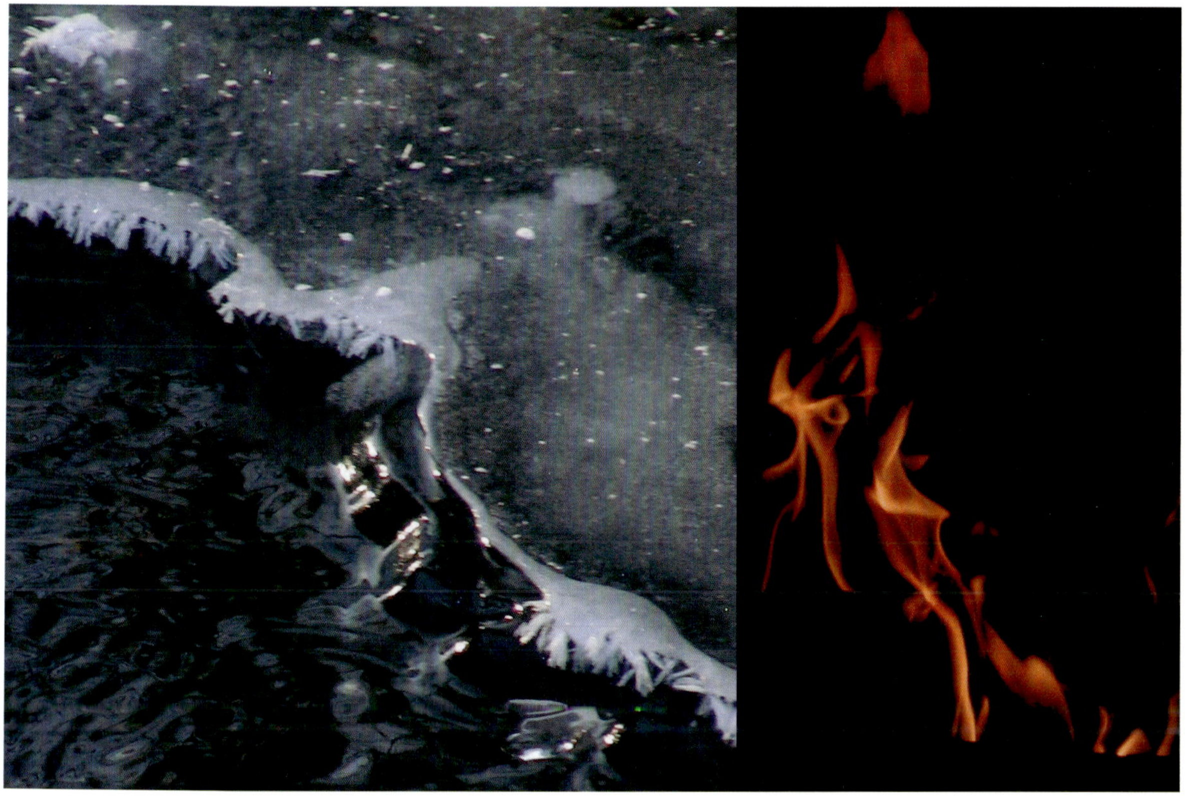

Nur ein wärmendes Feuer konnte das Leben des Jägers retten, der in das dünne Eis des Sees eingebrochen war…

Feuerwissen – Leben retten

„Sie waren den ganzen Tag gegen den eiskalten Wind gelaufen, der ihre Bärte gefrieren ließ. Es war Winter hier oben im Norden Kanadas und es herrschten unerbittliche 50 Grad unter Null. Die beiden Männer überquerten den See und hofften, das trügerische Eis bald hinter sich zu lassen. Frisch gefallener Schnee hatte die Eisfläche bedeckt und nur am entfernten Saum des Waldes konnten sie erkennen, wo der See endete. Es war nicht mehr weit bis zum Ufer und sie hatten sich vorgenommen, dort Rast zu machen.

Doch die Hunde waren unruhig – und noch bevor die Männer darüber nachdenken konnten, was die Hunde so verunsicherte, hörten sie ein scharfes, knackendes und bedrohliches Geräusch und der Schlitten versank in einer Fontäne aus Wasser und Eissplittern. Einer der Männer glitt ins eiskalte Wasser, der andere konnte ihn und eine Packtasche nur unter Aufbietung aller Kräfte wieder auf das tragende Eis ziehen. Auch die Hunde schafften es.

Der Mann lag nun schlotternd und zusammengekrümmt auf dem Eis, vielleicht hatte er sich auch etwas gebrochen. Schlimmer jedoch war die Nässe und Kälte für ihn. Beide Männer wussten, dass es seinen Tod bedeutete, wenn er nicht innerhalb von etwa fünf Minuten seine erstarrten Glieder an einem Feuer wärmen konnte. Mit Schrecken stellten sie fest, dass in der Packtasche nur noch ein einziges Streichholz einigermaßen trocken geblieben war. Das Leben des Mannes hing von diesem einzigen Streichholz ab und davon, ob sie es schafften, drüben am Ufer des Sees ein Feuer zu entfachen…“

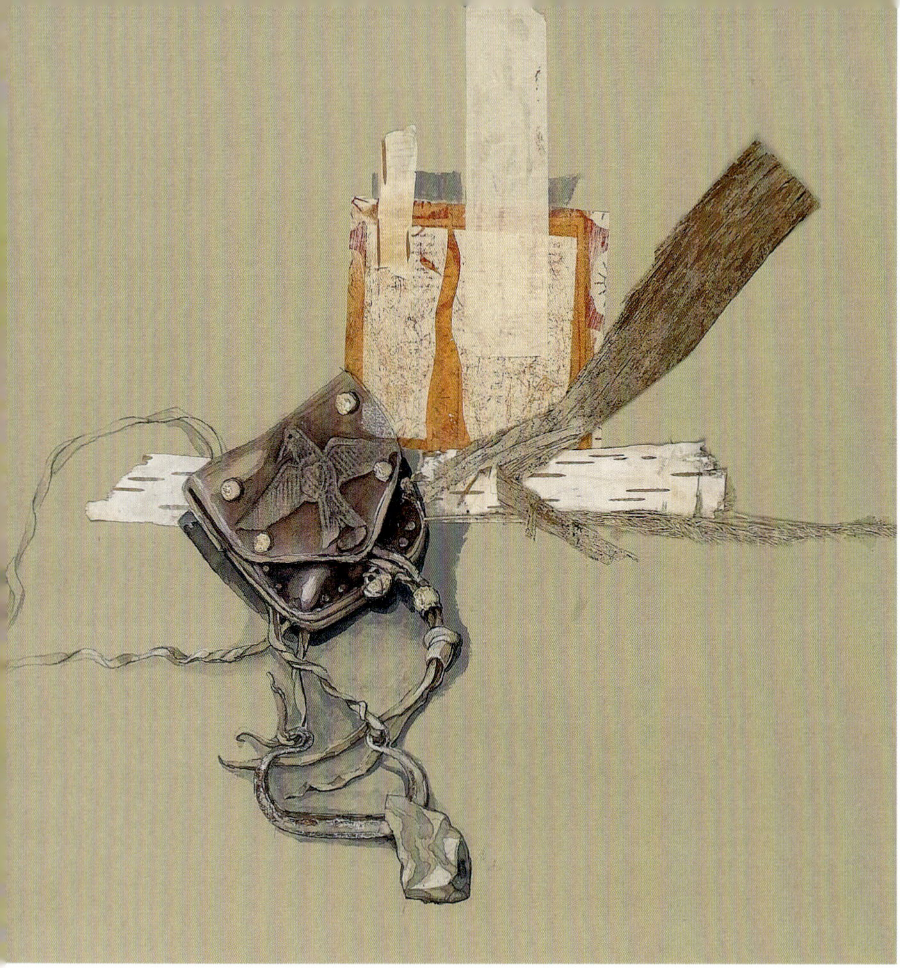

Das zuverlässige Feuerzeug eines Trappers: Feuereisen und Feuerstein in einem Lederbeutel zum Umhängen

Diese Geschichte erzählte mir ein Jäger in Whitehorse im Norden Kanadas. Sie hat sich sicher schon häufiger so oder ähnlich ereignet, überall dort, wo es nordische Winter gibt. Mal schaffen es die Beteiligten, ein Feuer zu entzünden und zu überleben – und mal schaffen sie es nicht, wie in der Kurzgeschichte „To Build a Fire" von Jack London.

Es gibt Situationen, in denen wir ohne Feuer nicht lange überleben können. Speziell im Norden ist ein Leben ohne Feuer im Winter nicht möglich. In unserer beschützten, naturfernen Welt ist uns die überlebenswichtige Bedeutung des Feuers nicht mehr wirklich bewusst. Doch wenn wir uns in der Wildnis bewegen und uns dabei ein Feuer begleitet, hilft es, dass wir uns dort zuhause fühlen. Es schenkt uns Behaglichkeit, ja sogar Komfort, auch weit weg von unseren wohl ausgestatteten Wohnungen. Es schützt uns vor Unterkühlung, wir können Essen darauf zubereiten oder Wasser sterilisieren, und es vertreibt lästige Moskitos. In der Wildnis wird das Feuer zu unserem treuesten Verbündeten und in seiner Gegenwart ist niemand allein.

Den Zauber der Flammen, die Sicherheit im Lichtkreis des Feuers, vermag uns keine künstliche Wärmequelle zu bieten. Wenn wir draußen in der Wildnis unter jeder Bedingung ein Feuer entfachen können, ohne Hilfsmittel der Zivilisation wie Feuerzeug oder Streichhölzer, entsteht in uns ein intensives Gefühl von Sicherheit, Selbstvertrauen und Souveränität. Wir fühlen uns mit uns und in der Wildnis sicher. Durch die archaischen Techniken des Feuermachens unserer Vorfahren erschließt sich uns auf eine besondere Weise die Magie und Heilkraft des Feuers und wir lernen dadurch auch den Umgang mit der Macht der Elemente.

Archaische Feuerkunst

Die alte Kunst des Feuermachens, das Feuerwissen, ist fast ganz in Vergessenheit geraten. Die heutigen Feuerstellen draußen, die meist zum Grillen dienen, werden häufig genug mit Brandbeschleunigern oder gar mit einem Schuss Benzin über grünem Holz entzündet.

Die erste Lektion zum archaischen Entzünden eines Feuers handelt von der Achtsamkeit. Ein unachtsam entzündetes Feuer lässt seiner zerstörerischen Kraft freien Lauf. Beachten Sie auch die jeweiligen gesetzlichen Bestimmungen – nicht überall ist es erlaubt, ein offenes Feuer zu entzünden. Eine Feuerstelle darf zum Beispiel niemals auf trockenem Moorboden oder über Baumwurzeln entzündet werden, denn es kann unterirdisch über Wochen in den Wurzeln glimmen, als Schwelbrand weiterwandern und weit entfernt wieder ausbrechen. Auf Torfböden sollte man eine Feuerstelle deshalb lieber auf trockenen Steinplatten errichten. Wichtig ist ein ausreichender Abstand zum Wald. Auch die Richtung, aus der der Wind kommt, sollte beachtet werden, um Funkenflug zu vermeiden.

Für ein Wildnis-Feuer braucht man Zundermaterial wie Distelsamen, Binsenmark, Grasrispen, Rohrkolbenwolle, Zunderpilz (oben links), trockenes Reisig (oben rechts), ein Feuertipi (unten links) und „Lockenstäbe" (unten rechts).

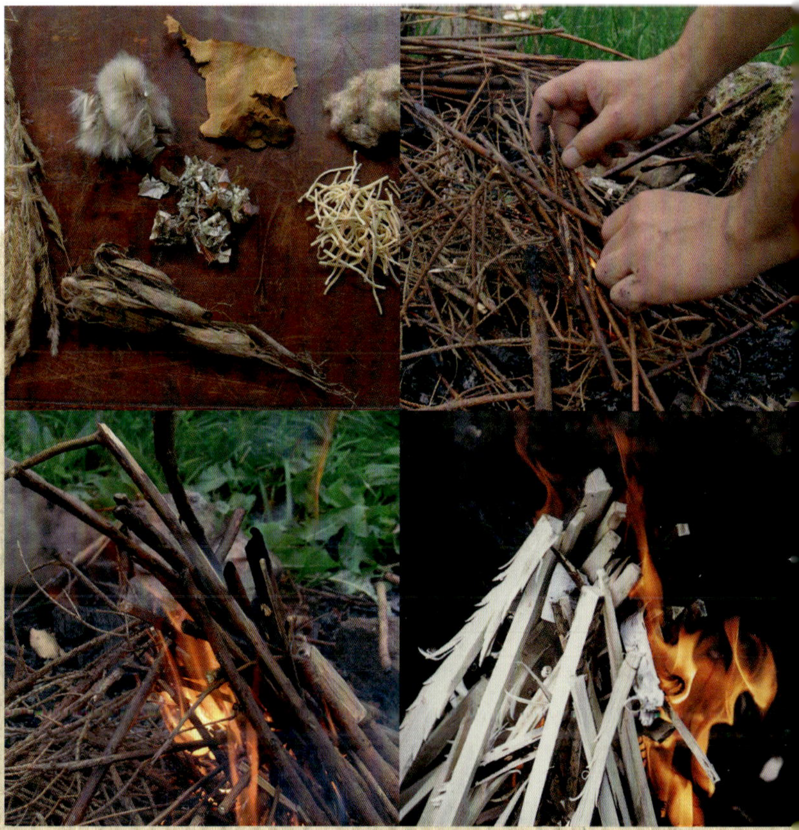

Zum Ausprobieren

Entzünden Sie ein „Jack-London-Feuer"

Könnten Sie das Leben Ihrer Freundin oder Ihres Freundes wie in der oben erzählten Geschichte retten und in fünf Minuten ein Feuer entzünden? Für dieses Feuer steht Ihnen nur ein Streichholz mit Schachtel, aber kein Papier zu Verfügung.

Probieren Sie es aus: Platzieren Sie als Unterlage Reisigbündelchen oder zwei Holzstücke parallel zueinander auf dem Boden. Sie verhindern damit, dass Ihr Feuermaterial Feuchtigkeit zieht. Legen Sie quer darauf ein weiteres knisterdürres Reisigbündel. Stellen Sie dann das Herzstück des Feuers her, das Zundernest. Es sollte trocken, faserig und leicht entflammbar sein und ersetzt Schnellzünder oder Papier. Formen Sie dazu eine Art Bausch aus trockenem Material wie zum Beispiel Grasrispen, Distelsamen, Rohrkolbenwolle (Landesrechtliche Naturschutzbestimmungen beachten), Schilffahnen, Wollgrasspitzen, Binsenmark, trockenen Farnblättern, Flugsamen der Weidenbäume, Baumflechten, Flugsamen von Löwenzahn, Pestwurz oder Huflattich. Auch Fasern des abgestorbenen Holzes von Weide, Pappel, Espe, Walnuss und Akazie eignen sich gut.

Die äußere dünne, weiße Schicht der Birkenrinde ersetzt das Anzündpapier. Sie lässt sich wie feines Papier abziehen und enthält viel ätherisches Öl, so dass sie auch in feuchtem Zustand gut entflammbar ist. Entnehmen Sie aber nicht zu viel Material von einzelnen Bäumen, um diese nicht zu schädigen!

Formen Sie aus solchem Zundermaterial eine etwa faustgroße Kugel, das Zundernest, und legen Sie es auf die oben beschriebene Reisigunterlage. Nun stellen Sie weiteres trockenes Reisig und kleine, etwa fingerdicke, 20–25 cm lange Äste pyramidenförmig über den Zunderbausch, so dass ein zeltförmiges Feuertipi entsteht. Auf und in dem Feuertipi können Sie auch etwas Harz von Nadelbäumen verteilen, es ist besonders schnell entflammbar. Lassen Sie an der Seite, von der der Wind kommt, eine Öffnung, durch die Sie das brennende Streichholz an oder besser unter das Zundermaterial halten können. Der Abstand zwischen Zundernest und dem Anmachholz des Tipis sollte möglichst klein sein, damit die Flammen aus dem Zunderbausch sofort Kontakt mit brennbarem Holz oder Reisig bekommen.

Ganz besonders gut zum sicheren und schnellen Entzünden eignen sich „Holzlocken". Dazu schaben Sie mit einem scharfen Messer an einem abgestorbenen, trockenen Ästchen von oben nach unten. Trennen Sie die dabei losgelösten dünnen Holzstreifen nicht ganz vom Ast ab, sie rollen sich übereinander wie Locken. Einige dieser „Lockenstäbe" können Sie zusätzlich für die Feuertipi-Konstruktion verwenden.

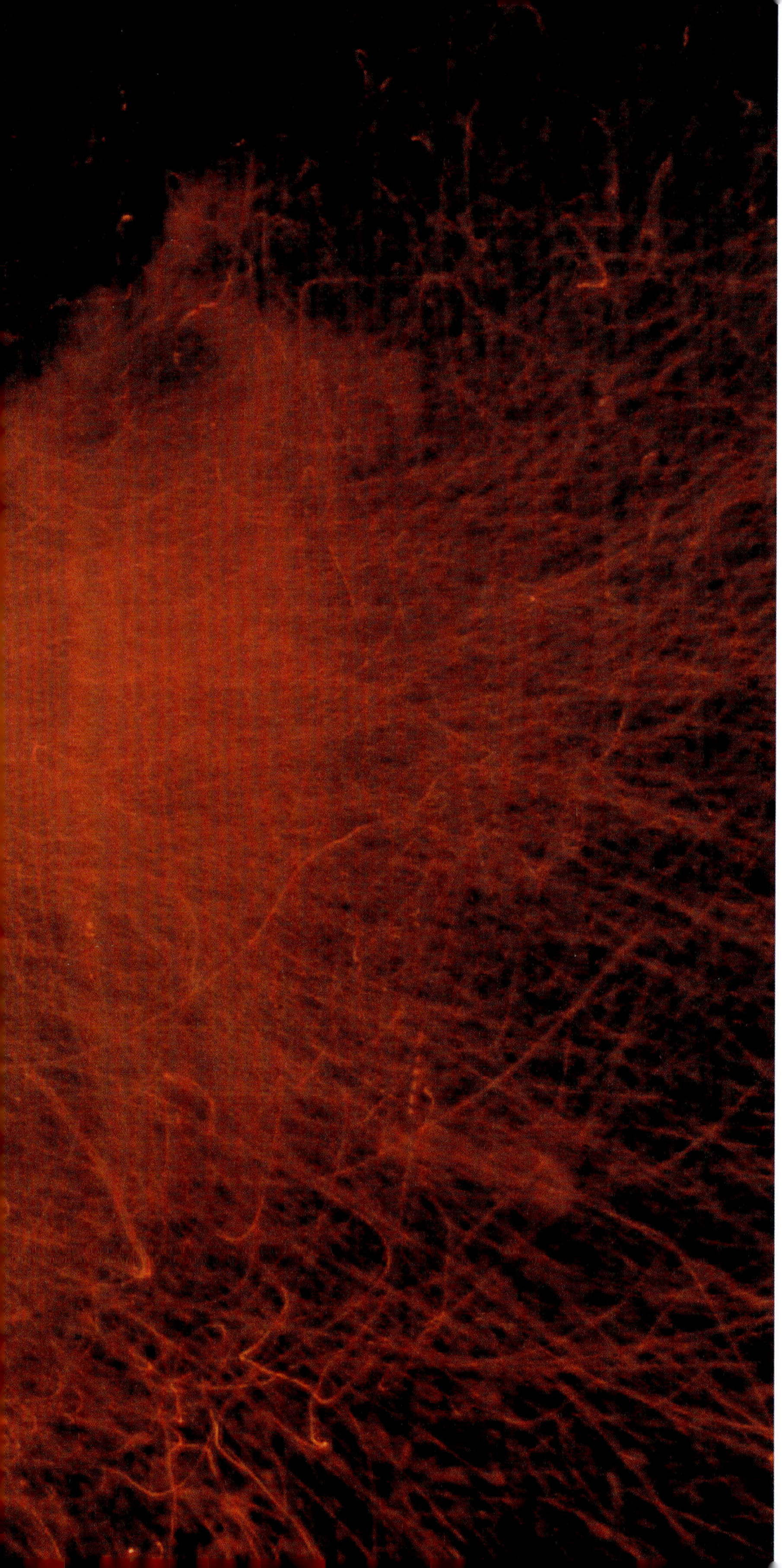

Ein gutes Feuer braucht trockenes Holz. Die beeindruckendste Feuerkunst habe ich in Kanada am Ufer des Pelly River in einer eiskalten Nacht mit Regen und Schneeschauern erlebt. Meine indigene Freundin Shirley vom Volk der Tlingit entfachte innerhalb von Minuten ein wärmendes und vor Bären schützendes Feuer mitten auf einer nassen Kiesbank. Ich war zu erschöpft und durchgefroren, um genau zu beobachten, wie sie es anstellte.

Eine der ersten Lektionen im Feuermachen lautet: Trockenes Holz findet sich überall, wo es Bäume gibt. Am besten bei Nadelbäumen in der Nähe des Stammes. Dürres Reisig gibt es immer direkt am Baum, manchmal hängt es auch zwischen den Ästen. Das schönste Geräusch für Holzsammler/Innen ist das hohle, trockene Knacken von sprödem Holz. Daran lässt sich erkennen, ob es sich zum Feuermachen eignet. Sobald die Feuerstelle mit Achtsamkeit vorbereitet und ausreichend geeignetes Brennholz in verschiedenen Stärken gesammelt ist, kann das Feuermachen beginnen.

Das Feuerkind rufen – verbunden mit dem archaischen Wissen

Der Gebrauch von Streichhölzern und Feuerzeugen ist so selbstverständlich, dass man meinen könnte, sie hätten schon immer zur Verfügung gestanden. Streichhölzer sind jedoch erst seit 1848 im Handel. Die alte Technik des Feuerschlagens ohne dieses neuzeitliche Hilfsmittel wurde in vielen Gegenden noch bis Ende des 19. Jahrhunderts täglich angewandt. Sie war wahrscheinlich in Europa die gebräuchlichste Art, ein Feuer zu entzünden und

Das Feuerkind rufen – Feuermachen war einst eine heilige Zeremonie, die mit den ursprünglichen Kräften der Schöpfung verbindet.

lässt sich bis in die jüngere Altsteinzeit zurückverfolgen.

Das nachweislich älteste Feuerzeug, welches die Archäologen fanden, besitzt ein Alter von etwa 35.000 Jahren. Es ist eine Pyritknolle mit typischen Abschlägen, die in der Vogelherdhöhle in Süddeutschland gefunden wurde.

Mein erstes urtümliches Feuerzeug außerhalb eines Museums sah ich bei einem indigenen Trapper während der Zusammenkunft zahlreicher indigener Stämme in Gallup, New Mexico. Mir fiel sein kleines, schön verziertes Lederbeutelchen auf, das um seinen Hals hing. Es diente ihm nicht, wie ich zuerst glaubte, als Amulett, sondern zum Feuermachen – „in wirklich jeder Situation draußen", wie er betonte.

In dem Beutelchen waren ein kleiner Feuerstein und ein Feuereisen. Sein Besitzer versicherte mir, dass er damit in weniger als einer Minute ein Feuer entzünden könne. Ich war so fasziniert davon, dass er mir meine erste Unterrichtsstunde im Feuerschlagen gab. Auf meine Frage, warum er denn keine Streichhölzer oder ein Feuerzeug in der Wildnis mitführe, erklärte er mir, dass er sich darauf nicht verlassen wolle. Er kenne auch einige andere Jäger, Trapper und Waldläufer, die sich ausschließlich auf diese Art Feuerzeug verließen.

Und er erklärte mir, dass das Feuermachen bei den Indigenen noch immer mit heiligen Zeremonien verbunden sei. Der Funke, der beim Schlagen entsteht, wird als Kind angesehen, das „Feuerkind". Wenn der Funke vom Zundermaterial aufgenommen wird, sagen sie: das Kind wird gewickelt. Das Zundernest, in das das Feuerkind „in Windeln" danach gelegt wird, ist sein Bett. Und das Bett stellt man in ein Tipi – das ist die Pyramide aus Anmachholz.

Als ich wieder zurück in Deutschland war, fand ich heraus, dass das Feuermachen auch bei unseren Vorfahren, zum Beispiel bei den Kelten, in heilige Rituale eingebunden war. Quellen berichten davon, und dass sie den ersten Funken ebenfalls Feuerkind nannten.

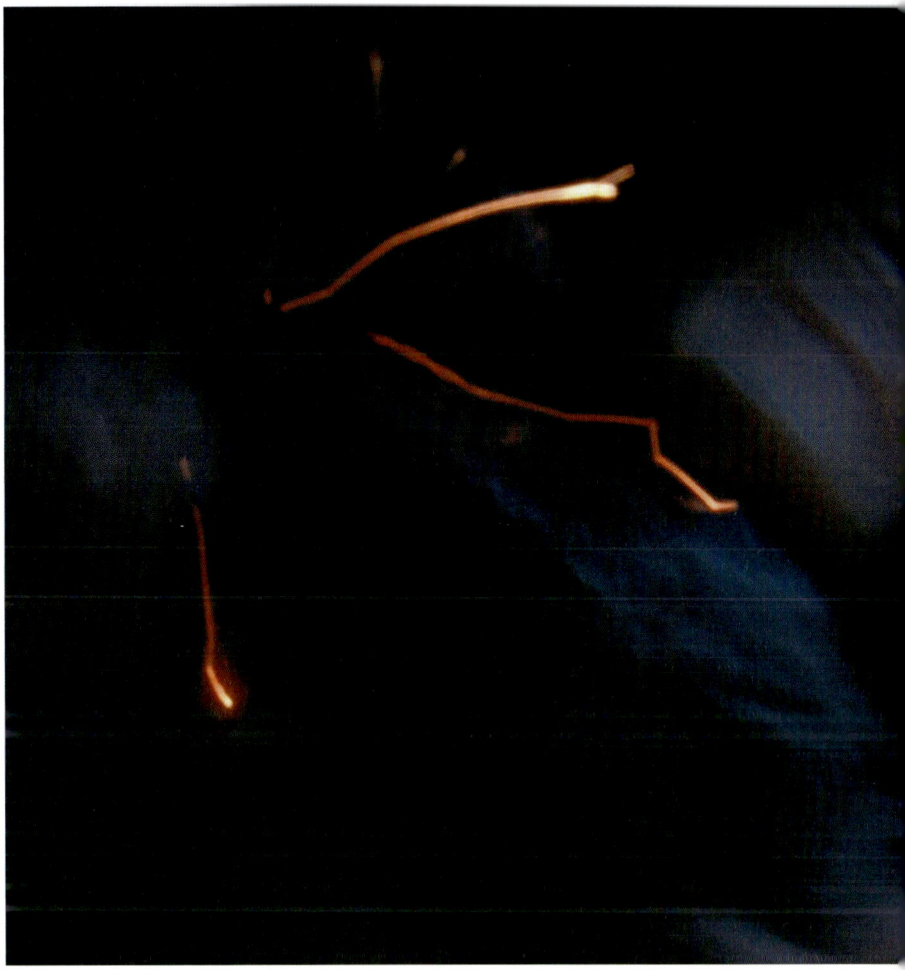

Beim richtigen Zusammenschlagen von Feuereisen und Feuerstein entstehen Funken.

Das Feuermachen wurde schon immer als eine schöpferische Handlung angesehen, in der man sozusagen im Kleinen die gesamte Schöpfung der Welt nachahmt. Feuer ist das einzige der vier klassischen Elemente, das wir Menschen wirklich selber erzeugen können. Es erscheint deshalb umso mehr wie ein Teil der Schöpfung selbst. Feuerschlagen und Feuerbohren wurden seit Urzeiten als eine Art kosmischer sexueller Akt empfunden, als heilige Hochzeit, aus der ein Kind entspringt.

ZUM AUSPROBIEREN

Ein Feuer mit Stein und Eisen entzünden

Sie benötigen Feuerstein (Flintstein), Feuereisen (Bezugsquellen S. 227) und Zundermaterial wie Rohrkolbenwolle oder vorbereiteten Zunderschwamm. Anstelle des Feuereisens können Sie notfalls auch die glatte Kante einer Flachfeile verwenden.

Dann gehen Sie wie folgt vor: Richten Sie eine Feuerstelle mit einem Feuertipi her, so wie beim „Jack-London-Feuer" beschrieben, und formen Sie ein lockeres Zundernest, in dessen Mitte Sie besonders brennbare Materialien wie dünne Birkenrinde, Samen von Löwenzahn, Distel, Rohrkolben oder verkohlte Baumwollstücke (*Black Jack*, siehe Kasten gegenüber) legen.

Nehmen Sie den scharfkantigen Feuerstein in die linke Hand (bei Rechtshändern) und legen Sie ein etwa 2 cm langes Stück Rohkolbenwolle, Zunderpilzlappen oder Black Jack möglichst nahe der Schlagkante darauf. Halten Sie es mit dem Daumen fest. Die Feuersteinkante sollte leicht nach oben zeigen. Mit der anderen, rechten Hand halten Sie locker das Feuereisen und schlagen mit diesem nun von oben nach unten an der scharfen Kante des Feuersteins entlang. Die entstehenden Funken sollten auf das Zundermaterial fallen und dort weiter glühen.

Blasen Sie das glühende Zundermaterial leicht an und legen Sie es dann schnell in das vorbereitete Zundernest. Halten Sie dieses locker zwischen beiden Händen etwa 10 cm vor Ihr Gesicht, heben Sie es etwas hoch und blasen Sie von unten nach oben, bis die ersten Flammen aus dem Zundernest schlagen. Legen Sie das brennende Zundernest in das vorbereitete Holztipi und blasen Sie, bis es Feuer gefangen hat. Das Feuerkind ist geboren!

Statt in ein Zundernest können Sie das glühende Material auch in ein etwa 10 cm langes Röllchen aus dünn abgezogener Birkenrinde legen (Durchmesser etwa 2 cm). Öffnen Sie dazu die Rinde, legen Sie die Glut hinein und bedecken Sie sie dabei mit etwas feinem Zundermaterial. Schließen Sie das Röllchen und blasen Sie vorsichtig und andauernd in eine Öffnung. Es bildet sich schon bald Qualm, das Gas-Luft-Gemisch entzündet sich und aus dem Ende des Röllchens lodern Flammen hervor, mit denen Sie nun das Zundermaterial Ihrer Feuerstelle entzünden können.

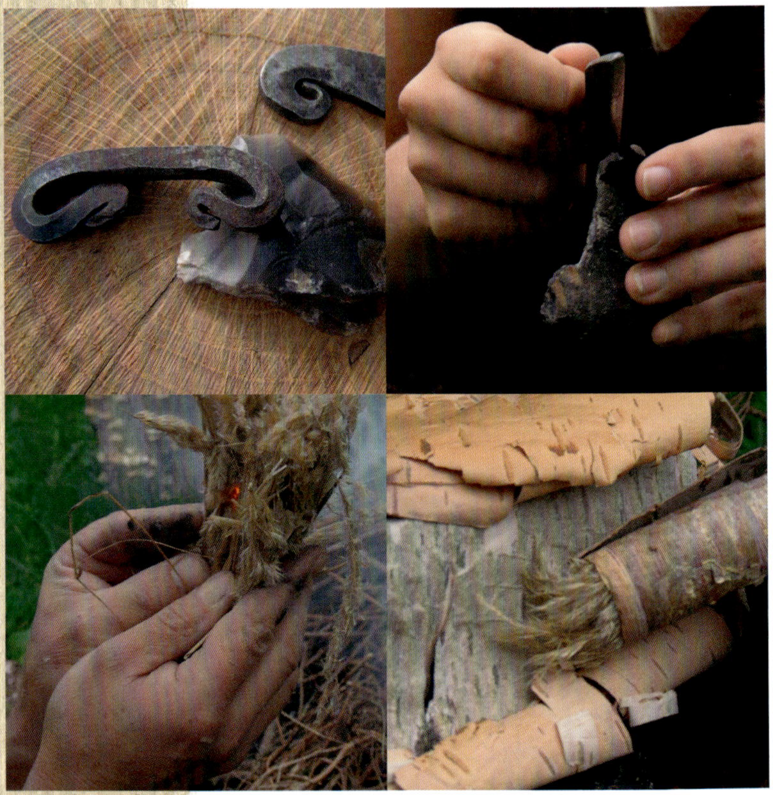

Verschiedene Feuereisen (oben links); das Feuereisen wird von oben nach unten am Feuerstein entlang geschlagen (oben rechts); der Glutherd wird ins Zundernest gelegt, durch Blasen entstehen Flammen (unten links); Röllchen aus Birkenrinde (unten rechts)

Feuerstein und Eisen – die Technik des Feuerschlagens

Die alte Technik des Feuerschlagens erschließt uns die Magie des Feuers und verbindet uns mit einem uralten Wissen. Die einfachen archaischen Gegenstände zum Feuermachen in unseren Händen laden uns ein, sie an Orte und in jene Zeiten zurück zu begleiten, aus denen sie stammen. Ein Feuerzeug, wie es unsere Vorfahren benutzten und wie es mir der indigene Trapper zeigte, besteht aus Feuerstein und Feuereisen.

Feuersteine waren der „Stahl der Steinzeit" und wichtigster Rohstoff. Dieses glasharte Quarzmineral wurde auch zur Herstellung von Waffen und Werkzeugen verwendet. Schon vor siebentausend Jahren

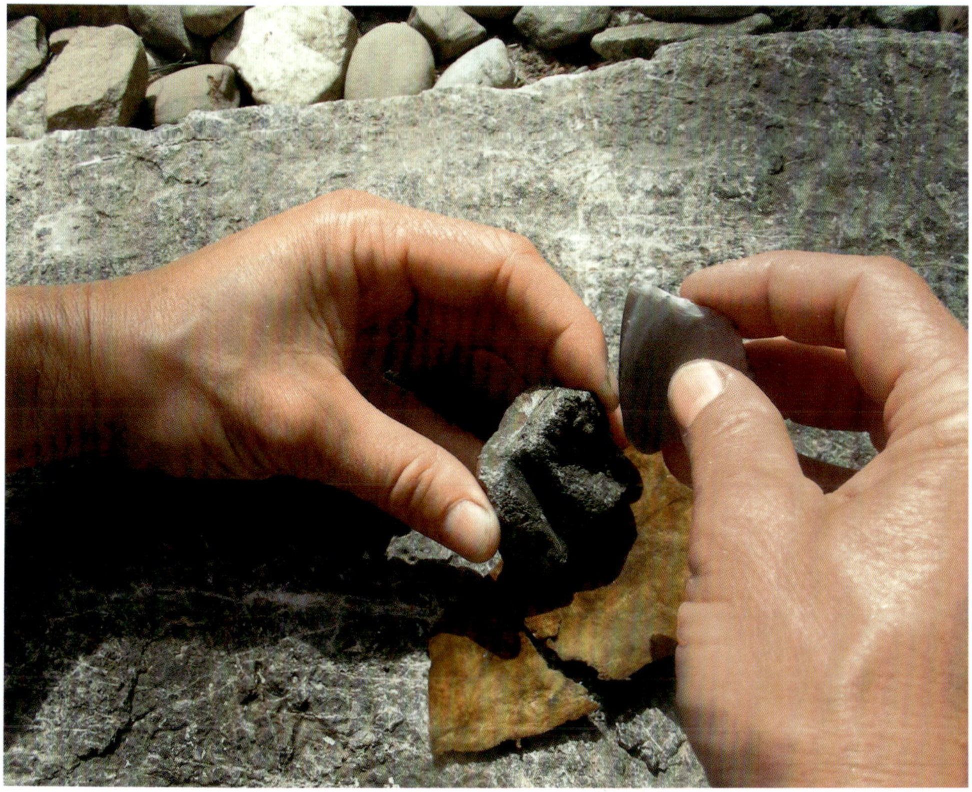

Mit einer stumpferen Kante eines Feuersteins wird am Pyrit nach unten geschlagen. Die so entstehenden Funken sollen auf den Zunderpilzlappen fallen.

Aus Baumwollstreifen stellt man in einer Blechdose im Feuer Black Jack her. Das Material eignet sich besonders für die ersten Anfänge des Feuerschlagens, da es besonders schnell glüht.

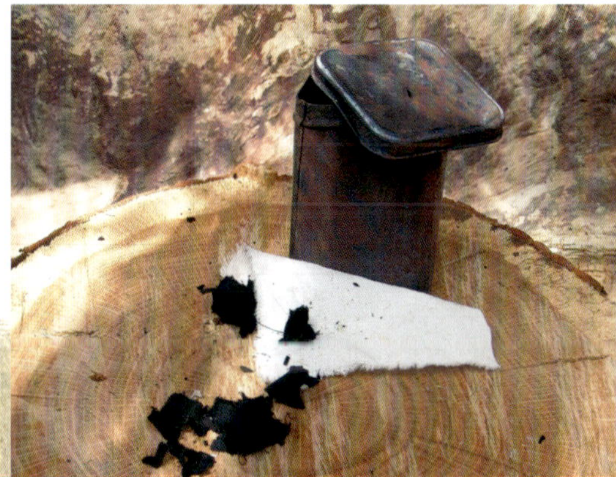

gab es europäische Handelswege für dieses kostbare Material. Feuersteine findet man dort, wo kreidiger Boden vorherrscht. Solche zum Feuerschlagen sollten eine möglichst scharfe Kante besitzen.

Mit zwei Feuersteinen alleine kann man aber kein Feuer schlagen. Ihr Funke ist zu „kalt" und zu kurzlebig. Er bringt Zundermaterial nicht zum Glühen. Bevor unseren Vorfahren Eisen zur Verfügung stand, gebrauchten sie stattdessen Pyrit oder Markasit. Diese funkenbildenden, eisenhaltigen Gesteine erzeugen heiße und langlebige Funken. Ein steinzeitliches Feuerzeug bestand also aus einem Lederbeutel mit Flintstein, Pyritknolle, Zunderschwammlappen und etwas feinem Zundermaterial.

Erst später wurde der Pyrit durch Feuereisen ersetzt, als die Menschen gelernt hatten, aus Roheisen Stahl zu gewinnen. In vielen Alemannengräbern fanden sich schön verzierte Feuereisen als Beigabe. Schlägt man mit dem Eisen über die scharfe Kante des Feuersteins, wird ein Stahlspänchen abgerissen und zum Glühen gebracht. Dieser Funke muss sofort Kontakt mit dem Zundermaterial bekommen.

Zum Ausprobieren

Black Jack – Zunder selber machen

Verwenden Sie eine flache Blechdose ohne Plastikbeschichtung, wie zum Beispiel eine Schuhcreme-, Zigarren- oder Bonbondose. Bohren Sie in den Deckel der Dose mit einem spitzen Messer oder mit einem Nagel ein Loch von etwa 1 mm Durchmesser. Schneiden Sie einen Baumwollstoff (ohne Kunstfaseranteil), zum Beispiel eine Stofftragetasche, Jeans, ein T-Shirt oder eine alte Tischdecke, in etwa 4 cm lange und 1 cm breite Streifen. Füllen Sie damit locker die Dose – nicht stopfen, so dass noch genügend Raum zwischen den Streifen bleibt.

Verschließen Sie die Dose und legen Sie sie in die Glut eines Feuers. Bald wird aus dem Loch der Dose Rauch aufsteigen: Das Material verkohlt langsam. Sobald kein Rauch mehr entweicht, nehmen Sie die Dose zum Beispiel mit zwei Stöcken aus dem Feuer. Die Baumwollstreifen sind ein hervorragendes Zundermaterial.

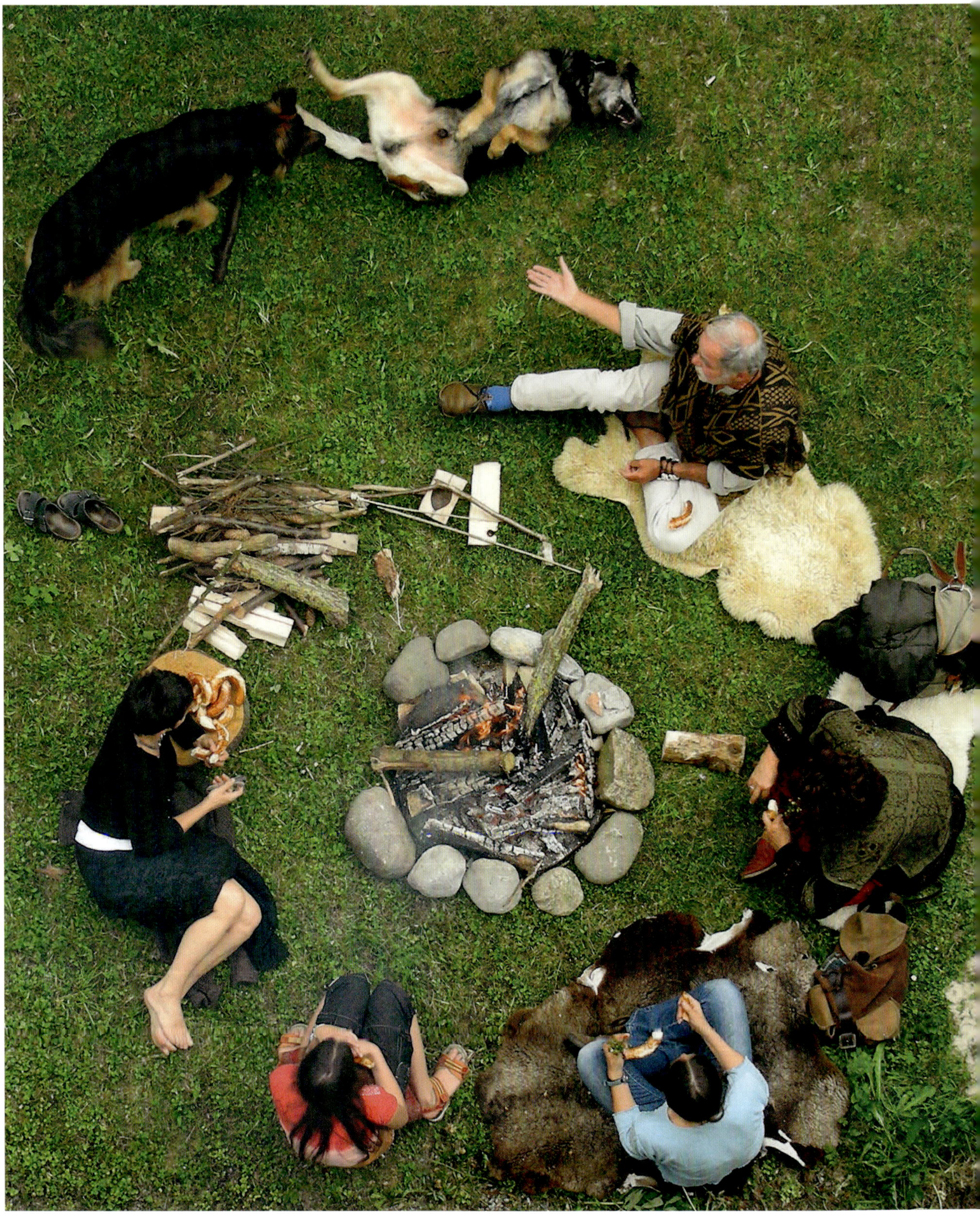

Das Feuer bildet noch heute den Mittelpunkt einer Gemeinschaft und lädt dazu ein, schöne Stunden miteinander zu verbringen.

Feuerstein und Pyrit – wie das Feuer aus dem Stein kam

Die ursprüngliche Art Feuer zu entfachen, besteht – wie oben beschrieben – aus dem Zusammenschlagen von Feuerstein und Pyrit, also Stein auf Stein. Sie ist etwas schwieriger als jene mit Stein und Eisen. Doch verlieren Sie beim Probieren nicht die Geduld. Wenn auf diese Weise das „Feuerkind“ erscheint, werden Sie das wie ein großes Geschenk empfinden.

Pyrit oder Markasit kann man auf Mineralienmessen, in Museumsshops oder über das Internet finden (Bezugsquellen S. 227). In Europa gibt es zahlreiche natürliche Fundstellen dieser Gesteinsarten. Sie könnten sich diese Steine also auch eigenhändig in der Natur suchen. Fundstellen in Ihrer Nähe finden Sie am besten auf entsprechenden Internetseiten.

Für die im Kasten „Das Feuer der Altsteinzeit entfachen“ beschriebene Technik benötigen Sie neben einer Pyritknolle oder Markasit einen Flintstein und Zunderschwamm. Dafür müssen Sie den Zunderpilz vorbereiten. Eine genaue Anleitung dafür finden Sie im Kapitel „Die guten Wälder“ (S. 164ff). Den auf dem Zunderschwamm festgesetzten Glutherd können Sie entweder in ein Zundernest oder alternativ in ein Birkenrindenröllchen legen und damit ein Feuer entfachen.

Zum Ausprobieren

Das Feuer der Altsteinzeit entfachen

Legen Sie eine schlagfeste, feinkörnige Pyritknolle auf einen Streifen Zunderschwamm. Halten Sie die Knolle mit der linken Hand fest und schlagen Sie mit einer nicht zu scharfen Kante des Feuersteins am Pyrit fest herunter in Richtung des Zunderschwamms – solange, bis sich ein Funken im Zundermaterial festsetzt und glimmt. Unterstützen Sie den ersten Glutfunken mit leichtem Blasen.

Sie können auch etwas Zundermaterial fein zerpflücken und dieses zum Beispiel in eine Muschelschale, auf ein Rindenstück oder einen schalenförmigen Stein legen. Schlagen Sie Pyrit und Feuerstein darüber aneinander, so dass die Funken in die Schale fallen. Durch Blasen und Auflegen weiteren brennbaren Materials vergrößern Sie den Glutherd und können diesen dann aus der Schale in eine vorbereitete Feuerstelle geben.

Ein Feuerzeug für diese Technik bestand in früherer Zeit manchmal auch aus den zwei Schalen einer Flussmuschel, die mit zwei Lederbändern umwickelt waren. Darin war das hier beschriebene Feuerbesteck aus Pyrit, Feuerstein und Zunder untergebracht. Diese Utensilien wurden häufig auch in einem Lederbeutel aufbewahrt.

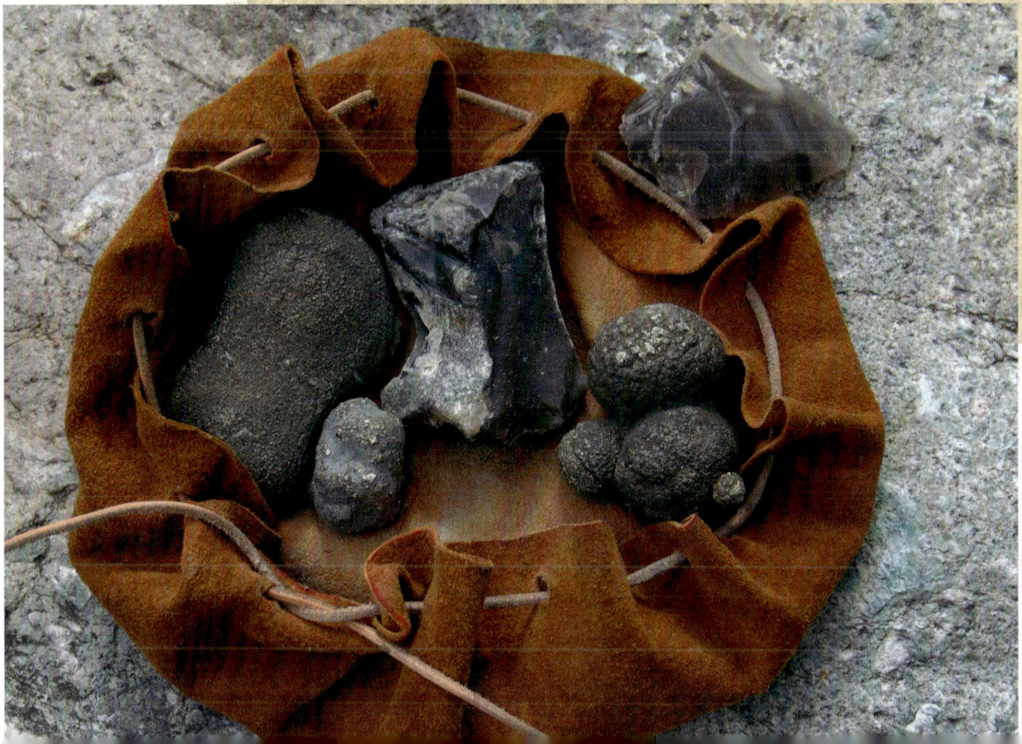

Feuerbeutel mit Pyritknollen und Feuerstein-Utensilien: Erst später, als Eisen zur Verfügung stand, wurde der Pyrit durch Feuereisen ersetzt.

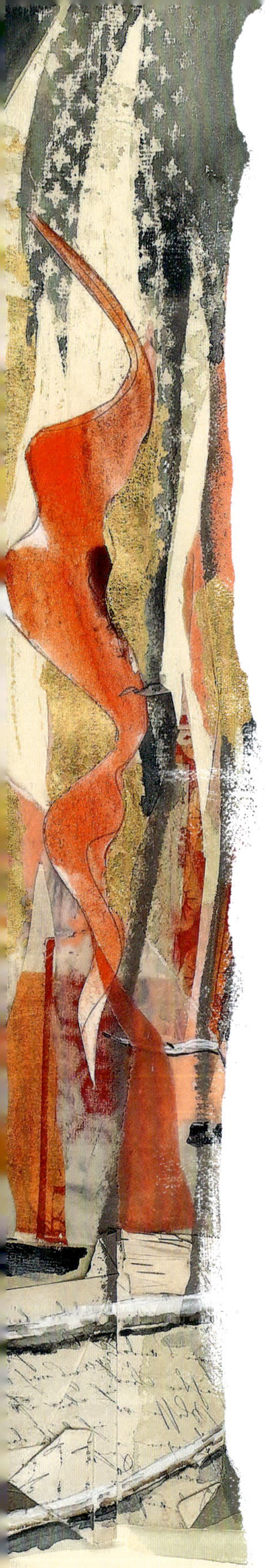

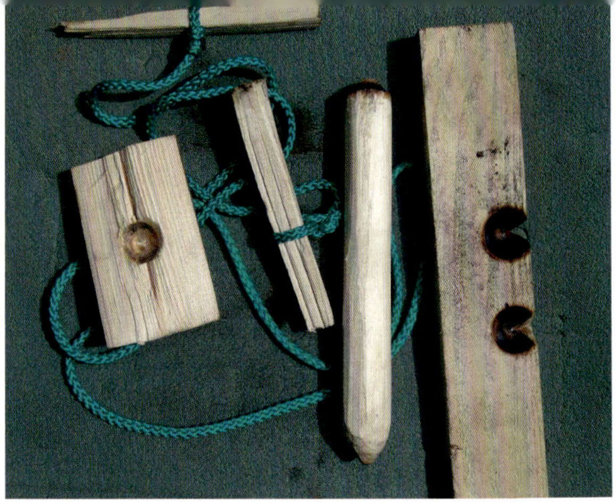

Alles für einen Eskimo-Feuerbohrer: Widerlager, Schnur mit zwei Handgriffen, Spindel, Feuerbrett. Damit können zwei Personen gemeinsam ein Feuer entfachen.

Der Feuerbohrer – das Meisterstück des Naturlehrlings

Erst das Wissen, dass man in der Wildnis vollkommen ohne Hilfsmittel der Zivilisation und ohne mitgebrachte Gegenstände wie Feuerstein und Feuereisen ein Feuer entfachen kann, verleiht das kraftvolle Gefühl wirklicher Unabhängigkeit, um ganz der Wildnis vertrauen zu können. Dann fühlt man sich in der Natur wirklich zuhause. Der älteste Feuerbohrer der Welt wurde in Peru in der Guitarrero-Höhle gefunden. Er ist etwa 17.000 Jahre alt.

Der Feuerbohrer erzeugt die Glut durch Reibung. Vor allem die indigene Urbevölkerung Amerikas und die Ureinwohner Australiens wussten und wissen zum Teil noch immer perfekt mit Feuerbogen und Feuerstab umzugehen. Einen Feuerbohrer kann man in der Wildnis zur Not auch ohne Messer, nur mit Hilfe von scharfkantigen Steinen herstellen. Wer etwas Übung hat, kann also ohne jegliche zivilisatorische Hilfsmittel in den Wald gehen und nach etwa zwei Stunden gemütlich an einem wärmenden Feuer sitzen. Das erfordert jedoch einige vorangegangene Praxis.

Das Feuerbesteck für den Feuerbohrer können Sie selber herstellen. Es besteht aus Bogen, Schnur, Widerlager, Spindel und Feuerbrett.

Für den *Bogen* suchen Sie im Wald einen leicht gebogenen, daumendicken Ast von etwa 70 cm Länge. Als *Schnur* können Sie entweder eine fertige, reißfeste Kordel nehmen oder selber eine aus Naturfasern – zum Beispiel aus Brennnesselstängeln oder Baumbast – herstellen. Zur Not reicht auch ein Schnürsenkel oder ein in dünne Streifen geschnittenes Kleidungsstück. Die Indigenen verwenden aus Rohhaut erlegter Wildtiere geschnittene feine Streifen oder Sehnen. Befestigen Sie die Schnur so an beiden Enden des Bogens, dass sie leicht durchhängt.

Als *Widerlager* suchen Sie einen etwa kinderfaustgroßen Kieselstein mit einer natürlichen Vertiefung, oder Sie bohren eine kleine Vertiefung, in ein Stück Hartholz. Stein oder Holz sollten gut in der Hand liegen. Um unnötige Reibung zu vermeiden, wird das Loch des Widerlagers mit etwas Talg, Seife oder Creme eingefettet.

Sammeln Sie für die *Spindel* einen etwa 15 cm langen und 2 cm dicken Ast, der gerade ist. Für Anfänger/Innen ist es einfacher, eine Spindel aus einem Stück Holz zu schnitzen. Spitzen Sie eine Seite der Spindel flach an. Damit sitzt die Spindel im Feuerbrett (siehe unten). Das andere Ende der Spindel – für das Widerlager – wird wie ein Bleistift angespitzt, damit hier nicht zu viel Widerstand entsteht.

Sammeln Sie für das *Feuerbrett* einen Ast, den Sie an zwei Seiten durch Abspalten mit Axt, Messer oder Feuerstein abflachen, so dass er dem Boden gut aufliegt. Das fertig geschnitzte Feuerbrett sollte etwa 2 cm dick, 6 cm breit und etwa 17 cm lang sein.

Für Spindel und Feuerbrett eignen sich Weichhölzer, besonders gut Pappel. Nadelholz sollten Sie nicht verwenden, denn das Harz kann das Bohrloch verkleben. Mit Hartholz, zum Beispiel Eiche, ist es sehr schwierig, Glut zu erzeugen. Das Holz für den Feuerbohrer muss absolut trocken sein. Sie finden es am ehesten am Waldrand und an Südhängen. Holz, das am Rand von Gewässern oder auf Wiesen liegt, ist meist zu feucht.

Bohren Sie im Abstand von etwa 1,5 cm von der Außenkante eine Vertiefung in das Brett. Kerben Sie es dann vom Rand her bis 2 mm von der Mitte dieser Vertiefung keilförmig ein.

Zum Ausprobieren

Mit dem Feuerbohrer arbeiten

Legen Sie das Feuerbrett stabil auf den Boden und stellen Sie den linken Fuß zur Fixierung darauf (bei Rechtshändern). Legen Sie direkt unter die Kerbe im Feuerbrett ein Stück trockene Rinde mit Zundermaterial wie Rohrkolbenwolle, verkohlter Baumwolle oder Zunderschwamm, das später das glühende Holzmehl auffängt. Knien Sie mit dem rechten Bein am Boden und legen Sie die Spindel mit zwei oder drei Windungen in die Schnur ein. Setzen Sie dann das untere Ende der Spindel in das Bohrloch und fixieren Sie die Spindel mit dem Widerlager in der linken Hand. Die Haltung stabilisieren Sie, indem Sie den linken Unterarm am Schienbein anlegen.

Die rechte Hand hält den Bogen. Jetzt ziehen Sie den Bogen in gleichmäßigen, immer schneller werdenden Bewegungen über die ganze Länge der Schnur vor und zurück, so dass sich die Spindel wie ein Quirl schnell hin und her dreht. Dies sollte ohne Unterbrechung geschehen, damit die Bohrpfanne nicht auskühlt. Die linke Hand drückt das Widerlager beständig nach unten, jedoch nicht zu fest, damit die quirlende Bewegung der Spindel nicht ins Stocken gerät.

Durch die Reibung entsteht nun im Bohrloch ein Abrieb aus Bohrmehl und die Ränder der Mulde im Feuerbrett beginnen sich durch die Hitze zu verfärben. Das Bohrloch fängt an zu rauchen und der Abrieb zu glühen. Das ist der richtige Zeitpunkt, um mit dem Bohren innezuhalten und das Feuerbrett etwas zu sich hin zu kippen. Unter ständigem Fächeln mit den Händen für die Sauerstoffzufuhr lassen Sie jetzt das Gluthäufchen in den darunter liegenden Zunder fallen. Blasen Sie vorsichtig auf das Gluthäufchen und legen Sie es in ein vorbereitetes Birkenröllchen oder Zundernest.

Ist man zu zweit, kann man zum Feuerbohren die so genannte Eskimomethode anwenden: Eine Person hält dabei die Spindel mit dem Widerlager auf dem Feuerbrett fest. Die andere, gegenüber auf dem Boden kniende Person hat eine etwa ein Meter lange Kordel mit zwei Griffen aus Holzstückchen zweimal um die Mitte der Spindel geschlungen und bewegt diese mit beiden Armen hin und her.

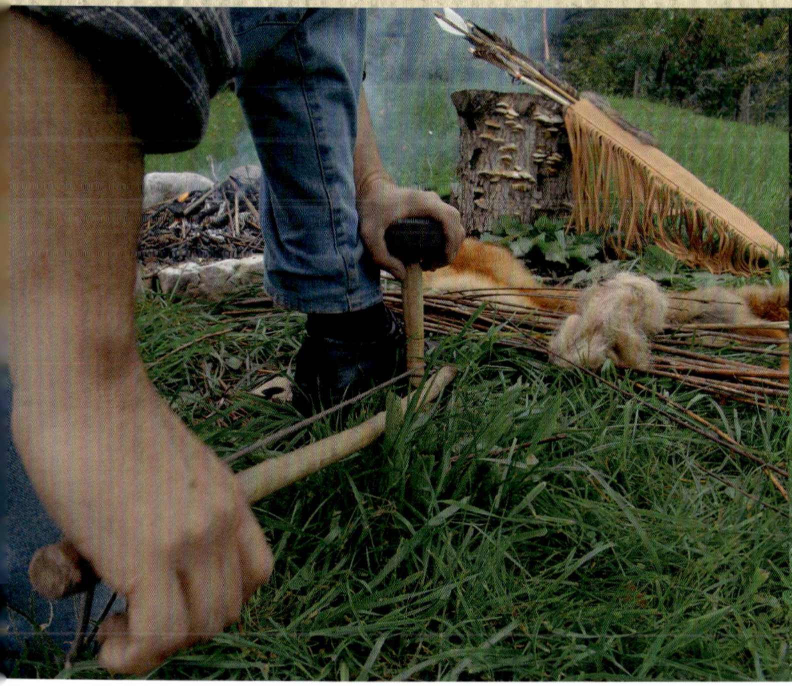

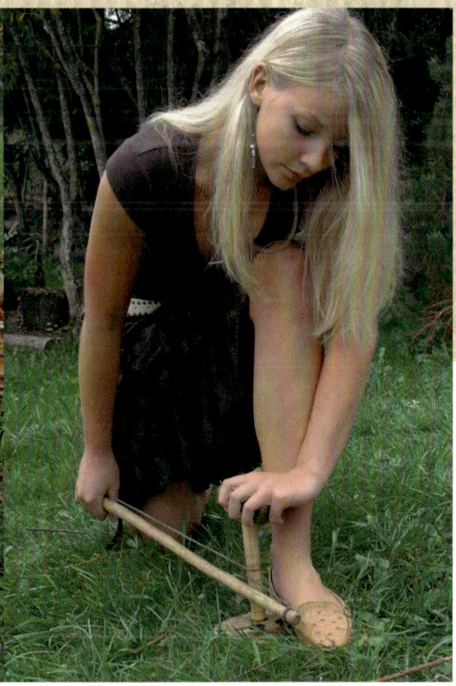

Die Spindel eines Feuerbohrers kann auch mit einem Bogen bewegt werden. Auf diese Weise kann eine einzelne Person Feuer erzeugen.

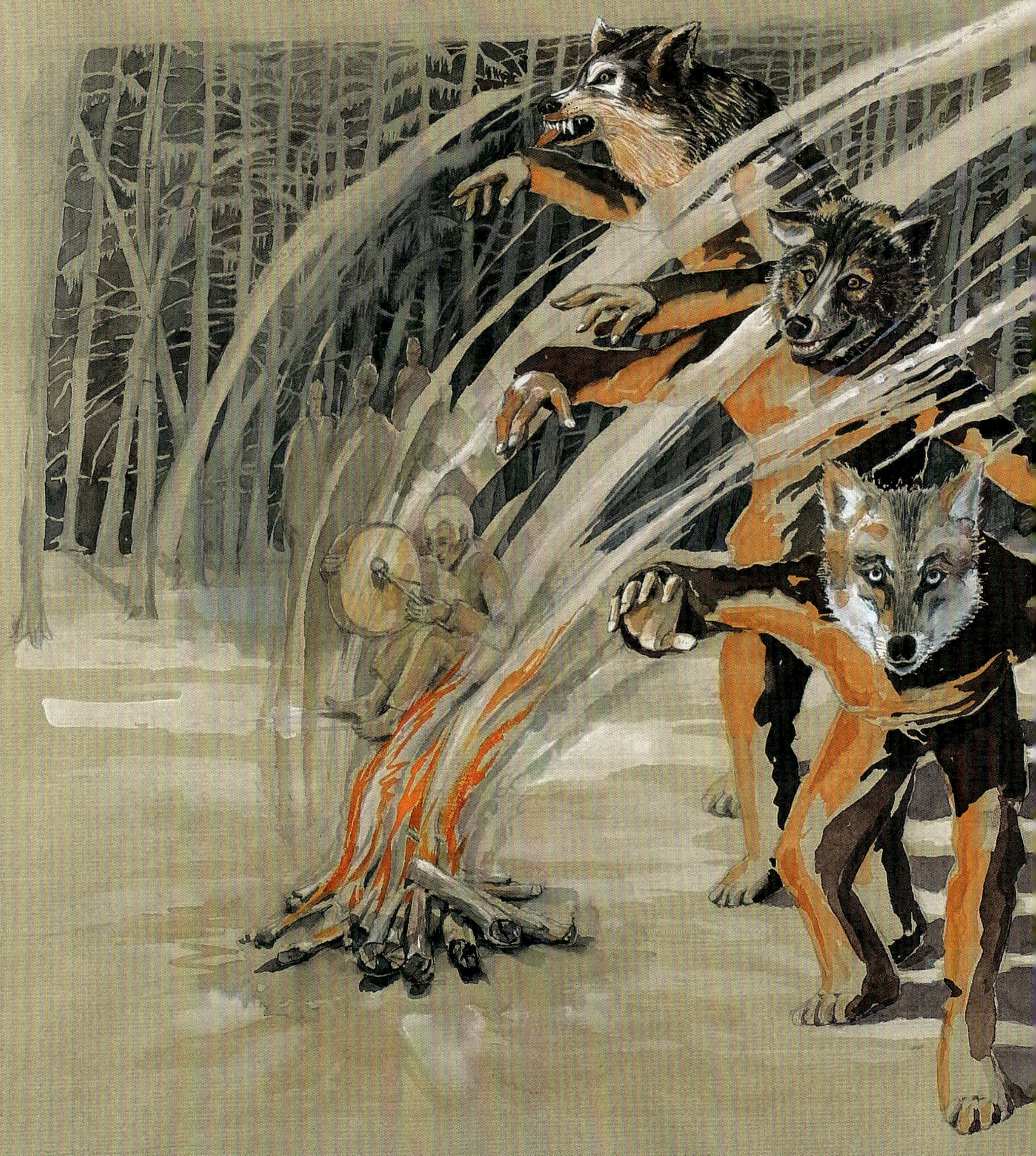

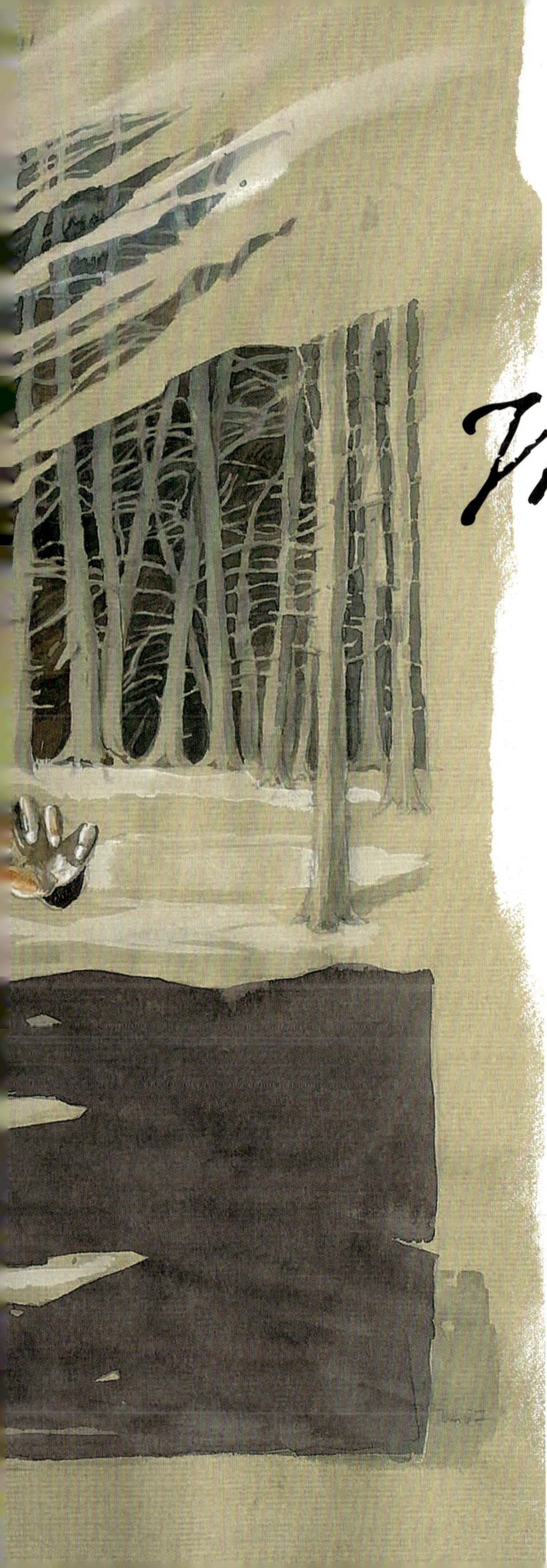

Mit Tieren verbunden

Wilde Botschaften verstehen

„Ganz am Anfang der Zeit,
als sowohl Menschen als auch Tiere
auf der Erde lebten,
konnte eine Person ein Tier werden,
wenn sie wollte,
und ein Tier konnte zu einem menschlichen
Wesen werden.
Manchmal waren sie Menschen
und manchmal Tiere,
und es gab keinen Unterschied dazwischen.
Alle sprachen dieselbe Sprache.
Das war die Zeit, als Worte wie Magie waren.
Der menschliche Geist
hatte geheimnisvolle Kräfte."

Nalungiaq
(aus „Songs und Stories of the Netsilik Eskimos")

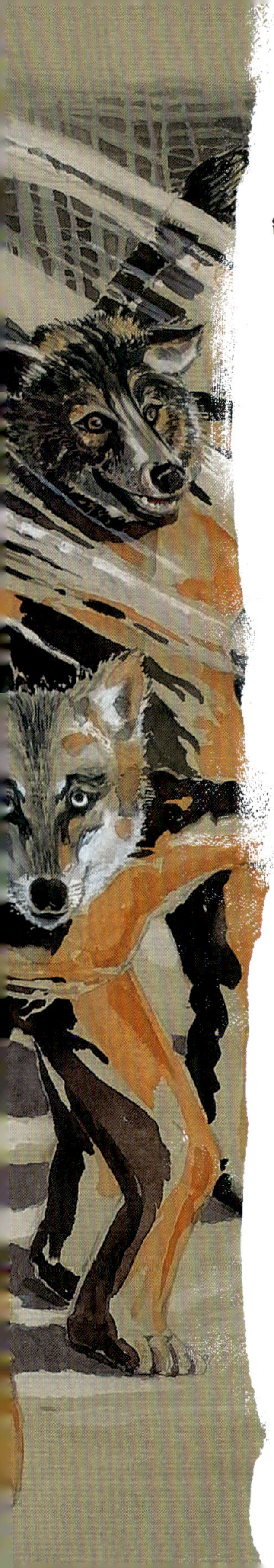

Im Wald der Wölfe

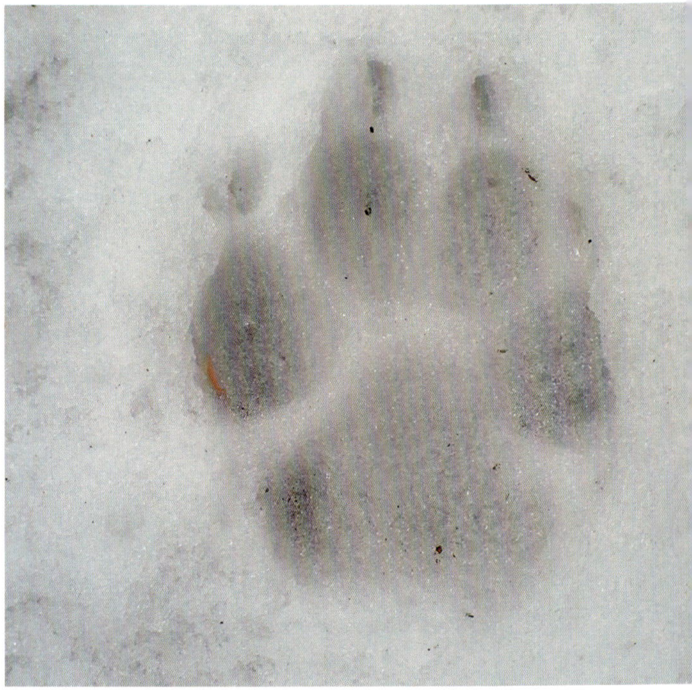

In den ersten Tagen unserer Wanderungen kamen wir nur langsam voran. Manchmal versanken wir bis zur Hüfte in meterhohem Schnee. Doch es wurde mit jedem Tag leichter, den Spuren der Wölfe durch den winterlichen Wald der polnischen Karpaten zu folgen. Jede Wolfsspur, die wir fanden, war für uns der Beginn einer spannenden Geschichte, eines Geheimnisses, das wir lüften wollten: Am Anfang der Spur aus großen Pfotenabdrücken im Schnee bewegte sich ein wildes, faszinierendes Tier, ein Wolf, den wir vor unserem geistigen Auge wandern und laufen sahen. Dies machte jede Spur in diesem Wald für uns unwiderstehlich, magisch und abenteuerlich.

Wir, eine kleine Gruppe von Natur-, Umwelt- und Forstexperten/Innen – alle mit einem großen Interesse am Leben und Schutz der Wölfe –, wurden von den beiden polnischen Wolfsbiologen Sabine Nowak und Robert Myslajek durch das Reich dieser Tiere geführt. Viele Stunden am Tag folgten wir ihrer Fährte. Unsere Sinne öffneten sich dabei mehr und mehr. Wir sahen mit den Augen der Tiere, witterten mit Wolfsnasen, und wie mit Wolfsohren nahmen wir die feinsten Geräusche des Waldes wahr. Selbst mit den schweren Schneeschuhen bewegten wir uns immer müheloser und es schien, als ginge die Kraft der Tiere in uns über. Wenn man auf diese Weise durch die Wildnis streift, ist es, als ob der Geist des Landes zu einem spräche. Plötzlich kann man ahnen und sogar wissen, dass das Eis über dem Fluss trägt, dass es bald schneien wird, wie weit sich der Wald noch ausdehnt, und ob in der Fichtenschonung Rehe ruhen. Die Landschaft schult intensiv unsere Sinne.

Jeden Tag bemerkte ich, wie sich der für mich sinnlich wahrnehmbare Bereich mehr und mehr ausweitete. Auch die anderen Tierspuren im Schnee erzählten mir nun Geschichten. Da gab es einen Luchs, der ganz nach Katzenart zu einem von der Sonne beschienenen Felsen hinaufschlich. Oder die Spur von Auerhähnen unter einer Fichte. Nur einmal sah ich schemenhaft die Wölfe. Ich hatte es nicht für möglich gehalten, wie sehr allein das Verfolgen und das Lesen der Spuren mich mit dem Wesen der Tiere verbinden würden. Am Ende dieser Wolfswanderungen kannte ich nicht nur unzählige Fakten über diese Tiere, sondern etwas in mir wusste auch, wie es sich anfühlt, als Wolf leichtfüßig Stunde um Stunde durch den winterlichen Wald zu traben. Mir war, als sei ich selbst eine Wölfin gewesen.

Seit jenen Wolfstagen in Polen hat sich in meinem Körper die Gewissheit verankert, dass ich, solange ich laufen kann, überall einen Pfad finden werde. Mein Körper und mein Geist haben sich ihrer Kraft auf der Spur der Wölfe vergewissert.

So muss es gewesen sein, als unsere Vorfahren den Spuren der Tierherden folgten. Würden wir Heutigen aus unserer oft naturfernen Welt, der modernen Industriegesellschaft, und aus unserer häuslichen Behaglichkeit herausgerissen und in

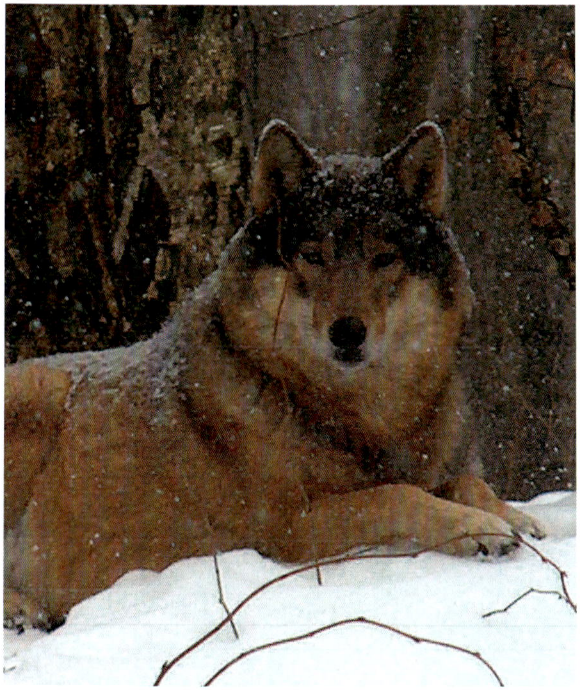

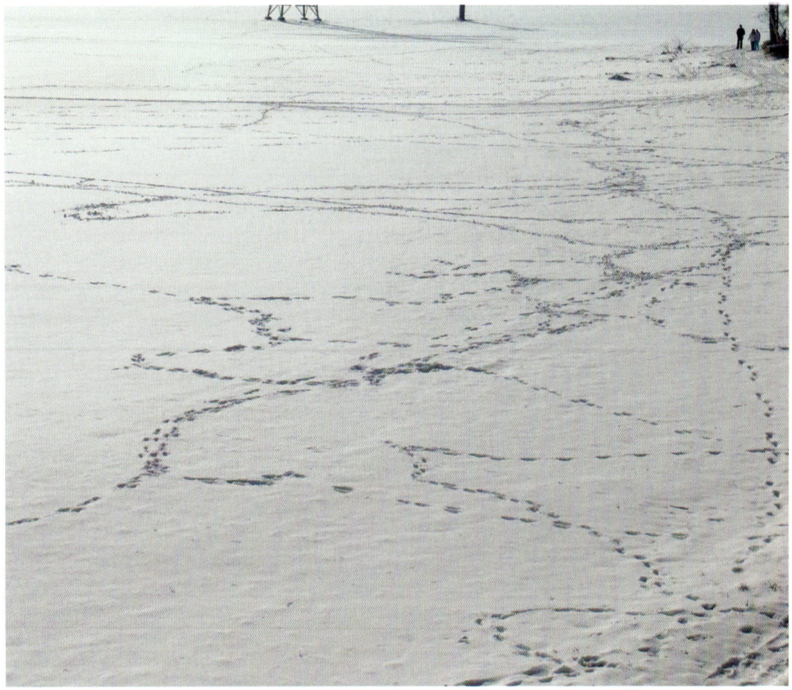

jene ferne Zeiten zurückgeworfen, könnten wir noch mithalten und mitlaufen? Könnten auch wir den Spuren folgen, sie deuten und uns gar mit dem Tiergeist verbinden? Es wäre gut möglich, denn den allergrößten Teil der Menschheitsgeschichte lebten wir draußen, eng verbunden mit den Tieren.

Die Entwicklung unserer Zivilisation umfasst nur einen winzigen Teil der unvorstellbar langen Zeit, seit der es Menschen auf der Erde gibt. Wir sind also sehr viel länger umherziehende Jäger- und Sammler/Innen gewesen als „zivilisierte“ Stadtbewohner.

Bei uns in Mitteleuropa hat der Prozess des Sesshaftwerdens vor etwa 7500 Jahren begonnen. Welcher Zeitabschnitt dies ist, welche Bedeutung er hat, erschließt sich, wenn man ihn sich in Generationen vorstellt. Die Schädelteile der ältesten Europäerin, der *Frau von Dmanisi*, sind etwa 1,75 Millionen Jahre alt. Nimmt man nun für jede Generation einen Durchschnittswert von 30 Jahren, so hat diese Frau vor ungefähr 58.000 Generationen gelebt! Zum Zeitpunkt der Neolithischen Revolution, als wir Menschen unser Nomadenleben mit dem Leben als sesshafte Bauern tauschten, sind es bis heute „nur“ 250 Generationen. Es war also erst „vor kurzem“, dass wir noch eng mit der Natur verbunden waren, und sicherlich mühelos Spuren lesen konnten.

Vielleicht könnten wir schon nach drei Tagen in der Wildnis wie unsere Vorfahren den Spuren der Mammute, Rentiere oder Pferde folgen. Diese Meinung vertritt zumindest der amerikanische Psychologe und Wildnisforscher Peter Greenway, der die wechselseitige Beziehung des modernen Menschen mit der Natur erforscht. Die alte Kunst des Spurenlesens scheint eine Fertigkeit zu sein, die uns besonders schnell mit der Vergangenheit, mit vergessen geglaubten Fähigkeiten verbindet.

Ich beschloss also am Ende der winterlichen Wolfsreise, mich in die alte Kunst des Spurenlesens einweihen zu lassen – und zum Glück fand ich dafür geeignete Lehrerinnen und Lehrer.

Mitte: Ein Wolf in den polnischen Wäldern.

Links und rechts: Wer die Fährtenkunde beherrscht, bekommt einen tiefen Einblick in die Lebenswege der Tiere.

Die genaue Beobachtung der Tierwelt öffnet auch den Blick für die Schönheit der kleinsten Wesen – und schafft eine umfassende Wahrnehmung.

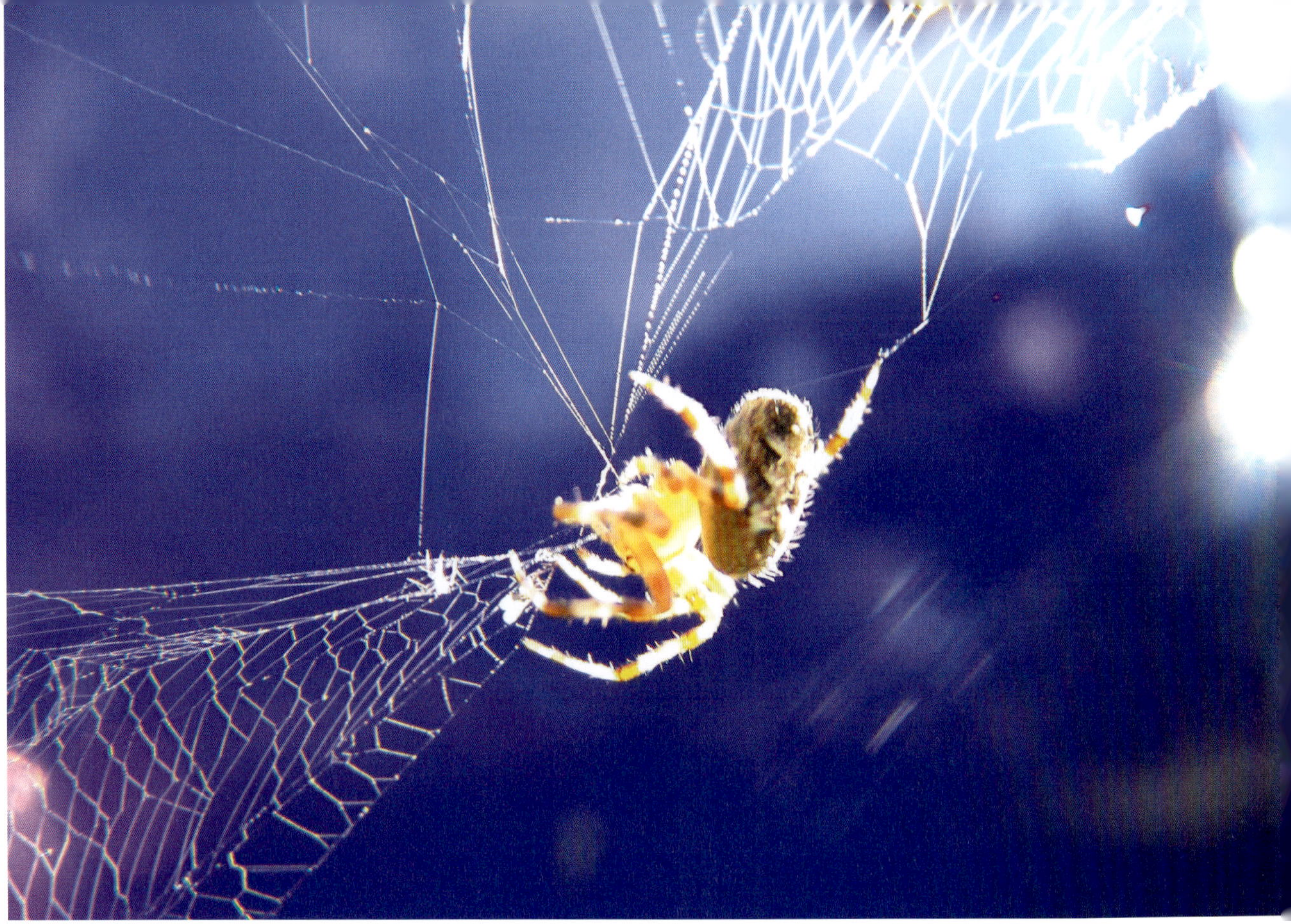

Die Liebe zu allem Lebendigen

„Der Geist des Menschen ist nomadisch,
sein Blut beduinisch,
und Liebe ist der eingeborene Spurenleser
auf der verblichenen Wüstenspur
seines verlorenen Selbst."

Laurens van der Post
(1906–1996, britisch-südafrikanischer Schriftsteller)

Für die Menschen früherer Zeiten war es überlebenswichtig, die Spuren der Tiere lesen und deuten zu können. Es gab keinen Supermarkt um die Ecke, wo sie sich schnell ein Stück Fleisch kaufen konnten. Wahrscheinlich hat die Notwendigkeit des Spurenlesens, die dazu erforderliche genaue Beobachtung und Analyse, zu einer der ersten Wissenschaften, der Spurenkunde, geführt. Die Tiere erzählten mit ihren Spuren Geschichten und hinterließen bedeutungsvolle Zeichen. Die Menschen konnten über die Spuren Geschehnisse analysieren, verstehen und vorhersagen. Das Leben und Verhalten der Tiere wurde durch die Kunst des Spurenlesens für die Menschen transparent. Manche Forscher nehmen an, dass diese Kunst zur Entwicklung der Sprache geführt hat. Unser Wort „lernen" lässt sich auf einen indo-germanischen Wortstamm zurückverfolgen, der „einer Spur folgen" bedeutet.

Tiere gehören also zu unseren ersten Lehrmeistern. Die genaue Beobachtung, das Wahrnehmen feinster Äußerungen, ihrer Lebensrhythmen und Eigenarten, formte und strukturierte unsere Wahrnehmung und damit auch unser Bewusstsein. Die innige Verbindung zu ihnen, das Verstehen zwischen Menschen und Tieren wurden dadurch geprägt – und haben sich tief in unser Gehirn eingegraben. Spuren zu folgen war in frühen Zeiten eine Art „genetisches Zwiegespräch".

Der bekannte Soziobiologe und Harvard-Professor E.O. Wilson definierte diesen Prozess folgendermaßen: „Wenn wir das Leben erforschen und uns mit ihm verbinden, durchlaufen wir einen tiefen und äußert komplizierten geistigen Entwicklungsprozess. Von dieser Verbindung hängt unsere Existenz ab, unsere Seele ist daraus gewoben und aus dieser Quelle erwächst die Hoffnung."

Das Leben zu erforschen, den Spuren der Natur zu folgen, verleiht uns also nicht nur ganz praktische Fähigkeiten zum Überleben, sondern es webt unsere Seele, wie es Wilson ausdrückt. Über die Kunst des Spurenlesens konnten unsere Vorfahren nicht nur von außen auf das Tier, sondern in es hineinschauen, und seine Kraft und Seele mit ihrem eigenen Inneren verbinden. Durch das Nachahmen der Tierbewegungen und -stimmen in Tänzen, Gesängen und Ritualen entwickelten sich wahrscheinlich die ersten Anfänge und ein wesentlicher Bereich der menschlichen Kunst und Kultur. Ganz nah am Zusammenleben mit Tieren liegen die Ursprünge von Musik und bildender Kunst. Zeugnisse hierfür sind Abbildungen von Tieren, wie jene in den steinzeitlichen Bilderhöhlen von Lascaux, Altamira, der Grotte Chauvet und vielen anderen.

Tiere haben Menschen zu einem außergewöhnlichen künstlerischen Schaffen inspiriert. Unsere Vorfahren haben damals in zahllosen Bildern und figürlichen Darstellungen, welche Mischwesen zwischen Menschen und Tier zeigen, die einst innige seelische Verwobenheit mit dem Tierreich ausgedrückt. Sie lassen uns erahnen, wie die Menschen vor etwa 30.000 Jahren die Welt gesehen haben.

Die großen Schöpfungsmythen der alten Kulturen erinnern uns an diese einst tiefe Verbindung zwischen Menschen und Tieren. Sie berichten von Ahnen und Göttern, die als Vögel vom Himmel herabstiegen, sie erzählen von Menschen, die sich mit Tieren vermählten, und von Tieren, die die gesamte Menschheit in schwierigen Situationen retteten. Aus den ursprünglichen prähistorischen Mischwesen formten sich Göttinnen und Götter der ersten Hochkulturen, wie die Sphinx in Ägypten mit dem Körper eines Löwen oder der falkenköpfige Horus. Die innige und magische Verbindung unterstand ganz bestimmten Gottheiten,

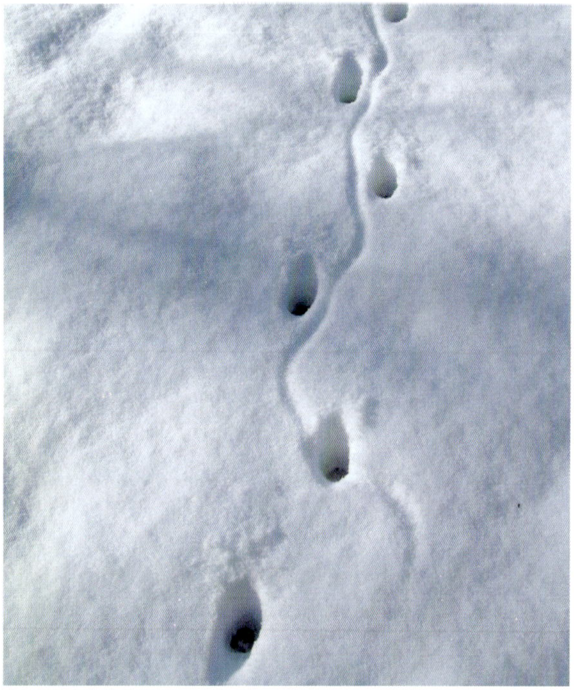

Das Ergründen einer Spur regt unsere Neugier an: Wer ist hier gelaufen und warum?

meist der *Herrin der Tiere*. Diese wurde zum Beispiel im Zweistromland Mesopotamien von zwei Raubtieren flankiert dargestellt.

Aus Catal Hüyük, einer jungsteinzeitlichen Siedlung im heutigen Anatolien, stammt die Statue einer Göttin, die gerade gebiert und dabei lässig ihre Hände auf die Köpfe zweier flankierender Löwen stützt. Derartige Darstellungen sind überall im Nahen Osten und in Südeuropa zu finden. Die griechische Göttin Artemis und ihre römische Entsprechung, die Göttin Diana – noch heute eine Göttin der Jagd –, standen ursprünglich ebenfalls für die tiefe und magische Verbindung zwischen Mensch und Tier.

Das Wissen um dieses alte Band zu allen Lebewesen hat unsere Seele auch in modernen Zeiten nicht vergessen, es begleitet uns bis heute auf unserem Weg. Wilson hat dafür einen neuen Begriff geprägt: „Biophilie", die allen Menschen angeborene und genetisch verankerte Liebe und das Zugehörigkeitsgefühl zur Natur und zu allem Lebendigen.

Spuren, die in die Vergangenheit führen

Die hohe Kunst des Spurenlesens ist in den modernen Zivilisationen fast verloren gegangen. Sie ist für uns nicht mehr überlebenswichtig. Wollen wir sie wieder erlernen, um uns mit der Wildnis zu verbinden, müssen wir bei jenen indigenen Völkern forschen, die sich diese Kunst und Wissenschaft teilweise noch erhalten haben: Bei den Ureinwohnern – vor allem jenen Amazoniens –, bei den Aborigines Australiens, bei den Buschleuten Südafrikas, bei den Veddas Sri Lankas, den Penan Borneos und weiteren noch naturnah lebenden Völkern.

Zu den besten Spurenlesern unserer Zeit gehören einige wenige Clans der Buschleute, auch San genannt. Nur noch einzelne von ihnen konnten sich der Zivilisation entziehen und bewahren das alte Wissen. Ihr Lebensraum ist der nordwestliche Zipfel Südafrikas, der weit in die Kalahari-Wüste hineinreicht. Dort, in einer dem Menschen lebensfeindlichen Umwelt, währt die Trockenzeit zehn Monate. Die Temperaturen in der Glutpfanne der Kalahari sind extrem und können im Sommer bis auf 60 Grad ansteigen.

Ohne die Kunst des Spurenlesens könnten die dort umherwandernden Sippen der Buschleute nicht überleben. Sie sind die letzten Angehörigen einer geheimnisvollen und uralten Menschenrasse, deren Herkunft bis heute nicht ganz geklärt ist. Sie leben wie zu Beginn der Menschheit. Ihr Leben findet in inniger und spiritueller Verbindung mit der Natur und der ganzen Schöpfung statt. In dieser heißen und trockenen Gegend können sie nur in einer absoluten Übereinstimmung mit den Gesetzen der sie umgebenden Natur bestehen.

Aus der Spur eines Tieres lesen die Buschleute eine für uns kaum vorstellbare Fülle an Informationen heraus. Sie können daraus unter anderem Alter, Geschlecht, Größe und Gewicht des Tieres bestimmen und genaue Aussagen über seine körper-

Manche Bilder sind für uns wie eine Spur in jene Vergangenheit, in der Menschen und Tiere noch eng miteinander verbunden waren.

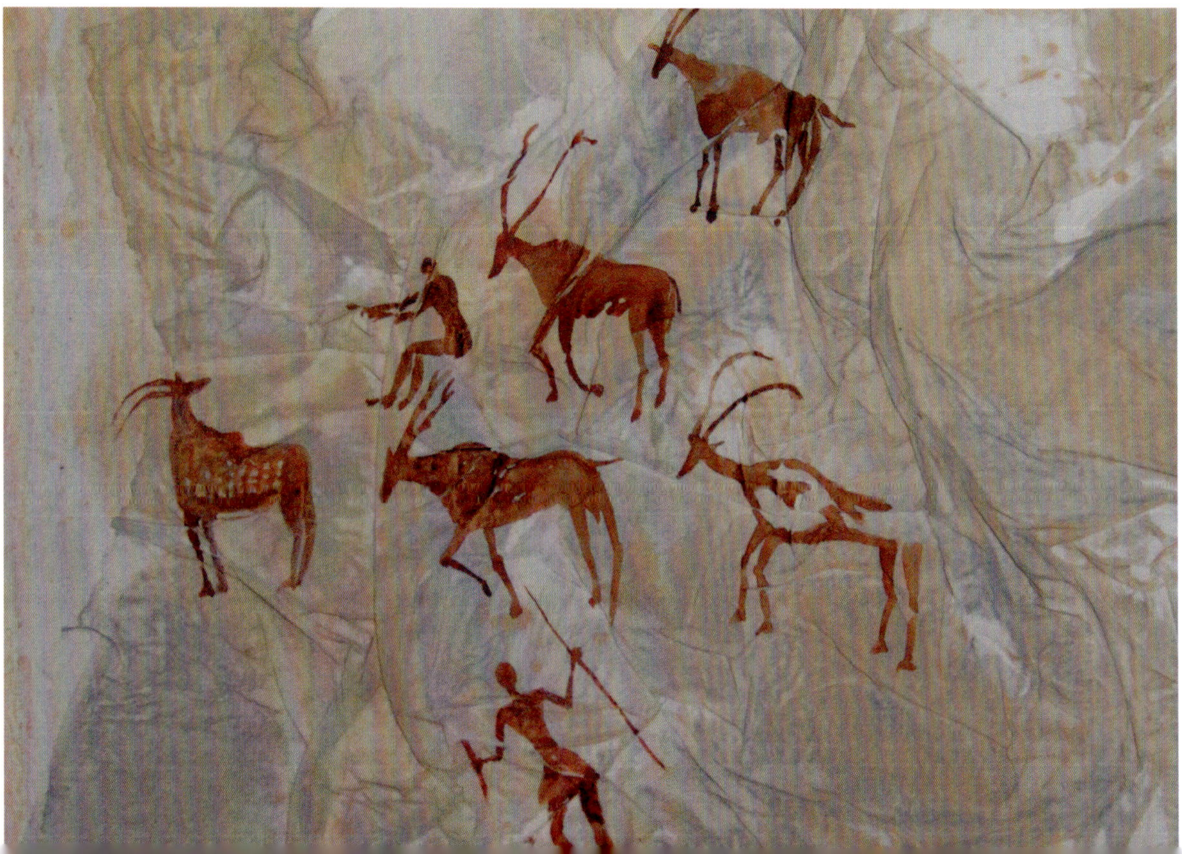

liche Verfassung und seine Stimmung machen. Spurenlesen ist, wie sie sagen, ein großer „Tanz mit der Schöpfung“ und ein Gespräch mit Gott.

Neben dem Spurenlesen verfügen sie über weitere außerordentliche Fähigkeiten. Sie können Tiere aus etwa 100 Metern Entfernung riechen und folgen einer flüchtenden Antilope selbst in glühender Hitze an einem Tag bis zu 80 Kilometer weit – so lange, bis das Tier erschöpft aufgibt. Die Buschleute übertreffen im Aufspüren und Verfolgen der Tiere selbst die großen dort lebenden Raubkatzen. Ihre hoch entwickelte Überlebenskunst verbindet ihr Wissen und ihre Erfahrung mit einer verlässlichen Intuition und mit einem wohltrainierten Verstand. Wissenschaftliche Untersuchungen über die Aborigines zeigen, dass Menschen mit einer solchen erhöhten Aufmerksamkeit der Natur gegenüber einen viel größeren Bereich ihres Gehirns benutzen als Menschen der heutigen modernen Arbeitswelt.

In Afrika erzählt die Erde noch eine andere uralte Geschichte, die von Menschen und Spuren handelt. Dort wurden die nachweislich ältesten Fußabdrücke gefunden. In der unvorstellbar langen Zeit vor etwa 3,5 Millionen Jahren wanderten zwei aufrecht gehende Frühmenschen durch die Ebene von Laetoli, im heutigen Tansania. Ihre Spuren prägten sich tief in die frische Vulkanasche ein und überdauerten bis zum heutigen Tag.

Zwischen diesen Spuren und jenen, die unsere Füße heute auf der Erde hinterlassen, liegen Millionen Jahre Menschheitsgeschichte. Auf diesen Spuren können wir in der Zeit nicht mehr zurücklaufen. Unwiederbringlich haben sie uns in unsere jetzige Zeit und an einen ganz besonderen Punkt der Menschheitsgeschichte geführt.

Heute ist von uns ein grundlegendes Umdenken gefordert, das über das Überleben der Menschheit entscheiden wird. Nur wenn wir aufhören, unsere Erde auszuplündern, werden auch in 3,5 Millionen Jahren vielleicht noch Menschen unsere heutigen Fußspuren irgendwo entdecken – und darüber rätseln, wie wir wohl gelebt haben.

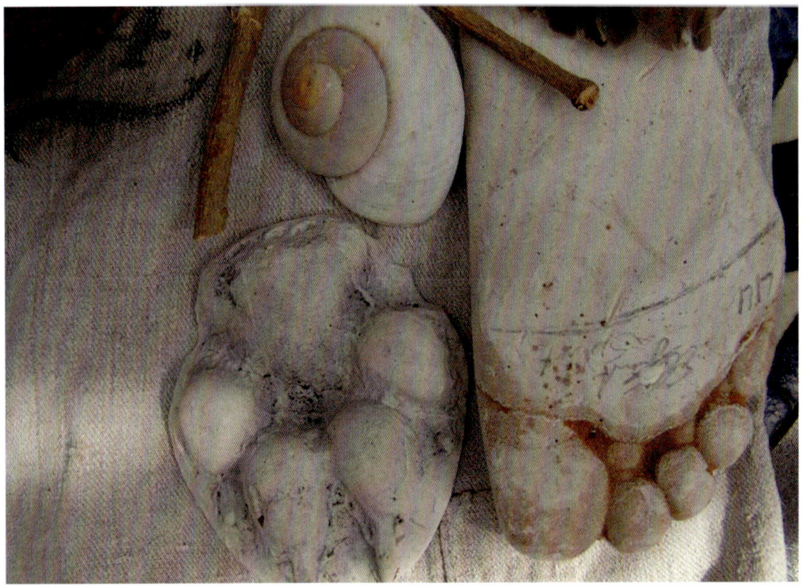

Gipsabdrücke: Jedes Lebewesen hinterlässt individuelle Spuren, die uns seine Geschichte erzählen.

Die Kunst des Fährtenlesens

„Das wirkliche Wunder besteht nicht darin,
über das Wasser oder durch die Luft zu schreiten.
Es besteht ganz einfach darin,
über diese Erde zu gehen.“

Thich Nhat Hanh
(geb. 1926, buddhistischer Mönch und Meditationslehrer aus Vietnam)

Die Apachen galten unter den indigenen Stämmen Nordamerikas als die besten Fährtenleser. Jede Spur, jeder Abdruck auf der Erde war für sie wie eine Landkarte mit Erhebungen, Tälern und Schluchten, aus der sie über das Wesen, das diese Spuren hinterlassen hatte, lesen konnten.

Alle Bewegungen, jede Richtungsänderung, alle Stimmungen werden auf eine ganz bestimmte Weise in der Spur abgedrückt und ergeben so einen Anhaltspunkt, einen so genannten Druckauslöser. Druckauslöser entstehen dadurch, dass unsere Füße die allerkleinsten Bewegungen unseres Körpers, auch jene durch Veränderungen in der Psyche verursachten, ausgleichen. Das sind die Buchstaben im „Alphabet der Fährtensprache“.

Zum Ausprobieren

Dem Fuchs folgen

Eine Fuchsspur ist leicht von anderen Fährten zu unterscheiden. Wenn der Fuchs schnürt, gleicht seine Fährte einer Perlenschnur. Er setzt eine Pfote in die andere. Studieren Sie zunächst das Aussehen einer Fuchsspur zum Beispiel anhand eines Buches oder lassen Sie sich diese von jemand Kundigem zeigen.

Gehen Sie dann hinaus und suchen Sie die Ihrem Wohnort am nächsten gelegenen Fuchsspuren. Diese stammen von „Ihrer" Füchsin oder „Ihrem" Fuchs. Suchen Sie nach einer Spur im Schnee, auf einem frisch gepflügten Acker, auf weichem, leicht feuchtem Boden. Folgen Sie ihr und lassen Sie sich von ihr alles über den Fuchs erzählen. Haben Sie so Teil am Leben dieses Tieres.

Fragen Sie sich: Warum und wann ist dieser Fuchs hier gelaufen? Zog er beim Gehen die Krallen ein? Achten Sie auf die Abstände zwischen den einzelnen Abdrücken, den Trittsiegeln. War der Fuchs in Eile oder ging er langsam? Hat er große Sprünge gemacht oder ist er einige Zeit stehen geblieben? Welche Form hat der Pfotenabdruck? Ist er eiförmig, rund, lang gezogen? Wie weit ist es zu seinem Bau? Läuft er dorthin immer Deckung suchend oder überquert er auch freies Feld? Ist er sich sicher? Hat er Kontakt mit anderen Füchsen? Wovon lebt er? Warum geht er diesen Weg? Wo bleibt er stehen und warum? Vergleichen Sie seine Spuren mit anderen Tierspuren wie zum Beispiel mit jenen von Katze und Hund. Stellen Sie sich dabei vor wie es sich anfühlt, ein Fuchs in dieser Gegend zu sein.

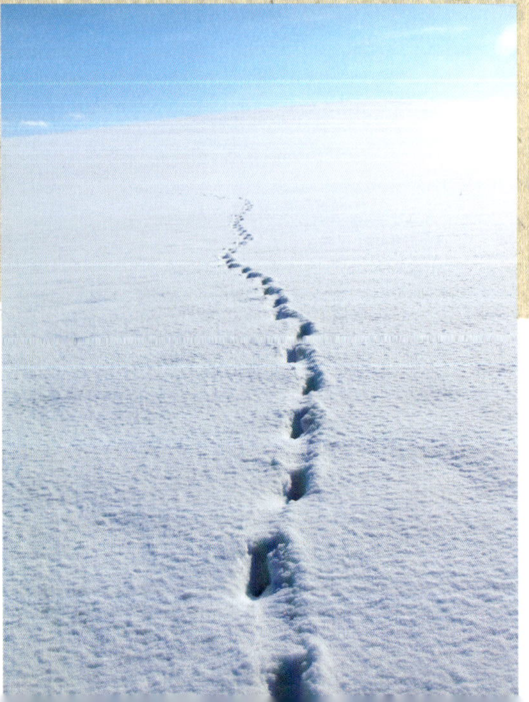

Die Fährte eines Fuchses gleicht einer Perlenschnur.

Die Apachen kannten etwa 4000 Druckauslöserpunkte und fügten diese zu ihrer faszinierenden „Wissenschaft der Druckauslöser" zusammen, wie es Tom Brown, der diese Sprache sehr gut kennt, bezeichnet. Sie konnten daraus zum Beispiel feststellen, ob es sich um ein männliches oder weibliches Tier handelte, ob es trächtig war, welche Lage der Fötus im Uterus hatte, ob das Tier einen leeren oder vollen Magen und ob es schon irgendwelche Verletzungen erlitten hatte. Ja, sie lasen darin sogar über Gefühle und Absichten des Wesens, das diese Spuren hinterließ.

Derartige Informationen konnten sie auch aus den Spuren der Menschen lesen. Der Boden mit seinen Fährten war dadurch für sie lebendig und voller Geschichten. Eine Spur öffnete ihnen ein Fenster in die Seele des Lebewesens, das sie verfolgten und offenbarte ihnen dessen Geheimnisse.

Spuren vor der Haustüre

Neun Jahre lang war Stalking Wolf, ein alter und erfahrener Fährtenleser vom Stamm der Apachen, der Lehrer von Tom Brown, und dieser wurde dadurch zum besten und bekanntesten Spurenleser Amerikas. Er gab sein Wissen auf die gleiche traditionelle Weise zuerst an seinen Schüler Jon Young und dann an viele andere Interessierte weiter.
Als Schülerin von Tom Brown und besonders von Jon Young erfüllte sich mein Wunsch, etwas von der Kunst des Spurenlesens zu erlernen. Es wird sicher noch lange dauern, bis ich darin eine gewisse Perfektion erreicht habe. Doch schon nach meinen ersten zaghaften Versuchen begann die Erde mehr und mehr zu mir zu sprechen.

Die ersten Schritte im Spurenlesen möchte ich mit Ihnen gemeinsam gehen. Wenn Sie darüber hinaus noch mehr wissen möchten, wenden Sie sich am besten an eine der Wildnisschulen, die das Wissen von Stalking Wolf und Tom Brown weitergeben (siehe S. 240).

Die frisch angerührte Gipsmasse wird in den Pfotenabdruck gegossen.

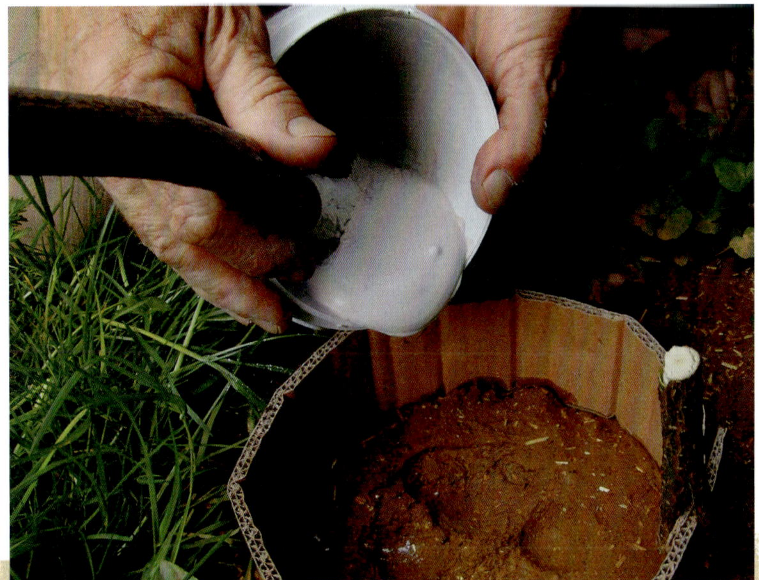

Um in die geheimnisvolle Welt des Spurenlesens einzutauchen, müssen Sie nicht nach Afrika oder Amerika reisen. Die Spuren, die in diese Welt führen, beginnen ganz in Ihrer Nähe, vielleicht sogar direkt vor Ihrer Haustür. Sie stammen von den heimischen Tieren. Viele Tiere des Waldes sind uns ganz nah. Sie breiten sich in die Städte aus, da ihr eigentlicher Lebensraum immer mehr beschnitten und verkleinert wird. Dort, so wissen sie, werden sie nicht bejagt und finden ein großes Nahrungsangebot vor. In Berlin können Sie Wildschweinspuren folgen, in den Vorgärten Münchens Fuchsspuren entdecken und am Stadtrand von Zürich vielleicht sogar die Fährte eines Luchses erspähen.

Suchen Sie in Ihrer Stadt auf verwilderten Brachflächen, im Park, auf dem Friedhof oder im nahe gelegenen Wald. Sie werden ganz sicher eine kleine, Ihnen vielleicht noch unbekannte Wildnis entdecken und herausfinden, dass viele wilde Tiere an Ihrem Dasein teilnehmen und mit Ihrem Leben verflochten sind. Je mehr Sie den Spuren dieser Tiere folgen, um so mehr erfahren Sie über sie.

Fragen Sie sich dabei immer: Wer war hier? Was hat das Tier hier gemacht? Besorgen Sie sich ein Buch uber Spuren und Fahrten, um diese den Tierarten zuordnen zu können. Wenn Sie einer Spur über längere Zeit, etwa ein bis zwei Stunden, aufmerksam folgen, werden Sie feststellen, dass sich Ihr Bewusstsein dabei verändert. Es wird Ihnen so ergehen wie mir in den polnischen Wäldern. Ihre Sinne werden wacher, Ihre Aufmerksamkeitsspannen länger, Sie spüren die Qualität des Bodens, die Präsenz der Pflanzen und der Tiere. Mehr und mehr werden auch weitere Zeichen in der Natur zu Ihnen sprechen: Eine abgenagte Rinde am Ast, Tierhaare am Stacheldraht und Federn am Boden. Sie sind auf der Spur...

Zum Ausprobieren

Einen Gipsabdruck im Gelände erstellen

Mit einem Gipsabdruck können Sie zu Hause den Pfotenabdruck des Tieres gut studieren und mit anderen Trittsiegeln, vergleichen. Sie benötigen dafür etwa, je nach Größe des Trittsiegels, ein bis zwei Tassen Gips und außerdem ein Gefäß zum Anrühren der Gipsmasse. Ein Streifen biegsamen Kartons oder ein Tortenring aus Plastik (Backwarenbedarf) wird den flüssigen Gips über der Spur in Form halten. Den Ring können Sie mit einem gespaltenen Aststück oder einer Wäscheklammer fixieren.

Suchen Sie sich ein möglichst klares Trittsiegel, zum Beispiel von einem Fuchs, Reh, Hasen, Igel, Marder oder Wildschwein. Rollen Sie den Karton oder den Tortenring zu einem Kreis und drücken Sie ihn über der Spur senkrecht in den Boden. Rühren Sie das Gipspulver mit etwas Wasser zu einer breiigen aber noch gießbaren Masse an, und füllen Sie damit den Abdruck und ungefähr weitere drei Zentimeter nach oben mit Gips aus. Nach etwa 20 Minuten, je nach Feuchtigkeit des Bodens, ist der Abdruck gehärtet und Sie können ihn vorsichtig ausgraben. Entfernen Sie zuvor den Karton oder Tortenring. Der Abdruck sollte auf Zeitungspapier in einem trocknen Raum noch etwa einen Tag aushärten und kann dann zum Beispiel mit einer Zahnbürste von anhaftender Erde befreit werden.

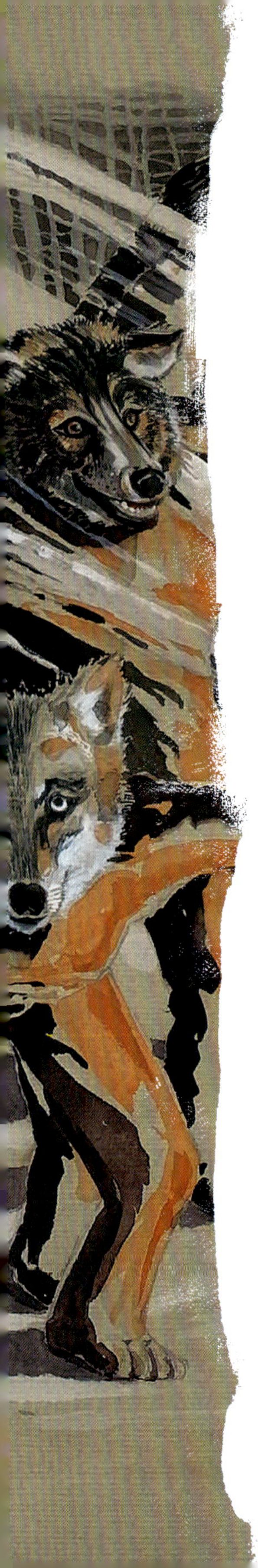

Geheimnisvolle Lichtspuren

„Der Wald singt sich selbst in die Dunkelheit
und der Stein bewahrt ein Licht,
das der Mensch in der Handfläche spürt.
Es ist das gleiche Licht,
das Tiere zurücklassen.
Auf den Steinen am Fluss,
die ihnen des Nachts Lager waren.“

Richard D. Red Hawk
(indigener Poet)

Es gibt noch eine ganz besondere Art des Spurenlesens, die nicht so einfach zu erlernen ist, wie die bisher beschriebenen und die ich hier mit Ihnen teilen möchte.

Vor vielen Jahren wanderte ich einmal durch einen Wald. Nach einem Todesfall in der Familie suchte ich Abstand und Trost draußen in der Natur. Ich hoffte auch Hirsche zu erspähen, denn in diesem großen Waldgebiet gab es viele davon. Ganz in Gedanken versunken folgte ich einem deutlich sichtbaren Wildwechsel, der zwischen den Bäumen und Sträuchern verlief. Es dämmerte schon. Plötzlich erschienen mir die Tierfährten, die sich hier zu einem schmalen, deutlich sichtbaren Pfad verbunden hatten, wie eine Spur aus Licht. Schwach schimmernd wand sie sich durch den Wald.

Natürlich führte ich diese Erscheinung auf meinen damaligen seelischen Zustand zurück. Ich stand vielleicht noch etwas unter Schock oder war einfach übermüdet. Dieses Erlebnis hinterließ einen tiefen Eindruck in meiner Seele und ich hütete die Erinnerung viele Jahre, obwohl mir nicht bewusst war, was dies bedeuten könnte.

Vor einigen Jahren entdeckte ich in einem Buch über die Mythen der Micmac das Gedicht von Red Hawk, in dem er die Lichtspur der Tiere, die diese auf der Erde hinterlassen, poetisch beschreibt. Da tauchte in mir die alte Erinnerung an die Lichtspuren im Hirschwald wieder auf. War das wirklich keine Einbildung gewesen? Oder hinterlassen Tiere und vielleicht sogar Menschen Spuren aus Licht? Wer könnte mir darüber Auskunft geben?

Sicher kennen Sie diese Situation auch: Wenn Sie eine bohrende Frage bewegt, kommt Ihnen über kurz oder lang die Antwort entgegen. So war es auch hier. Ich stieß auf einen Bericht des kalifornischen Forschers und Musikers Jim Nollmann, der die Kommunikation zwischen Mensch und Tier mit Hilfe der Musik erforscht. Nollmann gelang es, sich einer in der Natur frei lebenden Büffelherde zu nähern und sogar in deren Mitte aufgenommen zu werden. Normalerweise gelten wilde Büffel als gefährlich, wenn man ihrer Herde zu nahe kommt. Es ist dann mit einem Angriff des Alpha-Bullen zu rechnen. Nollmann näherte sich der Büffelherde im Zeitlupentempo in einer Art Fuchsgang. Er spielte dabei auf seiner Gitarre. Wie er beschreibt, kam er durch dieses unendlich langsame Anschleichen in den Zustand einer besonderen Sensibilität.

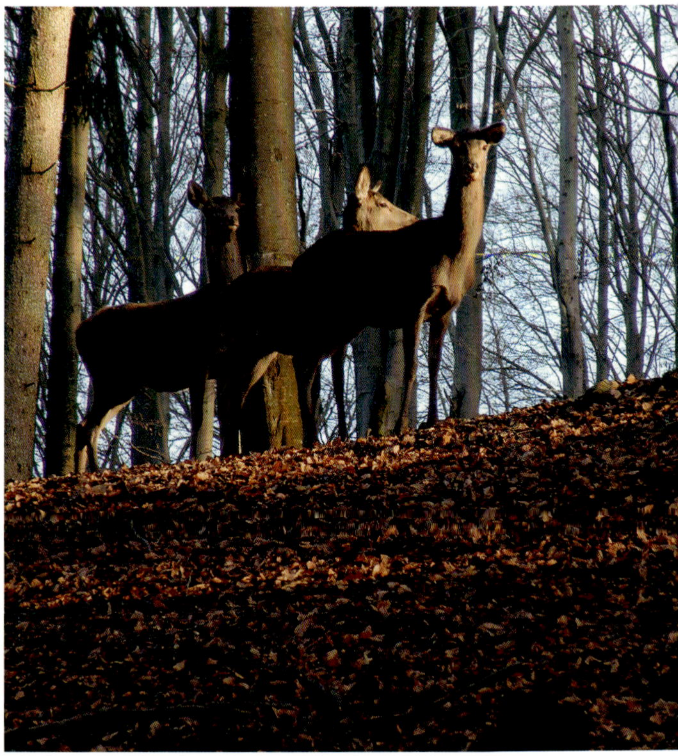

Dann geschah für ihn etwas zunächst Unheimliches. Er nahm einen gelben Lichtschein wahr, der sich wie ein Ring um die Büffelherde gelegt hatte. Ganz intuitiv begriff Nollmann, dass diese Lichtspur die Grenze zwischen ihm und der Herde markierte und ihn wissen ließ, dass er sie nicht überschreiten sollte. Jedes Mal, wenn Nollmann seinen Fuß auf diesen Lichtring setzte oder darüber trat, begann der Leitbulle nervös zu werden und mit den Hufen zu stampfen.

Nollmann spielte und bewegte sich ganz langsam weiter und mehr und mehr ergriff ihn das Gefühl, mit der Büffelherde zu sprechen und sich mit ihr zu verbinden. Dann bewegte sich der Lichtring nach innen in die Herde hinein. Nollmann folgte ihm ganz langsam, bis er tatsächlich in der Mitte der Herde war – eine ganz außergewöhnliche Situation, denn wild lebende Büffel lassen Menschen normalerweise niemals in den Kreis ihrer Herde.

Zum Ausprobieren

Lichtspuren sehen

Bevor Sie mit dieser Übung beginnen, sollten Sie Ihre Wahrnehmung für Tierspuren erweitert und darin auch Erfahrungen gesammelt haben. Sie sollten den Weitwinkelblick und den Fuchsgang kennen (siehe Seite 105, 110). Das Sehen von Fährten als Lichtspur stellt sich leichter ein, wenn Sie schon einige Zeit, mindestens drei Tage, in der Natur verbracht haben. Nach dieser Zeitspanne ist die zivilisatorische Schicht „aufgeweicht" und Ihre Sinne haben sich für sonst nicht sichtbare Naturphänomene geöffnet.

Gehen Sie zunächst hinaus in den Wald und suchen Sie einen deutlich sichtbaren Wildwechsel, das heißt einen Pfad, auf dem Tiere wie Rehe, Hirsche oder Füchse immer wieder entlang gehen. Nehmen Sie diese Spuren im Weitwinkelblick auf und folgen Sie ihnen langsam und sehr achtsam im Fuchsgang. Spüren Sie die Energie der Spur und werden Sie Teil ihres Kraftfeldes. Lassen Sie Ihre Wahrnehmung nicht nur zu einer Übung des Intellekts werden, lassen Sie sich vielmehr von Ihrer Intuition leiten.

Begeben Sie sich im zweiten Teil dieser Übung noch einmal in der Nacht in den Wald zu dieser Spur. Nehmen Sie mehrere Stöckchen mit, die mit deutlich sichtbarer Farbe gekennzeichnet sind. Gehen Sie nun langsam und achtsam im Fuchsgang durch den Wald, so dass Sie auf die zuvor bei Tageslicht gesehene Tierspur stoßen werden. Erspüren Sie die Spur, suchen Sie nicht mit den Augen danach. Vielleicht sehen Sie sie sogar als schwaches Leuchten. Markieren Sie den Verlauf der Lichtpfade mit Ihren Stöckchen, lassen Sie sie einfach fallen. Kehren Sie am nächsten Tag zurück und kontrollieren Sie, ob die Stöckchen tatsächlich auf einer Wildspur liegen. Machen Sie diese Übung immer wieder und beobachten Sie dabei die Veränderung Ihrer Wahrnehmung.

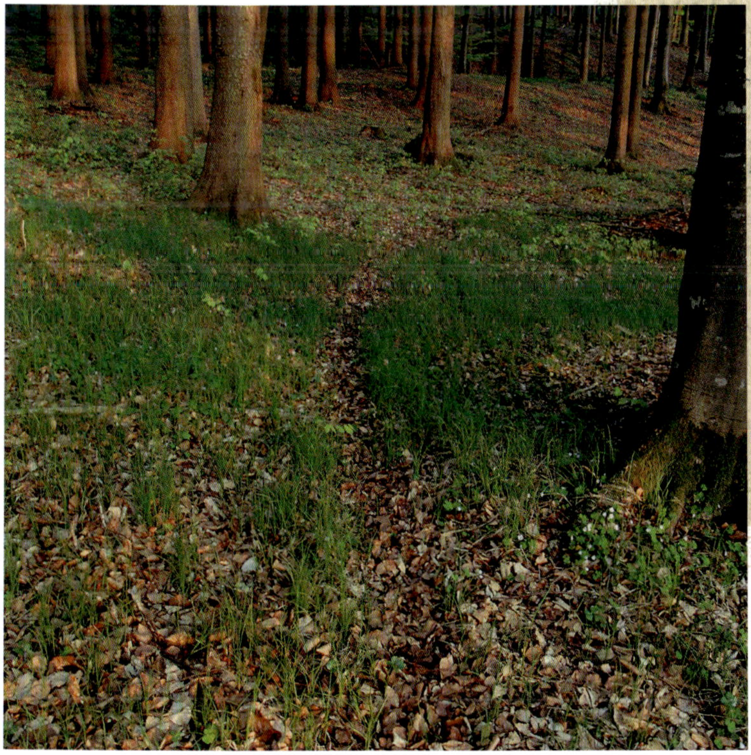

Links: Im Fuchsgang und mit dem Weitwinkelblick kann man den Tieren des Waldes besonders nahe kommen.

Rechts: Suchen Sie für die Übung „Lichtspuren sehen" einen deutlich sichtbaren Wildwechsel im Wald.

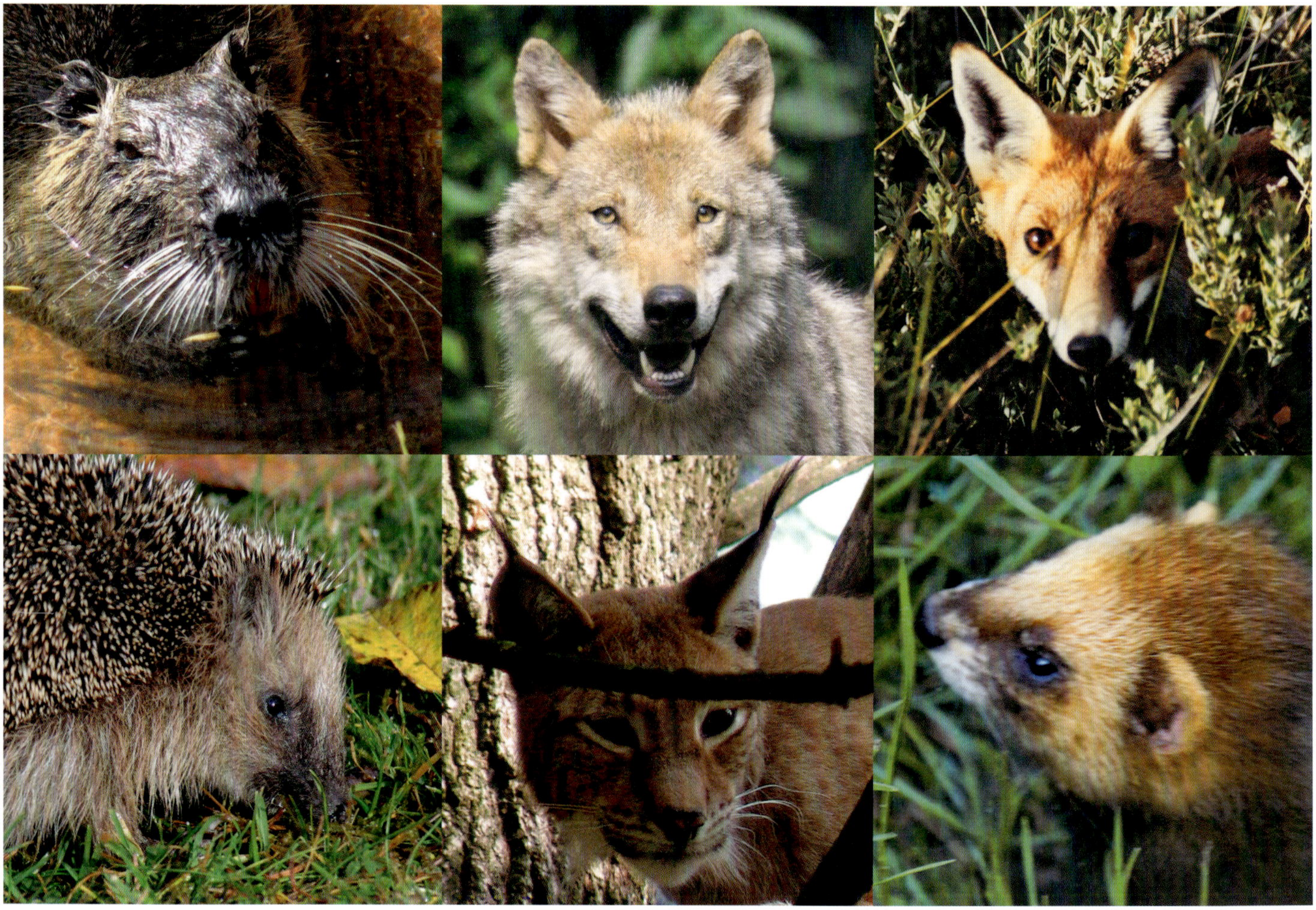

Jede Tierart hat besondere Fähigkeiten. Wir können von ihr lernen, unsere Beobachtungsgabe zu vertiefen.

Nicht lange, nachdem ich Nollmanns Bericht gelesen hatte, nahm ich an einem Seminar zum Thema intuitives Spurenlesen bei dem Wildnisexperten Jon Young teil. Jon erzählte uns, wie er zum ersten Mal die Lichtspuren der Tiere gesehen hatte und wie er von seinem Lehrer Tom Brown Anweisungen bekam, diese Fähigkeiten zu erweitern und zu trainieren. So erhielt ich also einen weiteren Hinweis zu meinem eigenen Erlebnis.

Dieses „Lichtsehen", das bei den meisten indigenen Völkern bekannt ist, gehörte auch zu dem umfassenden archaischen Wissen der Wahrnehmungsschulung des weisen Apachen Stalking Wolf. Das Erweitern der Wahrnehmungsfähigkeit für Lichtspuren könnte man vergleichen mit der Fähigkeit, die Aura eines Menschen zu sehen und zu interpretieren. Vielleicht wurde mir das Sehen der Lichtspuren auch deshalb zuteil, weil ich mich schon intensiv mit dem Aurasehen des Menschen beschäftigt hatte.

Ich befragte meine indigenen Freunde zu diesen Lichtphänomenen. Sie erklärten mir, dass Tierspuren nicht nur das Sichtbare, sondern auch das Unsichtbare bewahren, zeigen und lesbar machen und dass jedes Lebewesen eine Energiespur hinterlässt.

Der Weitwinkelblick – die Wahrnehmung erweitern

Wenn man seine Sinne intensiv schult, wird das durch die erweiterte Wahrnehmung gewonnene Wissen langsam zu einem Instinkt. Es entwickelt sich daraus eine Art sechster Sinn, eine Hellsichtigkeit, die allen Naturvölkern zu eigen war und auch heute noch teilweise vorhanden ist.

Der sechste Sinn ist für Menschen mit dieser Fähigkeit etwas ganz Natürliches. Hellsichtigkeit, die unter anderem das Wahrnehmen von Lichtspuren beinhaltet, ist in der Kultur jener Völker fest verankert. Es verbindet sie mit der Wildnis und gewährleistet auch ihr Überleben. Wie aber kann es uns nützlich sein? Das Sehen von Lichtspuren kann dazu dienen, unsere Achtsamkeit zu schulen und unsere Wahrnehmung für energetische Veränderungen sowohl in der Natur als auch in unserem Alltag zu schulen.

Wir Menschen sind vor allem optisch orientierte Wesen. Zu Gunsten unseres Gesichtssinnes haben wir andere Sinne wie etwa den Geruchssinn verkümmern lassen. Wir meinen, alles „im Blick" und somit im Griff zu haben. Dabei sehen wir aber vieles nicht und übersehen noch viel mehr. Alle unsere anderen Sinne folgen in ihrer Aufmerksamkeit unserem dominanten Augensinn. Das heißt auch, dass die Wahrnehmung dieser Sinne sich mit dem Gesichtsfeld zu einem Tunnel verengt und so das Tunnelsehen, das Tunnelwahrnehmen entsteht. Die Unschärfe der anderen Sinne ist gewissenmaßen der Preis für den scharfen und präzisen Blick, mit dem wir uns auf einzelne Objekte fokussieren können. Die Gesamtheit unserer Sinne befindet sich deshalb oft nicht mehr in einem harmonischen Gleichgewicht.

Unsere Wahrnehmung, in diesem Fall unser Blick, konzentriert sich normalerweise nur auf das, was wir kennen und für möglich halten. Diese Blindheit für das außerhalb der Aufmerksamkeit liegende, im Englischen „inattentional blindness" genannt, ist inzwischen gut erforscht. Von den vielen Versuchen dazu gefällt mir das bekannte Experiment der beiden Wissenschaftler Simons und Chabris von der Universität Illinois am besten. Sie nannten es „Gorillas unter uns".

Versuchspersonen sahen einen Film von einem Basketballspiel und wurden beauftragt, genau mitzuzählen, wie viele Körbe die beiden Mannschaften jeweils warfen. Mitten im Film lief eine Person in einem Gorillakostüm über den Bildschirm, blickte in die Kamera und trommelte sich auf die Brust. Sie können sich schon denken, wie dieser Test ausging: Viele der Probanden, etwa 50 Prozent, nahmen den Gorilla überhaupt nicht wahr, sie waren zu sehr auf den Ablauf des Basketballspiels fixiert.

Mit diesem „Gorillas-gibt-es-nicht-Blick" laufen wir durch unser Leben und durch die Natur und nehmen dabei stark selektiv nur das wahr, was wir kennen, sehen wollen und für möglich halten. Die jeweilige Zeit, Kultur und Gesellschaft, in der wir leben, konditioniert durch ihre standardisierten Vorgaben unsere Sichtweise. Es gibt vieles, was wir noch nicht gesehen haben, was wir entdecken und wahrnehmen könnten.

So ist es auch in der Wildnis. Durch die Schulung unserer Wahrnehmung erschließt sich für uns eine ganz neue Welt. Dabei können wir besonders gut von Tieren lernen, denn sie sind Wahrnehmungsexperten. Sie lehren uns eine erweiterte optische Wahrnehmung und darüber hinaus die Schärfung all unserer Sinne.

Besonders Fluchttiere sind mit dem peripheren Sehen, wie der Weitwinkelblick auch genannt wird, ausgestattet. Sie nehmen Dinge und Bewegungen am äußersten Rand, an der Peripherie ihres Gesichtsfeldes wahr und werden deshalb auch Bewegungsseher genannt. Naturnah lebende Völker wissen, dass der menschliche Blick eher eingeschränkt, fokussiert ist. Sie ahmen deshalb die Sichtweise bestimmter Tiere nach, um auf diese Weise ihr optisches Wahrnehmungsfeld zu erweitern.

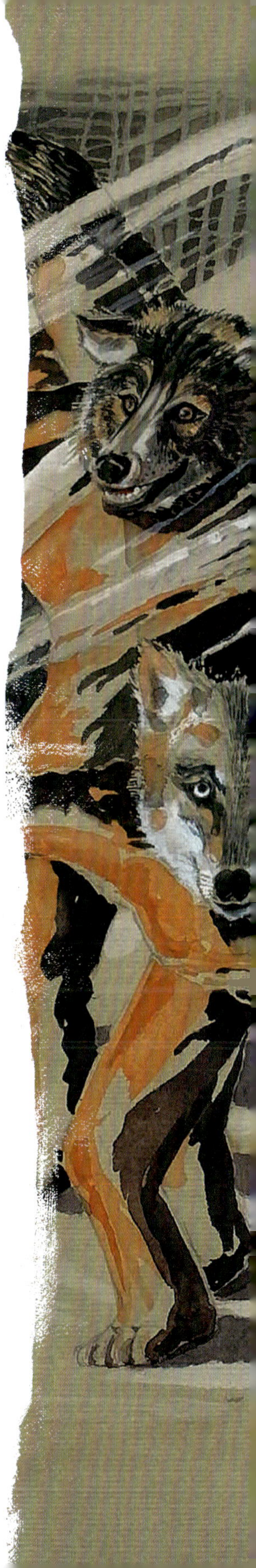

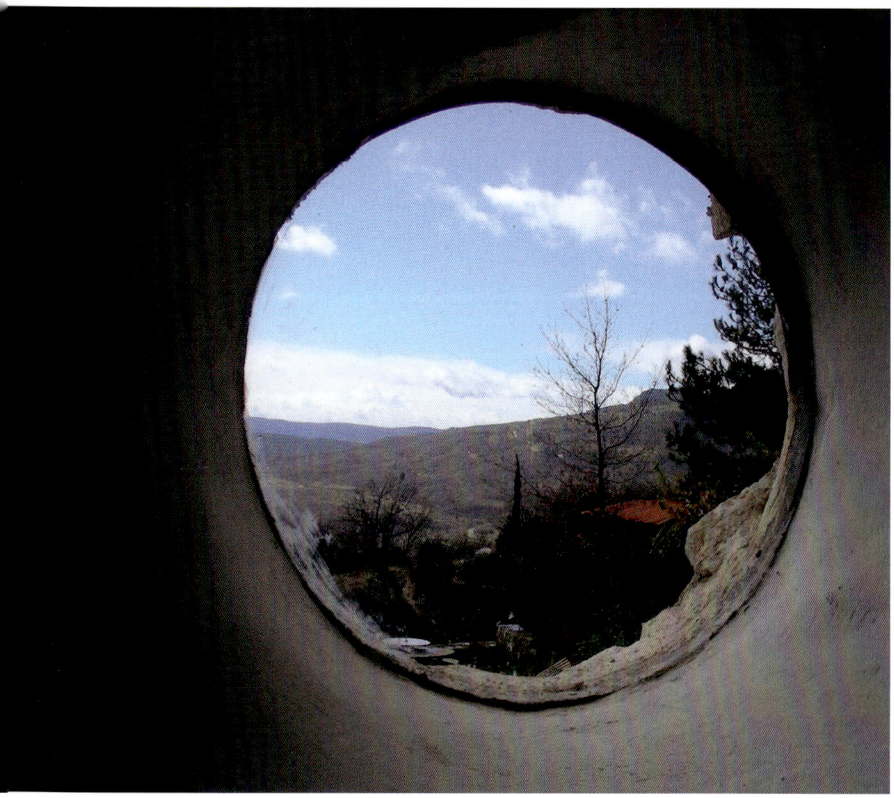

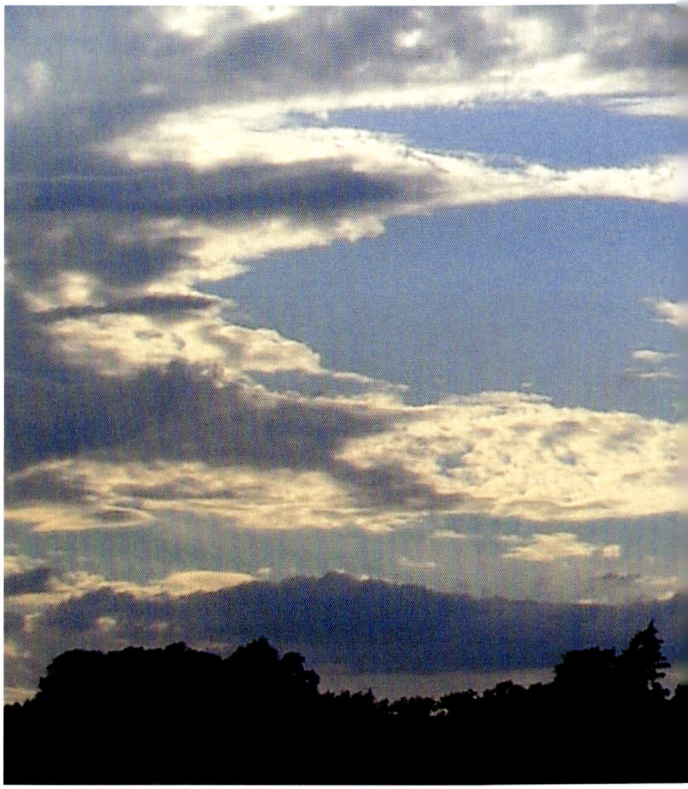

Links: Der Tunnelblick befähigt, sich genau und ausschließlich auf ein Objekt zu konzentrieren.

Rechts: Der Weitwinkelblick erlaubt ein erweitertes Wahrnehmungsfeld über die übliche Konditionierung hinaus.

In Polen erklärten uns die Wolfsbiologen den Unterschied zwischen dem Blickfeld eines Wolfes und dem eines Menschen. Der Wolf verfügt über ein 250 Grad weites Blickfeld, der Mensch bringt es auf 150, maximal 180 Grad. Meist aber nehmen wir unsere Umgebung noch enger mit dem gewohnten Tunnelblick wahr. Wir sind auf ein Objekt konzentriert, nehmen es ins Visier und blenden andere Dinge aus. Mit diesem Tunnelblick sitzen wir zum Beispiel vor dem Computer oder dem Fernseher.

Die Natur hat uns jedoch auch mit einer anderen Möglichkeit des Sehens ausgestattet: dem Weitwinkelblick, mit dem wir uns nicht nur auf einen Punkt fokussieren. Er erlaubt uns ein erweitertes Wahrnehmungsfeld, das heißt ein größeres peripheres Sehvermögen, und er ermöglicht uns, auch in der Dämmerung und bei ganz wenig Licht mehr wahrzunehmen. Wir registrieren im Weitwinkelblick kleinste Bewegungen an der Peripherie, die uns im Tunnelblick nicht aufgefallen wären.

In dieser Weise zu schauen, verändert unsere Wahrnehmung enorm. Das Gehirn stellt sich auf eine andere Arbeitsweise ein, denn die Augen sind eine Art „verlängertes Gehirn“. Die Wirkung des Weitwinkelblicks geht aber über die wissenschaftliche Erforschbarkeit weit hinaus. Diese Sehtechnik gehört zum elementaren schamanischen Wissen der Urvölker. Sie verändert das Bewusstsein auf einer feinen energetischen Ebene. Das Gehirn kann durch den bewusst eingesetzten und erlebten Weitwinkelblick in den Alpha-Wellenbereich (siehe S. 13f) übergehen. Bei naturnah lebenden Völkern wird er vor allem bei bestimmten Ritualen und für Trancezustände angewandt.

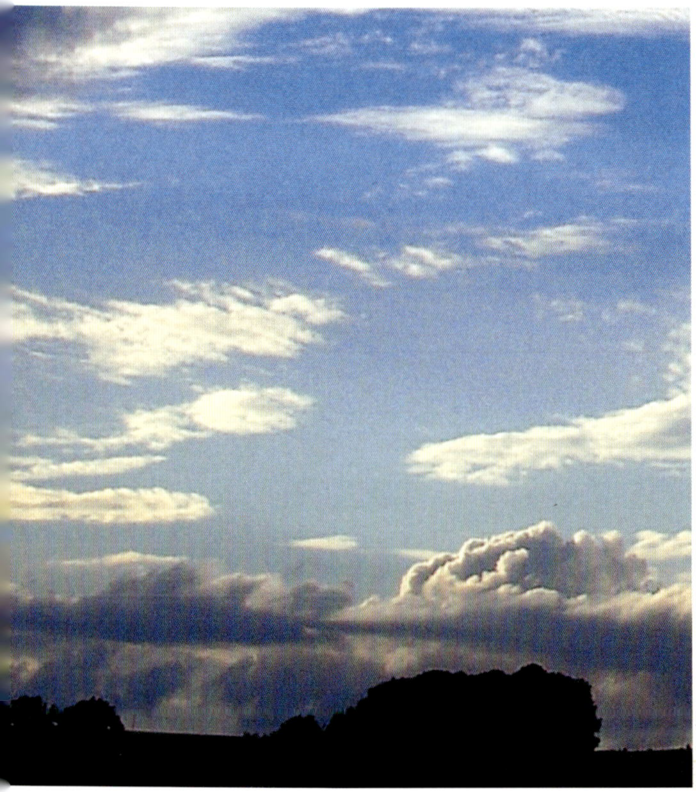

Wie Frauen und Männer schauen

„Die Frage ist nicht
auf was du schaust,
sondern was du siehst."

Henry David Thoreau
(1817–1862, amerikanischer Schriftsteller
und Philosoph)

Weibliche und männliche Säugetiere nehmen ihre Aufgaben unterschiedlich wahr. Dies gilt auch für „Menschenweibchen" und „Menschenmännchen". Frauen benutzen häufiger als Männer ganz unbewusst und natürlich den Weitwinkelblick und haben dadurch eine Art Feineinstellung des Blicks. Sie nehmen so scheinbar unwichtige Details wahr und bemerken kleinste Veränderungen in ihrer Umgebung. Dadurch können sie auch leichter mehrere Tätigkeiten gleichzeitig ausüben, wie zum Beispiel Kinder beaufsichtigen und daneben verschiedene Haushaltsarbeiten ausführen („multi-tasking").

Diese Fähigkeit scheint deshalb so angelegt zu sein, weil normalerweise Frauen den Nachwuchs beaufsichtigten und dabei zum Beispiel sich anschleichende Raubtiere in der Nähe des Lagerplatzes wahrnehmen mussten. Manche Frauen verfügen über ein Blickfeld von fast 180 Grad. Der Weitwinkelblick stattet manchmal auch mit einem „sechsten Sinn" aus. Männer sind von Natur aus eher mit einem besseren Tunnelblick ausgestattet. Dadurch konnten sie in früheren Zeiten den Blick auf ein Beutetier richten und dabei unwichtige Dinge ausblenden.

Zum Ausprobieren

Den Weitwinkelblick üben

Strecken Sie beide Arme direkt vor dem Gesicht nach vorne aus, formen Sie die Hände zu Fäusten mit nach oben ausgestreckten Daumen. Fixieren Sie einen Punkt in etwa fünf Metern Entfernung oberhalb der Daumenspitzen. Dies ist der Tunnelblick. Stieren Sie nun im Weitwinkelblick, ohne einen bestimmten Punkt zu fixieren, über die Daumen in die Ferne. Wackeln Sie mit den Daumen und bewegen Sie dabei Ihre ausgestreckten Arme seitlich auseinander. Bewegen Sie die Arme so weit auseinander, bis Sie den Punkt erreichen, wo Sie die sich bewegenden Daumen links und rechts Ihres Kopfes gerade noch sehen.

Dies ist das Wahrnehmungsfeld im Weitwinkelblick. Die kleinen Muskeln, die wir normalerweise zum fokussierten Sehen brauchen, sind nun entspannt. Bei diesem peripheren Sehen erreichen Sie ein Blickfeld von etwa 180 Grad, manchmal sogar etwas mehr. Es ist wichtig, sich bei dieser Übung nicht zu verkrampfen. Atmen Sie langsam tief ein und aus und vergessen Sie nicht, gelegentlich zu blinzeln, da sonst die Augen trocken werden und ein unangenehmes brennendes Gefühl entsteht. Entspannen Sie Ihre Muskeln im Kieferbereich, indem Sie den Unterkiefer ganz bewusst hängen lassen.

Üben Sie auch, ohne die Arme zu Hilfe zu nehmen. „Stieren" Sie vor sich hin, ohne ein bestimmtes Objekt zu fokussieren und nehmen Sie so wahr, was um Sie herum geschieht.

ZUM AUSPROBIEREN

Weitwinkelblick und Tunnelblick

Schließen Sie die Augen, öffnen Sie sie wieder und schauen Sie mit dem Tunnelblick etwa fünf Sekunden nach vorne. Notieren Sie kurz, was Sie dabei alles gesehen haben. Schließen Sie dann wieder die Augen, öffnen Sie diese und betrachten Sie nun im Weitwinkelblick wieder fünf Sekunden lang, was vor Ihnen liegt. Notieren Sie, was Sie sehen, und vergleichen Sie beide Aufzeichnungen. Beobachten Sie, wie sich der Weitwinkelblick auf Ihre Stimmung auswirkt.

Der weite periphere Blick bewirkt eine Entspannung der Augen. Schauen Sie deshalb bei längerer, konzentrierter Arbeit am Computer oder beim Lesen eines Buches immer wieder einmal mit dem Weitwinkelblick in die Ferne. Ihre Augen werden dadurch weniger schnell ermüden. Schaffen Sie auch in Ihrem Alltag und während Ihrer Arbeit Möglichkeiten, in denen Sie gelegentlich einen weiten Blick auf die Landschaft, auf einen See, auf einen Fluss, auf das Grün eines Baumes, auf die Berge oder auf das Meer werfen können. Lassen Sie dabei Ihre Augen genussvoll und entspannt über die Landschaft schweifen. Spüren Sie, wie diese Art des Sehens Sie insgesamt entspannt und neue Kraft schöpfen lässt.

Ich kenne den Weitwinkelblick aus östlichen Meditationsanleitungen und aus meinen Tai-Chi-Übungen. Die Weisen des Ostens setzen ihn ein, um den menschlichen Geist zu beruhigen, die Achtsamkeit zu schulen, den Fluss der Energien im Körper zu harmonisieren, und um Gleichmut und Ausgewogenheit zu fördern.

Diese Art zu schauen steigert die spirituelle Empfänglichkeit. In einer Anleitung zur buddhistischen Meditation heißt es dazu, dass man seinen Blick sich wie einen Ozean ausdehnen lassen und offen und großzügig schauen soll. Zugegeben, im extremen Weitwinkelblick sieht man manchmal nicht gerade intelligent aus und der Volksmund kennt für diesen seltsamen silbrigen Blick viele Bezeichnungen wie zum Beispiel „gaffen“ oder „wie ein Narr schauen“. Im Tai-Chi-Unterricht, wenn wir ganz ernst und verkrampft schauen, bringt uns unser Lehrer mit der östlichen Weisheit „Blöder Blick bringt Glück“ dazu, eine entspanntere Haltung einzunehmen und über unsere eigene Verbissenheit, alles richtig zu machen, zu lächeln.

Tiere verhalten sich uns gegenüber unterschiedlich, je nachdem, ob wir uns ihnen mit Tunnel- oder Weitwinkelblick nähern. Sie können das zum Beispiel mit einem Hund, einer Katze oder einem Pferd ausprobieren.

Die Kunst des Gehens

Ich fragte einmal einen Navaho-Medizinmann in Arizona, ob ich von ihm etwas über Heilpflanzen lernen könne. Er wies mich ab mit den Worten: „Lerne zuerst, wie man über die Erde geht.“ Damals, als junge Frau, verstand ich nicht wirklich, was er

ZUM AUSPROBIEREN

Sehen wie ein Hirsch

Gehen Sie hinaus in die Natur. Wählen Sie einen Weg oder Pfad, den Sie schon gut kennen. Schalten Sie nun auf Weitwinkelblick und schreiten Sie langsam und sehr achtsam den Weg entlang.

Beobachten Sie: Wie hat sich durch diesen Blick meine Wahrnehmung verändert? Was habe ich auf diesem Weg noch nie zuvor wahrgenommen? Wie fühle ich mich, wenn ich so gehe?

damit meinte. Ich glaube, ich war sogar beleidigt. Doch wenn ich heute zurückblicke, ist er in all den Jahren mein Lehrer gewesen. Durch seine barsche Abweisung begann ich zu beobachten, wie Menschen und Tiere über die Erde gehen und im Lauf der Zeit verstand ich, was die Indigenen mit ihrem Gruß und ihrer Botschaft „Geh' in Schönheit" meinen. Es ist der Gang über die Erde und durch ein Leben in Einklang mit sich selbst und mit der ganzen Schöpfung. Der Gang der Schönheit ist von Achtsamkeit und Dankbarkeit geprägt.

Leider gehen heute in unserem Kulturkreis nur noch die Wenigsten achtsam und dankbar über die Erde. In unserer Gesellschaft orientiert man sich beim Gehen vorwiegend an einem bestimmten Ziel oder Zweck. Die modernen Trendsportarten zum Beispiel lassen für viele die Natur nur noch eine Kulisse sein, durch die sie sich möglichst schnell bewegen.

Die Kunst des entspannten Gehens ist dabei fast verloren gegangen. In den östlichen Meditationsschulen wird sie jedoch noch gelehrt. Im Buddhismus wie auch im Taoismus kennt man das achtsame Gehen, das unsere Energien ausbalanciert. Mein chinesischer Lehrer Gia-Fu Feng lehrte mich den so genannten Tai-Chi-Gang, bei dem man langsam und ganz bewusst im Einklang mit der Lebensenergie *Chi* einen Fuß vor den anderen setzt. Für das achtsame Gehen waren in früheren Zeiten sicher Tiere unsere Lehrmeister. Die Menschen haben ihre Bewegungen nachgeahmt. Bei naturnah lebenden Völkern kennt man diese Gehtechnik, die Apachen nennen sie Fuchsgang. Haben Sie schon einmal einen Fuchs beobachtet, wie er leicht und elegant über eine Wiese schnürt? Es ist, als ob die Kraft der Elemente durch ihn fließt. Achtsam lenkt er seine Schritte und bleibt trotzdem geschmeidig und federnd.

Zum Ausprobieren

Tiere beobachten

Gehen Sie hinaus in die Natur an einen Platz, an dem Sie ungestört wilde Tiere wie Rehe, Wildschweine, Vögel beobachten können. Sie können diese Übung auch an einem Reh- oder Hirschgehege machen. Stellen Sie sich ruhig hin, atmen Sie tief durch. Beruhigen Sie Ihre Gedanken. Gehen Sie in den Weitwinkelblick und beobachten Sie diese Tiere mindestens fünf bis zehn Minuten. Nehmen Sie ganz unvoreingenommen wahr, so wie ein Kind, das diese Tiere vielleicht noch nie zuvor gesehen hat.

Fragen Sie sich danach: Wie nehme ich die Tiere wahr? Welche Veränderung kann ich im Verhalten der Tiere feststellen, wenn ich vom Weitwinkel- in den Tunnelblick wechsle und die Tiere mit meinen Augen bewusst fixiere. Welche Informationen, welche Stimmungen nehme ich von ihnen wahr? Machen Sie diese Übungen auch einmal mit Ihrem Haustier. Wie reagiert es darauf?

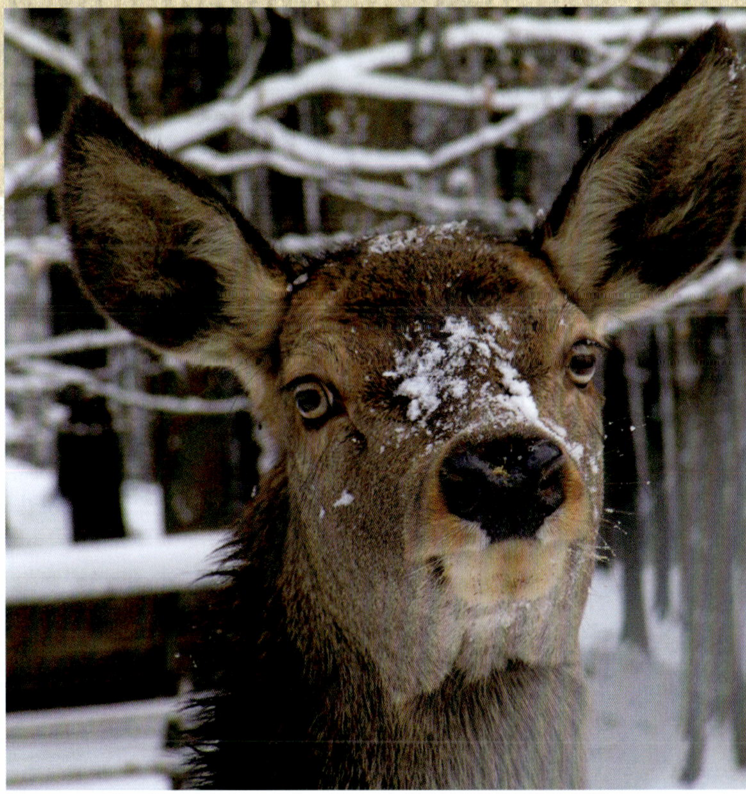

An Tieren – wie zum Beispiel Hirschen – können wir unsere sinnliche Wachsamkeit schulen.

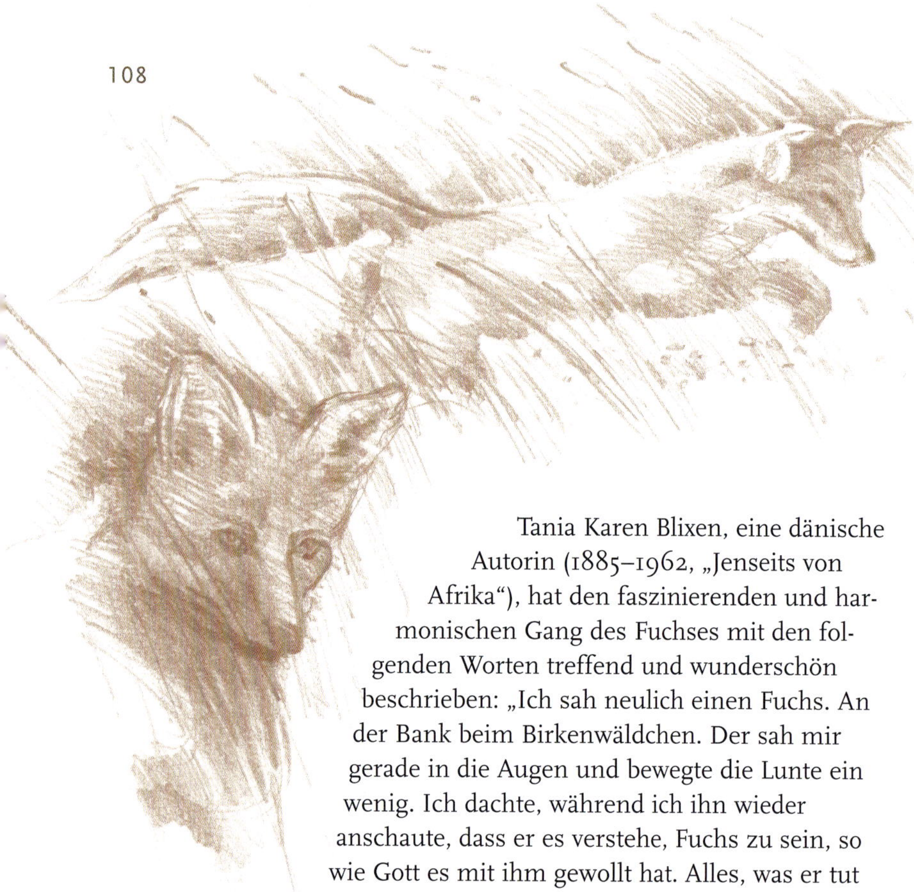

Tania Karen Blixen, eine dänische Autorin (1885–1962, „Jenseits von Afrika“), hat den faszinierenden und harmonischen Gang des Fuchses mit den folgenden Worten treffend und wunderschön beschrieben: „Ich sah neulich einen Fuchs. An der Bank beim Birkenwäldchen. Der sah mir gerade in die Augen und bewegte die Lunte ein wenig. Ich dachte, während ich ihn wieder anschaute, dass er es verstehe, Fuchs zu sein, so wie Gott es mit ihm gewollt hat. Alles, was er tut oder denkt, ist eben ganz und gar fuchshaft, es gibt nichts, von seinen Ohren bis zu seinem Schwanz, was Gott nicht so hätte haben wollen, und er mischt sich in nichts ein, er durchkreuzt niemals Gottes Plan. Wenn ein Fuchs nicht so wäre, so schön und vollkommen, dann würde Gott auch nicht schön und vollkommen sein.“

Sich wie ein Fuchs bewegen – Gelassenheit entwickeln

Der Fuchs ist ein Meister im Anschleichen und im Unsichtbarsein. Von ihm können wir lernen, wie wir uns lautlos und ungesehen in der Natur bewegen. Der Fuchsgang hat etwas Magisches. Wir werden dabei selbst Teil einer magischen Geschichte, wenn wir uns im Fuchsgang langsam durch die Natur bewegen und dabei im Weitwinkelblick schauen. Dann kann es sein, dass wir für Tiere und Menschen unsichtbar werden – so wie es in vielen Märchen und Mythen beschrieben wird. Unsichtbarsein bedeutet, die harmonische Grundstimmung in der Natur nicht zu stören, sich ganz im Fluss der Energien zu bewegen und so Teil der Umgebung zu werden.

Gleichzeitig heißt es auch, innerlich ruhig und mit sich selbst in Harmonie zu sein. Nehmen Sie deshalb im Fuchsgang auch innerlich die Haltung der Verbundenheit ein. Stellen Sie sich vor, wie Sie ganz mit der Umgebung eins werden, wie sie mit dem Wald, der Wiese, den Pflanzen und Tieren verschmelzen.

So hat Dolores LaChapelle, die amerikanische Bergsteigerin, eine achtsame Wanderung an einem klaren Wintermorgen beschrieben: „Ich bewege mich so leise und geschmeidig, dass Rehe, Kaninchen und Wiesel überrascht und in ihrem Inneren berührt sind; so leise und geschmeidig, dass sie nicht fliehen, sondern mir ihr eigentliches inneres Wesen zeigen.“ Gehen Sie im Weitwinkelblick achtsam und langsam. Sie werden dann erleben, dass die Tiere nicht mehr so oft vor Ihnen flüchten, sondern sich, wie es Dolores LaChapelle beschreibt, in ihrer äußeren Form wie in ihrem inneren Wesen zeigen.

Beim achtsamen, langsamen Gehen im Fuchsgang wird sich mit der Zeit ein weiteres Phänomen einstellen: die innere Stille. Dies ist ein Ziel fast aller spirituellen Schulen und Traditionen, wie auch der hier beschriebenen Wildnisschulung. Wer den ständig bewegten Geist zur Ruhe bringt, das Geplapper der inneren Stimme beruhigt, kann in der inneren Stille verweilen, ganz bei sich sein und so eine tiefe und heilende Erfahrung machen.

Es ist ein Geschenk der Langsamkeit, das wir beim Fuchsgang empfangen. Die Wildnis, der Wald, die Natur und vielleicht auch der Sinn unseres Lebens erschließen sich im Verweilen und im langsamen Dahinschreiten. Auch hier sind Tiere unsere Lehrmeister. Sie reagieren differenziert und deutlich auf unsere innere Unruhe und unsere alltägliche Geschäftigkeit, ebenso wie

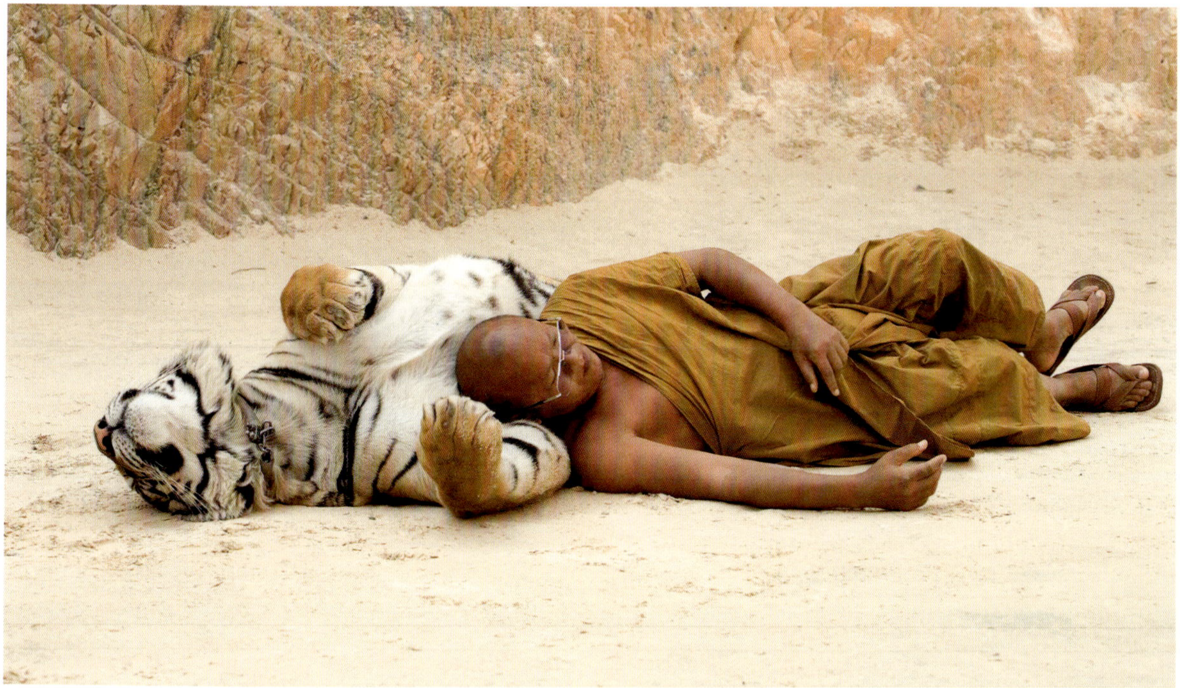

Diese Entspannung lässt eine besondere Mensch-Tier-Beziehung erahnen.

auf unsere innere Stille. Sie sind so ein Spiegel unserer Befindlichkeit.

Dieses Phänomen kennt man in vielen östlichen Weisheitsschulen. Auf zahlreichen Darstellungen aus dem Zen-Buddhismus und Taoismus werden Menschen meditierend oder ruhend zusammen mit wilden Tieren, zum Beispiel Tigern, abgebildet. Durch diese Bilder wird der hohe Grad der inneren Ruhe eines Menschen ausgedrückt.

Solche Darstellungen sind nicht nur symbolisch zu verstehen, sondern es gehörte in diesem Kulturbereich zu einer praktischen Übung, sich wilden Tieren zu nähern, um den Grad der eigenen inneren Ruhe und geistigen Entwicklung zu testen.

In verschiedenen spirituell ausgerichteten Orten wie Klöstern oder Meditationszentren wird diese Praxis noch heute gelehrt und gelebt. Innere Ruhe und Gelassenheit lassen solche Begegnungen entstehen.

Zum Ausprobieren

An Wächtern vorbeikommen

Diese Übung können Sie gut in einer Gruppe ausführen. Wählen sie dafür einen Hohlweg oder begrenzen Sie einen Weg oder ein längliches Stück Wiese rechts und links mit Stöcken oder Holzpfählen, an die Sie Bänder zur Begrenzung befestigen. Die Gehstrecke sollte etwa 2 m breit und etwa 20 m lang sein.

Nun werden zwei Personen mit verbundenen Augen hintereinander im Abstand von etwa 2 m auf dem Parcours platziert. Diese beiden Wächter können sich nach allen Seiten frei bewegen und ihre Arme dabei ausstrecken. Mit Ihrem Gehör und mit Ihrem Gespür sollten sie wachsam sein und so verhindern, dass jemand an Ihnen vorbeiläuft. Die restlichen Mitspieler/Innen versuchen nun, nacheinander im Fuchsgang an diesen beiden Wächtern vorbei ans andere Ende des Parcours zu gelangen. Wer kann lautlos und ungesehen an den Wächtern im Fuchsgang vorbeikommen, bis ans Ende der Bahn?

Gehen Sie bei der folgenden Übung barfuß oder tragen Sie Schuhe, deren Sohlen flach und elastisch sind, so dass Sie die Beschaffenheit des Bodens spüren können. Tragen Sie keine Kleidung, die Sie einschnürt oder raschelt. Machen Sie die Übung bei unterschiedlichen Bodenverhältnissen. Üben Sie den Fuchsgang auch rückwärts und seitwärts. Testen Sie Ihre Fortschritte zum Beispiel vor einem Bewegungsmelder und mit verschiedenen Tieren in der Natur. Können Sie an einem Eichelhäher unbemerkt vorbeischleichen? Bleiben die Vögel in ihrer harmonischen Grundstimmung, wenn Sie durch den Wald gehen? Können Sie einen Fuchs beobachten, wie er in der Sonne liegt, oder einen Hirsch beim Äsen belauschen?

Wenn Sie den Fuchsgang einige Zeit geübt haben, sollten Sie ihn mit dem Weitwinkelblick kombinieren. Dies ist zunächst etwas ungewohnt, da wir beim Gehen meist auf den Boden schauen. Wie beim Tai-Chi-Gang gehört auch zum Fuchsgang eine entsprechende innere Einstellung: Bleiben Sie beim Gehen ganz in der Gegenwart, nehmen Sie jeden Schritt bewusst und genießerisch wahr. Spüren Sie Ihren Körper, wie er sich mit dem gewaltigen Leib der Erde verbindet. Lassen Sie allmählich innere Stille entstehen.

Zum Ausprobieren

Der Fuchsgang

Stehen Sie aufrecht und federnd und beugen Sie dabei leicht die Knie. Die Füße sind dabei auf einer Linie mit den Schultern und parallel zueinander ausgerichtet. Die Arme lassen Sie seitlich locker herabhängen. Atmen Sie ruhig und entspannt. Spüren Sie, wie die Energie aus der Erde durch Ihren Körper fließt. Machen Sie mit dem linken Fuß einen Schritt nach vorne, aber lassen Sie das Gewicht dabei noch auf dem rechten Fuß. Lassen Sie den linken Fuß locker zur Erde gleiten, setzen Sie ihn mit der Außenkante ganz leicht auf und rollen Sie ihn dann über die Kante vom Ballen bis zur Ferse ab. Achten Sie darauf, dass Sie die Knie dabei nicht durchdrücken, sondern diese leicht gebeugt und federnd halten, um den Fluss der Energie nicht zu blockieren. „Sehen" Sie den Boden mit der Fußsohle.

Ihre Fußsohle ist ein empfindlicher Biosensor, der eine Fülle von Informationen vom Boden ablesen kann. Merken Sie, wie Ihre Fußsohle durchlässig ist? Spüren Sie nun die Beschaffenheit des Bodens: Gibt es dort Zweige, die ein knackendes Geräusch verursachen könnten? Liegen auf dem Weg nasse Steine, über die Sie rutschen könnten? Gibt es Vertiefungen, in die Sie stolpern könnten?

Verlagern Sie nun ganz langsam das Körpergewicht vom rechten auf den linken Fuß, setzen Sie dabei den linken Fuß gut auf. Achten Sie darauf, dass er nicht zu weit vom rechten entfernt ist, so dass Sie gut das Gleichgewicht halten können. Das Gewicht ist jetzt ganz auf dem linken Fuß. Sie heben langsam den rechten Fuß zum nächsten Schritt...

Lassen Sie aus den einzelnen Schritten eine fließende, langsame Gangart entstehen. Machen Sie für den Grund-Fuchsgang etwa alle drei Sekunden einen Schritt. Wenn Sie sich an Tiere anschleichen, müssen Sie diese Geschwindigkeit erheblich reduzieren.

Der Dunkelheit vertrauen

Die Geheimnisse der Nacht bleiben uns meist verborgen. Wenn die Sonne im Westen versunken ist, und der Wald in der Dämmerung in ein geheimnisvolles Zwielicht taucht, herrscht auf einmal eine ungewöhnliche Stille. Die letzte Drossel, die eben noch auf einer Fichte gesungen hat, verstummt nun und selbst die Meisen sind nicht mehr zu hören.

Diese Ruhe ist jedoch trügerisch, denn in Wirklichkeit bereitet sich der Wald auf ein reges nächtliches Leben vor. Viele Tiere sind nachtaktiv und wir können sie nun leicht beobachten. Ihre Geräusche erscheinen uns zunächst fremd, vielleicht angsteinflößend: der schaurige Ruf des Käuzchens, das laute Bellen eines Rehbockes, das ungestüme Rascheln des Dachses, das laute

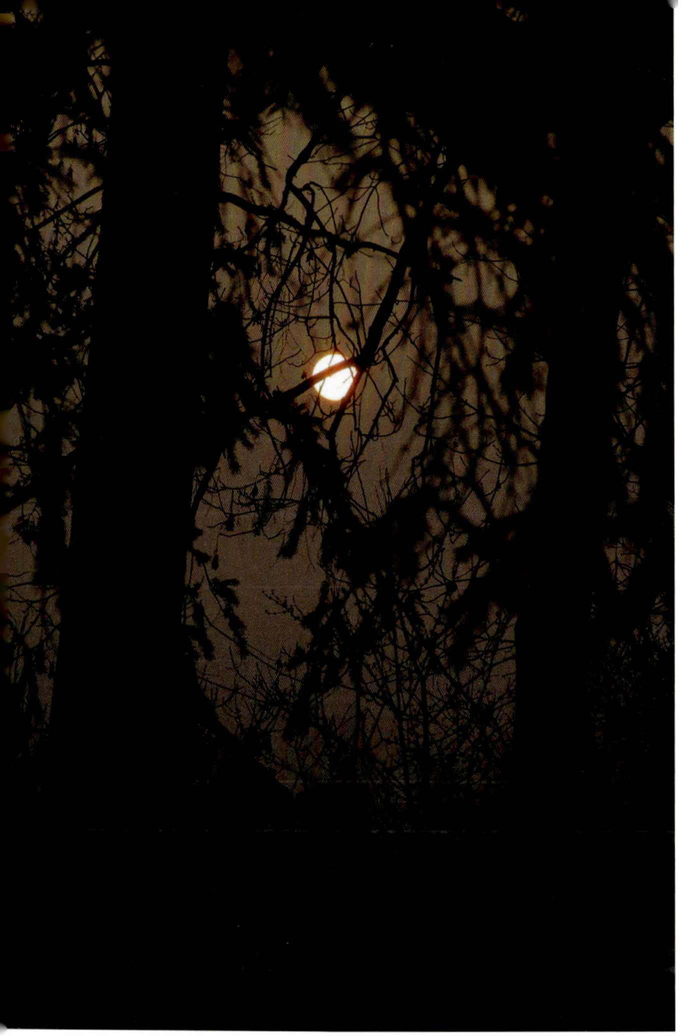

Mit den Augen einer Eule zu sehen hilft, sich auch nachts in der Wildnis behaglich und sicher zu fühlen.

Gezeter der Siebenschläfer. Große Nachtfalter schweben an uns vorbei und vielleicht erspähen wir in der Dämmerung die flatternden Silhouetten von Fledermäusen.

Doch mit jeder Nachtwanderung fühlen wir uns vertrauter mit dem nächtlichen Wald und können die Rufe den jeweiligen Tieren zuordnen. Kinder finden diese Nachterfahrung besonders faszinierend. Solche Wanderungen sind die beste Möglichkeit, die Angst vor der Dunkelheit zu überwinden.

Viele Menschen schalten das Licht an, wenn sie einen Raum betreten, in dem andere im Dämmerlicht oder bei Kerzenschein zusammensitzen. In unserer urbanen Welt ist alles so organisiert, dass wir fast nie die Möglichkeit haben, durch Dunkelheit zu schreiten und uns darin sicher zu bewegen. Nähern wir uns zum Beispiel einem Haus oder einer Einfahrt, geht durch Bewegungsmelder oftmals sofort das Licht an. Wenn wir in unser Auto steigen, ist das nicht anders.

Wir haben vergessen, dass wir im Dunkeln vieles sehen können. Schreiten Sie deshalb mit der folgenden Übung elegant und geschmeidig durch die Nacht. Blicken Sie dabei auch hoch zum Nachthimmel und genießen Sie das zarte Licht der Sterne und des Mondes. Sie können in der mehr oder weniger ausgeprägten Dunkelheit ungeahnte Fähigkeiten entdecken und Ihre Wahrnehmungsfähigkeit erweitern.

Zum Ausprobieren

Mit den Augen einer Eule sehen

Gehen Sie nachts in einen unbeleuchteten Garten oder in den Wald. Machen Sie sich die Dunkelheit zur Verbündeten. Stellen Sie sich vor, Sie sind eine Eule. Die Nacht, das Dunkel, hat ihre Schrecken vollkommen verloren, sie ist nun Ihr vertrautes Zuhause. Sie sehen nicht nur im Weitwinkelblick, sondern besitzen auch die Fähigkeit, durch die Schwärze hindurch zu sehen. Lassen Sie sich zunächst Zeit, damit sich Ihre Augen an die Dunkelheit gewöhnen können. Stellen Sie sich einen Punkt hinter den Linsen Ihrer Augen vor, von dem aus Sie die Dunkelheit durchschauen können.

Gehen Sie nun langsam im Fuchsgang und im Weitwinkelblick mit Konzentration auf diesen speziellen Punkt hinter den Augen vorwärts, und schauen Sie sich dabei wie eine Eule um. Drehen Sie den Kopf und nehmen Sie alles wahr, was sich verbirgt. Spüren Sie, wie Sie ein Teil des Dunkels werden. Sie selbst werden weder gesehen noch gehört und doch steht Ihnen alles offen. Genießen Sie die Dunkelheit und werden Sie ein Teil ihres Geheimnisses.

ZUM AUSPROBIEREN

Hören wie ein Hase

Setzen Sie sich entspannt auf einen Platz in der Natur. Kommen Sie zur Ruhe und atmen Sie ruhig und tief. Konzentrieren Sie sich nun zunächst auf Geräusche zu Ihrer Linken. Stellen Sie sich vor, Sie hätten große Hasenohren. Formen Sie Ihre Hände zu Muscheln und halten Sie diese wie Hasenohren hinter Ihre eigenen Ohren. So wird der Schall besser reflektiert. Drehen Sie den Kopf in verschiedene Richtungen.

Fragen Sie sich: Welche Geräusche nehme ich zu meiner Linken wahr, welche zu meiner Rechten? Wie weit kann ich hören? Richten Sie dann Ihre Ohren auch nach vorne und hinten, nach oben und unten. Finden Sie heraus: Wie verändert sich meine Aufmerksamkeit, wenn ich in die verschiedenen Richtungen lausche? Kann ich den „Boden hören"? Kann ich hören, was hinter mir ist?

Üben Sie an den feinen Geräuschen um Sie herum: Hören Sie das zarte Zirpen einzelner Grillen auf der Wiese? Wie rauscht der Wind im Gras, in Blättern, in Ästen? Machen Sie diese Übung dann ohne Zuhilfenahme Ihrer Hände.

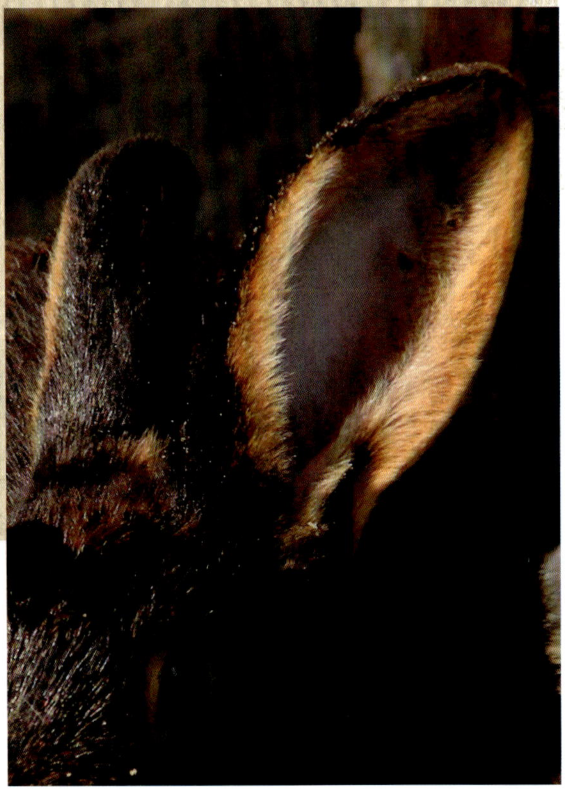

Wir können unser Gehör in der Natur schulen und so unsere Präsenz fördern. Der Hase ist dabei unser Lehrmeister.

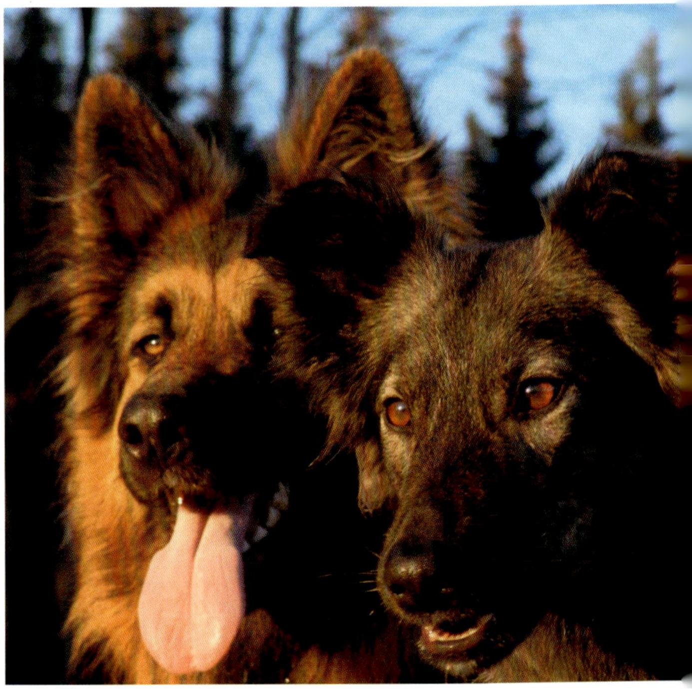

Hunde an unserer Seite machen uns häufig aufmerksam auf die Geräusche, die wir selbst überhören.

In die Wildnis lauschen

Lange bevor ich ein Geräusch aus der Ferne wahrnehme, hat mein Hund schon die Ohren gespitzt. Er stellt sie auf und dreht sie wie eine Antenne in Richtung der Geräuschquelle. Wenn es um die Fähigkeit geht, Geräusche wahrzunehmen, können wir Menschen im Vergleich zu Tieren oft nicht mithalten. Ein großer Ausschnitt im Reich der Naturgeräusche bleibt uns verborgen. Elefanten und Wale zum Beispiel geben so tiefe Töne von sich, dass wir die meisten davon nicht hören. Fledermäuse wiederum stoßen so hohe Töne aus, dass unser Ohr auch diese Frequenzen nicht mehr wahrnimmt.

Wir können unseren Hörsinn jedoch schulen. Dabei sind Tiere wieder unsere Lehrmeister. Besonders Fluchttiere wie Rehe, Hasen oder Hirsche haben einen ausgeprägten Gehörsinn. Beobachten Sie einmal, wie sich die Ohren dieser Tiere Geräuschquellen entgegendrehen. Bewusstes, achtsames Hören in Verbindung mit Weitwinkelblick und Fuchsgang schafft ein ungeahnt großes Wahrnehmungsfeld und verbindet uns auf eine tiefe Weise mit der Natur.

Nachdem Sie mit den vorangegangenen Übungen den Tieren gefolgt sind, tauschen Sie nun die Rollen und lassen Sie die Tiere zu sich kommen. So können Sie sie aus nächster Nähe beobachten. Dazu müssen Sie Stimmen imitieren, so dass sich die Tiere je nach Jahreszeit und Situation angesprochen fühlen. Ein Paarungsruf wird so nur in der Paarungszeit paarungswillige Tiere anlocken. Laute eines verletzten Tiers werden nur jene Beutegreifer herbeirufen, in deren Beuteschema es passt. Fühlen Sie sich in das Tier, das sie anlocken möchten, hinein: In welcher Situation befindet es sich in dieser Jahreszeit? Informieren Sie sich auch durch Literatur.

Wenn Sie beginnen, Tierstimmen zu erlernen, eignet sich am besten die Sprache der Mäuse oder Spitzmäuse. Wenn Sie Stimmen dieser Tiere nachahmen, werden Sie deren Feinde, also Füchse, Eulen, Marder, anlocken und diese aus nächster Nähe beobachten können.

Zum Ausprobieren

Wilde Tiere zu Hause belauschen

Belauschen Sie ein wildes Tier in Ihrem Garten, das sich manchmal auch in unsere Wohnungen traut. Eines, das Sie eine besonders intensive Art des Hörens lehrt – den Gemeinen Weberknecht, wissenschaftlich *Opilio parientinus* genannt.

Jedes Kind kennt diesen heimlichen Untermieter, er wird manchmal auch „Opa Langbein“ genannt. Er hat lange, faszinierende Schreitorgane. Wie alle Spinnentiere besitzt er acht Beine. Im Falle eines Angriffs kann er sich sogar von einem seiner Beine trennen. Ganz zu unrecht wird der Weberknecht von Hausfrauen verdächtigt, Gespinste zu hinterlassen. Er gehört zwar zu den Spinnentieren, webt aber keine Fangnetze und ist ansonsten ein friedlicher Mitbewohner.

Weberknechte sind ortstreu. Sie sind nicht giftig oder anderweitig gefährlich. Manchmal leben sie in Gesellschaft und treffen sich sogar zu einem „kleinen Plausch“. Dann betasten und beklopfen sie sich gegenseitig mit den Beinen, die mit empfindlichen Sinneshaaren ausgestattet sind. Wenn sie gestört werden, schimpfen sie regelrecht.

Probieren Sie es aus: Können Sie den Weberknecht-Unterhaltungen folgen? Diese finden in hohen periodischen Frequenzen statt. Setzen Sie sich draußen oder in einem ruhigen Raum, in dem sich Weberknechte aufhalten, still hin. Konzentrieren Sie sich und stellen Sie „Ihre großen Lauscher“ in Richtung der Weberknechte (siehe „Hasen-Übung“ gegenüber). Können Sie das feine zirpende Geräusch wahrnehmen? Es klingt wie entfernter Grillengesang.

Auch von „kleinen Krabbeltieren“ können wir lernen, unsere Sinne zu schulen – wie von diesem zarten Weberknecht.

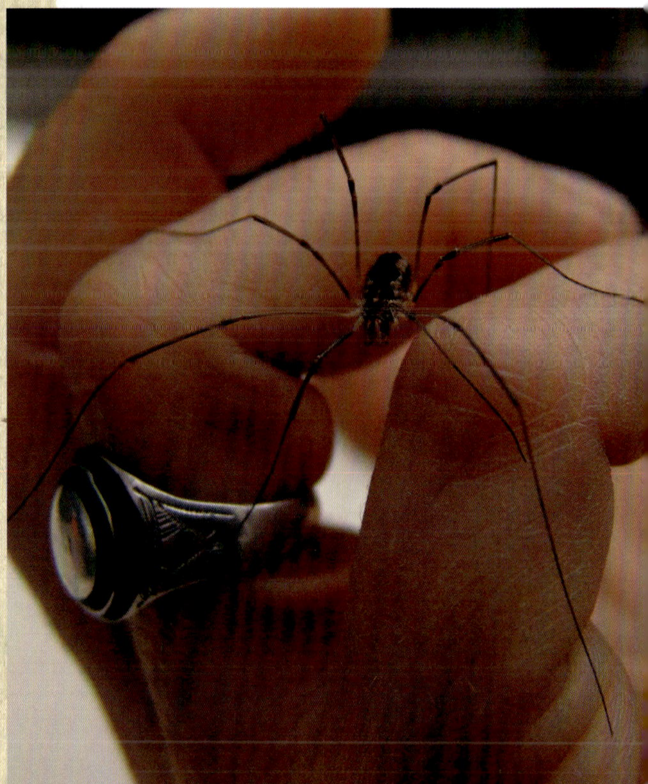

ZUM AUSPROBIEREN

Die Sprache der Spitzmäuse erlernen

Für diesen „Sprachunterricht" eignet sich als Lehrerin besonders die Waldspitzmaus, die als so genannter Insektenfresser nicht zu den Nagetieren zählt, sondern näher mit dem Igel verwandt ist. Sie hat eine charakteristische rüsselförmige Schnauze und winzige kleine Augen, mit denen sie schlecht sieht. Ihre kleinen Ohren sind im Fell verborgen. Sie lebt in feuchten Wäldern, in Hecken, auf Wiesen, in Mooren und Sümpfen. Auch an See- und Teichufern können Sie Bekanntschaft mit der Spitzmaus machen. In der Krautschicht baut sie sich Nester aus Moos und Blättern. Da sie tag- und nachtaktiv ist, kann man mit ihr zu jeder Zeit ein „Rendezvous arrangieren".

Spitzmäuse bewegen sich langsam, sie sind nicht so schreckhaft wie echte Mäuse. Begeben Sie sich an einen Platz, wo Sie ihnen begegnen können. Verhalten Sie sich ruhig, setzten Sie sich gut versteckt hin. Lauschen Sie, prägen Sie sich die Laute ein und versuchen Sie, diese zu imitieren.

Ob Sie schon im Lernen gut vorangekommen sind, können Sie an Katzen ausprobieren. Sie reagieren auf das Spitzmauspiepen normalerweise sehr aufmerksam – es sei denn, sie sind ausschließlich Dosenfutter gewohnt.

Suchen Sie dann einen Platz im Wald, wo es neben Spitzmäusen auch deren Feinde wie Füchse, Eulen und Marder gibt. Bewegen Sie sich im Fuchsgang und schauen Sie im Weitwinkelblick. Lassen Sie sich dann nieder und verhalten Sie sich ruhig. Rufen Sie nun in der Spitzmaussprache. Machen Sie es dringlich! Rufen Sie klagend und winselnd. Warten Sie ab, bis die Tiere sich nähern – auf der Suche nach Beute.

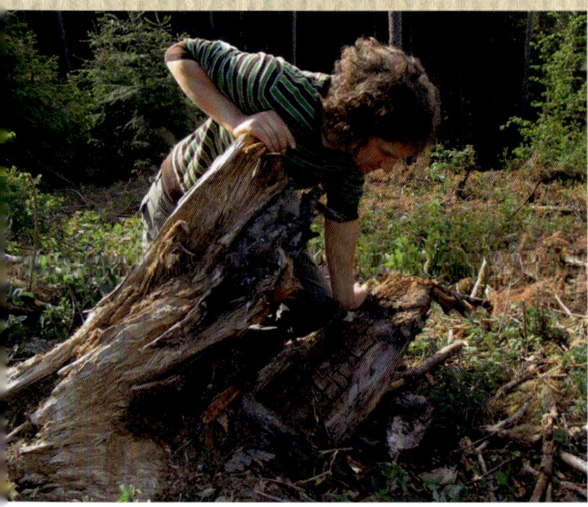

Rendezvous mit Spitzmäusen...

Wenn Sie die Spitzmaus-Übung „bestanden" haben, können Sie andere Tiere imitieren, um deren Feinde anzulocken. In Geschäften für Jagdbedarf können Sie beispielsweise auch einen so genannten Fuchslocker kaufen, der die Laute eines verwundeten Hasen (Hasenklage) imitiert. Auch Mauspfeifchen, die die fiepsenden Geräusche der echten Mäuse imitieren, können Sie dort erstehen. Versuchen Sie jedoch erst einmal diese Laute selbst zu erlernen und nachzumachen. Vor allem Kinder lieben es, Tiere anzulocken. Sie sind begeistert über die Fähigkeit, die Tiere rufen zu können.

Spuren, die nach Innen führen

„Der Zweifel an der Magie
kann eine arme Seele zwingen
an die Regierung und an das Geschäft zu glauben."

TOM ROBBINS
(GEB. 1936, AMERIKANISCHER SCHRIFTSTELLER)

Manchmal führen uns die Spuren der Tiere nicht nur durch die Wildnis, sondern direkt in die Landschaft unserer Seele. Wenn wir diesen geheimnisvollen Spuren folgen, werden wir wie in der äußeren Natur auch in unserer inneren Seelenlandschaft eine erweiterte Wahrnehmungsfähigkeit entwickeln und Randzonen wahrnehmen. Wir werden Dinge erkennen, die sich zuvor unserer Sicht entzogen haben. Wo beginnen jene magischen Fährten? Wo finden wir die Tiere, die solche Spuren hinterlassen? Wir müssen dazu nicht wie *Alice im Wunderland* ein Zauberreich betreten – wir müssen nur hier in unserer Realität die Augen in besonderer Weise dafür öffnen. Dafür gebrauchen wir eine Art magischen Weitwinkelblick.

Naturvölker kennen das Gesetz des gleichzeitigen Geschehens. Sie sind durchdrungen von der Überzeugung, dass in einem großen Lebensnetz, das die Kelten *wyrd* nannten, alles mit allem verbunden ist und ein magisches Ganzes bildet: die Menschen

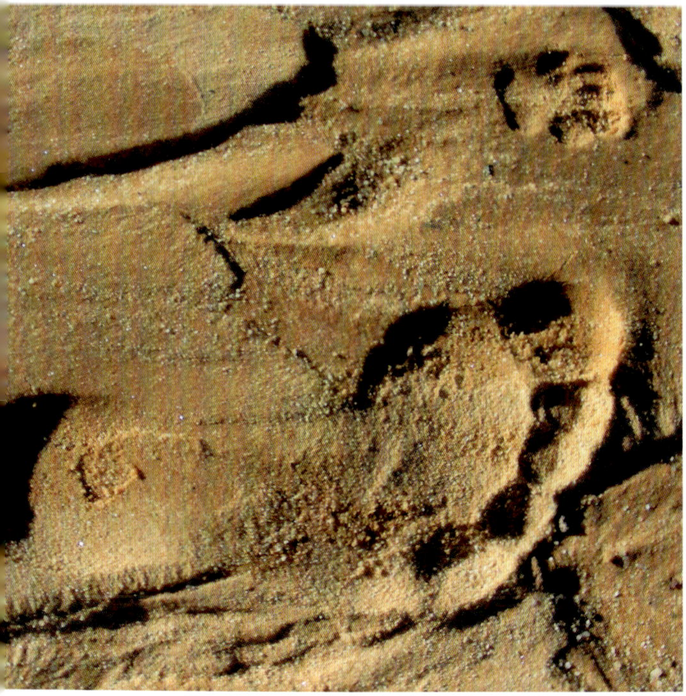

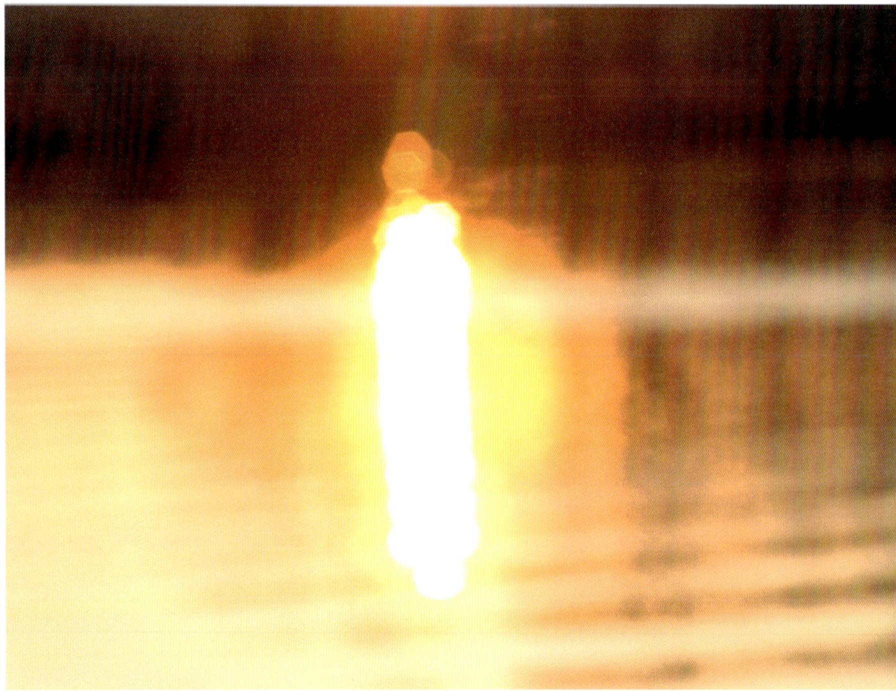

Links: Spuren in der Landschaft können uns in die Landschaft unserer Seele führen – und in unsere gegenwärtige Situation.

Rechts: Manchmal lassen uns Spuren auch Verborgenes wahrnehmen.

untereinander, aber auch mit den Tieren, mit göttlichen Wesen, mit den Sternen, mit der Mutter Erde, mit geistigen Energien und Wesen.

In diesem Lebensnetz, in dem nichts vom Ganzen isoliert existiert, ist das Unsichtbare mit dem Sichtbaren verbunden, unsere Seele mit der Seele der Welt. Ein Ereignis in der sichtbaren Welt kann gleichzeitig oder als Ursache in der verborgenen geistigen Welt stattfinden und umgekehrt. Durch diese geheimnisvolle Verbindung, durch magische Fäden, werden auch die Grenzlinien zwischen Tier- und Menschenwelt durchlässig. Tiere der sichtbaren Welt können uns auch in unsere Träume begleiten und wir können ihnen wiederum in die nicht-sichtbare Welt folgen.

In unserem westlichen Kulturkreis hat Carl Gustav Jung, der Begründer der Analytischen Psychologie, dieses interessante Phänomen erforscht und definiert. Er prägte den Begriff der Synchronizität für das sinnvolle parallele Auftreten von scheinbar getrennten Ereignissen psychischer und physischer Natur, deren kausalen Zusammenhang wir oft nicht erkennen. Wenn wir unsere Wahrnehmungsfähigkeit für das Auftreten von Synchronizitäten erweitern, erfahren wir eine tiefe und sinnvolle Verbundenheit mit der Natur und wir gewinnen ein neues Vertrauen zu unserer Intuition. Es entwickelt sich eine Art sechster Sinn.

Die Psychologie hat herausgefunden, dass wir besonders in Grenzsituationen und an Wendepunkten unseres Lebens vermehrt Synchronizitäten wahrnehmen: bei Geburten, Todesfällen, Hochzeiten, starkem Verliebtsein, Eintritt in die Wechseljahre und in Zeiten intensiven schöpferischen Schaffens und religiösen Empfindens. In existenziell bedrohlichen Situationen, in denen wir aus eigener Kraft keine Lösung finden und uns unser Verstand im Stich lässt, nehmen wir ebenso plötzlich synchron wahr. Scheinbar unwichtige Situationen, Menschen, Tiere, Pflanzen und Gegenstände tauchen auf und leiten unsere künftigen Schritte oder Entscheidungen.

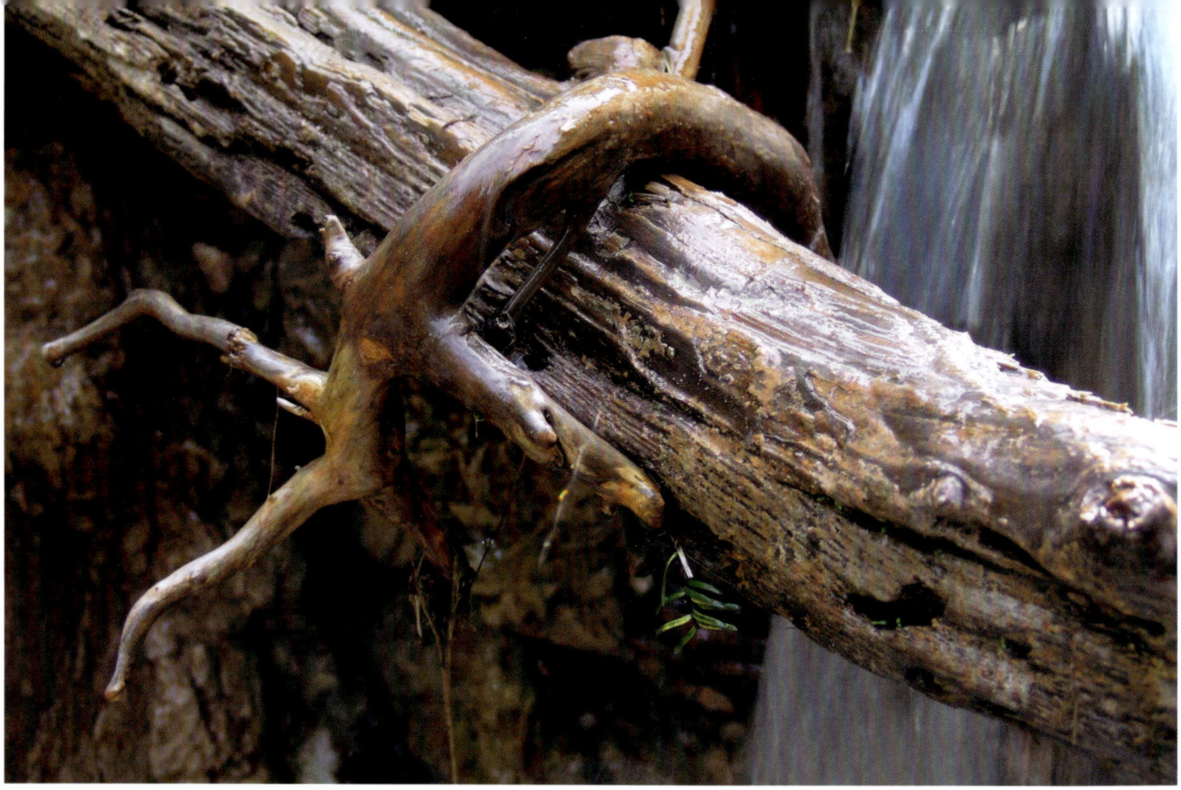

Deutliche Zeichen oder verschlüsselte Botschaften warten auf uns – im Pflanzen- wie im Tierreich.

Botschaften von Tieren

Manchmal gelingt es uns einfach nicht, ein Problem mit dem üblichen kausalen Denken zu lösen. Schon Albert Einstein stellte fest: „Man kann ein Problem nicht mit den gleichen Denkstrukturen lösen, die zu seiner Entstehung beigetragen haben."

In solchen Situationen sind die Menschen früherer Zeiten hinaus in die Natur gegangen, um auf ihr Herz zu hören, um Zeichen zur Lösung ihrer Probleme zu finden. Bei den nordamerikanischen Ureinwohnern wird das Visionssuche genannt.

Jede Religion kennt diese Vorgehensweise, und von den daraus entstandenen Erzählungen über Zeichen und Wunder in der Natur gibt es unzählige überlieferte Geschichten. In der schamanischen Tradition waren und sind es oft Tiere, die als Botschafter auftreten. Wer ihren geistigen Spuren folgt, wird vielleicht zur Lösung einer Frage geführt. Ihr Auftreten in bestimmten Situationen enthält oftmals eine verschlüsselte Botschaft – im Zusammenhang zwischen der Situation des Menschen und dem Auftreten des Tieres erkennbar. Die Tierwelt auf diese Weise zu erleben, öffnet tiefere Schichten unserer Wahrnehmung. Schon allein die Möglichkeit dieser geheimnisvollen Verbindung verzaubert für uns die Landschaft.

Manchmal tauchen Tierbotschafter in ausweglosen Situationen auf, zum Beispiel in einem Gefängnis: Ein Vogel lässt sich genau dann auf der Fensterbank nieder, wenn der Gefangene keinen Mut mehr zum Durchhalten hat. Der Vogel erscheint ihm so wie eine himmlische Botschaft: Halte durch! Viele Menschen haben solche Situationen schon erlebt. Auch in der Weltliteratur finden sich unzählige Beispiele für Synchronizitäten.

Aldo Leopold, der bekannte amerikanische Ökologe, berichtet, wie er und seine Begleiter einmal in den Bergen bei einer wilden Jagd im Wald unbeabsichtigt eine Wölfin anschossen. Er blickte in die grünen Augen der sterbenden Wölfin, in denen gerade das Leben erlosch. Dies wurde für ihn zu einem Schlüsselerlebnis: Von diesem Moment an sah er das Verhältnis von Mensch und Natur aus einem anderen Blickwinkel – und wurde einer der Väter des Naturschutzes. Er wollte von nun an „wie ein Berg" denken. Irgendetwas in ihm hatte instinktiv verstanden, dass der Berg, an dem dies geschah, den Tod dieser Wölfin, die von ihren Jungen begleitet wurde, nicht guthieß.

Auch für Masanobu Fukuoka, dem Begründer der Permakultur, war die Synchronizität zwischen seinem Leben und dem eines Vogels eine richtungsweisende Begebenheit. Während einer Wanderung, bei der er ganz in Gedanken und Zweifel über seine wissenschaftlichen Arbeiten versunken war, legte er sich völlig erschöpft nieder und wachte am nächsten Morgen an diesem Platz wieder auf. Vor dem Hintergrund eines beeindruckenden Sonnenaufgangs erblickte Fukuoka einen Reiher und vernahm dessen lauten Ruf. In diesem Augenblick verschwanden, wie er es beschreibt, alle Zweifel über seine Theorien und es schien ihm, als enthüllte sich nun für ihn „die wahre Natur“. Nach diesem Erlebnis beendete er seine wissenschaftliche Arbeit im Labor und konzentrierte sich von nun an ausschließlich auf die Erforschung der natürlichen Vorgänge und Phänomene draußen in der Natur.

Auch in der europäischen Geschichte finden sich zahlreiche Beispiele für das bedeutungsvolle Auftreten von Tieren. Die Stadt Bern wurde gegründet, weil einst – wie die Stadtgeschichte erzählt – an diesem Ort eine übernatürliche Bärin erschien. Und das Frauenmünster von Zürich soll an jener Stelle erbaut worden sein, wo einst in alten Zeiten ein Hirsch mit einer übernatürlichen Ausstrahlung auftauchte.

Zum Ausprobieren

Synchronizitäten wahrnehmen

Schärfen Sie Ihre Wahrnehmung für das Auftauchen von Tieren in bestimmten Situationen. Gibt es Zusammenhänge zwischen dem, was Ihnen passiert, was Sie bewegt, was Sie sich fragen, und den Wildtieren, denen Sie in der Natur begegnen?

Sie befinden sich zum Beispiel in einer Situation, die eine Entscheidung von Ihnen erfordert. Bei einem Spaziergang durch den Wald beobachten Sie, wie ein Amselpärchen eine Krähe vertreibt. Könnte dies nicht ein Hinweis sein, wie Sie sich entscheiden und wehren sollten?

Gehen Sie mit einer bestimmten Frage hinaus in die Natur. Schauen Sie sich mit dem „intuitiven Weitwinkelblick“ um. Vielleicht können Sie auch einen Tag und eine Nacht draußen in der Natur allein und ungestört verbringen, um die Lösung für ein bestimmtes Problem oder einen Hinweis für Ihre Lebenssituation zu erhalten. Oft sind Tiere wichtige Botschafter und nähern sich vielleicht in ungewohnter Weise.

Die Größe des Tieres spielt dabei keine Rolle. Überbringer einer Botschaft kann sowohl ein imposanter Hirsch als auch ein zerbrechlich wirkender Schmetterling sein.

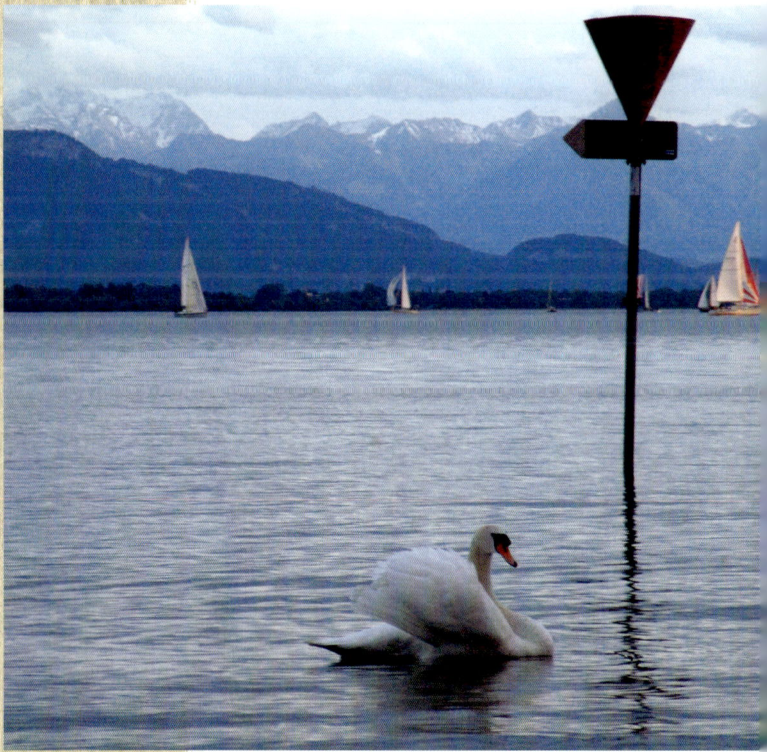

In welche Richtung geht es nun für mich weiter?...

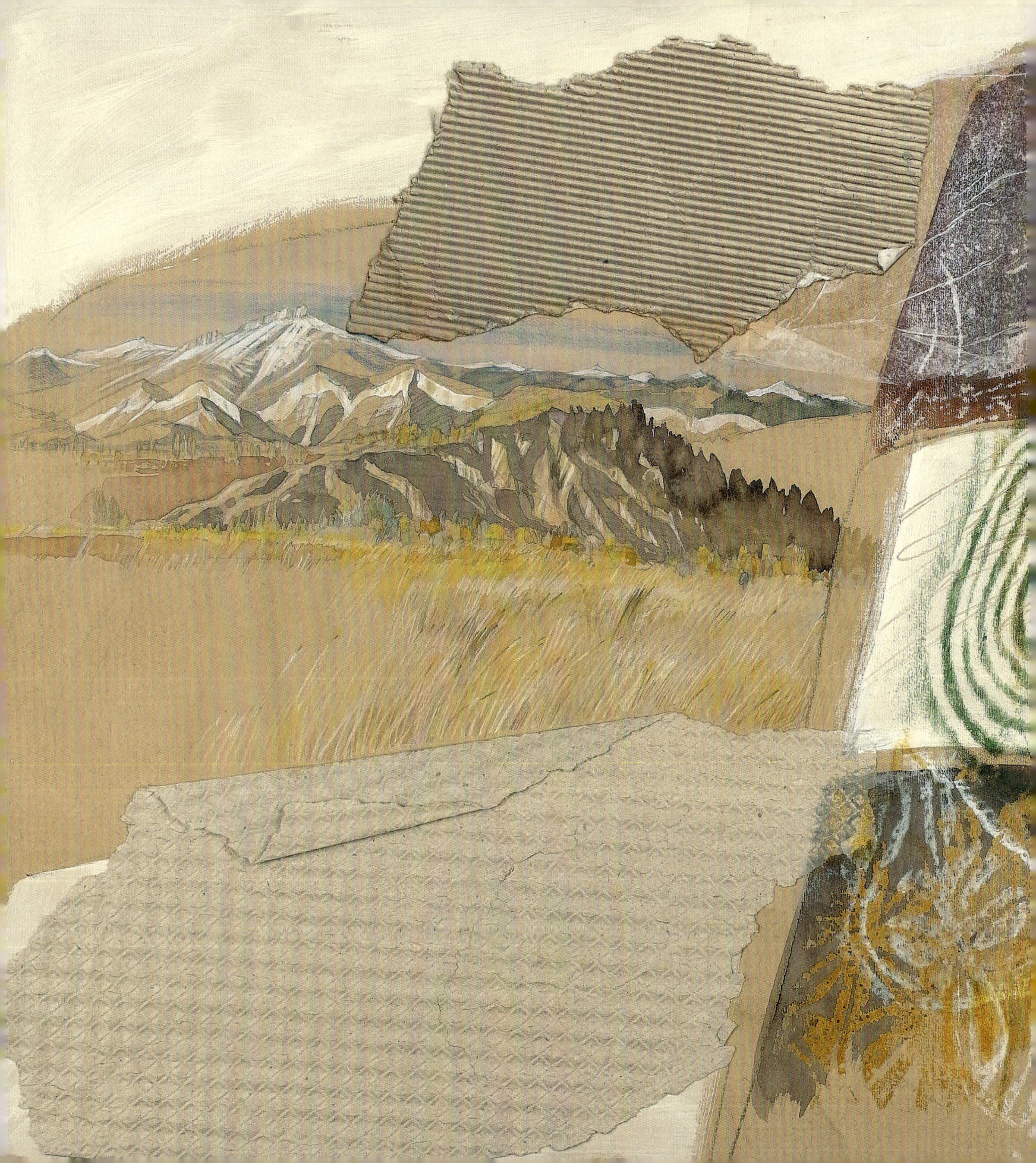

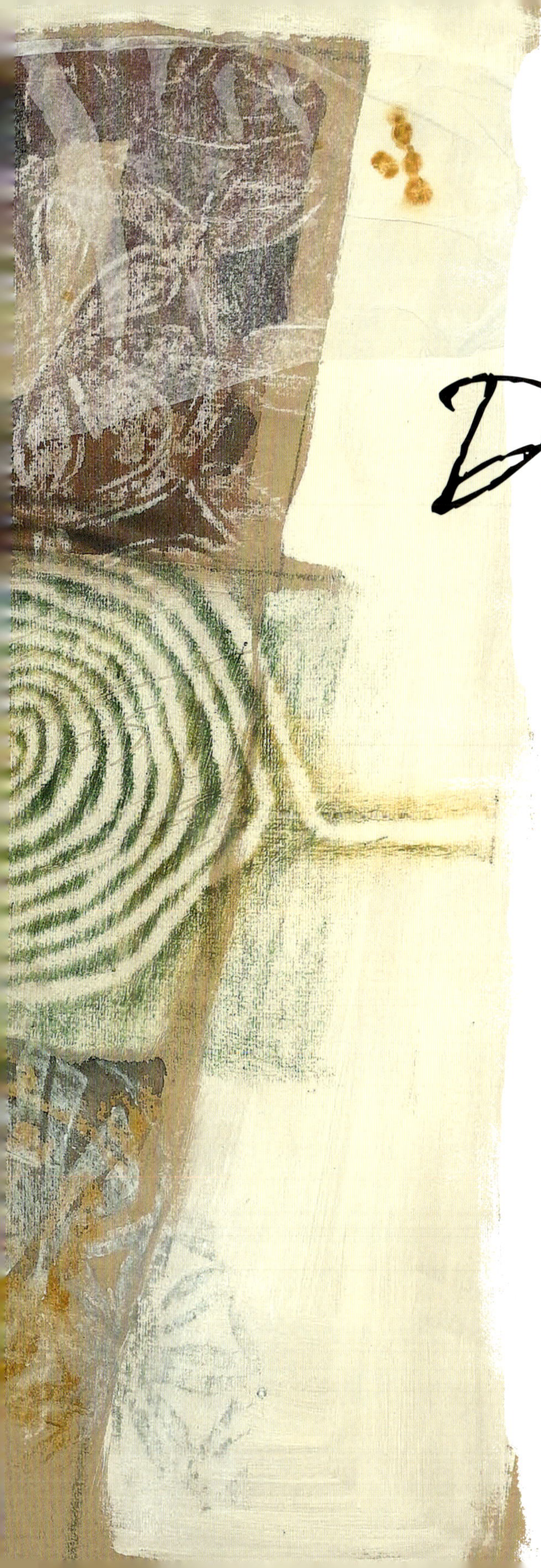

Die Erde ist mein Leib

Einheimisch werden

„Wenn wir irgend etwas einzeln
herauszunehmen versuchen
stellen wir fest,
dass es mit allem anderen im
Universum verbunden ist.“

John Muir
(1838–1914, amerikanischer Naturschützer
und Schriftsteller)

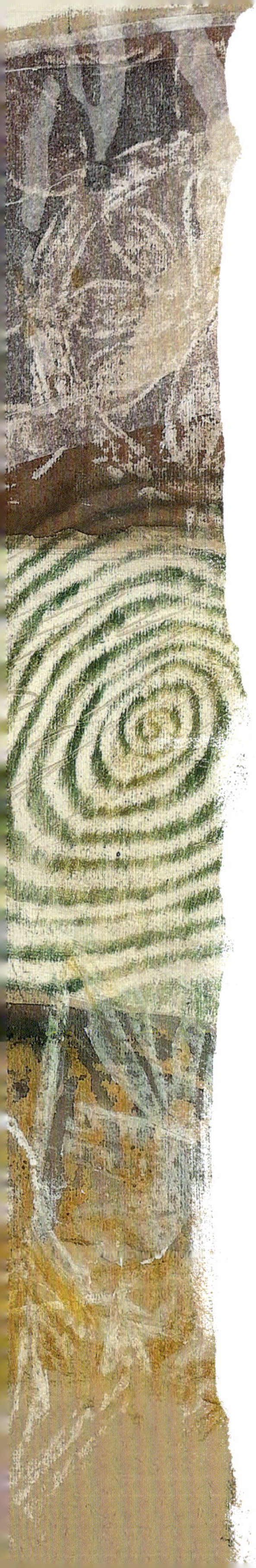

Einheimisch sein

Auf den Reisen während meiner Lehrjahre zur Heilerin begegnete ich Schamaninnen und Schamanen, Heilerinnen und Heilern. Egal aus welchem Land und aus welcher Kultur sie stammten, sie hatten alle etwas gemeinsam: Sie waren einheimisch.

In einem wechselseitigen Beziehungsgeflecht, in einer untrennbaren Einheit, fühlten sie sich mit dem Ort, an dem sie lebten, verbunden. Sie waren verwoben mit Pflanzen, Tieren, Gewässern, Geschichten, Orten und ihren Ahnen, die alle zu diesem Ort gehörten. Die Landschaft war für sie ein offenes Buch, aus dem sie mühelos lesen konnten: Sie kannten die Heilkraft der Pflanzen, die Lebensweise und die Bedeutung der Tiere und die Kraft des Ortes. Aus allem bezogen sie Wissen und Zeichen für ihre persönliche Lebensaufgabe. Das Land, auf dem sie lebten, war wie ein Netz, in das sie ihr eigenes Tun, ihr ganzes Leben hineinwoben. Menschen kamen zu ihnen, um Rat und Heilung zu finden. Der besondere Ort, mit dem diese Heilerinnen und Heiler verbunden waren, steuerte seinen Teil zur Heilung bei.

Louis Farmer, ein Onondaga-Häuptling, beschreibt das so: „Ihr wollt wissen, wer ein wirklicher Medizinmann ist? Das ist einer, der nicht sagt: ‚Ich bin ein Medizinmann...‘ Er zieht nicht in die Stadt und macht eine Praxis auf. Sobald ein Medizinmann sein eigenes Territorium verlässt, verliert er den größten Teil seiner Macht. Alle heiligen Pflanzen, die er kennt, wachsen dort, wo er herkommt.“

Das Einheimischsein dieser Menschen, denen ich begegnete, und ihre Verbundenheit mit dem Land basiert auf ihrer Gewissheit und ihrem tiefen Empfinden, dass die Erde ein lebendiges, bewusstes Lebewesen, ein großer heiliger Leib ist. Alle Menschen sind mit ihm auf körperlicher wie auch auf spiritueller Weise eins. Eine solche Haltung lässt unser Leben heilig und ungeheuer kostbar werden. Mein Lehrer, der indigene Medizinmann Sun Bear, betonte immer wieder: „Die Erde ist heilig. Mein

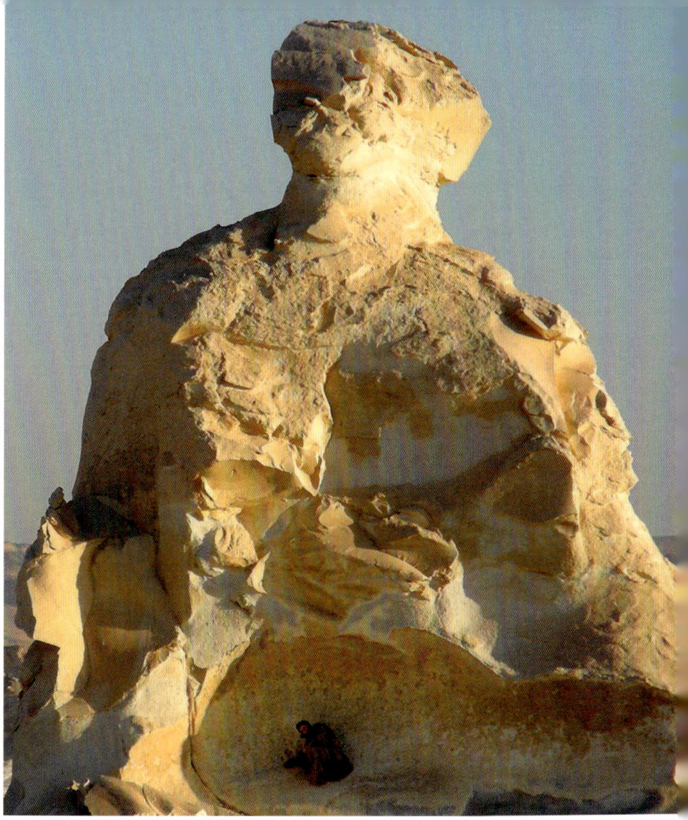

Volk strebt danach, in einer heiligen Weise über die Erde zu gehen. Das meinen wir mit ‚Gehe in Schönheit‘.“

Diese Sichtweise und das daraus resultierende Verantwortungsbewusstsein für die Erde ist einer der prägnantesten Unterschiede zwischen Naturvölkern und den Industrienationen. Wenn wir die Erde nicht mehr als einen heiligen, kostbaren Leib, als ein spirituelles Wesen betrachten, degradieren wir sie zu einem Warenlager, das skrupellos geplündert werden kann.

Sich die Erde als ein heiliges Wesen vorzustellen, fällt uns heute schwer. Wie können wir ein Gefühl für diese Heiligkeit in uns selbst entstehen und wachsen lassen? „Geh hinaus und verbinde dich in Liebe und Dankbarkeit mit der Erde, lausche ihrem Herzschlag“, so und ähnlich lautete die Antwort, wenn ich diese Frage meinen indigenen Lehrerinnen und Lehrern stellte.

Mit den Anweisungen, dem Wohlwollen und dem Zuspruch der weisen Medizinfrauen und -männer können wir nun gemeinsam zu einer Reise in unser eigenes Land aufbrechen. Wir verbinden uns mit Pflanzen, Tieren und Landschaften,

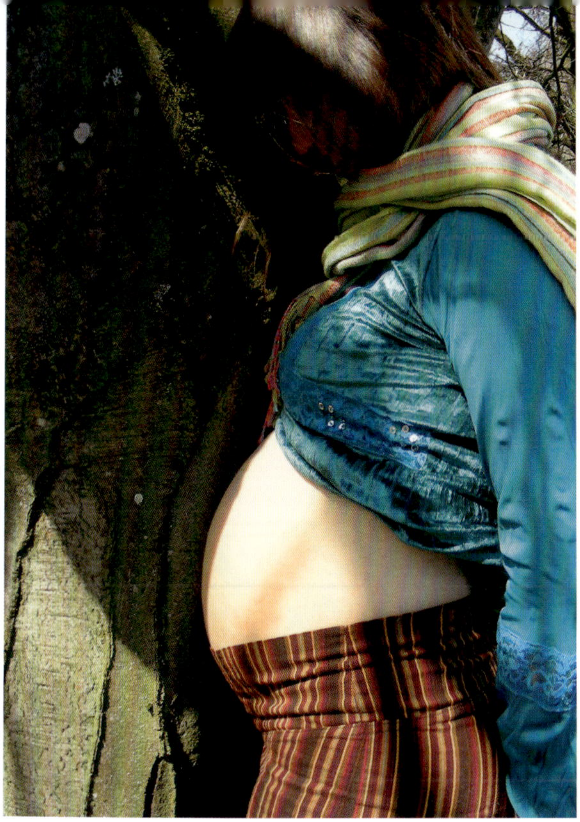

erweitern unsere Wahrnehmung und spüren so die uralte Verwandtschaft aller Wesen und mit der Erde. Vielleicht erkennen wir dabei die Kostbarkeit und Einmaligkeit der Natur, der Wildnis oder eines kleinen Pflänzchens vor unserer Haustüre. Wir werden feststellen, dass das Wissen um den Ort, an dem wir leben oder mit dem wir uns besonders innig verbunden fühlen, unseren Blick für weitere Landschaften und für die ganze Welt öffnet. Denn alles auf dem Leib der Erde ist mit allem anderen verbunden.

Der Körper der Göttin

„Wer auch immer du bist,
woher auch immer du kommst
über ihrem heiligen Boden,
du vom Meer,
du, der fliegt,
es ist sie,
die dich nährt."

„Hymne an die Erde", Homer
(8. Jahrhundert vor Christus,
Dichter der griechischen Antike)

Unsere Reise auf dem Leib der Erde, zu unserer eigenen Verbundenheit mit der heimischen Wildnis, führt uns zunächst weg von der indigenen Kultur Nord- und Südamerikas zurück auf den eurasischen Kontinent. Auch im Alten Europa, an den Wurzeln unserer Kultur, fühlten sich die Menschen dem Leib der Erde zugehörig. Dieses Gefühl verdichtete sich bereits in der Steinzeit zur Vision der Großen Göttin.

Wenn wir in die altsteinzeitlichen Höhlen Europas hinabsteigen, finden wir dort Malereien und Frauenfiguren, die meist mit weit ausladenden Hüften und vollen Brüsten dargestellt sind. Es sind Vegetationsmütter und das personifizierte Leben selbst. Sie sind in gewisser Weise das verbildlichte Gefühl der Menschen: „Die Erde ist ein großer, heiliger, Leben spendender Leib und wir Menschen sind ein Teil davon."

Diese Weltsicht, in den Figuren der Vegetationsmütter verbildlicht, spricht von der immerwährenden Fruchtbarkeit, Hingabe und Erneuerungskraft der Erde. So können wir die Abbildungen als ein Symbol für die Landschaften der Erde sehen, die wie ein dahingestreckter Leib Leben entstehen lassen. Seit der Zeit der Cro-Magnon-Menschen bis in die Jungsteinzeit hinein, also über den unvorstellbar langen Zeitraum von 30.000 Jahren, sahen sich die Menschen dieser großen Muttergöttin zugehörig.

Im Lauf der Jahrtausende hat der Zeitgeist das Bild der Großen Göttin gewandelt, modelliert, geformt und ihr in jeder Kultur andere Namen verliehen. In der griechischen Antike wurde die Erdgöttin *gaia* genannt, bei den Römern *dea mater*. In unserer Kultur lebt die uralte Göttin in Gestalt der *Maria* weiter. Sie erscheint sogar noch wie zu alten Zeiten. An ihren ursprünglichen Lieblingsplätzen wie in Höhlen, an Quellen und an alten Bäumen wirkt sie noch Wunder. So lebt die uralte Verbundenheit der Menschen mit der Erde und der Verehrung des Heiligen also auch in unserer Zeit weiter.

Links: Die Natur ist erfüllt von faszinierenden Formen – könnte dies eine Vegetationsgöttin sein?

Rechts: Die weiblichen Formen schwangerer Frauen haben die Menschen früherer Zeiten zu Darstellungen von Muttergottheiten inspiriert.

ZUM AUSPROBIEREN

Den Leib der Erde berühren

Auf die Frage, wie wir die Verbundenheit mit der Erde wieder in unserem eigenen Körper spüren können, zeigte mir Sun Bear diese Übung, die ich Ihnen hier weiterreichen möchte: Gehen Sie in die Natur, in einen Garten oder einen Park. Gehen Sie barfuß. Suchen Sie einen Platz, wo Sie ungestört und bequem liegen können: auf einer Wiese, auf dem Waldboden, unter einem Baum. Legen Sie sich mit dem Rücken auf die Erde, atmen Sie entspannt und tief. Spüren Sie ganz bewusst den Erdboden unter Ihrem Körper. Die Schwerkraft drückt ihn in die „Arme" der Mutter Erde. Er wird ganz von ihr getragen.

Schließen Sie die Augen. Spüren Sie, wie die Energie und die Kraft der Erde durch den unteren Teil Ihres Rückens in Ihren Körper fließt, dann die Wirbelsäule hinauf in die Arme und hinunter in die Beine bis in die Fußspitzen. Spüren Sie, wie Ihr Körper dabei gestärkt wird. Öffnen Sie sich mit allen Sinnen. Stellen Sie sich den ungeheuer großen Leib der Erde vor, die große Erdkugel, die durch das Universum rollt. Egal wohin sie sich bewegt, sie nimmt Sie immer mit. Sehen Sie sich selbst, wie Sie Teil dieses Leibes sind, ganz mit ihm verbunden und verwachsen. Halten Sie dieses Gefühl, solange es sich für Sie gut anfühlt.

Stehen Sie dann langsam auf und schreiten Sie bedächtig über den Boden. Spüren Sie, wie Ihre Fußsohlen von der Erde getragen werden, wie bei jedem Kontakt Energie fließt. Nehmen Sie ganz bewusst wahr, wie Ihre Fußsohlen den Erdboden berühren. Je nachdem, in welcher Stimmung Sie sind, hinterlassen Sie entsprechende Spuren auf der Erde. Sind Sie ärgerlich, so hinterlassen Sie Spuren des Ärgers. Sind Sie mit sich eins, so hinterlassen Sie Spuren des Einsseins. Gehen Sie über die Erde, als wollten Sie diese liebkosen. Gehen Sie im Geist der Erde, folgen Sie ihrer Energie. Genießen Sie einfach das bewusste und achtsame Gehen. Versuchen Sie nicht, etwas Besonderes zu tun.

Können Sie, wie Sun Bear es beschreibt, in einer heiligen Weise über die Erde gehen, so dass jeder Schritt die Erde ehrt und gleichzeitig mit jedem Schritt die Erde Sie ehren kann, indem sie ihre Kraft mit Ihnen teilt? Probieren Sie es...

Fremde im eigenen Land?

„Nachdem wir die Erde einige Tage lang angeschaut hatten, kam mir der kindliche Gedanke, dass man uns Kosmonauten nur etwas vormache. Wenn wir wirklich im Kosmos sind, wer könnte da den Globus so perfekt konstruieren? Dieser Gedanke wich dem Stolz auf die Fähigkeit des Menschen, mit dem Auge des Verstandes zu sehen."

IGOR P. WOLK
(GEB. 1937, RUSSISCHER KOSMONAUT)

Heute verschwinden wir immer mehr in einer virtuellen Welt. Tiere, Pflanzen, Orte sehen wir meist nur noch aus der Ferne, im Fernsehen. Unser Blick, unsere Gedanken schweifen umher, wir sind meist gerne anderswo, unsere Füße haben keine Zeit, Wurzeln zu schlagen. Wilhelm Busch (1832–1908), der bekannte Dichter und einer der Urväter des Comic, hat unsere moderne Einstellung zum Land schon zu seiner Zeit treffend karikiert. Unter die Zeichnung eines Mannes, der nur mit dem Fernglas vor Augen die Landschaft durchschreitet, schrieb er: „Schön ist es auch anderswo und hier bin ich sowieso."

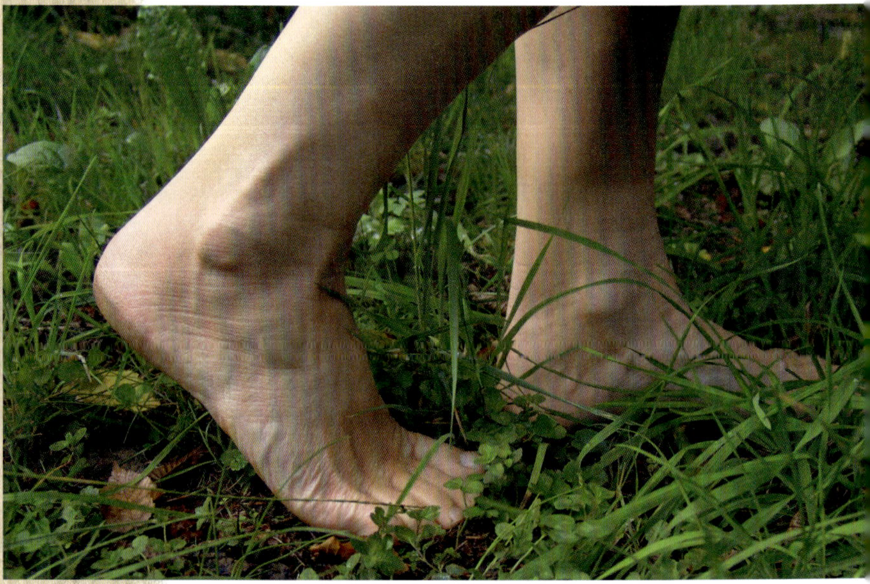

Um uns nicht nur mit der Wildnis, sondern auch mit dem Ort, an dem wir leben, zu verbinden, und um nicht Fremde im eigenen Land zu sein, bedarf es einer „Wiedereinwohnung“, wie es einmal Dolores LaChapelle, die amerikanische Extrembergsteigerin formulierte. Wir müssen dazu den Mut aufbringen, die Geräte des „virtuellen Entschwindens“ abzuschalten, das Gewohnte zu verlassen und uns neuen Erfahrungen zu öffnen.

Gehen Sie also hinaus vor Ihre Haustüre und betrachten Sie wie mit den Augen eines Kindes, was dort ist, so als hätten Sie dies nie zuvor gesehen. Entdecken, staunen, fragen Sie und knüpfen Sie so neue Fäden der Verbundenheit im großen Netz des Lebens. In diesem Netz sind Sie und auch der Platz, an dem Sie leben, ein leuchtender Knotenpunkt.

Mein Lieblingsplatz

„Wenn du an einem Platz sitzt, wird deine Energie durch die Schwingung dieses Platzes gestärkt. Stell' dir einen Teebeutel vor, der keinen Geschmack, keine Farbe, keine spezielle Eigenschaft hat, sondern nur die Qualitäten um sich herum aufnimmt.“

Frederic Lehrman
(amerikanischer Fotograf und Autor)

Zu meinem dreißigsten Geburtstag schenkte mir eine Freundin ein wunderschones Buch: „Der Stern der Cherokee“ von Forrest Carter. Es ist noch immer eines meiner Lieblingsbücher über indigene Völker. Darin beschreibt der Autor – ein Cherokee, der bei seinen Großeltern aufwuchs –, wie er als Kind einen „geheimen Platz“ hatte, sich dort geborgen fühlte und das Land und die Tiere studierte. Auch ich hatte in meiner Kindheit einen solchen geheimen Platz, und beim Schreiben dieses Buches taucht er wieder in meiner Erinnerung auf.

Erinnern Sie sich noch an einen Lieblingsplatz Ihrer Kindheit, draußen in der Natur? Spüren Sie noch die Geborgenheit und die Abenteuerlust, die dieser Ort Ihnen schenkte? Haben Sie noch heute einen Lieblingsplatz in Ihrer Nähe?

Es ist gut, eine neu erworbene und wachsende Verbindung zur Wildnis an einem bestimmten Platz, an einem Lieblingsplatz in der Natur zu verankern. Um die Wahrnehmung für die uns umgebende Natur zu erweitern und die Sensibilität der ursprünglichen Naturvölker zu erlangen, ist es sehr hilfreich, sich auf einen Platz zu konzentrieren, an dem Sie sich gerne aufhalten. An diesem Ort sollten Sie sich mit allen Sinnen wohl fühlen. Jeder Platz hat eine eigene Qualität, einen eigenen Geist, *genius loci* genannt. Er wird Ihnen von dieser Eigenart in einer intuitiven Kommunikation, in einer Sprache erzählen, die aus Gefühlen, Stimmungen, Erkenntnissen, Beobachtungen und Träumen besteht.

Barfuß zu laufen lässt uns wieder auf der Erde „Fuß fassen“.

Zum Ausprobieren

Das Lebendige in uns

Wenn wir über die Erde und durch unser Leben in einer „heiligen Weise“ gehen, fließt die Lebensenergie, der lebendige Atem der Erde, durch uns hindurch. Wir fühlen uns mit unserer Umgebung und uns selbst verbunden, wir schöpfen Kraft und spüren Heilung. Es ist „das Lebendige“, der Atem der Erde und der Schöpfung, der durch uns strömt. Diese Kraft verbindet die einzelnen Menschen mit dem Rhythmus und der Energie der Erde: Der lebendige Leib der Erde ist mit dem Leib jedes einzelnen Menschen verbunden.

Halten Sie einen Moment inne und denken Sie darüber nach, allein oder im Austausch mit anderen: Was ist für mich das Lebendige? Wie wirkt es in mir? Wann fließt es kraftvoll durch mich hindurch? In welchen Situationen bin ich der Lebenskraft fern? Wie fühle ich mich dann? Was kann ich tun, um das Lebendige besser in mein Leben zu integrieren? Wie kann ich es an andere weitergeben?

ZUM AUSPROBIEREN

Sind Sie einheimisch?

Gehen Sie einmal die folgenden Fragen durch und überprüfen Sie Ihre ortsbezogene Wahrnehmungsfähigkeit. Stellen Sie fest, ob Sie dort wo Sie leben, wirklich einheimisch sind:

- Sie sitzen an Ihrem Küchentisch. In welcher Richtung von Ihnen aus gesehen geht am Morgen die Sonne auf?
- In welche Himmelsrichtung zeigt Ihr Kopf in Ihrem Bett?
- Haben wir gerade Voll- oder Neumond? Nimmt der Mond gerade ab oder zu?
- Aus welcher Himmelsrichtung hat gestern der Wind geblasen?
- Es soll Regen geben. Aus welcher Himmelsrichtung ist er in Ihrer Gegend zu erwarten?
- Wie weit müssen Sie von Ihrem Wohnort aus gehen, um an einen Platz in der Natur zu kommen, an dem man keine Kirchenglocken oder keine Zivilisationsgeräusche mehr hört?
- Sie drehen den Wasserhahn in Ihrem Haus auf und legen den Schlauch kurz vor Ihre Haustüre oder in den Garten. In welches Meer wird das Wasser fließen?
- Wo liegt die nächste, ungefasste Quelle zu Ihrem Haus? Wie sieht es dort aus?
- Wo kommt das Wasser her, das aus dem Wasserhahn in Ihrem Bad fließt?
- Welche Gesteinsart ist in Ihrer Gegend vorherrschend? Wie beeinflusst dieses Gestein das Leben der Menschen, die dort leben?
- Welches ist der höchste Berg in Ihrer näheren Umgebung?
- Es ist zeitiges Frühjahr. Sie hören den Gesang des ersten Vogels am Morgen. Welcher Vogel ist das?
- Sie gehen in den nächstgelegenen Supermarkt und kaufen ein fertig abgepacktes Hähnchen. Wo kommt dieses Tier her? Wo und wie hat es gelebt?
- Welche fünf wild lebenden Säugetiere gibt es in Ihrer Nähe?
- Welche Tiere sind in Ihrer Gegend ausgestorben?
- Gibt es für den Menschen giftige Tiere in Ihrer Gegend? Welche?
- Gibt es wild lebende Tiere in der Nähe Ihres Hauses, die Ihren Lebensrhythmus, auch nur teilweise, kennen und sich darauf einstellen?
- Wann kommen die ersten Schwalben nach dem Winter in Ihrer Gegend an?
- Nennen Sie zehn Tiere, die auf dem nächst gelegenen Baum leben.

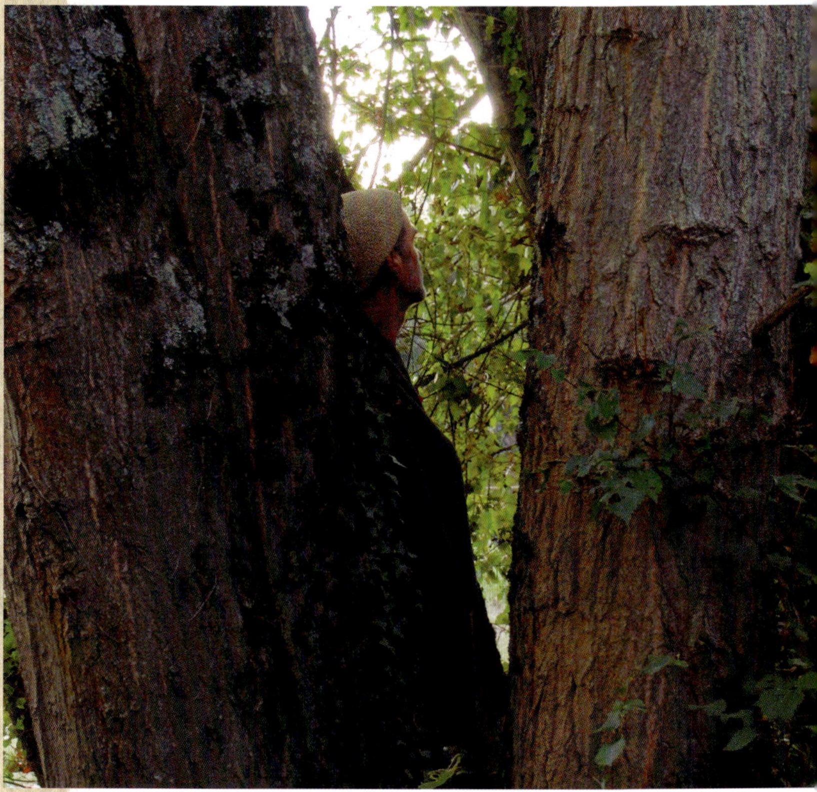

Seinen Lieblingsplatz finden

„Und doch gibt es so viel, was mich erfüllt:
die Pflanzen, die Tiere, die Wolken, Tag und Nacht
und das Ewige in den Menschen.
Je unsicherer ich über mich selbst wurde,
desto mehr wuchs das Gefühl der Verwandtschaft
mit allen Dingen."

CARL GUSTAV JUNG
(1875–1961, SCHWEIZER PSYCHOANALYTIKER)

Wenn Sie einen bestimmten Platz ausgewählt haben, der Ihnen besonders zusagt, können Sie dort Ihr erweitertes Wahrnehmungsfeld verankern. Sie lernen vieles dazu und das Gefühl, Teil der Umgebung zu sein, entsteht. Die Natur gibt ihre besten Lektionen beim Verweilen. Dann flüstert sie Ihnen ihre Geheimnisse zu. Wählen Sie einen Platz in der Natur, an dem Sie sich gerne aufhalten: Ein vertrauter Baum, eine kleine, schöne Anhöhe, eine heimelige Lichtung, eine ruhige Nische im Garten oder an einem verwun-

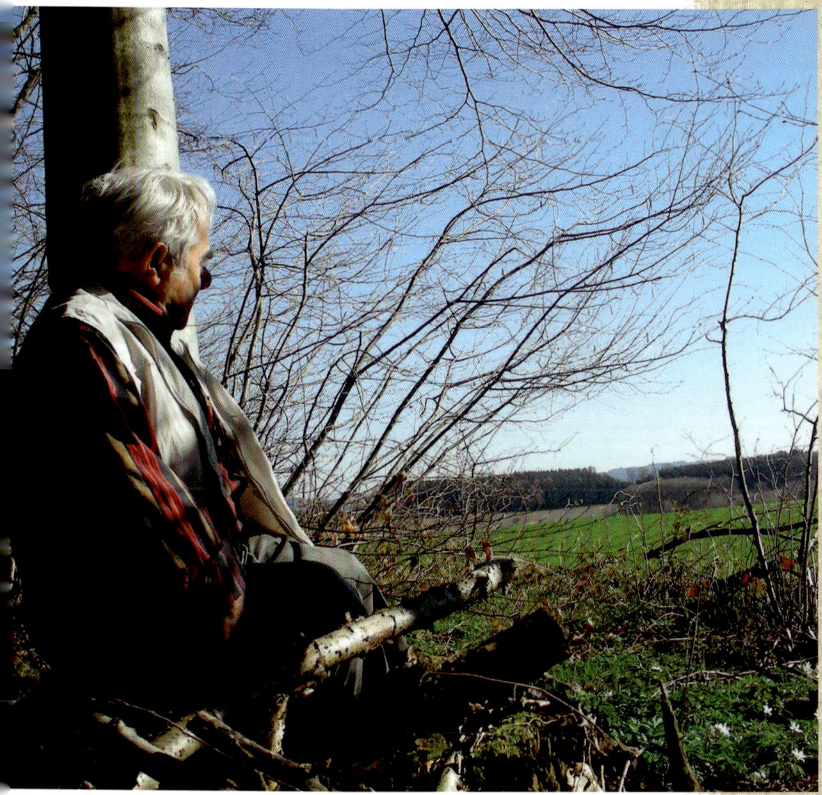

Der Lieblingsplatz in der Natur ist ein kleiner Zufluchtsort vom Getriebe der Welt.

schenen Teich. Manchmal ist es auch so, dass der Platz Sie auswählt. Sie spüren dies, indem Sie, ohne viel zu überlegen, intensiv von einem Platz angezogen werden.

Der Lieblingsplatz sollte möglichst leicht für Sie erreichbar sein. Am günstigsten wäre es, wenn Sie ihn von ihrem Wohnort aus zu Fuß oder mit dem Fahrrad ansteuern könnten. Dieses ganz besondere Fleckchen Erde sollte ein kleiner Zufluchtsort von der Hektik des Alltags sein und auch einigen äußeren Anforderungen entsprechen: Sie sollten dort ungestört und wenn möglich ungesehen sitzen können. Ein Ort direkt an einem viel begangenen Weg oder Pfad ist ungeeignet. Eine Hecke, ein Baum, ein Stapel aus Hölzern, ein Fels oder Sträucher sollten Ihnen „Rückendeckung" geben. Die Landschaft, die Lichtung, den See, den Fluss vor Ihnen sollten Sie gut überschauen können.

- Welche Baumarten kommen gehäuft in Ihrer Gegend vor?
- Wenn die Menschen Ihrer Gegend alle wegzögen und der Natur ihren freien Lauf ließen, wie sähe die Vegetation nach hundert Jahren aus?
- Sie haben sich im Wald am Finger verletzt. Nach welcher Pflanze suchen Sie, um das Blut zu stillen?
- Welche wilden Pflanzen wachsen direkt um Ihr Haus herum?
- Nennen Sie zwei für den Menschen tödlich giftige Pflanzen Ihrer Umgebung.
- Welche Wildpflanzen kommen in Ihrer Umgebung besonders häufig vor?
- Welche Zeichen in der Natur künden in Ihrer Gegend einen langen oder harten Winter an?
- Von welchen zwei Heilpflanzen Ihrer Gegend verwendet man speziell die Wurzeln zum Heilen?
- Wenn Sie am Morgen aus Ihrer Haustüre treten und die Augen schließen, wie riecht es dann?
- Zeichnen Sie aus dem Gedächtnis die Umrisse der Blätter von fünf verschiedenen Bäumen oder Sträuchern, die Ihrem Wohnort am nächsten stehen.
- Wo steht von Ihrem Wohnort aus gesehen im Umkreis von etwa zehn Kilometern der älteste Baum? Wie alt ist er?
- Welches Holz eines Baumes in Ihrer Nähe gibt in einem Lager- oder Kaminfeuer die meiste Hitze, das meiste Licht zum Lesen?
- Gibt es in Ihrer Gegend Pilze, die auf Baumstümpfen wachsen? Welche und wo?
- Kennen Sie in Ihrer Gegend einen Standort des echten Zunderpilzes?
- Wo im Wald in Ihrer Nähe findet man auch nach einem Regen trockenes Holz, um Feuer zu entzünden?
- Von was lebten die Menschen Ihrer Gegend. vor 100 Jahren? vor 10.000 Jahren?
- Wie weit zurück reichen Funde von Menschen, die in Ihrer Gegend gelebt haben?
- Inwiefern hat die Landschaft, in der Sie leben, Wirtschaft und Kultur geprägt? Gibt es Ähnlichkeiten zwischen dem Charakter der Landschaft und dem Charakter des Menschenschlages?
- Welchen Einfluss hat die Landschaft, in der Sie leben, auf die Psyche der Menschen?
- Wo liegt von Ihrem Wohnort aus gesehen der nächste Vulkan, aktiv oder erloschen?
- Wo liegt der nächste natürliche Kraftort? Wie ist seine Wirkung auf Menschen?

ZUM AUSPROBIEREN

Plätze und Stimmungen

Besuchen Sie verschiedene Orte in der Natur: Lichtungen, Wasserläufe, Waldränder, Felsformationen, Berggipfel... Wählen Sie für dieses Praktikum im „Studiengang der Landschaftspsychologie" drei Orte aus, die Sie besonders ansprechen oder abstoßen. Besuchen Sie diese Plätze, verweilen Sie dort, schauen Sie sich wachsam um. Fragen Sie sich: Warum ist dieser Platz für mich angenehm oder unangenehm? Legen Sie sich auf den Boden, erforschen Sie: Welche Gefühle, welche Gedanken tauchen in mir an diesem Platz auf? Fühle ich mich angeregt oder beruhigt? Ist dieser Ort für mich inspirierend oder deprimierend? Entsteht in mir ein Gefühl der Weite oder fühle ich mich eingeengt? Herrschen an diesem Ort etwa widersprüchliche Stimmungen? Möchte ich hier verweilen, könnte ich mich hier erholen? Was könnte sich an diesem Platz alles ereignen? Wäre es ein Ort des Streites, eine Liebeslaube, ein Platz, um Gedichte zu schreiben?

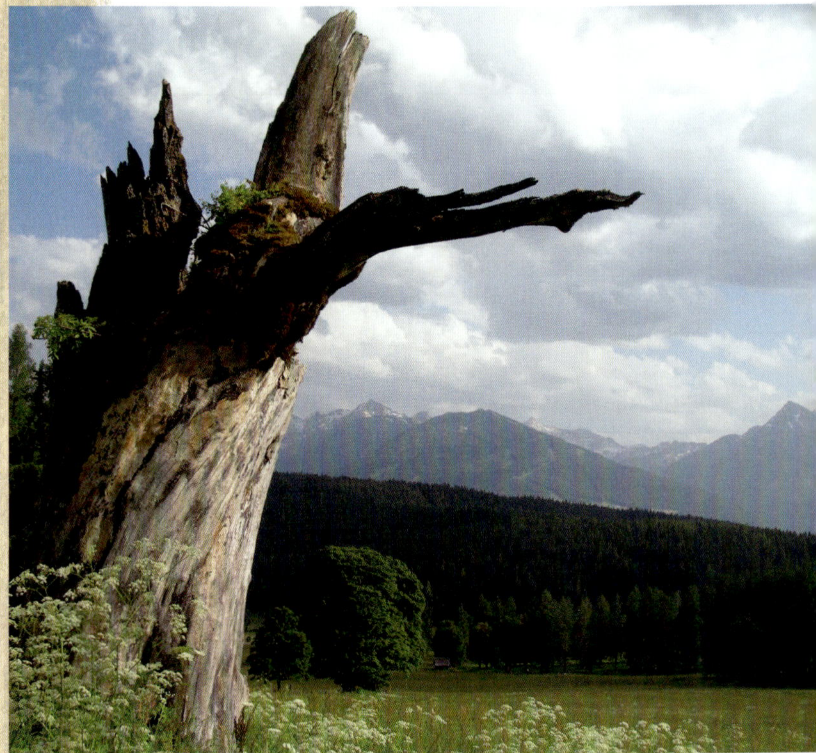

Manche Orte in der Wildnis sprechen uns besonders an und lassen uns den Pulsschlag der Region spüren.

Sich mit seinem Ort verbinden

Wählen Sie einen Platz, an dem Sie eine relativ große „Auswahl" an Tieren und Pflanzen haben: am Ufer eines Sees, an einem Fluss, in einem Mischwald, am Waldrand – am besten einen Ort, an dem zwei Landschaftstypen aneinander grenzen.

Besuchen Sie Ihren Platz wenn möglich jedes Mal über einen anderen Pfad oder von einer anderen Richtung her. So verraten keine tiefer eingetretenen Spuren den Standort und Sie bleiben von unliebsamen Besuchern verschont. Nähern Sie sich Ihrem Lieblingsplatz auch manchmal im Fuchsgang (siehe Seite 110).

Wenn Sie in der Stadt leben und nur am Wochenende in die freie Natur hinaus fahren können, suchen Sie sich ruhig auch dort einen Platz. Selbst mitten in der Stadt gibt es „wilde Orte", zum Beispiel auf verlassenen Grundstücken oder im Park. Sie werden erstaunt sein, wieviele Tiere und Pflanzen Ihnen begegnen. Wenn Sie Ihre Wohnung nicht verlassen können, wählen Sie ein Fenster aus, von dem aus Sie auf einen Baum oder eine Grünfläche schauen können.

Besuchen Sie Ihren besonderen Lieblingsplatz so oft es Ihnen möglich ist und wann immer es Ihnen gefällt. Hier ist nun Ihr „Unterrichtsraum" für eine besondere Wahrnehmungsschulung und für das Erleben der Verbundenheit mit einem Ort. Bleiben Sie an diesem Platz jeweils mindestens 20 Minuten, am besten etwa eine Stunde. Das ist für uns heute oft schwer, da wir in unserer Freizeit pausenlose Zerstreuung suchen und dabei ständig vermeiden, wirklich mit uns selbst allein zu sein.

Genießen Sie an Ihrem Platz Ihre eigene Zeit, die Stille und die Kostbarkeit eines jeden Augenblicks. Versuchen Sie, ganz da zu sein. Warten Sie, bis in Ihnen Stille eingekehrt ist. Werden Sie ein Teil dieser natürlichen Umgebung, lassen Sie die Energien dieses Platzes in sich eindringen, wie in den Teebeutel, den Frederic Lehrman beschreibt. Besuchen Sie Ihren Platz zu verschiedenen Tageszeiten und in der Nacht. Lernen Sie ihn bei jedem Wetter kennen. Tragen Sie Kleidung, in der Sie sich auch bei Regen, Schnee und Kälte trocken, warm und zufrieden fühlen. Machen Sie an diesem Ort Wahrnehmungsübungen, wie in den anderen Kapiteln beschrieben.

Mit der Zeit können Sie aus dem Kopf eine Karte Ihres Lieblingsplatzes zeichnen, auf der besondere Bäume, Pflanzen, Wildwechsel, Felsen, Steine, Wasserstellen, Erhebungen, Berge eingezeichnet sind. Stellen Sie sich Ihren kleinen Lieblingsplatz vom Weltraum aus gesehen auf der Erdkugel vor. Mit der Zeit werden sich die Informationen, die Sie über Ihre verschiedenen Sinne aufnehmen, zu einem lebendigen, interessanten Bild zusammensetzen, in dem – wie es früher die archaischen Menschen erlebten – alles mit allem verwoben ist. Sie werden dann die Muster, die hinter den Dingen formend wirken, erkennen.

Zum Ausprobieren

Was meine Umgebung braucht

Nehmen Sie mit der zuvor geübten Sensibilität für Plätze der Natur Ihre nähere Umgebung, Ihre Region wahr. Schauen Sie mit den Augen einer Heilerin, eines Heilers. Wo ist die Natur verletzt? Welche Tiere sieht man hier immer seltener? Welche Schmetterlinge, welche Vögel kenne ich von früher, sehe sie aber schon lange nicht mehr? Welches sind die Bedürfnisse dieser Region, jenseits von Besitzverhältnissen und Wirtschaftlichkeit? Machen Sie sich kundig. Fragen Sie sich: Wie kann ich mein Leben verändern, um der Zerstörung der Natur in dieser Region Einhalt zu gebieten? Welche Gewohnheiten pflege ich, die meiner natürlichen Umgebung schaden? Wie wird mein Handeln ökologischer?

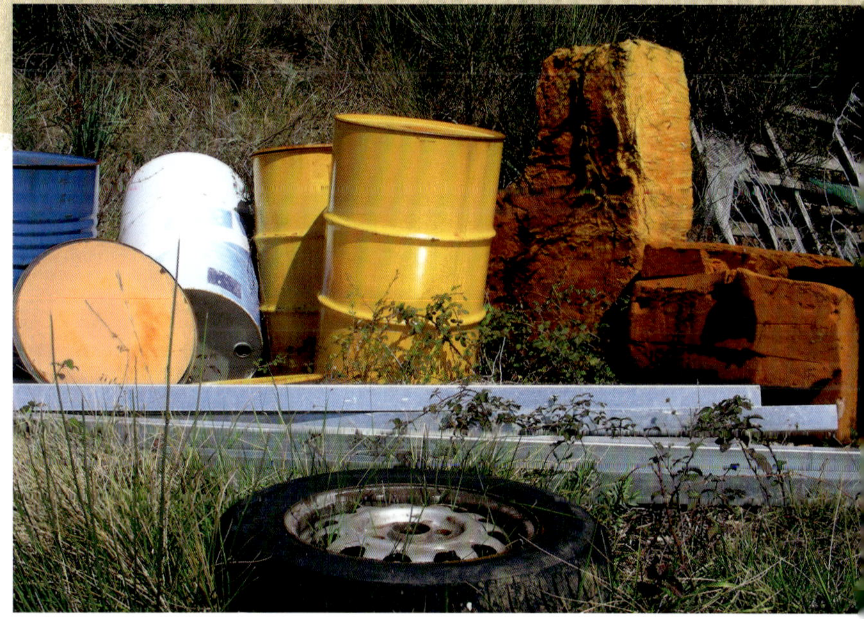

Eine gesteigerte Wahrnehmungsfähigkeit für die Natur macht uns achtsamer für ihre Bedürfnisse.

Zum Ausprobieren

Die Stimmung von Orten erfühlen

Machen Sie diese Übung zu zweit. Wählen Sie in einem umschriebenen Areal – zum Beispiel in einem kleinen Wald oder in einer Wiesenlandschaft – drei Plätze aus, Plätze, an denen Sie sich besonders wohl oder eher unwohl fühlen. Versuchen Sie die Stimmung dieses Platzes wahrzunehmen. Treten Sie dann an den Rand dieses Areals und lassen Sie sich die Augen verbinden. Nun werden Sie mit verbundenen Augen nacheinander an die zuvor von Ihnen ausgewählten Plätze geführt. Sie können dort jeweils 15 Minuten allein bleiben und haben so Zeit, wahrzunehmen und zu spüren, an welchem dieser Plätze Sie sich befinden. Lassen Sie Ihre Sinne und Ihre Intuition zu präzisen Biosensoren werden, um die Energien der verschiedenen Orte zu spüren und zu beschreiben.

Sagenhafte Landschaften

Nachdem Sie sich mit einem bestimmten Ort, Ihrem Lieblingsplatz, verbunden haben, können Sie Ihr Wahrnehmungsfeld erweitern. Das innige Gefühl, das Sie für Ihren Platz entwickelt haben, übertragen Sie nun auf ein größeres Feld, auf eine ganze Gegend, auf Ihre Bioregion. Steigen Sie dazu in Gedanken in einen Hubschrauber, der Sie von Ihrem Lieblingsplatz senkrecht nach oben trägt, oder stellen Sie sich vor, Sie sind ein Vogel, der von weit oben über das Land blickt.

Nehmen Sie die Landschaft wahr, die sich um Ihren Ort herum ausdehnt. Erweitern Sie so Ihre innere Landkarte, Ihre Vorstellung dieses Ortes. Sehen Sie auch mit Hilfe einer Landkarte, wie sich das Land, das Gelände weiterhin streckt oder faltet, öffnet oder schließt, wie Gebirgszüge verlaufen, Flüsse fließen, Täler und Senken sich ausbreiten.

Wenn Sie über diese Region mehr wissen wollen, sich mit ihr verbinden möchten, und dazu in Geschichtsbüchern forschen, werden Sie dort meist nur erfahren, wer wo Kriege geführt hat, wo Eroberungen oder Feldzüge stattfanden, welche Handelsabkommen abgeschlossen wurden, welcher Fürst oder Abt welches Schloss, welche Residenz bauen ließ. Die Geschichte eines Landes wird uns meist nur als Abfolge von politischen Veränderungen vermittelt. Die offiziellen Geschichtsbücher sind männlich ausgerichtet, denn sie wurden im Sinn der Eroberer geschrieben.

Wie es den Menschen dabei erging, den Tieren, Pflanzen und Plätzen, wie sie sich fühlten – darüber wird meist nicht berichtet. Auch Landkarten geben meist nicht viel Auskunft darüber, wie es sich anfühlt, in einer bestimmten Landschaft zu leben und welche Stimmung über dem Land liegt. Sie offenbaren nichts über die geheimen Wirkungsmuster, die eine Landschaft formen und prägen und welche die Menschen mit ihr auf tiefe Weise verbinden.

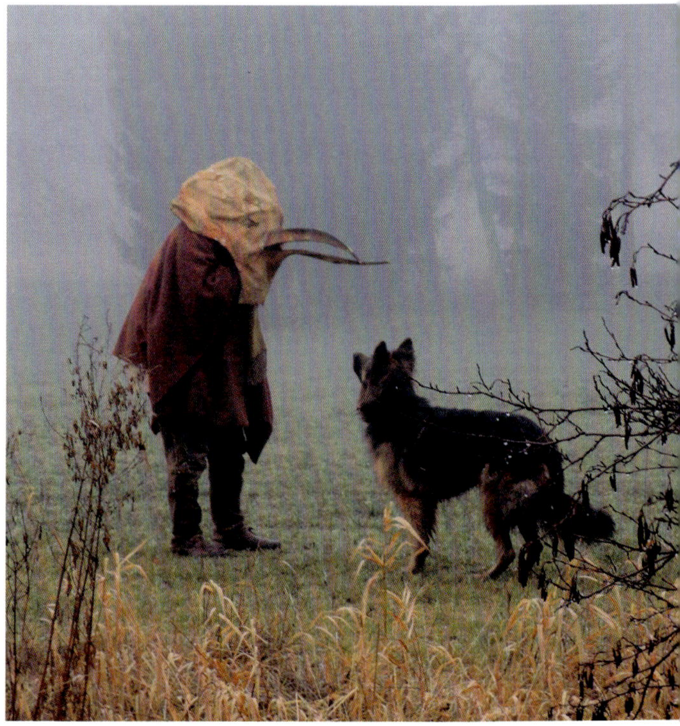

Manche Geomythen berichten von Zauberwesen, Menschen wie Tieren, die die Stimmung eines Ortes darstellen.

Könnten wir am Ort, an dem wir jetzt leben, Einheimische und auf hellsichtige Weise mit der Natur verbundene Menschen früherer Zeiten befragen, hätten sie uns viel zu berichten. Sie würden sich mit uns vielleicht an ein Feuer setzen und uns Geschichten vom Ort, von dessen Kraft und Stimmung erzählen. Mehr und mehr könnten wir spüren, wie es damals war und auf welche intensive Weise sich die Menschen mit der Natur verbanden.

Solche sagenhaften Geschichten, so würden wir begreifen, sind eine uralte Sprache des Landes, die uns jenseits des Verstandes Wichtiges mitteilen kann. Denken Sie doch einmal darüber nach, in welchen Geschichten, Sagen und mythologischen Gestalten die besonderen Naturkräfte Ihrer Gegend beschrieben sind...

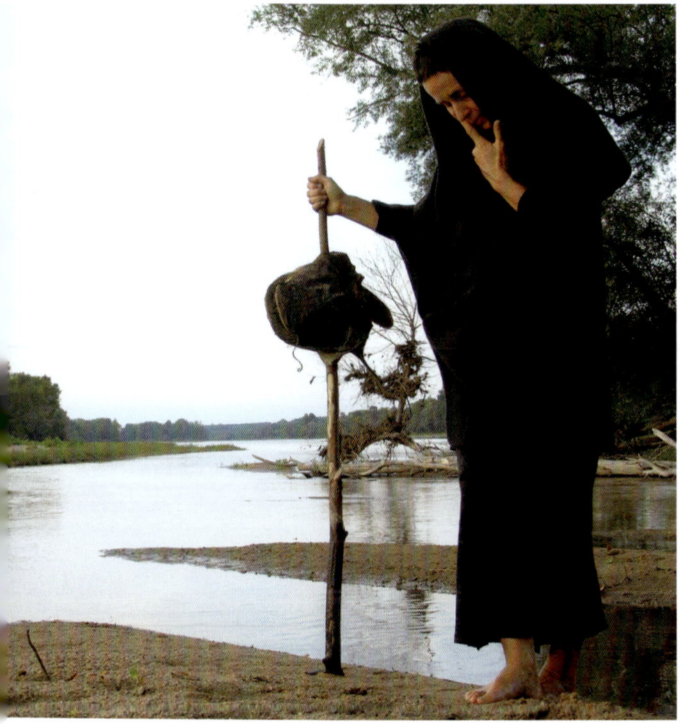

an solchen Orten. Die alten Geschichten, die wir in Sagen, in alten Flurnamen, in regionalen Ortsbezeichnungen, in Balladen aufspüren können, berichten von der Seele des Landes und davon, was mit ihr und ihren Bewohnern geschah.

Märchenhafte Gestalten aus Legenden und Sagen – sie sind Teil von Geschichten, die sich einst an diesen Orten ereigneten.

Wie und wann entstanden solche Geomythen, die den Orten bestimmte Gottheiten oder Zauberwesen zuordnen, die Stimmung an einer Quelle als Nymphe darstellen oder die Energie des Erdbodens und seiner Schätze als Zwerge auftreten lassen? Ich fragte dazu wieder meine indigenen Freunde. Sie antworteten darauf alle gleichermaßen: „Das Land erzählt die Geschichten. Du musst nur lange genug und ganz wachsam an einem Ort bleiben, dann sprechen der Geist des Platzes, die Ahnen, die Tiere zu dir. Sie erzählen Geschichten, lehren dich die Lieder dieses Ortes oder lassen dich wissen, was hier einmal passiert ist."

Geomythen – wenn die Erde Märchen erzählt

In unserer Kultur gibt es einen reichhaltigen Märchen-, Legenden- und Sagenschatz, der vom Land und von bestimmten Orten erzählt. Alte Legenden berichten aus einer Zeit, in der Heiligkeit noch an Orte gebunden war und eine Unterscheidung von Erde und Himmel, von profan und heilig, noch nicht existierte. Sie sprechen von heilenden und heiligen Energien, die besonderen Orten innewohnen. Diese Geomythen – Geschichten, die mit bestimmten Orten verknüpft sind – eröffnen uns einen zunächst ungewohnten Blick auf die Landschaft, in der wir leben.

Die Symbole, die auftauchen, sind uns aber noch immer intuitiv verständlich, denn sie entstanden aus den biologischen Zusammenhängen, die an diesen Orten wirken. Sie lenken unsere Aufmerksamkeit auf eine nicht sichtbare Wirklichkeit

Zum Ausprobieren

Heimisch werden – sich mit dem Lieblingsplatz verbinden

Wie riecht es an diesem Platz zu verschiedenen Tageszeiten, Jahreszeiten? Nehmen Sie über den Geruch die Stimmung des Ortes wahr. Spüren Sie, wie die Luft durch Ihre Nasenlöcher mühelos in Ihren Körper dringt und ihn belebt? Diese Luft verbindet Sie mit der Luft dieses Ortes, mit dem ganzen Wettergeschehen. Welche Geräusche nehmen Sie wahr? Welche Vögel tauchen als erste auf? Welche warten besonders lange, „bis die Luft rein ist"? Betrachten Sie im Weitwinkelblick (siehe Seite 105) die Umgebung, studieren Sie die Spuren. Welche Tiere kommen vorbei und warum? So verbinden Sie sich mit der Tierwelt dieses Platzes. Wie fühlt sich die Erde, der Boden hier an?

Nehmen Sie den Platz auch mit dem „inneren Auge" wahr. Fragen Sie sich: Wie fühlt es sich an, mit mir ganz allein hier an diesem Platz zu sein? Fühle ich mich in meiner Gesellschaft wohl? Genüge ich mir? Welche Ängste kommen auf? Machen Sie sich zu allem Notizen.

Dieser alte Baum bewahrt die Erinnerung an stürmische Zeiten im Gebirge.

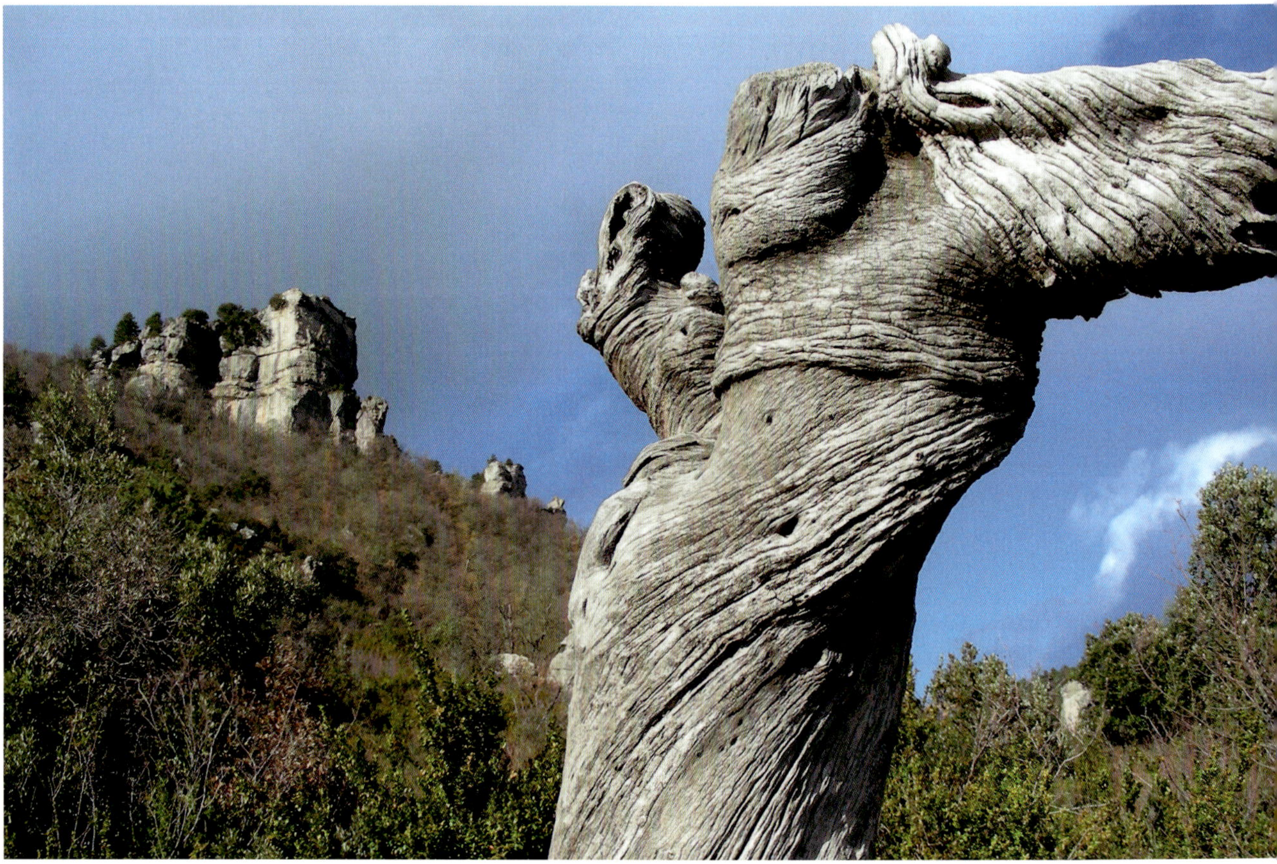

Innere Landkarten

Das Land, so scheint es nach diesen Ausführungen, verfügt über ein Gedächtnis, über eine Erinnerung, die es mit den Menschen, wenn sie offen sind, teilt. Jeder Ort auf dieser Erde ist mit einer bestimmten Qualität des Erlebens, mit einem möglichen Bewusstseinsprozess, mit einer Erfahrung verbunden. Die Geomythen helfen, diese Prozesse erlebbar und erfahrbar zu machen. Sie entstehen meist nicht aus dem Denken einzelner, sondern aus einem archaischen Gefühl und aus dem Erleben vieler.

Man könnte sagen, der Platz schreibt durch sie seine Geschichten und erzählt Märchen. An einem Fluss entstehen so Erzählungen des Reisens und der Flussgeister, im Gebirge erzählt man dagegen eher vom Bleiben und von den Zwergen. Das Moor berichtet von Irrlichtern und Moorgeistern und eine weite, fruchtbare Landschaft von Getreidefeldern und der Roggenmuhme. Die Energie, das Ereignismuster, der Mythos eines Ortes drücken sich nicht nur durch solche märchenhafte Gestalten im menschlichen Bewusstsein aus, sondern formen sich auch zu inneren Bildern, Träumen, Gefühlen und Gedanken. Achten Sie deshalb, wenn Sie Orte erforschen, auch darauf – auf die „innere Landkarte".

Die Geomythen liefern uns so eine ganz eigene innere Landkarte. Zum Einheimischwerden, für das Schulen der Wahrnehmung, für die Verbindung mit der Wildnis sollten wir beide Arten von Landkarten studieren: die äußeren, geographischen, und die inneren, geomythischen.

Enthüllungen der Orte – in der Landschaft lesen

Wie beim *Feng Shui* des alten Chinas gibt es auch in der europäischen Tradition eine Art Wissenschaft, die sich mit der Wechselbeziehung zwischen Mensch und Ort, zwischen Erde und Kosmos befasst – die *Geomantie*: das Wissen vom Einklang von Mensch und Ort, die Lehre vom Gespür für das Land. Wer ihre Gesetze kennt, das Land „lesen" kann und ein geomantisches Ortsbewusstsein hat, kann möglicherweise vorhersagen, was sich an einem Ort ereignen wird.

Geomantie setzt sich aus zwei griechischen Wörtern zusammen: *geo*, die Erde, und *mantis*, das Wahrsagen. Nach Plinius dem Älteren (23–79), einem römischen Gelehrten, enthüllen Orte auf eine geheimnisvolle und subtile Weise Zeremonien, Taten und Ereignisse, die „an ihnen gedeihen" bzw. sich in der Vergangenheit, der Gegenwart und auch der Zukunft ereignen können. Der Ort ist in dieser Weltsicht ein Handlungsraum, der auch nicht sichtbare Energien, Möglichkeiten und Ereignismuster in sich trägt und speichert. Die Kunst, die inneren Qualitäten eines Ortes und die kosmischen Kräfte, die dort wirken, wahrzunehmen und zu deuten, nannte Plinius *Geomantik*.

Die Zeichen eines Ortes lesen zu können und dadurch im Einklang mit der Umgebung zu leben, garantierte den Menschen in früheren Zeiten auch das Überleben. Heute kann uns ein Gespür für den Ort helfen, wieder im Einklang mit der Natur zu leben und in der Landschaft darüber zu lesen, was sie braucht und was wir für sie tun können. Mit der Geomantie können wir auch lernen – wie es die Indigenen ausdrücken –, „in Schönheit über das Land zu gehen".

Zu den Orten, die zu mir am eindringlichsten sprechen, gehören die Galapagos-Inseln. Die Elemente sind dort so stark wirksam und spürbar, dass sie sich in einer atemberaubenden, deutlichen Sprache mitteilten und ein tiefes Gefühl erzeugen, direkt am Beginn der Schöpfung teilzuhaben. Vulkane ergießen sich ins Meer, in der weißen Gischt auf den Klippen ruhen schwarze urzeitliche Echsen. Kein Tier zeigt Scheu vor dem Menschen. Die Inseln erzählen davon, wie die Erde entstand und wie es in einem Paradies sein könnte.

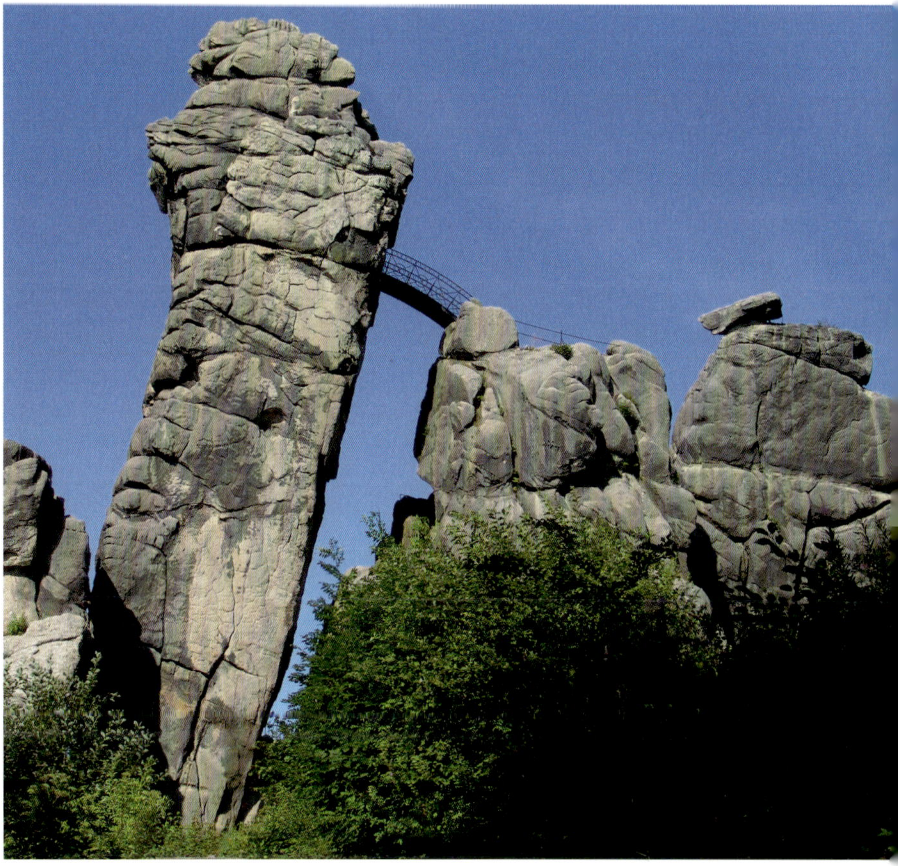

Die Externsteine im Teutoburger Wald – Kraftort und heiliger Platz.

Wir brauchen jedoch nicht an solche entlegene und exotische Plätze zu reisen, um die Stimme der Erde, des Ortes zu hören. Die „Mitte ist überall", wie der amerikanische Mythenforscher Joseph Campbell (1904–1987) feststellte. Überall auf dieser Erde können wir dieselben Grunderfahrungen machen und uns mit dem Rest der Welt verbunden fühlen.

ZUM AUSPROBIEREN

Geschichten, die Ihr Ort erzählt

Forschen Sie nach Geomythen, nach märchenhaften Geschichten, nach Legenden, nach bedeutungsvollen alten Flurnamen und mythischen Wesen in Ihrer Gegend. Was erzählen diese über Ihre Region? Wie wird darin die Energie des Landes beschrieben? Sind es Zwerge oder Quellnymphen, gibt es Geschichten von Baumgeistern und Seherinnen? Wird in den Sagen von Schutzgeistern, Engeln oder Schutztieren berichtet? Hat diese Gegend Heilige, Einsiedler/Innen oder Weise hervorgebracht? Welche mythischen Gestalten symbolisieren die Taten, Ereignisse, Bewusstseinsprozesse, die an diesem Ort stattfinden oder sich noch ereignen könnten? Welche mythologischen Muster sind hier präsent? Welche Sagen und Märchen wirken auch heute noch? Welche Art Menschen-Geschichten „erschafft" dieser Platz?

Besorgen Sie sich eine topographische Wanderkarte im Maßstab 1 : 25 000. Damit werden Sie entdecken, wo in Ihrer Gegend Naturdenkmäler, Keltenschanzen, Menhire, Grotten, Höhlen oder heilige Quellen sind. Forschen Sie mit dieser Karte auch nach ungewöhnlichen, märchenhaften Orts- und Flurnamen. Alte Ortsnamen sind wie ein schmales Sprachband zu heute vergessenen, aber damals bekannten Bedeutungen und Geschichten eines Ortes.

Erzählen die Flurnamen oder Ortschaften von magischen Tieren, die es einst in dieser Gegend gab, und deren „Geist" in Geschichten weiterlebt, wie Wolfsberg, Bärental, Biberach? Besuchen Sie einige Plätze in Ihrer Umgebung, die mit besonderen Namen und Geschichten verbunden sind und besondere Erdenergien aufweisen. Wie fühlen Sie sich in der Teufelsklamm, in einem Drachenloch oder auf dem Säligenberg? Lebten Wilde Fräulein in Ihrer Gegend? Gibt es einen heiligen Berg, einen Venusberg, einen Odinshain oder Druidenstein? Erstellen Sie eine mythische Landkarte Ihrer Region. Zeichnen Sie Ihren Wohnort auf dieser Karte ein. Fragen Sie sich: In welchem mythischen, sagenhaften Land lebe ich eigentlich?

Manchmal gibt es Orte mit gefährlich starker Strahlung. Manche Pflanzen gedeihen gerne dort, wie Holunder, Haselnuss und Brennnessel. Andere Pflanzen meiden solche Plätze, wie Apfelbaum, Tanne, Schlehe, Weißdorn, Lind- oder Johanniskraut. Wieder andere Pflanzen streben danach, zu starke Strahlungen an solchen Orten auszugleichen, wie Mistel, Efeu oder Wildrose.

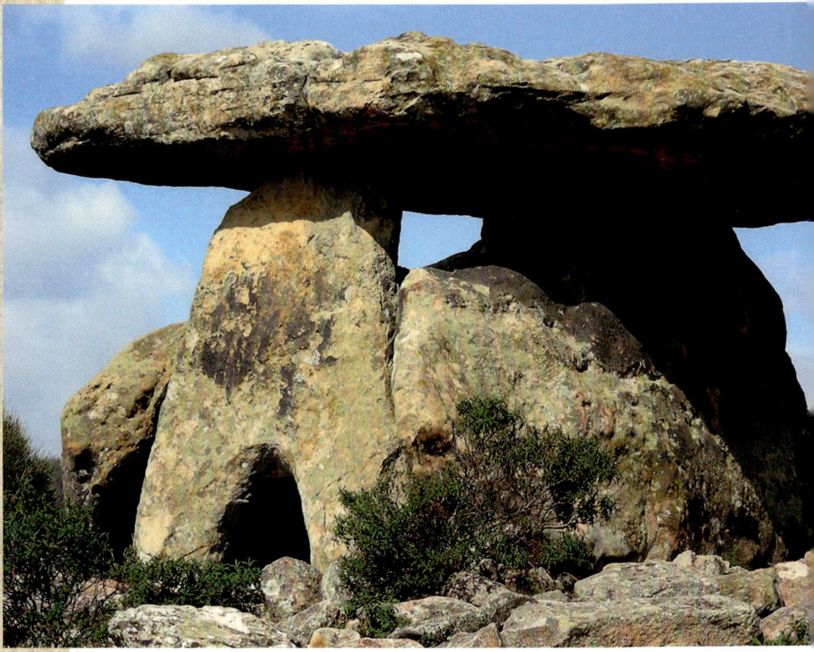

Ein Dolmen in der Nähe von Lodève in Südfrankreich. Er ist ein Ort, der vom Geist der alten Zeiten erzählt.

Heilige Plätze der Natur

Unsere Welt besteht aus vielen aneinander gereihten Orten. Orte sind die Grundlage unseres Lebens, ohne sie gibt es für uns keine Existenz. Untrennbar sind Mensch und Lebensraum miteinander verbunden. Die Erde ist unsere einzige Heimat. In der alteuropäischen Tradition galt die ganze Erde zwar als heilig, doch dies bedeutet nicht, dass alle Orte auf diesem Leib gleich sind. Jeder Ort ist auf seine eigene Weise wirkungsvoll, seelisch und körperlich ganz spezifisch erlebbar.

Wir alle kennen besondere Orte, die mit wichtigen Begebenheiten in unserem eigenen Leben verbunden sind. Der erste wichtige Ort ist unser Geburtsort, zu dem wir meist zeitlebens eine besondere Beziehung haben und der unser Leben stark pragt. In unserem Lebenslauf folgen dann Orte, die sich mit Kindheitserinnerungen verknüpfen. Sicher werden Sie sich mühelos und spontan an einige erinnern. Dann gibt es Plätze, die uns mit Momenten des Glücks, der Trauer, des Verstehens, des Neuanfangs, des Wissens oder der Liebe verknüpfen.

Oft ist die Geschichte ganzer Völker oder Nationen mit einem Ort in der Natur verbunden: mit Bergen wie dem *Kailash*, dem *Fujiyama*, dem *Kilimandscharo*, dem *Matterhorn* oder dem *Ayers Rock*. Manche Orte sind vielen Menschen gleichermaßen ein besonderer Platz. Meist sind dies Kraftplätze oder heilige Orte. Dort spricht die Erde besonders deutlich zu den Menschen, dort verdichten sich irdische und kosmische Energie. Solche Orte können wie Tore sein, die in eine andere Erlebnisebene oder in eine andere Zeit führen. Manchmal begegnen wir dort auch einem längst vergessenen, bedeutenden Erlebnis aus unserem Leben.

Die keltische Tradition beschreibt solche Orte als Tore oder Pforten in die Anderswelt. Sie führen in eine andere Dimension des Erlebens von Zeit und Raum und verbinden uns auch mit dem Wissen der Ahnen.

Ein heiliger Ort, an den sich unser religiöses Empfinden knüpft, unterscheidet sich von seiner Umgebung durch ein anderes energetisches Gefüge, eine bestimmte Wirkungsweise. Manchmal haben solche Plätze heilende Energien. Sie berühren uns in unserem tiefsten Inneren. Oft findet sich an ihnen noch ein Teil wirkungsvoller Wildnis: eine Höhle, eine Quelle, eine Felsformation.

Schon in längst vergangenen Zeiten waren diese Orte für unsere vorchristlichen Vorfahren heilig, sie waren ein heiliger Hain, eine heilige Quelle, ein heiliger Berg. Plätze, an denen die Erde ihre Energien besonders wirkungsvoll manifestiert, haben die Menschen früherer Zeiten markiert, indem sie Steinkreise errichteten oder Menhire aufstellten, sie mit besonderen Bäumen bepflanzten oder Schreine, Tempel und andere Heiligtümer bauten. Ganz Europa war mit unzähligen dieser heiligen Zeichen bedeckt.

Die bedeutendsten wurden zur Zeit der Christianisierung umgeprägt und mit Kapellen, Kirchen und Kathedralen überbaut. Die meisten dieser heiligen Stätten jedoch wurden zerstört, besonders nachdem Papst Gregor der Große im späten sechsten Jahrhundert die Missionare aufforderte, die Plätze der alten Naturverehrung aufzuspüren und zu vernichten. Lange Zeit war es bei Todesstrafe verboten, diese „heidnischen" heiligen Orte weiter zu ehren.

Auch in vielen modernen Städten finden sich ursprüngliche Kraftorte und heilige Plätze. Oft liegen diese Plätze auf den Kreuzungspunkten von Kraftlinien. Manchmal haben solche Orte eine so hohe Energiekonzentration, dass dort Wunder möglich sind, wie zum Beispiel in der Grotte von Lourdes in Frankreich. Viele heilige Stätten auf der ganzen Welt, die noch immer als heilig empfunden werden, sind auf diese Weise erspürt und entdeckt worden. Sie können heute mehr denn je helfen, unsere Sinne für die Natur zu öffnen und zu schärfen. Sie lassen uns dann eine tiefe, eine heilende Verbindung zur gesamten Schöpfung spüren.

Manche Orte in der Wildnis verbinden wir mit Momenten des Glücks.

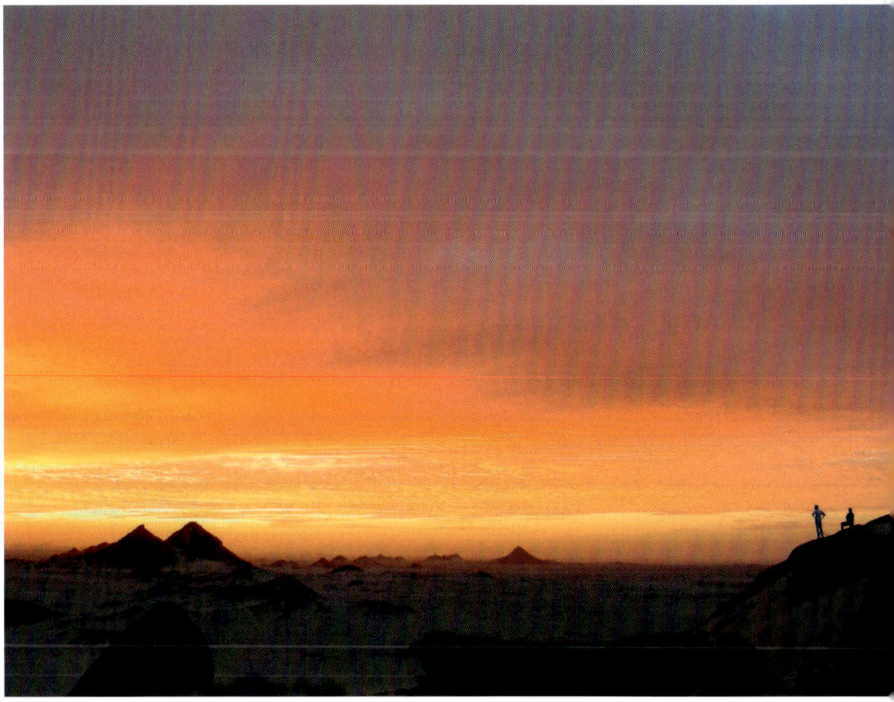

ZUM AUSPROBIEREN

Das Heilige in der „eigenen" Landschaft

Finden Sie heraus: Gibt es in Ihrer Region einen besonderen Platz in der Natur, der als heilig gilt: eine Mariengrotte, eine besondere Kapelle, einen besonders alten, geschichtsträchtigen Baum, eine heilende Quelle? Erforschen Sie: Welche Geschichten ranken sich um diesen Ort? Wandern Sie ganz bewusst zu diesem Platz. Nehmen Sie dabei die Umgebung und den Weg wahr. Nehmen Sie sich Zeit beim Wandern. Lassen Sie ein Gefühl der Dankbarkeit entstehen für diesen Tag, für diesen Weg, für die ganze Schöpfung. Spüren Sie am Ziel Ihrer kleinen Pilgerreise die Qualität des heiligen Ortes? Was könnte sie in Ihnen heilen? Wozu inspiriert sie? Was ist ihre Botschaft?

Seien Sie bei diesen Übungen nicht enttäuscht, wenn Sie nicht gleich „etwas spüren". Das ist ganz natürlich. Lassen Sie sich Zeit, um die Sinne und Antennen für solche Erfahrungen zu öffnen. Besuchen Sie einen Platz, der Sie interessiert oder anspricht immer wieder, bis Sie sich Ihrer Wahrnehmung, was seine Energie anbetrifft, sicher werden.

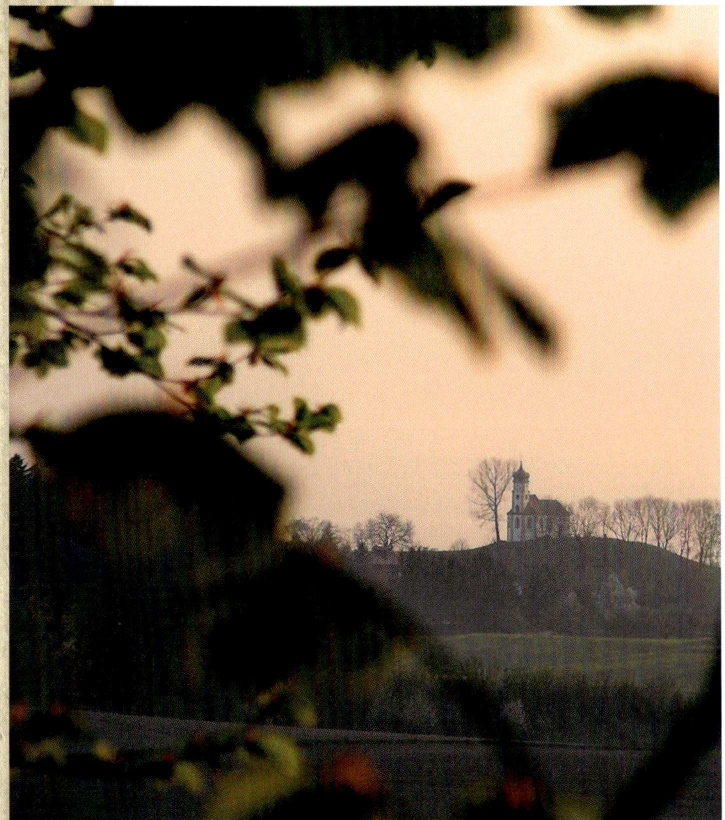

Viele Kapellen stehen auf alten Kraftorten.

Pilgerreisen durch die Natur

„Alle Reisen haben einen geheimen
Bestimmungsort,
von dem der Reisende nichts weiß."

MARTIN BUBER
(1878–1965, DEUTSCHER
SOZIAL- UND RELIGIONSPHILOSOPH)

Die kraftvollen und heiligen Plätze waren im Alten Europa durch ein Netz aus Wegen und Straßen verbunden. Oft waren es Pilgerwege. In früheren Zeiten unternahm man keine Reisen zum bloßen Zeitvertreib. Die Menschen suchten nicht den „Kick" von riskanten Abenteuern. Wenn sie beschwerliche oder risikoreiche Reisen unternahmen, dann aus äußerer Notwendigkeit oder aus spirituellen Gründen. Eine Pilgerreise diente der Stärkung von Körper und Geist und der spirituellen Klärung und Reinigung. Der Weg zum Pilgerort wurde als bedeutungsreich empfunden, die heiligen Plätze als wirkungsvoll.

In früheren Zeiten waren Pilgerorte ganz besondere Plätze in der Natur: der heilige Zedernhain im Libanon, die heiligen Eichen von Dodona im antiken Griechenland oder die Quellen wichtiger Flüsse, wie der Donau oder des Rheins. In unserer Zeit des oft sinnentleerten Reisens und des Massentourismus wird die Pilgerreise zwar wieder ganz neu entdeckt – ein Beispiel dafür ist der Jakobsweg nach Santiago de Compostela in Spanien. Doch sind die meisten Reisenden oft lediglich Schaulustige, die sich nicht wirklich mit einem Platz verbinden.

Wie oft laufen, fahren oder reisen wir gedankenlos durch eine Landschaft, ohne diese wirklich wahrzunehmen?

Zwischen Mensch und Natur herrscht an bestimmten Plätzen ein wechselseitiger Austausch. Manche Kraftplätze sind empfänglich für Menschen und können durch *Numen*, menschliche Energie, aufgeladen werden. So wurden zum Beispiel in früheren Zeiten heilige Plätze wie Quellen an bestimmten Tagen im Jahr mit Blumen und Girlanden geschmückt. An manchen Orten wurden Segen gesprochen, Lieder gesungen oder Feste gefeiert. So wurde der Platz genährt und geehrt und mit neuer Energie aufgeladen.

Auf einer „echten" Pilgerreise verbindet sich unsere Seele mit der Landschaft, die wir durchschreiten. Ein Austausch zwischen Mensch und heiligem Ort stärkt nicht nur den Menschen, sondern vermehrt die heilende Ausstrahlung des Ortes, des Pilgerweges. Vorbeieilende, unachtsame Touristen mindern dagegen die Kraft eines Ortes.

Es gibt Kulturen, in denen die Tradition der Pilgerreise auch heute noch lebendig ist. In Indien unternahm ich in den 1970er Jahren meine erste Pilgerreise zu Orten, die wichtige Stationen im Leben Buddhas darstellen. Sie wirkten so stärkend und spirituell inspirierend, dass mich dieses Erlebnis auf meinem weiteren Lebensweg noch lange führte und begleitete. Ich habe seither immer wieder solche Sinn-vollen Reisen sowohl im Ausland als auch in meinem Heimatland unternommen.

Eine Pilgerreise zu Fuß zu heiligen Orten in der Natur sensibilisiert uns für die Kraft der Erde, für unsere Verbundenheit mit dem Heiligen, und schenkt uns das Gefühl von Sicherheit und Selbstvertrauen. In Erwartung des Guten, Neuen und Heiligen lässt uns die Reise die Kostbarkeit einer Landschaft, durch die wir pilgern, wahrnehmen.

ZUM AUSPROBIEREN

Das Land erzählt neue Geschichten

Begeben Sie sich an einen Platz in der Natur Ihrer Region, der Ihrem Empfinden nach eine ganze besondere Energie, eine spezielle Atmosphäre, eine starke persönliche Präsenz hat. Lassen Sie sich dort nieder und hören Sie auf die alte Sprache des Landes.

Lassen Sie Bilder, Gedanken, Gefühle, Geschichten einfach auftauchen. Öffnen Sie Ihre Sinne mit den verschiedenen Aufmerksamkeitsübungen wie Weitwinkelblick, Fuchsgang, Wahrnehmen von Synchronizitäten (siehe Seite 105, 110, 117). Notieren Sie, was in Ihrem Innern auftaucht, Ihre Gefühle, Stimmungen, inneren Bilder. Spüren Sie diesen Ort auch körperlich? Fügen Sie alles zu einer Geschichte dieses Platzes zusammen. Vielleicht haben Sie auch Lust, das Erfahrene auf einem Bild oder auf einer Skizze festzuhalten. Welche Informationen gewinnen Sie aus dieser Geschichte über den Ort? Was hat das mit Ihrem Leben dort zu tun...?

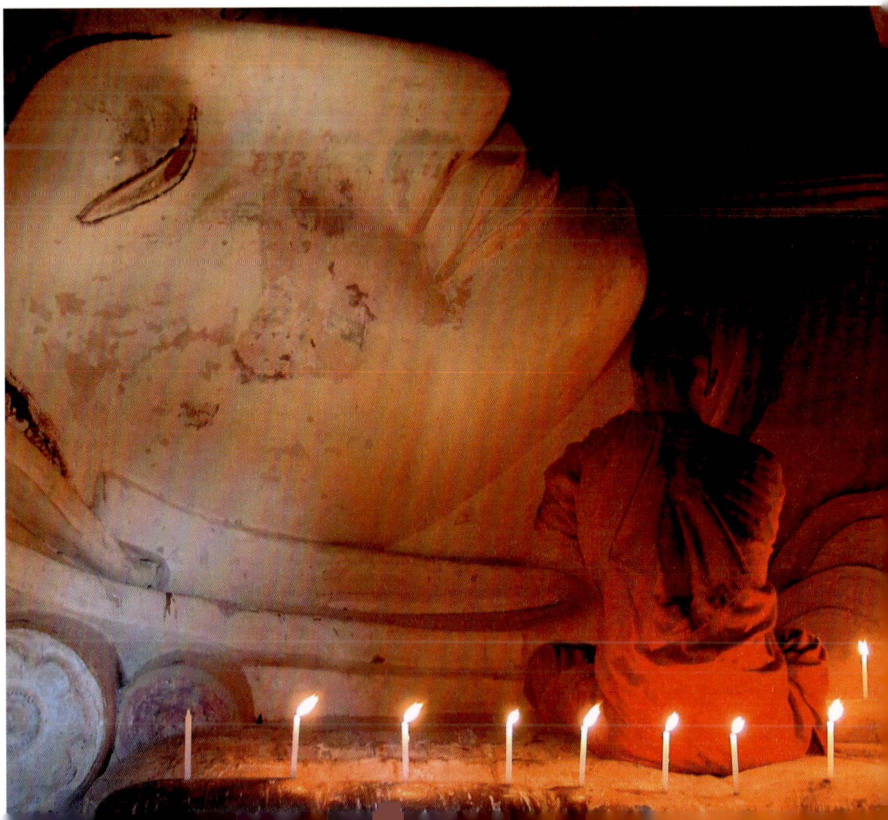

Buddhastatue in Burma. In Asien ist die Tradition der Pilgerreise zu heiligen Orten sehr lebendig.

Genießen Sie auf Ihrer Pilgerreise die Natur und verbinden Sie äußere und innere Wege.

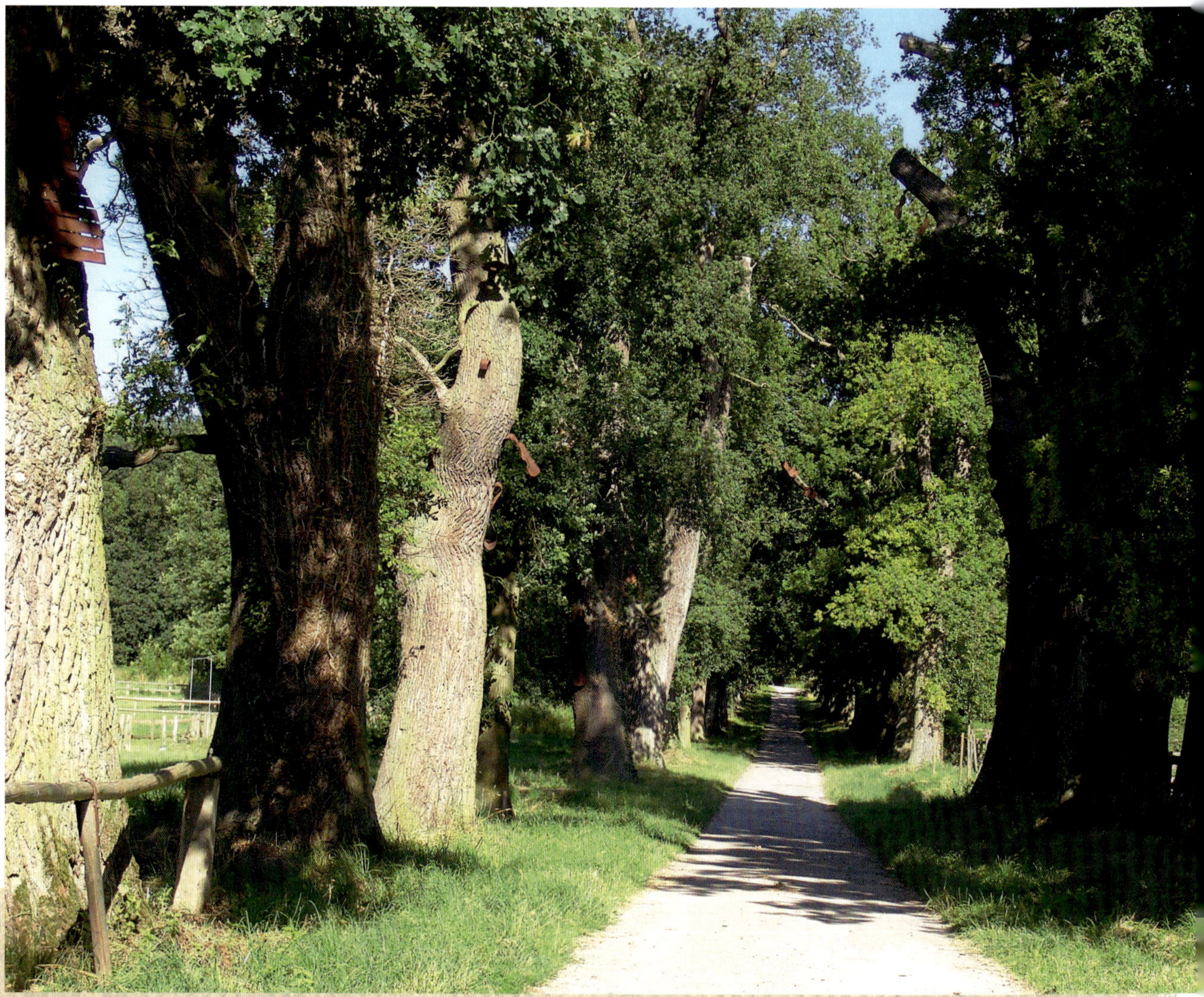

ZUM AUSPROBIEREN

Es geht mir gut – eine Pilgerreise unternehmen

Wählen Sie einen besonderen Ort in der Natur aus, der für Sie Heiligkeit ausstrahlt: einen Berg, eine Quelle, einen Baum. Oder pilgern Sie auf einem der vielen Pilgerwege, die ganz Europa durchziehen, zu einem heiligen Platz in der Natur. Wandern Sie nicht nur, sondern pilgern Sie, das heißt, verbinden Sie äußere und innere Natur, äußeren und inneren Weg. Genießen Sie dabei die Natur, nehmen Sie diese wahr wie einen heiligen Raum. Achten Sie auf Zeichen entlang Ihres Weges. Brechen Sie ganz bewusst auf, schalten Sie ab und lassen Sie Ihren Alltag zurück. Verlassen Sie Ihre übliche Komfortzone und überlassen Sie sich heiligen Wegen und heiligen Orten. Lassen Sie es sich gut gehen.

Gestalten Sie die Pilgerreise einfach und nehmen Sie sich zunächst nicht zu viel vor. Genießen Sie das einfache Leben und entdecken Sie dabei, dass man auch im „Gehen den Boden berühren“ kann und im Fortschreiten langsam bei sich selbst ankommt. Nehmen Sie ein Pilgertagebuch mit, in dem Sie Ihre Fragen niedergeschrieben haben, und in dem Sie Gedanken, Einsichten, Träume, Visionen Ihrer Pilgerreise festhalten.

Die Duftlandschaft

„Düfte sind die Gefühle der Blumen."

Heinrich Heine
(1797-1856, deutscher Dichter und Journalist)

Der Duft einer Landschaft vermittelt uns auf eine intuitive Weise etwas von ihrer Stimmung und ihren besonderen Eigenarten (siehe das Kapitel „Auf den Schwingen der Luft"). Besonders die Pflanzenwelt mit ihren Düften prägt den spezifischen Geruch einer Landschaft. Auch beim Verräuchern aromatischer Pflanzenteile werden die Duftstoffe der Pflanzen frei, man erlebt, wie es noch die Alchemisten wussten, „die Seele der Pflanzen".

Eine so genannte Landschaftsräucherung, die aus vielen verschiedenen getrockneten Pflanzenteilen eines Ortes oder einer Region besteht, teilt uns Botschaften über dieses Gebiet mit. Wir erleben die Landschaft durch die psychische Wirkung der Düfte. Jede Pflanze hat dabei eine bestimmte Eigenart des Landes in sich aufgenommen und gibt diese mit ihrem Duft weiter. Die in der Landschaftsräucherung gemischten Pflanzen vereinen sich so zu einem Duftbild des Ortes, das wir über unseren Geruchsinn wahrnehmen können. Lassen Sie sich den belebenden Hauch einer Landschaft um die Nase wehen.

Zum Ausprobieren

Eine Landschaft mit der Nase wahrnehmen

Sammeln Sie an Ihrem Lieblingsort, in einer bestimmten Landschaft, auf einer Pilgerreise duftende Pflanzenteile wie Blätter, Blüten, Samen, Harze. Achten Sie darauf, dass Sie keine giftigen Pflanzen pflücken und nur dort sammeln, wo diese Pflanzenart in ausreichender Menge vorhanden ist. Sie können auf jeder Reise duftende Pflanzen für eine Mischung sammeln, die eine lieb gewonnene Zeit in ihrem Duft festhält und sich Ihnen beim Verräuchern zu Hause wieder offenbart (siehe mein Buch „Botschaft an den Himmel").

Gut zum Räuchern eignen sich zum Beispiel folgende einheimische Kräuter: Thymianblätter, Lavendelblätter und -blüten, Beifußblätter, Schafgarbenkraut, Salbeiblätter, Johanniskraut, Wildrosenblüten, Angelikasamen, Tannennadeln, Wacholdernadeln, Holunderblüten, Pappelknospen, Harz der Nadelbäume. Alle Pflanzenteile sollten Sie sehr gut trocknen, bevor Sie sie zu einer Landschaftsräucherung vermischen. Pulverisieren Sie trockene Harzteile im Mörser und verreiben Sie die trockenen Pflanzenteile wie Blüten und Blätter zwischen den Händen.

Verräuchern Sie diese Mischung messerspitzenweise auf einem heißen Stein, in einem Räucherstövchen oder in der Räucherschale. Nehmen Sie den aufsteigenden Duft wahr. Was erzählt er über die Landschaft? Welche Bilder, welche Gefühle und Erinnerungen tauchen auf?

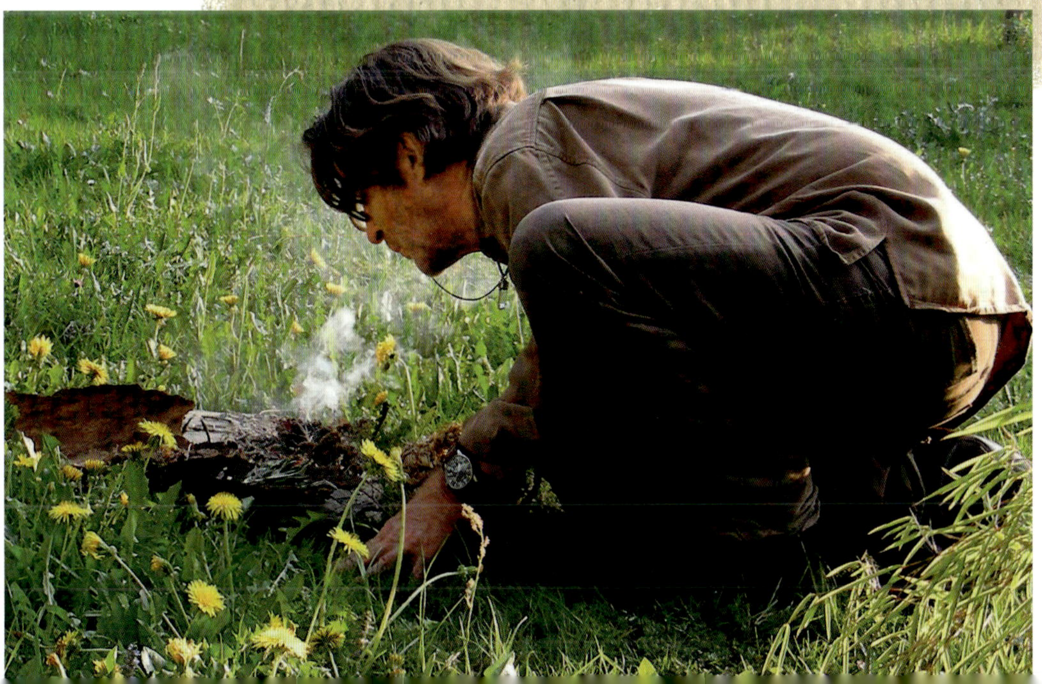

Der Duft einer Räuchermischung vermittelt uns etwas von der Seele einer Landschaft.

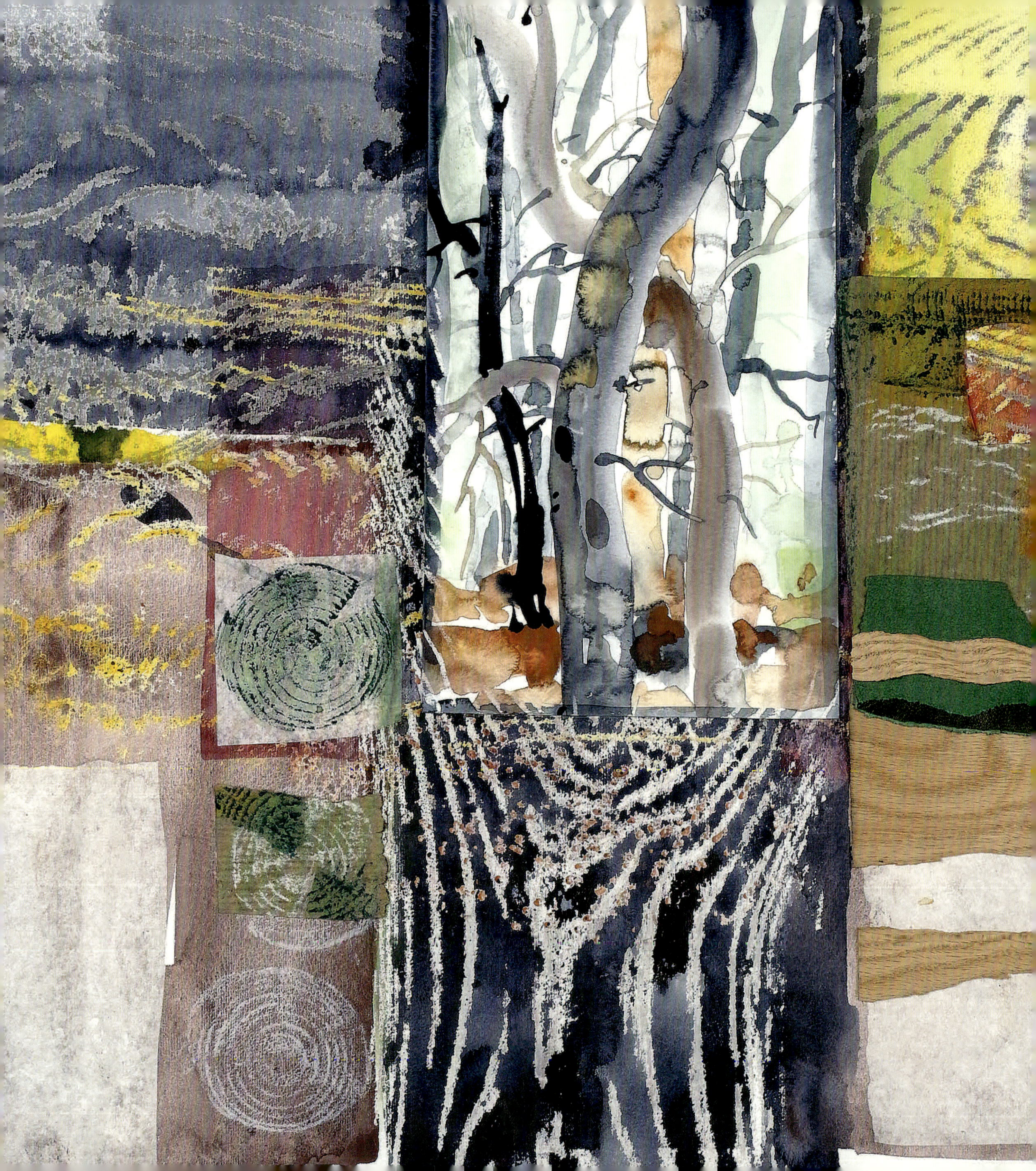

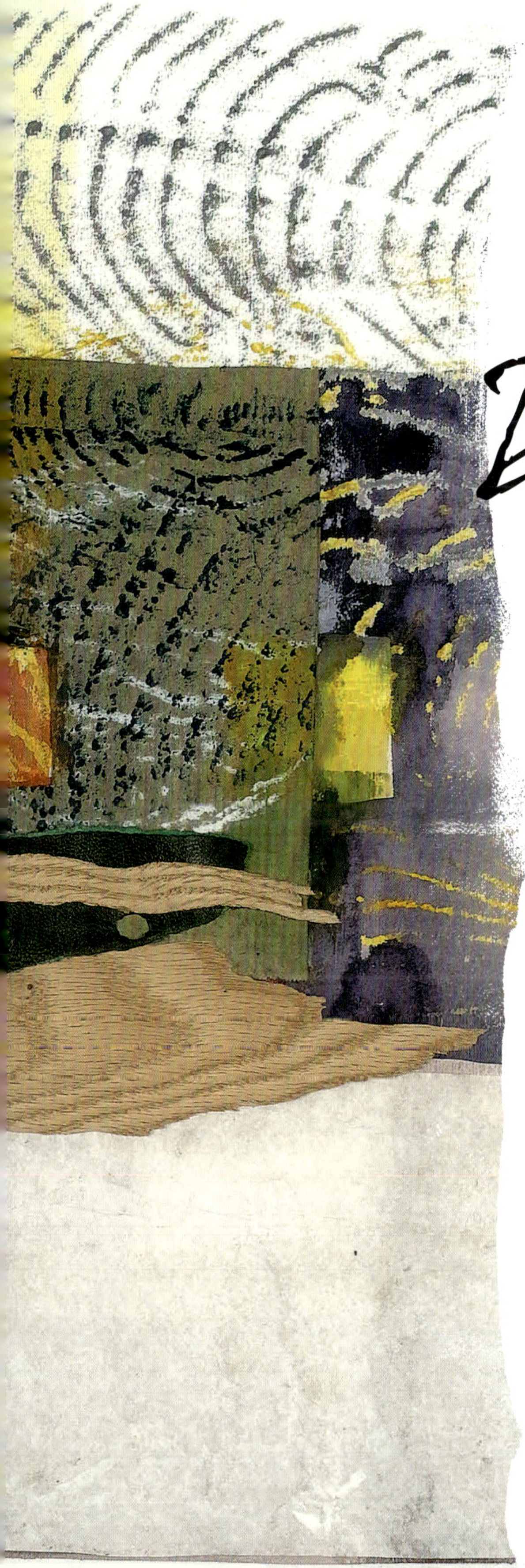

Die guten Wälder

Zuhause sein unter Bäumen

„Warum gehst du in den Wald?“,
fragt der Vater.
„Um Gott zu suchen“,
antwortet der Knabe.
„Aber – ist Gott denn nicht überall?“
„Er schon“, sagt das Kind,
„aber ich bin nicht überall derselbe.“

Elie Wiesel
(geb. 1928, amerikanischer Schriftsteller,
Philosoph und Friedensnobelpreisträger)

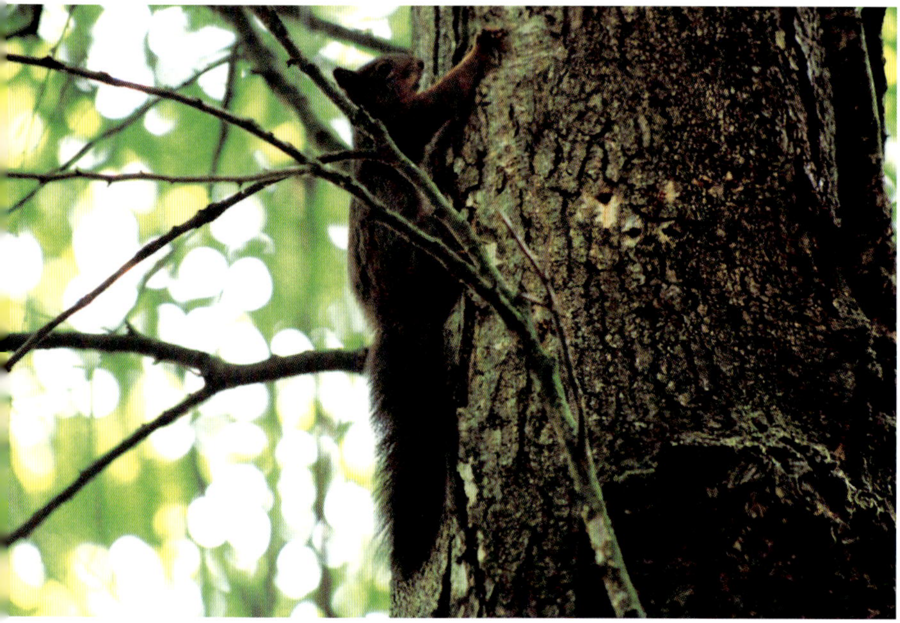

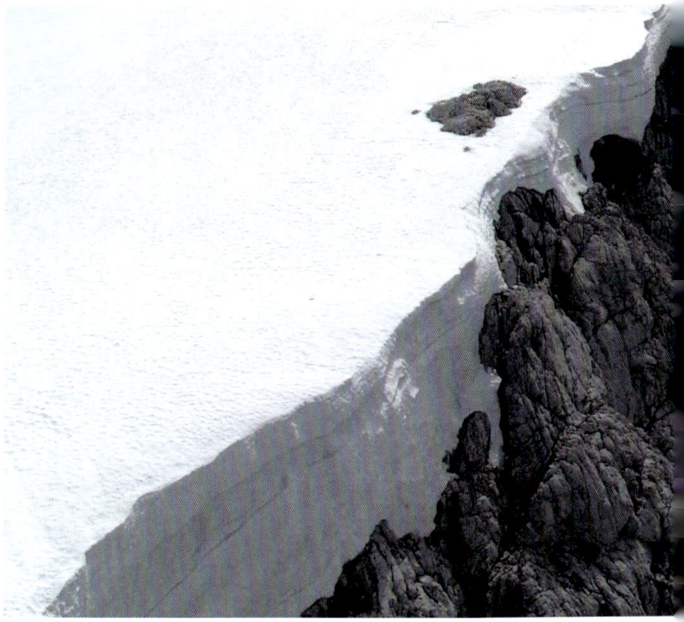

Links: Das Eichhörnchen ist in fast allen Waldgebieten Europas heimisch. Es klettert hervorragend und kann mühelos von Baum zu Baum springen.

Rechts: Während der letzten Eiszeit war unser Land zum größten Teil von Eis bedeckt.

Im Exil

Es gab einmal eine Zeit, da konnte ein Eichhörnchen quer durch Europa von Baum zu Baum hüpfen, ohne auf seiner Reise je den Boden zu berühren. Das klingt wie aus einem Märchen – und doch: Es war einmal so. Die gesamte nördliche Hemisphäre, und damit auch den größten Teil Europas, bedeckten tiefe Wälder. Wir Menschen waren Waldbewohner, unsere Geschichte verband sich untrennbar mit den Wäldern.

Diese Geschichte war damals, zur Zeit der tiefen Wälder, von denen ich hier erzähle, schon sehr alt. Bäume und Menschen hatten gemeinsam bereits mehrere Eiszeiten überlebt. Durch eine globale Abkühlung vor etwa 20.000 Jahren breiteten sich in der letzten Eiszeit die Gletscher in Europa von den Alpen und von Norden her mehr und mehr aus. Riesige Eismassen, bis 3000 Meter hohe Gletscher, türmten sich über dem Land auf. Der größte Teil der gesamten nördlichen Hemisphäre lag in Kälte erstarrt. Das Leben wich vor dem Eis zurück. Nur einen schmalen Korridor hatten die Tod bringenden Eismassen offen gelassen: im Süden Frankreichs, in Italien, in Spanien und im Südosten Europas. Dort suchten Menschen wie Bäume Zuflucht.

Den Bäumen stellten sich bei ihrer langsamen „Auswanderung“ Richtung Süden unüberwindliche Hindernisse in den Weg. Die europäischen Gebirge, vor allem die Alpen, verlaufen in Ost-West-Richtung. Die Bäume standen mit „dem Rücken zur Wand“. Vielen gelang es nicht, diese Barriere zu überwinden. Mit dem Vordringen der Gletscher und der Kälte starben deshalb in Mitteleuropa zahlreiche Baumarten aus.

Etwa 5000 Jahre lebten Menschen und Bäume „im Exil“. Dann endlich, aufgrund einer weltweiten Erwärmung vor etwa 12.000 Jahren, verlor das Eis seine Macht. Die Würm-Eiszeit, der vierte und bisher letzte Vorstoß des Eises, war zu Ende. Das Eis schmolz und zog sich zurück, der Meeresspiegel stieg wieder an. Die Gletscher wichen nach Norden und in die Gipfellagen der Alpen zurück. Wir, Menschen und Bäume, konnten unsere ursprüngliche Heimat wieder besiedeln.

Unmittelbar nach der Eiszeit wagten sich nur die mutigsten und anspruchslosesten Pioniere unter den Bäumen und Sträuchern vor: Zwerg-Birken, Haseln und Weiden. Diese Gehölze sind noch heute ein Symbol für Erneuerung und Neuanfang. Sie siedelten bis an die schmelzenden Gletscherzungen heran und bereiteten das Land für weitere Bäume und auch für uns Menschen vor.

Allmählich herrschte ein ähnliches Klima, wie wir es heute kennen, vor. Kiefern, Pappeln, Ebereschen und Wacholder hielten Einzug. Als es dann in der Mittleren Steinzeit noch wärmer wurde, folgten Bäume wie Eiche, Ahorn, Ulme, Eibe, Esche. Jene Bäume gelten seither als heimisch. Zahlreiche Arten jedoch verschwanden: Magnolien, Bambus, Tulpenbaum und viele Eichenarten.

Die Menschen hatten während der „Zeit im Exil" viel gelernt und kehrten mit der Kenntnis neuer Techniken und Fertigkeiten wie auch mit weiterentwickelten Formen sozialen Lebens zurück. Dies führte später zur so genannten Neolithischen Revolution: Die Menschen wandelten sich von Jäger- und Sammler/Innen zu Bauern und Bäuerinnen, was auch weitreichende Konsequenzen für die Natur mit sich brachte.

Nach ihrer Rückkehr und Neubesiedelung begann sowohl für die Wälder als auch für die Menschen ein neues Kapitel in ihrer gemeinsamen Geschichte. Es war jene Zeit, in der das Eichhörnchen von Baum zu Baum sprang.

Die Wälder fallen

„Die Ordnung der menschlichen Dinge schritt so vorwärts: Zunächst gab es die Wälder, dann die Hütten, darauf die Dörfer, später die Städte und schließlich die Akademien."

Giambattista Vico
(1668–1744, italienischer Geschichtsphilosoph)

Die nächste große Krise, die dem Reich des Waldes nach der letzten Eiszeit drohte, ging diesmal nicht von einer Klimaschwankung aus, sondern von jenen zweibeinigen Wesen, die bisher zu Füßen der großen Bäume in den Wäldern gelebt hatten. Wer hätte damals gedacht, dass es die Menschen fertigbringen sollten, fast alle ursprünglichen europäischen Wälder auszulöschen? Das Kapitel in der Geschichte von Menschen und Bäumen hieß nun für die Menschen Zivilisation – für die Bäume hingegen Niedergang.

Die Menschen hatten während des längsten Teiles ihrer Geschichte als Jäger- und Sammler/Innen die Wälder durchstreift und beeinflussten diese kaum. Später, in der Jungsteinzeit, als sie sesshaft geworden waren, siedelten sie vorwiegend in den Flusstälern und an Seen, begannen aber langsam mit der Entwicklung des Ackerbaus und deshalb mit den ersten Rodungen der Wälder um sie herum. Vor der Entstehung der Landwirtschaft lebten auf der gesamten Erde wahrscheinlich nur fünf bis zehn Millionen Menschen. Tausend Jahre vor unserer Zeitrechnung hatte sich die Bevölkerung durch die Entstehung der Landwirtschaft bereits verzehnfacht.

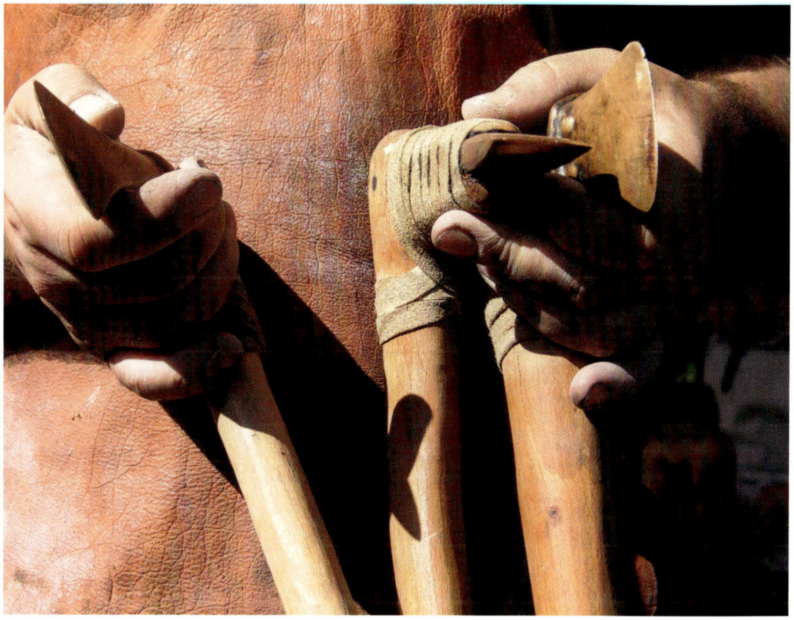

Die Menschen rodeten den Wald und wandelten ihn in landwirtschaftliche Flächen um.

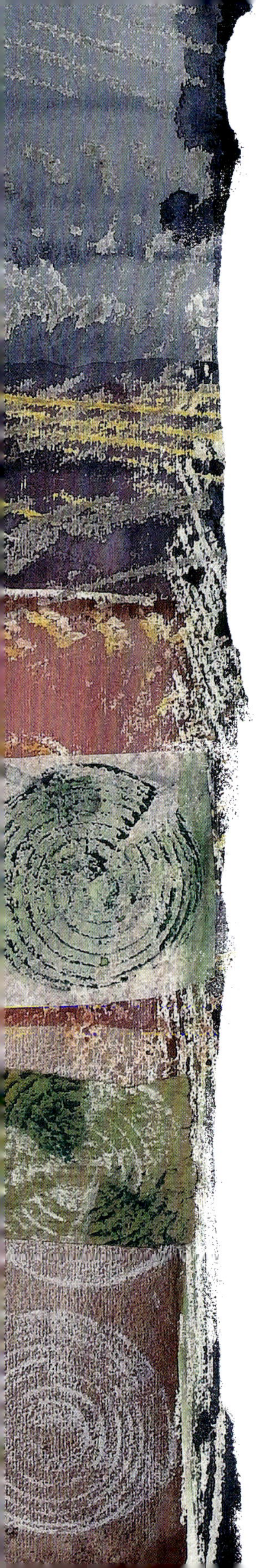

Die keltischen und germanischen Gehöfte und kleinen Siedlungen lagen verstreut inmitten unendlicher Wälder. Noch im Frühmittelalter wurden nur etwa fünf Prozent der mitteleuropäischen Urwälder als Siedlungsräume genutzt. Zur Zeit Karls des Großen, im 8. Jahrhundert nach Christus, war Deutschland noch immer zu über 90 Prozent mit Wald bedeckt.

Um die Jahrtausendwende nahm die Bevölkerung stark zu. Der Wald wurde gerodet und in landwirtschaftlich genutzte Flächen umgewandelt. Im Mittelmeerraum, wo sich die ersten Stadtstaaten bildeten, wichen die Wälder schneller. Die Gesetze der Zivilisation und jene der Wälder vertragen sich nicht. In Zivilisationen werden Wälder gerodet, zurückgedrängt, ausgebeutet, verwaltet und in Ordnung gehalten. In städtischen Gesellschaften haben die Menschen häufig Angst vor Wäldern, denn sie sind für sie chaotisch, dunkel und bedrohlich. In der Antike begann so im Mittelmeerraum eine nie da gewesene Rodung. Griechen und Römer brauchten Holz für den Bau der riesigen Flotten und ihrer Städte. Siedlungsflächen und Äcker weiteten sich aus und fraßen sich in die Wälder. Unser Eichhörnchen konnte nun schwerlich von Baum zu Baum durch Europa springen.

Sehr viel später, erst im 19. Jahrhundert, bildeten sich in der europäischen Bevölkerung ein Bewusstsein und Verständnis dafür, dass die Wälder nicht weiterhin uneingeschränkt ausgebeutet werden können. Erst seit etwa 1980 sind wir uns im deutschsprachigen Raum des Waldsterbens bewusst geworden, und wir begannen den Zusammenhang zwischen dem Ausstoß riesiger Mengen Schadstoffe und dem Sterben der Wälder zu verstehen.

Als ich 1980 für mein Buch über die Bäume auch zum Thema Waldsterben recherchierte, erntete ich meist nur Unverständnis. Nun, über 40 Jahre später, ist die Entwaldung des Planeten zu einem weltweit aktuellen Thema geworden und der Klimawandel ist heute eine Tatsache, die kaum mehr jemand bestreitet. Doch die Industrienationen „fressen" weiter Wälder. Die letzten ursprünglichen

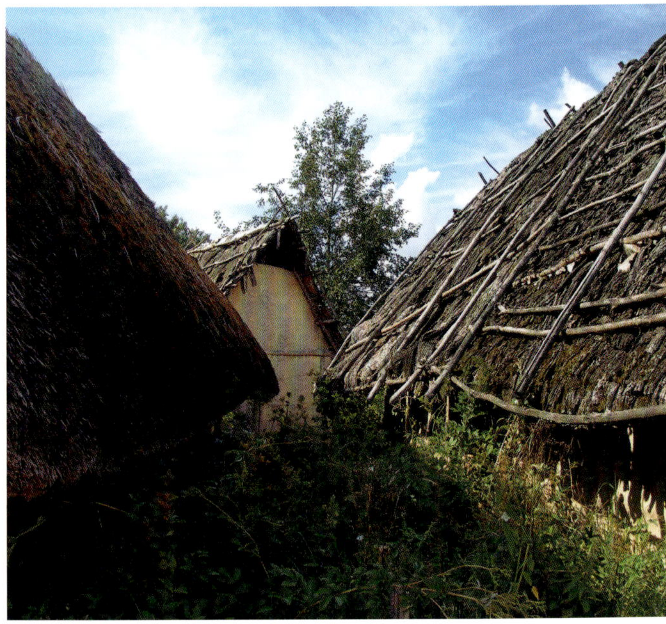

Jungsteinzeitliche Siedlungen lagen meist an Flüssen und Seen, umgeben von dichten Wäldern. (Federseemuseum, Bad Buchau)

Wälder, die Regenwälder der Tropen und die Nadelwälder der Nordhemisphäre, fallen…

Mit jedem alten Baum, mit jedem zauberhaften Hain in meiner Gegend, mit jedem Quadratkilometer Regenwaldes, von dessen Rodung ich höre, blutet mir schier das Herz. Mit den wunderbaren Wäldern stirbt und verschwindet so vieles – nicht nur unsere Lebensgrundlage, sondern auch ein Teil unserer geistigen Heimat. Zu wenig ist bisher für die Wälder getan worden und viele Umweltschützer/Innen sind sich einig, dass ein größerer Teil der Weltbevölkerung für den Naturschutz gewonnen werden muss. Eine Voraussetzung dafür ist, dass sich „die Menschen wieder auf die Bindungen zwischen Mensch, Tier und Landschaft konzentrieren, um sich deren unschätzbaren Wertes wieder bewusst zu werden", wie es John C. Sawhill, der frühere Präsident von Nature Conservancy, einem der größten Naturschutzverbände der USA, ausdrückt.

Ich hoffe, mit diesem Buch einen kleinen Teil dazu beizutragen, dass wieder mehr Menschen den Blick auf die Kostbarkeit der uns umgebenden Natur lenken und sich für deren Erhalt einsetzen.

Die heiligen Haine

„Ich, der ich in einem Baum aufgewachsen,
hätte mancherlei zu erzählen,
doch da ich viel erfuhr von der Stille,
habe ich mancherlei zu verschweigen,
und das lernt man, indem man wächst
ohne einen anderen Genuss als das Wachsen,
ohne eine andere Sehnsucht als nach Substanz,
ohne ein anderes Tun als Unschuld…"

Pablo Neruda
(1904–1973, chilenischer Schriftsteller und Dichter)

Sie kamen aus einer meist baumlosen Steppe. Große zusammenhängende Wälder wie im Herzen Europas hatten sie nie zuvor erblickt. Es war wahrscheinlich Liebe auf den ersten Blick – denn die Kelten wurden in ihren neuen Siedlungsgebieten große Verehrer der Bäume und Wälder.

Zusammen mit anderen Stämmen waren sie aus ihrer ursprünglichen Heimat, den Steppen Zentralasiens, nach Europa gezogen. Sie ließen sich zunächst im heutigen Bohmen nieder, gerade dort, wo sich die älteste Erdkruste des Kontinents befindet. Von dort aus zogen sie dann weiter und besiedelten fast ganz Europa. Zwischen 750 und 450 vor Christus war ihre kulturelle Blütezeit.

Während die griechischen und römischen Kulturen eher städtisch waren, blieb die keltische immer ländlich. Die Zeugnisse – sowohl archäologische Funde als auch die vorwiegend von den Römern über sie verfassten Schriften – sprechen von einer tiefen Naturverbundenheit dieses Volkes. Die Begegnung mit den großen Wäldern inspirierte die Kelten zu zahlreichen Baumkulten. Sie wussten von einer geheimnisvollen Verbindung zwischen Mensch, Baum und göttlichen Kräften, die sie deshalb oft in Bäumen und heiligen Hainen verehrten. Das waren für sie Orte der geistigen Wiedergeburt. Dort hielten sie Zwiesprache mit dem Heiligen.

Mit den Kelten verschwand in Mitteleuropa das letzte Volk, das in einer tief empfundenen Einheit mit der Natur lebte. Unsere Seelen fühlen sich offensichtlich aber noch immer wesenhaft mit den Bäumen verwandt, und die Gedanken, Visionen und heiligen Handlungen, die die Kelten mit den Wäldern verbanden, die alten heiligen Bäume und Haine, leben noch in unserer kollektiven Erinnerung weiter. Keltische Baumkulte haben sich in Form von Christ-, Richtfest-, Maibäumen erhalten. Im märchenhaften Gewand vieler Sagen und Mythen lebt noch ein Schimmer der einstigen Urwälder, heiligen Haine und magischen Baumriesen fort.

Im Wald und in Hainen können wir noch heute die archaische Gemeinsamkeit zwischen Menschen und Bäumen erfahren.

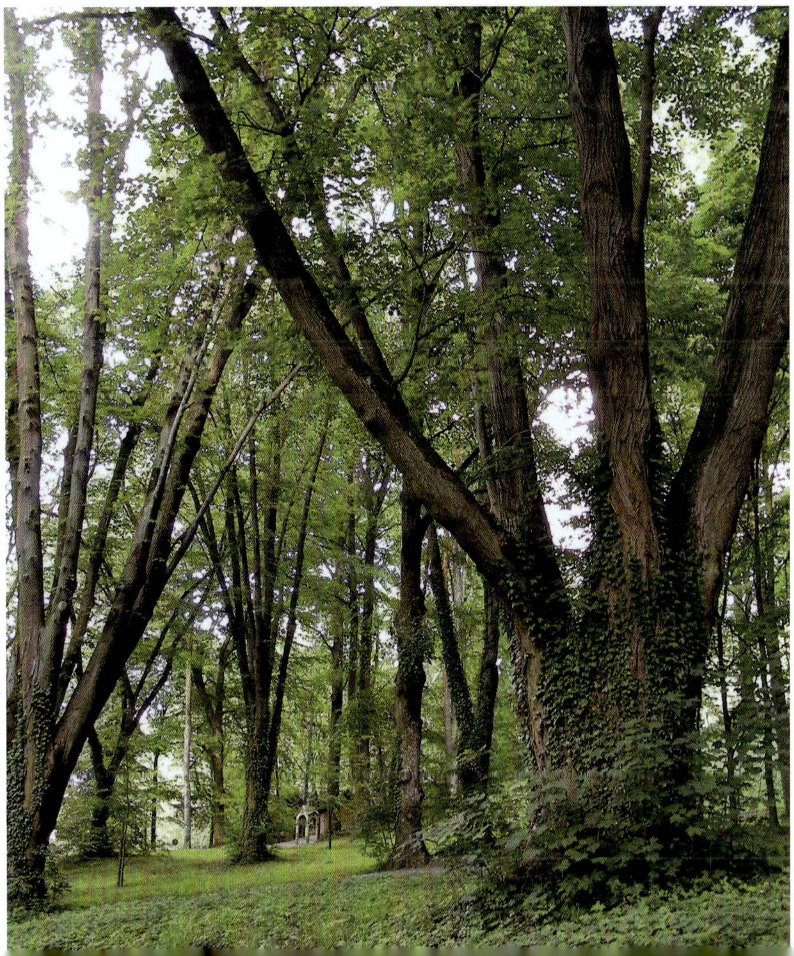

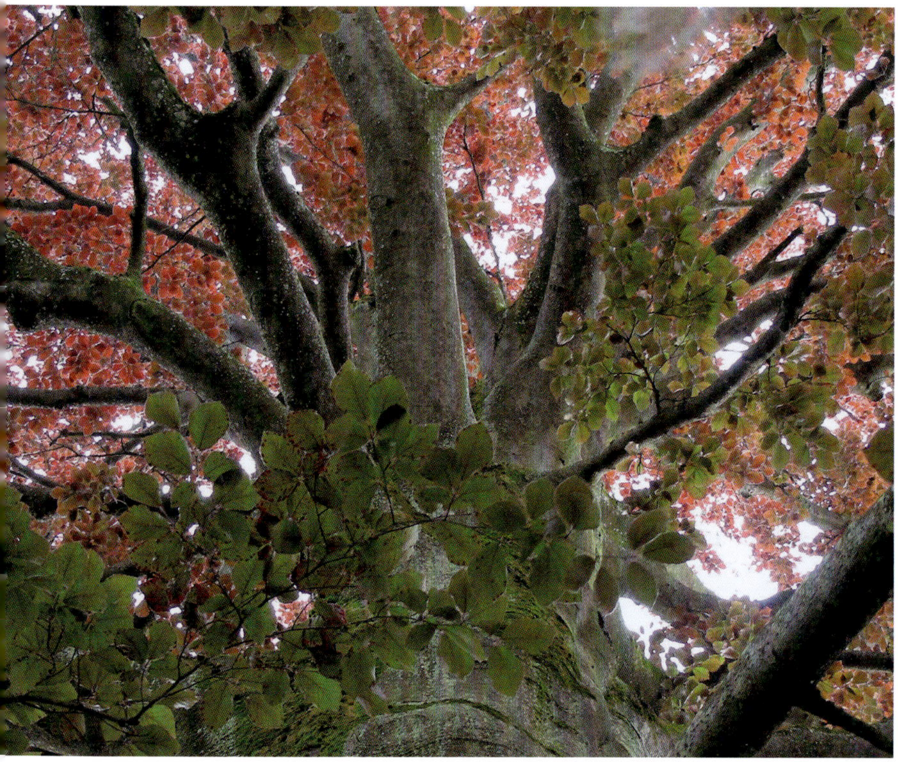

Die mächtigen Baumkronen alter Buchen ähneln dem Gewölbe gotischer Kathedralen.

Wer zum Beispiel mit den Grimmschen Märchen vertraut ist weiß, welche bedeutende Rolle hier die Wälder spielen. Es sind Orte, wo Verzauberungen und Verwandlungen stattfinden, wo Tiere mit Menschen sprechen, Helden zu ihrer Bestimmung finden, sich Liebende treffen, wo man Abenteuer besteht und Kinder erwachsen werden. Die einstigen heiligen Haine scheinen auch in den gotischen Kathedralen wieder auferstanden zu sein. Der nach oben aufstrebende innere Raum, der sich wie das Gewölbe riesiger Baumkronen schließt, erinnert an alte Buchenwälder. Die Fenster der Kathedralen lassen das Licht genauso ins Innere fallen, wie in alten Zeiten die Sonnenstrahlen durch das Blätterdach der heiligen Haine schienen.

Als ich mir zu diesem Kapitel Gedanken über die einstigen heiligen Haine machte, entdeckte ich zu meiner Verwunderung, dass es auch in unserer Zeit einen „heiligen Hain" mit – im wahrsten Sinn des Wortes – großer Ausstrahlung gibt. Millionen von Menschen orientieren sich an den von dort aus propagierten, wenn auch fragwürdigen Werten: *Hol(l)ywood* – heiliger Wald.

Symbole des Lebens

Die geheime Sprache, die Bäume und Menschen verbindet, verstehen wir auch heute noch intuitiv. Imposante Bäume lassen uns erkennen, warum die Menschen früherer Zeiten in ihnen Mittler zwischen Himmel und Erde, zwischen den verschiedenen Reichen sahen, und der Baum ein Symbol für das Leben war. Baumwurzeln reichen tief ins Erdreich und sind dort fest verankert. Der erdverbundene Stamm wächst zum Licht und die Krone scheint förmlich den Himmel zu berühren und sich mit seiner ätherischen Energie zu verbinden. Es gibt kaum ein eindringlicheres Bild für die Verbindung von Gegensätzen, von Oben und Unten, und für das Leben selbst.

Auch Ortszugehörigkeit, Beständigkeit und Würde können wir von den Bäumen lernen. Ihr ganzes Leben lang, manchmal sogar über tausend Jahre, stehen sie an einem Ort „im Genuss des Wachsens", wie Pablo Neruda es formuliert. Bäume sind wahrlich verbunden mit dem Ort, an dem sie stehen. Wir, die wir so oft durch unser Leben eilen und davon erschöpft sind, könnten uns ruhig öfter einmal zu einem alten Baum gesellen, uns an seinen Stamm lehnen und von seinen Tugenden lernen.

Wir werden dann in seiner Gegenwart vielleicht auch die Energien dieses Platzes besser wahrnehmen. Bäume verdichten die Energien des Ortes, an dem sie stehen, speichern sie und können uns daran teilhaben lassen. Wir hören dabei fast den Puls eines Ortes. Bäume sind auch ein Gedächtnis der Natur. Im Stamm, in ihren Jahresringen, halten sie den Zeitverlauf und das Schicksal eines Ortes fest. Sie erinnern selbst nach hunderten von Jahren mit

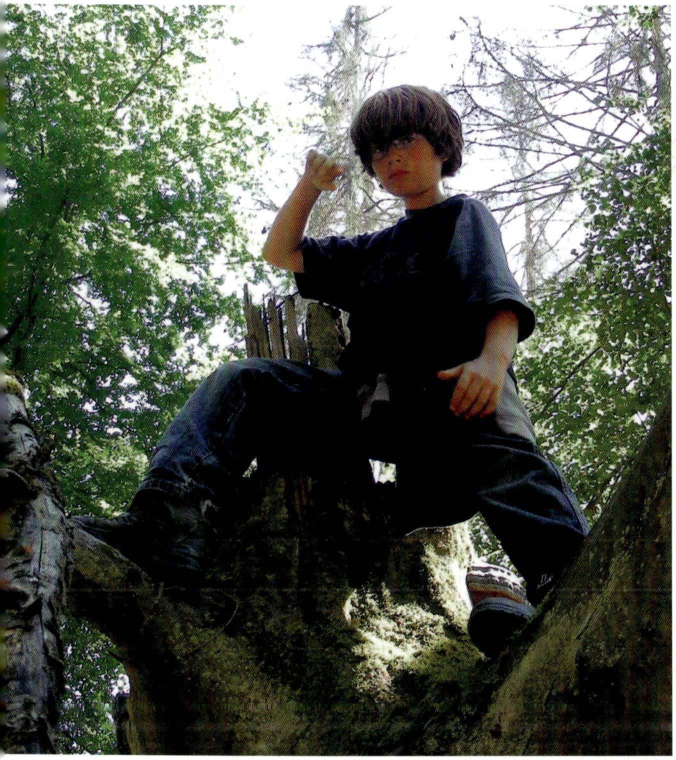

Erinnern Sie sich noch, wie gerne Sie in Ihrer Kindheit auf Bäume geklettert sind?

ihren Jahresringen an Jahreszeiten, klimatische Schwankungen, Erdbeben und vieles mehr. Deshalb waren Bäume und Wälder auch immer Plätze der Erinnerung – sie teilten ihre alten Geschichten mit den Menschen.

Manche Bäume erinnern uns an unsere Kindheit. Erinnern Sie sich noch, wie gerne Sie damals auf Bäume geklettert sind? Wann haben Sie das wohl das letzte Mal gemacht? Es gibt für Kinder viele Gründe, auf Bäume zu klettern. Vielleicht, weil man die ständigen Zurechtweisungen strenger Eltern satt hat und dann wie einst Baron Cosimo Piovasco di Rondò den adligen Mittagstisch verlässt, auf den nächsten Baum springt und nie wieder den Erdboden berührt. So erzählt es jedenfalls Italo Calvino in seinem Roman „Der Baron auf den Bäumen".

Zum Ausprobieren

Einen Baum kennen lernen – die Sinne schulen

Gehen Sie hinaus an einen Waldrand, auf eine Lichtung, in einen Teil des Parks oder in einen Garten, wo Sie diese Übung ungestört ausführen können. Es sollten dafür mehrere Bäume im näheren Umkreis stehen. Machen Sie die Übung paarweise und tauschen Sie die Rollen.

Lassen Sie sich die Augen mit einem Tuch verbinden. Reichen Sie vertrauensvoll Ihrer Übungspartnerin oder Ihrem Übungspartner die Hand und lassen Sie sich zu einem der Bäume führen. Sie sollten vorher nicht darüber unterrichtet sein, welcher Baum „der Ihre" sein wird.

Erkunden Sie nun den Baum mit verbundenen Augen. Betasten Sie die Rinde – wie fühlt sie sich an? Riechen Sie am Stamm – welchen Duft strömt er aus? Lauschen Sie auf die Geräusche – was macht der Wind im Geäst, in den Blättern? Hören Sie Vögel und Insekten? Wie ist der Schatten unter diesem Baum – ist er kühl, fällt durch die Zweige viel oder wenig Licht, spüren Sie dies auf Ihrer Gesichtshaut? Erkunden Sie alles mit Ihren Sinnen auf das Gründlichste.

Wenn Sie Ihre Baumerkundung beendet haben, werden Sie wieder an den Ausgangspunkt geführt. Gehen Sie dann ohne Augenbinde zurück zu Ihrem Baum. Erkennen Sie ihn wieder? Wie ist Ihre Verbindung, Ihr Gefühl zu ihm? Wie unterscheidet er sich für Sie von den anderen Bäumen? Diese Übung können Sie auch gut mit Kindern machen. Kinder spielen gerne „Bäume raten".

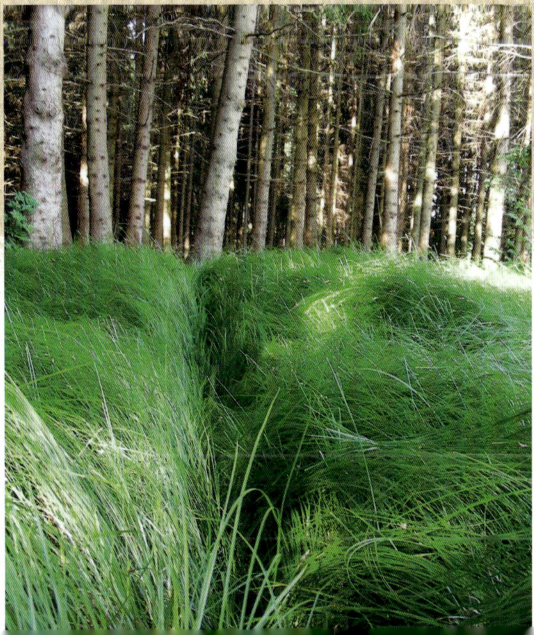

Gehen Sie hinaus an den Waldrand und lernen Sie dort die Bäume kennen.

ZUM AUSPROBIEREN

Stehen wie ein Baum – Kraft schöpfen

Wählen Sie im Wald oder im Park einen kraftvollen, aufrecht wachsenden Baum aus, zu dem Sie sich besonders hingezogen fühlen, und wo sie einige Zeit ungestört verbringen können. Nähern Sie sich dem Baum langsam und mit Respekt. Stellen Sie sich ihm vor. Um ihm Ihren Respekt auszudrücken, können Sie diesen Baum befragen, ob Sie an seiner Energie teilhaben dürfen. Er wird Ihnen natürlich nicht in Ihrer Sprache antworten. Sie werden jedoch seine Antwort intuitiv spüren. Lauschen Sie in sich hinein, achten Sie auf Zeichen. Falls dieser Baum Ihre Bitte ablehnt, befragen Sie einfach einen anderen Baum.

Stellen Sie sich nun aufrecht mit dem Rücken zum Baum mit leicht gespreizten Beinen dicht an den Stamm. Schließen Sie die Augen. Atmen Sie tief und ruhig mehrere Male ein und aus. Versuchen Sie mit der Energie des Baumes zu verschmelzen. Spüren Sie, wie seine Wurzeln tief in die Erde reichen. Dehnen auch Sie sich von Ihren Fußsohlen aus tief ins Erdreich hinein aus. Spüren Sie, wie Sie wie der Baum von dort Energie und Kraft der Erde aufnehmen und sich gleichzeitig fest verankern und stabilisieren. Lenken Sie dann Ihr Bewusstsein auf Ihre Wirbelsäule. Stellen Sie sich diese bildhaft wie eine Röhre, die sich nach unten in die Erde und nach oben in den Himmel verlängert, vor. Lassen Sie Ihre Wirbelsäule mit dem Stamm des Baumes, der ebenfalls wie eine große Wirbelsäule ist, verschmelzen.

Spüren Sie nun, wie die Energie der Erde durch Ihre Wirbelsäule und gleichzeitig durch den Stamm aus der Erde nach oben strömt und alle Zellen Ihres Körpers, alle Organe auflädt und kräftigt. Verschmelzen Sie so mit der Kraft des Baumes. Heben Sie nun langsam Ihre Arme nach oben an den Stamm. Spüren Sie, wie Energie durch die Arme und gleichzeitig durch Ihre Wirbelsäule fließt und Sie mit der Krone des Baumes und kosmischer Lichtenergie verbindet. Ihre Fingerspitzen sind wie die Blätter des Baumes zum Licht hin geöffnet und bekommen auch von dort Kraft, die in Ihren Körper fließt. Ihr Körper, Ihre Seele werden so gleichzeitig von Himmel und Erde genährt.

Wenn Sie merken, dass Sie sich verspannen, beenden Sie diese Übung. Nehmen Sie die Aufmerksamkeit zurück in Ihre eigene Wirbelsäule, in Ihren ganzen Körper, lassen Sie die Arme langsam fallen, nehmen Sie Ihre Energie zu sich selbst zurück und treten Sie ruhig vom Baum weg. Nun können Sie sich in einem intuitiven Zwiegespräch bei diesem Baum für diese Gaben bedanken.

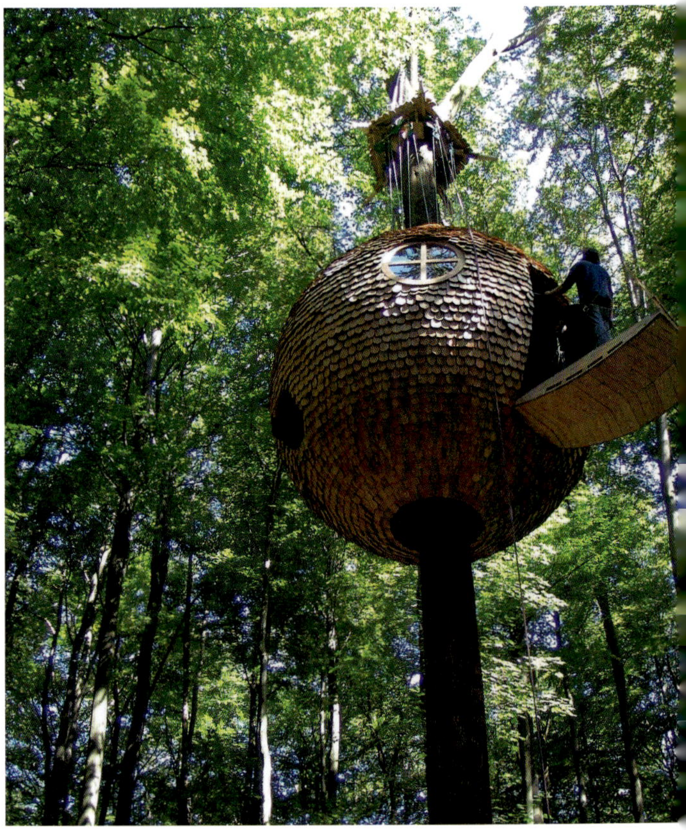

Wohnen in den Wipfeln der Bäume. Baumhaus des Künstlers Nick von der Borch (Exponat des Nieheimer Kunstpfades)

Der Legende nach lebte die Selige Edigna von Puch 35 Jahre lang bis zu ihrem Tod im Jahr 1109 in einer hohlen Linde in Puch bei Fürstenfeldbruck. Eine wirkliche Heldin unserer Zeit, eine Art „Baumheilige", ist Julia Butterfly Hill. Die 22-Jährige bestieg 1997 einen tausendjährigen Redwood-Baum und lebte 738 Tage auf ihm. Sie protestierte damit gegen die drohende Fällung dieses einzigartigen Baumes. Die mutige, junge Frau trotzte dort oben in luftiger Höhe Hagelstürmen von 150 Kilometern pro Stunde – sowie den starken Windböen der Großhubschrauber, die sie umkreisten und versuchten, sie vom Baum zu wehen. Auch weiterem Terror der Holzgesellschaften widerstand sie erfolgreich. Julia ist so zu einer Symbolfigur für das Engagement eines Einzelnen gegen Konzerne und deren Umweltzerstörung geworden.

Solitudo – die Spur in die Wälder

Wenn wir eine Auszeit und etwas Ruhe vom hektischen Alltag suchen, dann wenden wir uns oft instinktiv der Natur zu. Es scheint, als gäbe es in unserer Seele einen uralten verwitterten Wegweiser, der dorthin führt. Das englische und französische Wort für Alleinsein und für Einsamkeit, *solitude*, hat seine Wurzel im lateinischen *solitudo*, was unter anderem *Einöde* und *Wildnis* bedeutet. Der Weg aus der Geschäftigkeit des Alltags führt uns also häufig in die Einsamkeit der Wälder – wir folgen dabei der Spur einer der ältesten spirituellen Übungen und einem uralten Bedürfnis der Menschen. Schon viele vor uns haben auf der Suche nach Ruhe und Kontemplation dorthin gefunden.

Die Schamaninnen und Schamanen der Urvölker verbanden sich in der Einsamkeit der Wälder mit der geistigen Welt. Auch die keltischen Druiden verbrachten einen großen Teil ihrer 20-jährigen Ausbildung in Wäldern, heiligen Hainen und bei heiligen Bäumen. In der Antike pilgerte man zu den *heiligen Zedern* des Libanon, zur heiligen *Eiche von Dodona* in Griechenland oder zur *Donareiche*, einem germanischen Baumheiligtum.

In antiken Mysterienschulen gingen die Einzuweihenden in die Wälder. Artemis-Priesterinnen, *arctoi* genannt, also *Bärinnen*, verbrachten ein Jahr in den unzugänglichen, wilden griechischen Wäldern, um dort der geheimnisvollen Kraft der Waldgöttin Artemis nahe zu sein. Abraham erhielt seine Weisungen unter einer Eiche in der Nähe von Hebron, Buddha fand Erleuchtung unter dem Bodhi-Baum und der germanische Gott Odin hing neun Tage und Nächte am heiligen Weltenbaum, um Weisheit und Wissen zu erlangen. Eremiten, Mystiker, Heilige – Männer wie Frauen zogen sich in abgelegene Wälder zurück und auch zahlreiche Klöster wurden inmitten wilder Wälder gegründet.

Schon viele Menschen haben Gott und sich selbst in der Einsamkeit der Wälder gesucht, denn wie es Elie Wiesel am Anfang dieses Kapitels beschreibt, sind wir im Wald empfänglicher für das Heilige und Gott näher. Der Wald kann für uns ein Ort der Offenbarung, der inneren Reinigung und der Klärung sein. Die Tradition der Visionssuche in der Natur, die ich bei den nordamerikanischen Ureinwohnern kennenlernte, hat auch in unserer Kultur ihre Wurzeln – sie ist eine universelle Vorgehensweise der menschlichen Seele für Wachstum und Kraft. In den alten Traditionen hat man eine Visionssuche für sich selbst, aber auch für die Gemeinschaft durchlaufen. Denn das Alleinsein trägt häufig dazu bei, sich in die Gemeinschaft besser einzufügen und dort seinen Platz zu finden.

Besonders alte Bäume mit ihrer natürlichen Würde bieten sich bereitwillig als Kraft gebender, Trost spendender Zufluchtsort für unsere rastlose Seele an. Sie sind perfekte Lehrer in der Kunst des Dazugehörens. An ihrem Stamm können wir unsere Zugehörigkeit zur Welt und zu uns selbst überprüfen, neu definieren und erfahren.

„Der Baum ist ein Gleichnis für Integration und Wachstum", wie Carl Gustav Jung, der große Schweizer Psychoanalytiker, feststellte. Bäume, deren Wurzeln tief in die Erde reichen, können uns auch inspirieren, nach unseren eigenen Wurzeln und unserem Wachstum zu fragen.

Große Bäume, Höhlen und versteckt gelegene Felsvorsprünge boten in Wäldern den Einsamkeit suchenden Menschen Schutz.

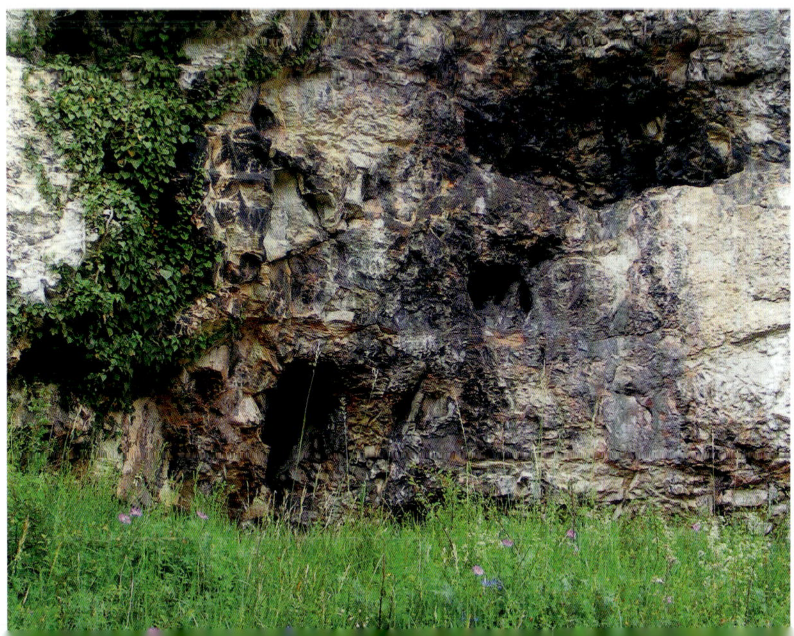

Zum Ausprobieren

Allein sein mit einem Baum

Planen Sie eine kleine Auszeit im Wald. Sie sollten dort, wenn möglich, einen ganzen Tag und besser noch eine Nacht verbringen. Nehmen Sie nur das mit, was Sie brauchen. Vielleicht möchten Sie diese Zeit nach alter Tradition durch Fasten noch intensiver erleben. Falls Sie sich gerade über bestimmte Dinge Ihres Lebens Gedanken machen, eine Entscheidung ansteht oder Sie sich an einem Wendepunkt befinden, formulieren Sie Ihr Anliegen, schreiben Sie es nieder und nehmen Sie es mit auf Ihre Visionssuche.

Suchen Sie sich einen Baum aus, der Sie anspricht und bei dem Sie ungestört bleiben können. Nähern Sie sich ihm mit Respekt und begeben Sie sich ganz bewusst in seinen Schutz, machen Sie es sich unter ihm bequem. Lesen Sie zu Beginn der Visionszeit Ihre mitgebrachten Fragen für sich und den Baum laut vor. Begehen Sie die Zeit dort achtsam und mit viel Respekt für sich selbst.

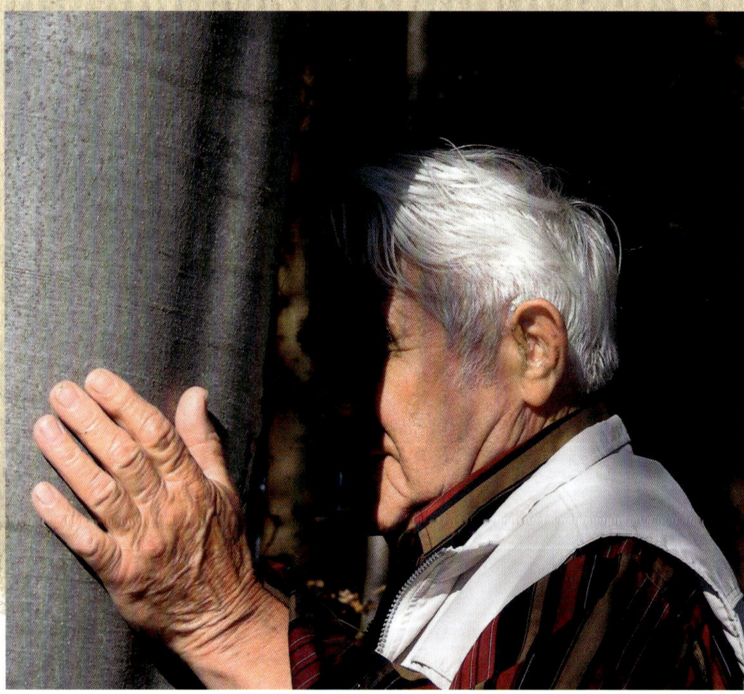

Wählen Sie für diese Übung einen Baum, der Sie besonders „anspricht".

Die Fürsorge der Bäume

„Nichts ist entspannender als das anzunehmen, was kommt."

Der Dalai Lama
(geb. 1935, Tenzin Gyatso, der vierzehnte Dalai Lama von Tibet)

Der Atem verbindet uns Menschen auf das Innigste mit den Bäumen. Sie sind die „grüne Lunge" der Erde und produzieren die Hälfte des Sauerstoffs der Luft. Eine ausgewachsene Buche atmet an einem Tag etwa 7000 Liter Sauerstoff aus. Dies ist die Menge, die fünfzig Menschen benötigen.

Was den Atemvorgang betrifft, ist die Analogie zwischen Mensch und Baum beeindruckend: Die Wuchsform der Bäume ähnelt dem Aufbau unserer Lungen. Ihr Stamm entspricht unserer Luftröhre, ihre Krone dem Bronchialbaum in unserem Brustkorb mit seinen vielen Verästelungen. Bäume entsprechen gewissermaßen unseren nach außen in die Natur gerichteten Lungen. Bäume und Menschen ergänzen sich beim Atmen: Die Pflanzen nehmen das von uns ausgeatmete Kohlendioxid auf und geben den für uns lebensnotwendigen Sauerstoff ab.

Lange Zeit standen die Sauerstoff- und Kohlenstoff-Konzentration in der Atmosphäre in einem stabilen Verhältnis zueinander. Vor allem durch die großindustrielle Produktion, durch Heizungen, durch Verbrennung von Kohle und Erdgas und durch Autoabgase sowie durch den Methangasausstoß des globalen Rinderbestandes ist dieses Gleichgewicht aber mittlerweile erheblich gestört. Immer mehr Kohlendioxid wird frei und kann nicht in lebensnotwendigen Sauerstoff umgewandelt werden. Das heilige Lebensgesetz vom Nehmen und Geben – von der Erhaltung des Gleichgewichts, wie es die Alten bezeichnen würden –, wird von uns missachtet.

Der Fürsorglichkeit der Bäume und Wälder sind wir uns heute, außer in Notsituationen, meist nicht mehr bewusst. Doch Wälder nehmen jeden von

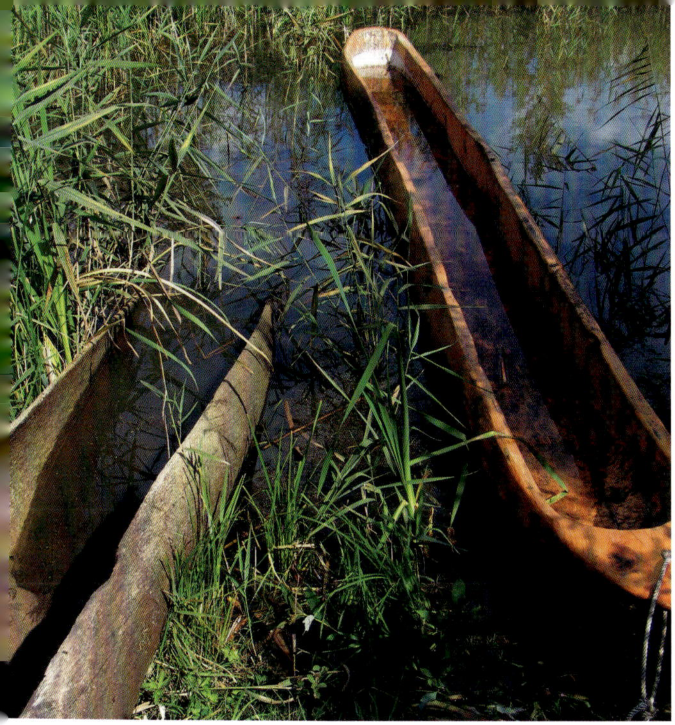

uns fürsorglich und mütterlich auf. Unsere Sprache weist darauf hin, wie Robert Pogue Harrison in seinem Buch „Wälder, Ursprung und Spiegel der Kultur" zeigt: „Das Wort *materia* entfernte sich nicht sehr weit von den Wäldern. *Materia* bedeutet Material und Holz – das verwendbare Holz des Baumes. Und *materia* hat dieselbe Wurzel – ja Wurzel – wie das Wort *mater*, Mutter."

Wenn jemand, warum auch immer, aus der Zivilisation flüchtet oder sich zeitweise daraus zurückzieht und einige wenige Grundregeln des Waldes kennt, wird er dort „mütterlich" aufgenommen und mit allem versorgt, was er braucht. Wälder haben im Lauf der Geschichte vielen Menschen Schutz geschenkt: Einsiedlern, Räubern, Liebenden, Heiligen, Freidenkern, Kräuterweiblein, Verfolgten, Heilerinnen, Verstoßenen, weisen Frauen, Freiheitskämpfern, Revolutionären, Wilden Fräulein, Asketen, Wahrheitssuchenden...

Der Vater einer Freundin berichtete mir von seiner Flucht aus einem sibirischen Gefangenenlager während des Zweiten Weltkrieges. Monatelang floh er durch die Wälder Richtung Westen. Er schlug sich allein, ohne Waffen, ohne jegliche Ausrüstung, durch. Da er in seiner Jugend viel draußen in der Natur war, kannte er die „Etikette" des Waldes: Er wusste, welche Pflanzen essbar sind, wo man die Nacht bei Kälte verbringt, vor welchen Tieren man sich in Acht nehmen muss, und wie man auch ohne Kompass die Himmelsrichtung bestimmen kann.

Auch wenn Sie sich einfach nur für einige Zeit von der Zivilisation „erholen" möchten, kann Ihnen das Waldwissen dabei helfen. Könnten Sie im Wald überleben? Sind Sie im Wald auch nur teilweise zuhause? Kennen Sie die Etikette, die Grundregeln des Waldes?

In unserer Zeit vermittelt es ein besonders intensives Gefühl der Freiheit und Unabhängigkeit, sich einmal zeitweise von den Zwängen und der Versorgung durch die Zivilisation zu lösen und zu erfahren, dass man es sich dort draußen gut gehen lassen kann. Dies kann zu einer Art „Erholungsurlaub von der Zivilisation" werden.

Holz ist seit der Steinzeit ein bedeutender und geschätzter Rohstoff für Gebrauchsgegenstände, wie hier für Einbäume. (Federseemuseum, Bad Buchau)

Zum Ausprobieren

Die vier Himmelsrichtungen fragen

Nach einer alten Tradition können Sie Ihre Fragen den Himmelsrichtungen zuordnen: Setzen Sie sich im *Osten* eines Baumes mit dem Rücken an den Stamm. Lassen Sie Ruhe in sich einkehren, atmen Sie tief ein und aus. Fragen Sie sich laut oder leise: Woher komme ich? Was sind meine Wurzeln? Wo bin ich zugehörig? Woher bekomme ich Nahrung für meine Seele? Lassen Sie Gefühle, Bilder, Antworten aufsteigen, die Sie eventuell auch notieren. Achten Sie auf Zeichen (siehe Seite 117).

Im *Süden* des Stammes fragen Sie sich: Was ist meine Aufgabe? Wie kann ich sie verwirklichen? Wie kann ich dem Leben dienlich sein?

Im *Westen* fragen Sie sich: Was liegt vor mir? Wohin gehe ich? In welche Richtung sollte ich mich weiter entwickeln? Was ist gut, was ist schlecht für meine Entwicklung?

Und im *Norden* fragen Sie sich: Wer bin ich? Was sind meine Qualitäten? Was kann ich? Was möchte ich an mir ändern?

Lassen Sie alles in Ihrem Innern sich weiterentwickeln. Verbringen Sie die restliche Zeit am Baum ohne jede Anstrengung. Verlassen Sie Ihren Baum am Ende dieser Zeit mit Respekt und Dankbarkeit.

ZUM AUSPROBIEREN

Im Wald gut leben

Nehmen Sie zunächst wenig Kochgeschirr und nur einige Grundnahrungsmittel wie Mehl, Salz, Zucker, Nudeln, Reis und Haferflocken mit. Statten Sie sich mit genügend Trinkwasser oder einem Campingwasserfilter aus, falls sich in der Nähe Ihres Lagerplatzes keine Quelle und kein Brunnen mit Trinkwasser befinden. Bauen Sie dann mehr und mehr Wildpflanzen in Ihren Speiseplan ein, bis Sie sich irgendwann ganz aus dem Wald ernähren können.

Hier ein Vorschlag für ein „Gourmet-Waldmenü": Hagebuttensuppe, Eichelfladenbrot mit Berberitzengelee, Klettenwurzelchips an Bucheckernsoße, Ebereschenlimonade. Zum Frühstück könnte es Wildnis-Crunchy mit Fichtensirup, dazu Löwenzahn- oder Eichelkaffee geben.

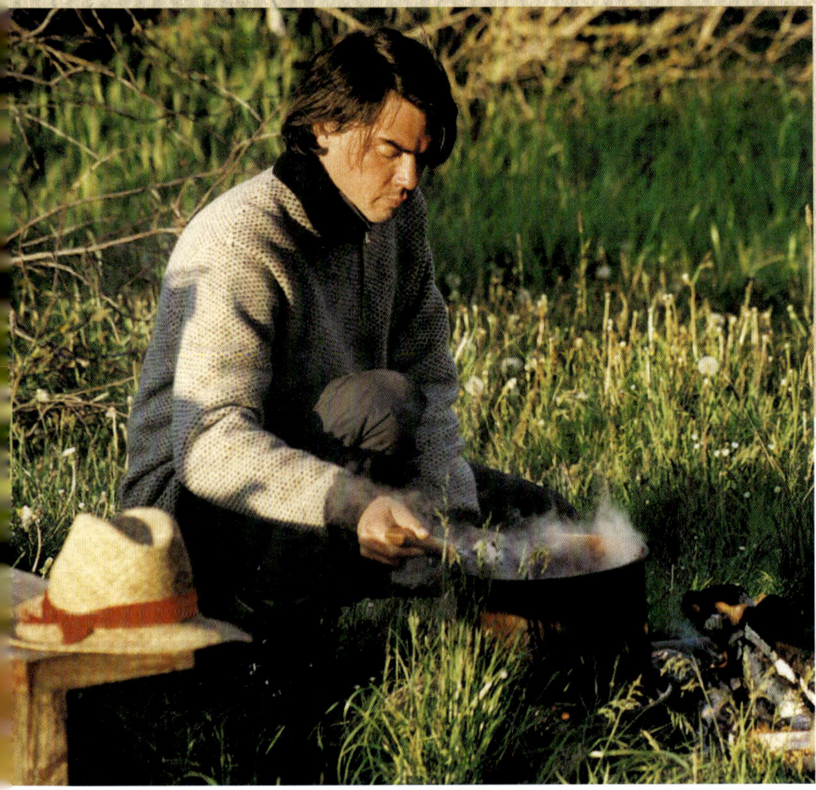

Wildnisküche unter freiem Himmel. Am Lagerfeuer kann man den Zauber des Feuers genießen und ein schmackhaftes Mahl bereiten.

Waldmensch werden

Beginnen Sie in kleinen Schritten, wieder ein Waldmensch zu werden. Sie sollten bei der Verwirklichung dieser Vision nie die Begeisterung, Lust und Freude verlieren. Verbringen Sie deshalb zunächst nur eine kurze Zeit im Wald – einen Nachmittag, einen Tag, eine Nacht –, und dehnen Sie dann die Zeitspanne langsam aus. Reduzieren Sie mehr und mehr Ihre Ausrüstung parallel zu Ihrem neu erworbenen Wildniswissen. Wachsen Sie in Ihre neue „alte" Heimat hinein, bis Sie sich ganz dem Wald anvertrauen können und sich sicher fühlen.

Sollten Sie sich wirklich einmal aus einem Notfall heraus im Wald befinden – vielleicht haben Sie sich verirrt und es ist schon dunkel geworden, so dass Sie die Nacht dort verbringen müssen –, befolgen Sie die wichtigste Regel für das Überleben in einer solchen Situation: Bleiben Sie ruhig, handeln Sie angemessen und nicht mit Panik. Reaktionen aus Angst und Panik sind oft die Ursachen für Fehlverhalten in der Wildnis, manchmal mit tödlichem Ausgang.

Die elementarsten Grundbedürfnisse zum Überleben in der Wildnis – Unterkunft, Wasser, Feuer und Nahrung – werden vom Wald viel eher gestillt als in jedem anderen Landschaftstyp. Im Kapitel „Im Kreis des Feuers" ist beschrieben, wie wir sogar ohne Streichhölzer und Feuerzeug Feuer machen können. Es schenkt uns Wärme. Wir können damit auch Wasser abkochen und Nahrung zubereiten. Die Glutbrennschale (siehe Seite 215), die wir am Feuer ohne Messer oder sonstige Werkzeuge herstellen können, dient uns als Trinkschale, Suppenschüssel und zum Abkochen des Wassers. Dafür legen wir im Feuer glühend gemachte Steinchen in das Wasser der Schale. Es wird sprudelnd aufkochen. Der Vorgang sollte einige Male wiederholt werden, damit das Wasser 15 bis 20 Minuten kocht. Wenn wir dazu Wildkräuter ins Wasser geben – Holunderblüten, Thymiankraut, Kiefernnadeln, Minze, getrocknete Wildapfelscheiben –, erhalten wir unseren ersten „Willkommenstrunk“ im Wald. Wir könnten den Tee sogar noch mit der Wurzel des Engelsüßfarns süßen.

Studieren Sie neben den essbaren und den Heilpflanzen auch die Giftpflanzen, die in Ihrer Region vorkommen. Eine Verwechslung von Eibe und Fichte zwecks Zubereitung des Fichtensirups könnte tödlich sein, genauso wie eine Verwechslung von Maiglöckchen- und Bärlauchblättern oder Angelika- und Schierlingsstängeln.

Die größte Gefahr draußen in der Natur droht uns durch die Kälte. Bereits bei vier Grad Celsius kann ein Mensch ohne Schutz an Unterkühlung sterben, wenn zusätzlich noch ein kalter Wind weht. Deshalb sollte in einem Notfall in der Wildnis immer zuerst ein Unterschlupf oder eine Behausung, die vor Kälte schützt, gebaut werden. Immer wieder passiert es zum Beispiel in den Alpen, dass sich Wanderer verirren, den Weg in der Dunkelheit nicht zurückfinden und sich dann hinsetzen oder hinlegen, in der Hoffnung, am nächsten Morgen gefunden zu werden. Sie können dabei an Unterkühlung sterben.

Wenn Sie sich in der Natur verirrt haben und vor Anbruch der Dunkelheit nicht mehr zurückfinden, das heißt, draußen übernachten müssen und keine Zeit haben, einen Unterschlupf zu bauen, dann folgen Sie dem Beispiel der Tiere. Fragen Sie sich: Wo habe ich schon einmal ein Nachtlager von Rehen entdeckt? Wo versteckt sich der Igel im Winter? Aus welchem Material baut sich das Eichhörnchen seine Behausung? Verkriechen Sie sich also vor dem kalten Wind zum Beispiel unter einem Felsvorsprung oder hinter einem umgefallenen Baum.

Die einfachste Art, im Wald Schutz vor Regen zu finden ist, sich unter einen Baum zu stellen. Suchen Sie sich dafür einen dicht belaubten Baum. Diesen finden Sie nicht mitten im Wald, sondern eher am Waldrand. Stellen Sie sich bei Gewitter nicht unter einen einzeln stehenden Baum, er könnte Blitze anziehen! Bei Laubbäumen wird das Wasser am Stamm hinuntergeleitet, bei Nadelbäumen tropft es eher an den Zweigspitzen ab. Unter einzeln stehenden Fichten mit weit ausladenden Ästen finden Sie Schutz vor Regen und Schneefall. Solche Fichten wurden früher „Fichtenmutter“ genannt, da die Weidetiere bei Regen und Sturm darunter Schutz suchten.

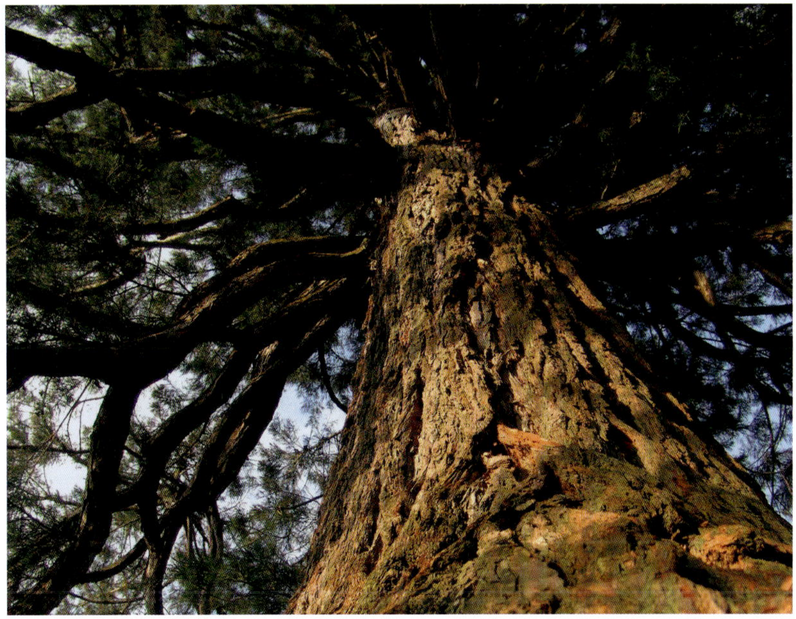

Große Bäume bieten zeitweiligen Schutz vor Regen, Wind und Schneefall.

Stopfen Sie zur Wärmeisolation in Ihre Kleidung dasselbe Material, mit dem es sich ein Eichhörnchen in seinem Baumhaus, dem Kobel, gemütlich macht: trockenes Laub, Flechten, Farnstängel, Rohrkolbenwolle. Auch ein eilig aufgetürmter Laub- oder Nadelhaufen, in den Sie hineinkriechen, schützt vor Kälte.

Jeder Lebensraum, jede Jahreszeit bietet eigene Baumaterialien, wie Laub, Nadeln, Flechten, Schnee, Sand, Steine. Sie sollten immer vor Wind und Regen geschützt sein und Ihre Körperwärme halten können. Die meiste Energie verliert unser Körper über Kopf und Schultern. Es hat sich gezeigt, dass Kinder, die sich im Wald verlaufen und dort die Nacht verbringen müssen, weit seltener erfrieren als Erwachsene, da sie sich ganz instinktiv unter Baumwurzeln und ins Laub kuscheln.

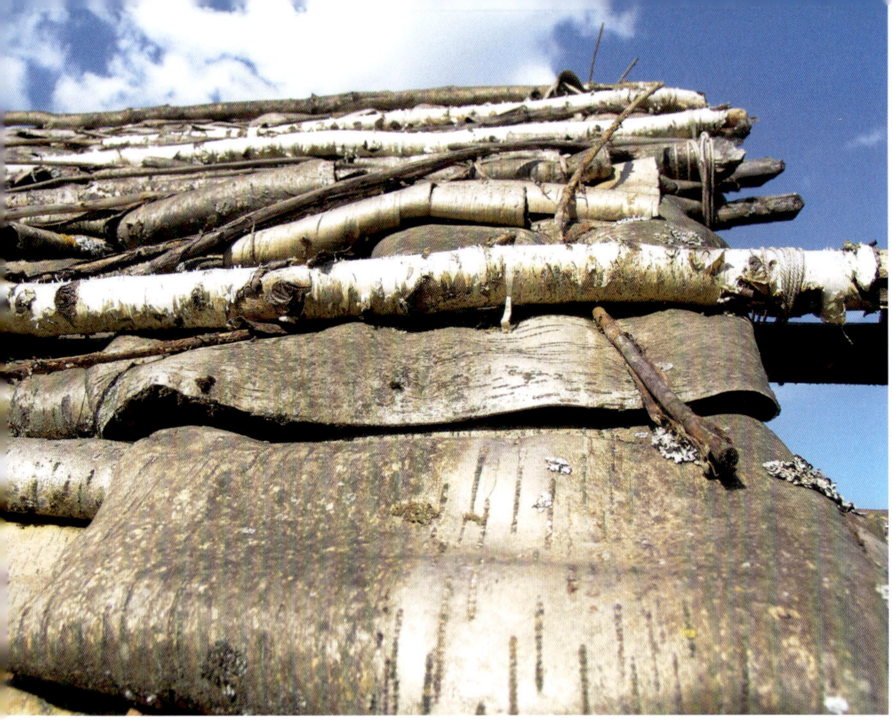

Birkenrinde eignet sich als Dachabdeckung. Sie ist wasserabweisend und relativ resistent gegen Verrottung.

Schutz finden in einer Waldläuferhütte

Eine selbstgebaute Schutzhütte, die Sie bis zu etwa 15 Minusgraden vor Unterkühlung und Erfrieren schützt, kann überlebenswichtig sein, ganz besonders, wenn Sie noch kein Feuer haben oder keines machen können. Je öfter Sie den Aufbau dieser früher auch „Waldläuferhütte" genannten Behausung üben, umso schneller können Sie diese in einer etwaigen Notsituation aufstellen. Die Laubhütte hält einige Wochen und sogar Monate, wenn Sie sie pflegen.

Für einen längeren Aufenthalt eignen sich andere Bauweisen, zum Beispiel mit festen „Dachplatten" aus Birkenrinde. Das Schöne an der Waldläuferhütte ist, dass sie aus natürlichen Materialien des Waldbodens leicht gefertigt werden kann. Wenn man sie nicht mehr braucht, wird sie abgebaut, ohne dabei Spuren zu hinterlassen, und in den Kreislauf des Waldes zurückgeführt. Wir folgen dabei dem alten Prinzip der Waldläufer, Schattenläufer und Scouts: „keine Spuren hinterlassen".

Wählen Sie dafür zunächst einen geeigneten Standort. Suchen Sie einen trockenen Platz, weit genug entfernt von feuchten Wiesen, vom Flussufer oder Moor. Ein leicht erhöhter Standort lässt bei Regen das Wasser gut abfließen. Achten Sie auch auf Ameisenhaufen oder -straßen, Wespennester, Brennnesseln, Disteln, Brombeerranken – alles, was einen angenehmen Aufenthalt an diesem Ort stören könnte.

Stellen Sie Ihre Hütte nicht unter Bäumen mit morschen Ästen auf. Durch Windbruch könnten sonst Äste auf sie fallen. Beachten Sie auch, dass sich in der Nähe ausreichend Baumaterial befindet. Verwenden Sie nur abgestorbenes Material. Grüne Zweige und frisches Laub kühlen, wenn der darin enthaltene Pflanzensaft verdunstet. Legen Sie die Türöffnung am besten nicht in Windrichtung, sondern wenn möglich immer Richtung Osten, damit Sie bereits von der Morgensonne gewärmt werden.

In die Hütte kriechen Sie mit den Füßen zu erst hinein. Den Eingang können Sie zum Beispiel mit einer Jacke abhängen oder mit einem mit Laub gefüllten T-Shirt verschließen, da sonst die warme Luft nach oben entweicht und kalte Luft in die Hütte strömt. Sie könnten im Kopf- und Schulterbereich dadurch zuviel Wärme verlieren.

Falls Sie mehrere Nächte in Ihrer Hütte verbringen müssen, lohnt es sich, eine Tür herzustellen. Bauen Sie dafür aus biegsamen Ästen ein Gerüst, das in die Türöffnung Ihrer Behausung passt. Verweben Sie zur besseren Isolation im Geflecht dieser Tür Farnwedel, Moos und große Blätter. Mehr Isolation im Kopfbereich erhalten Sie, wenn Sie zwei aufeinanderliegende Holzgerüste aus biegsamen Zweigen bauen und den Zwischenraum mit Isolationsmaterial füllen.

Wenn Sie sich im Wald und ganz allgemein in der Natur aufhalten und dort auch übernachten, ist es unerlässlich, dass Sie auf Zecken achten. Suchen Sie Ihren Körper deshalb besonders an den von Zecken bevorzugten Stellen etwa alle vier Stunden gründlich ab: unter den Achseln, im Bereich der Scham, in den Kniebeugen, in der Leistengegend, am Haaransatz. Machen Sie dies auch, bevor Sie sich in Ihre Laubhütte zum Schlafen legen und gleich am nächsten Morgen, wenn Sie aus Ihrer Hütte herauskommen.

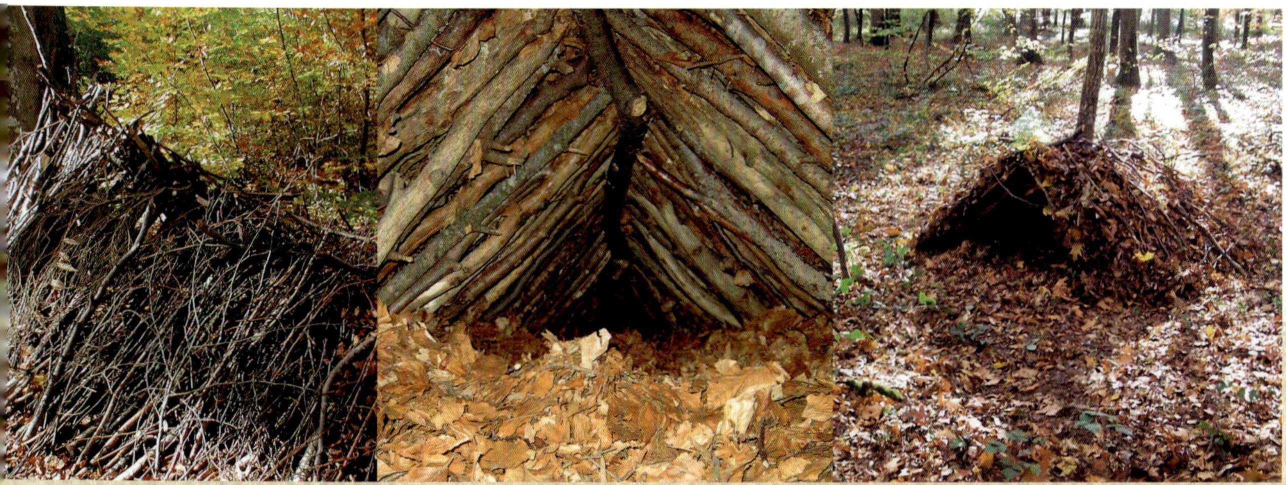

Eine Waldläuferhütte wird aus den Materialien des Waldes gebaut. Sie bietet Schutz vor Kälte, Schnee und Regen.

Zum Ausprobieren

Eine Waldläuferhütte bauen

Suchen Sie zunächst einen armdicken, geraden, langen, stabilen Ast, der als Firstbalken dient. Er stützt das Schrägdach der Hütte. Dieser Ast sollte etwa 40-50 cm länger als Ihr Körper sein. Legen Sie das hintere Ende dieses Balkens auf die Erde. Fixieren Sie es im Boden, damit es nicht verrutscht. Lagern sie das vordere Ende auf einen Baumstumpf, einen Felsen oder auf den Ast eines Baumes. Sie können dafür auch einen dicken Ast, der oben in einer Astgabel mundet, in den Boden treiben.

Der Abstand des Firstbalkens zum Boden sollte etwa Ihre halbe Körperlänge betragen. Der Kopf sollte beim Liegen in der Hütte etwa zwei bis drei Handbreit vom Firstbalken entfernt sein. Wo der Firstbalken am Boden aufliegt, bleiben etwa drei Handbreit Abstand zu Ihren ausgestreckten Füßen. Jeder Leerraum verschlechtert die Isolationswirkung der Laubhütte. Wenn Sie den Firstbalken richtig gesetzt haben, legen Sie sich darunter und nehmen Sie Maß. So können Sie den Seitenabstand der Äste, die an den Firstbalken gelehnt werden, besser bestimmen.

Lehnen Sie gegen den Firststamm nun zuerst kräftige Äste parallel, zeltartig und nah beieinander, und schichten Sie dann über dieses erste Gerüst gitterartig dünnere Zweige. Legen Sie sich in die Hütte und messen Sie von Ihrem Körper zur Hüttenwand den Abstand. Es sollte etwa eine Handbreit Raum bleiben. Um den Abstand zwischen Hüttenwand und Körper zu korrigieren, können Sie die parallel gestellten Äste noch leicht nach innen oder außen drücken.

Nun wird die Deckschicht auf das Gerüst aufgelegt. Dafür eignen sich Laub, Tannennadeln, Farnwedel, Schilf, Gras – fein strukturiertes Material, das in seinen Zwischenräumen isolierende Luft einschließt. Diese Schicht sollte, je nach Temperatur, 30-50 cm dick sein, bei Minusgraden eher 75-100 cm. Die Äste und Zweige des Gerüsts dürfen nicht aus der Deckschicht herausragen, da sonst Regenwasser entlang der Äste in den Innenraum durchsickern kann. Die Waldläuferhütte sieht, wenn sie fertig ist, wie ein großer Laubhaufen aus.

Ist der Untergrund feucht, können Sie den Boden zunächst mit feinen Reisigästchen auslegen. Darauf wird dann eine „Blättermatratze" geschichtet. Für Ihren „Waldschlafsack" stopfen Sie die Hütte mit Laub, Gras, Stroh und Farnwedeln aus. Das Isolationsmaterial sollte Ihren Körper wie ein teurer Schlafsack für extreme Minusgrade umhüllen. Die Heizung dafür ist Ihr eigener Körper. Mit dieser selbst gebauten Hütte können Sie alles Weitere entspannt auf sich zukommen lassen...

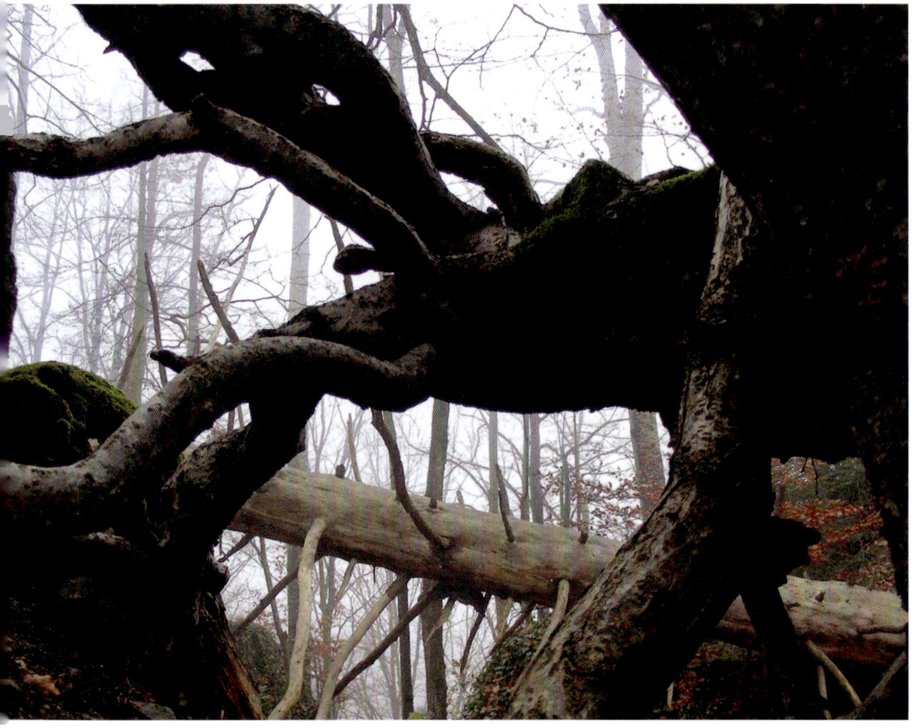

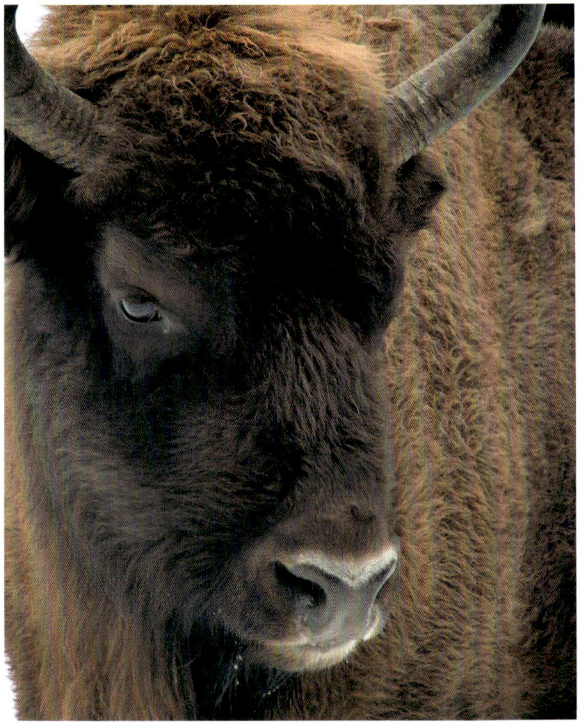

Links: Der Urwald von Bialowieza ist ein ursprüngliches, von Menschen wenig geprägtes Waldgebiet.

Rechts: Dort streifen mächtige, wild lebende Wisente durch die Wälder.

Frag' die Bäume

„Bäume sind Heiligtümer.
Wer mit ihnen zu sprechen vermag
und ihnen zuzuhören weiß,
der erfährt die Wahrheit.
Sie predigen nicht Lehren und Rezepte,
sie predigen das Urgesetz des Lebens."

Hermann Hesse
(1877–1962, deutscher Dichter und Schriftsteller)

„Was ist für dich Wildnis?", habe ich während der Arbeit an diesem Buch viele Menschen gefragt. „Wald", antworteten die meisten von ihnen.

Wildnis, so stellen sie es sich vor, ist ein naturbelassenes Gebiet ohne menschliche Behausungen. Doch wirklich sich selbst überlassene Urwälder gibt es im übervölkerten Mitteleuropa nur noch als kleine Überbleibsel, meist als Nationalpark und vor dem weiterem Zugriff der Menschen geschützt.

Ein letzter Rest der Urwälder, die einst das europäische Tiefland bedeckten, ist der Wald von Bialowieza in Ostpolen, an der Grenze zu Weißrussland. Es ist ein urtümlicher Mischwald aus Eichen, Linden, Hainbuchen und Erlen, wie ihn die Menschen schon zur jüngeren Steinzeit durchstreiften. Ich fühlte mich dort, zwischen den uralten Bäumen, wie in die Wälder aus Grimms Märchen versetzt. Ein Wald, der seinen eigenen Gesetzen gehorcht, hat etwas ganz märchenhaftes an sich.

Im Wald von Bialowieza leben noch die letzten frei lebenden Exemplare des größten Landsäugetieres Europas, die urtümlichen Wisente. Sie lassen uns erleben, wie es wohl gewesen sein könnte, als unsere Vorfahren in ferner Urzeit in solchen Wäldern lebten und diese Tiere ehrten und jagten. Wisente scheinen den Felswand-Malereien steinzeitlicher Höhlen entsprungen zu sein und in diesem Urwald ein neues Leben zu führen.

Zum Ausprobieren

Fragen stellen

Begeben Sie sich in den Wald zu einem Baum und finden Sie heraus:

- Was ist das für ein Baum?
- Was ist das Charakteristische an ihm?
- Welche Art von Rinde hat er, wo und aus welchem Grund?
- Wie alt könnte dieser Baum sein?
- Wie alt könnte er werden?
- Wie vermehrt er sich?
- Welche Bodenverhältnisse zeigt er an, braucht er viel oder wenig Wasser?
- Welche Lichtverhältnisse braucht er?
- Welche zehn Pflanzen sind in seiner Nähe zu erwarten?
- Welche Qualitäten hat sein Holz?
- Was wird daraus hergestellt?
- Welche zehn Tiere leben an und von diesem Baum?
- Wie sehen seine Blätter aus, wie fühlen sie sich an?
- Kann ich den Umriss seiner Blätter aus dem Kopf zeichnen?
- Welche Vögel sitzen an und auf diesem Baum, und aus welchem Grund?
- Wer bestäubt seine Blüten?
- Mit welchen anderen Bäumen steht dieser Baum in Verbindung?
- Wie weit reicht sein Einflussbereich, oberirdisch wie auch unterirdisch?
- Welche Rolle spielt diese Baumart in der Ökologie des Waldes?
- Welche Tiere nähern sich diesem Baum?
- Welche Flechten wachsen an ihm?
- Welche Moose kann man unter ihm finden?
- Welche Pilze wachsen an und unter ihm?
- Verrottet sein Laub leicht oder bleibt es lange liegen?
- Wäre das Holz dieses Baumes geeignet für mein Lagerfeuer, für eine Glutbrennschale (siehe Seite 215), für eine Waldläuferhutte (siehe Seite 153)?
- Welche Teile des Baumes kann ich essen?

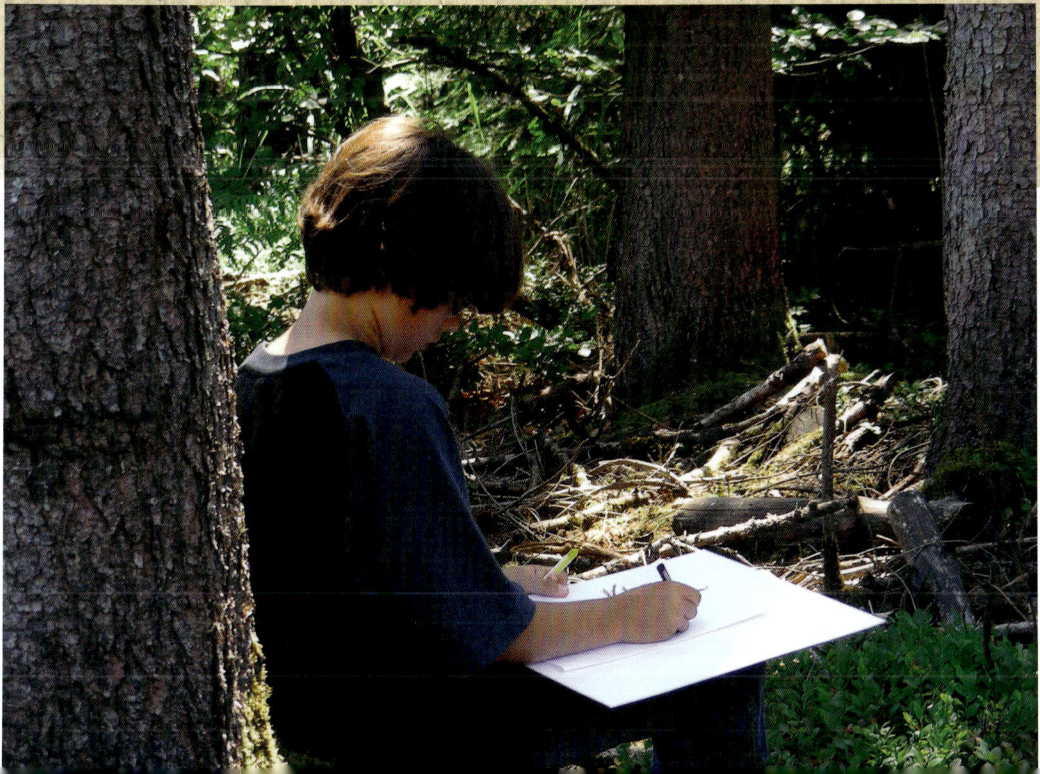

Ein junger „Student der Wildnisuniversität" beim Studium der Bäume.

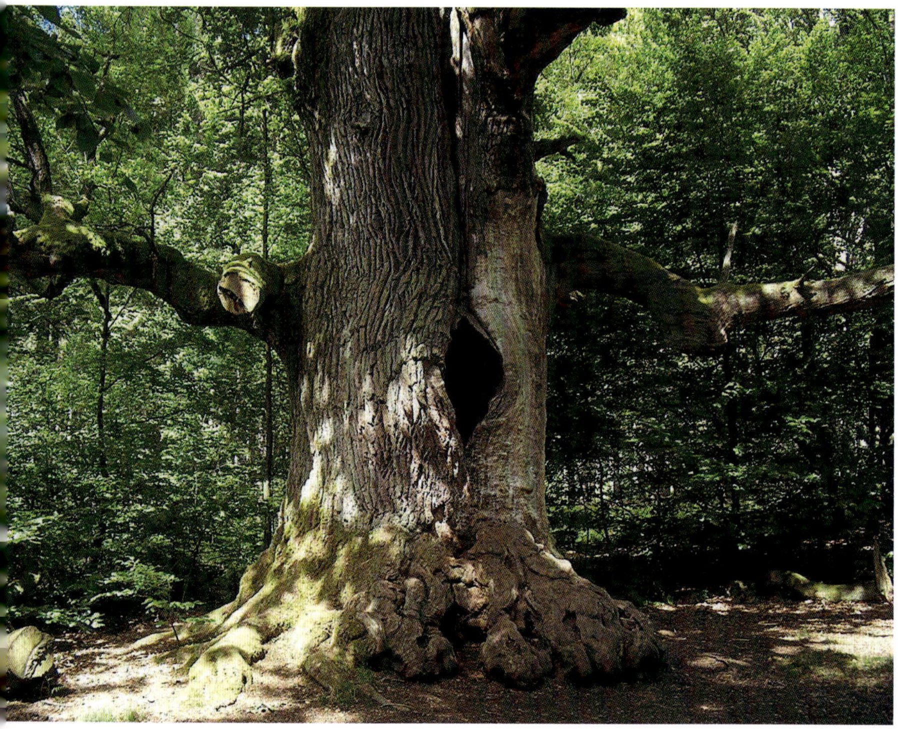

Ein besonders alter und weiser „Baum-Mentor", der im Reinhardswald bei Kassel auf seine Schülerinnen und Schüler wartet

Doch nicht nur einstiger Urwald, sondern ein jedes Waldstück kann uns noch immer ein Gefühl von Wildnis vermitteln und unsere Sehnsucht nach unberührter Natur stillen.

In der Wildnisuniversität

Das Wildniswissen, das uns befähigt, wieder eins mit der Natur zu sein, das uns ihre Gesetze lehrt und mit dem wir mühelos draußen leben könnten, lernen wir am einfachsten im Wald. Er ist wie eine riesige „Wildnisuniversität", in der wir alle wichtigen Studienfächer belegen könnten. Der „Lehrkörper" setzt sich aus zahlreichen Wissenden, Schlauen und Erfahrenen zusammen: aus Bäumen, Pflanzen, Tieren und den Elementen. Als Studiengebühr wird von uns Achtsamkeit und Neugier verlangt. In höhere Semester rücken wir durch beharrliches Fragen vor.

Vor unserem Eintritt in diese Universität wird uns im Sekretariat noch einmal auf eindringliche Weise erklärt, was unter Achtsamkeit zu verstehen ist: Wir stellen uns dadurch gleichsam auf Empfang, um das neue Wissen zu erhalten. Wir sollten, so heißt es, Acht haben auf alles, was uns von jetzt an begegnet. Achtsamkeit in den ehrwürdigen Hallen des Waldes bedeutet, dass wir uns mit Sorgfalt, Respekt, Behutsamkeit und liebevoller Zuneigung der Natur nähern. Wir sind interessiert an den Geheimnissen des Waldes und lassen uns deshalb auf diese Bedingungen ein.

Begeben Sie sich also in den Wald – neugierig, und bereit, Fragen zu stellen. Nehmen Sie Schreibsachen und die Frageliste im Kasten mit. Wandern Sie etwas umher, bis Sie Ihren ersten Mentor finden: einen Baum, der Sie besonders anspricht, der Sie interessiert. Lassen Sie sich von ihm zu Fragen inspirieren. Studieren Sie den Baum, um die Antworten selbst zu finden. Notieren Sie sich diese Fragen als Schema für weitere Bäume. Schreiben Sie wenn möglich auch die Antworten auf. Besuchen Sie diesen Baum zu verschiedenen Tages- und Jahreszeiten und in der Nacht.

Wenn Sie den Wald mit mehr Fragen als Antworten in Ihrem Notizbuch verlassen, waren Sie im Sinne der Walduniversität erfolgreich. Für den zweiten Teil dieser Aufgabe sollten Sie nun zu Hause mit Hilfe von Fachbüchern versuchen, noch offen gebliebene Fragen zu beantworten. Suchen Sie auch im Internet oder befragen Sie Menschen, die Ihnen weiterhelfen können. Führen Sie „Baumgespräche". Lernen Sie so nach und nach langsam einen Baum nach dem anderen in Ihrer Umgebung kennen.

Besonders die Laubbäume sind im Winter schwer zu bestimmen. Ohne ihre charakteristischen Blätter sehen sie für viele gleich aus. Beginnen Sie damit, einzeln stehende Bäume von weitem zu betrachten. Studieren Sie deren Silhouette, machen Sie sich eine Skizze. Gehen Sie näher an den Baum und betrachten Sie nun, wie die Äste aus dem Hauptstamm wachsen. Stehen diese gegenständig,

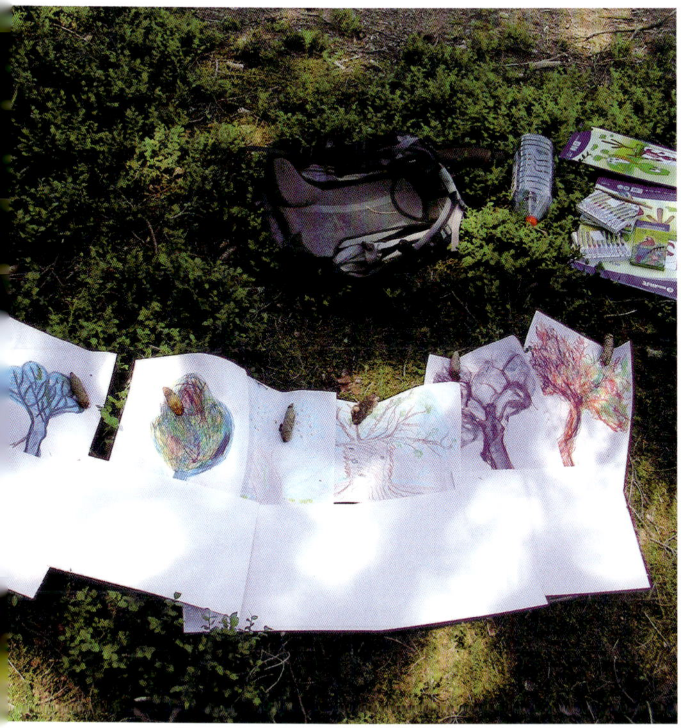

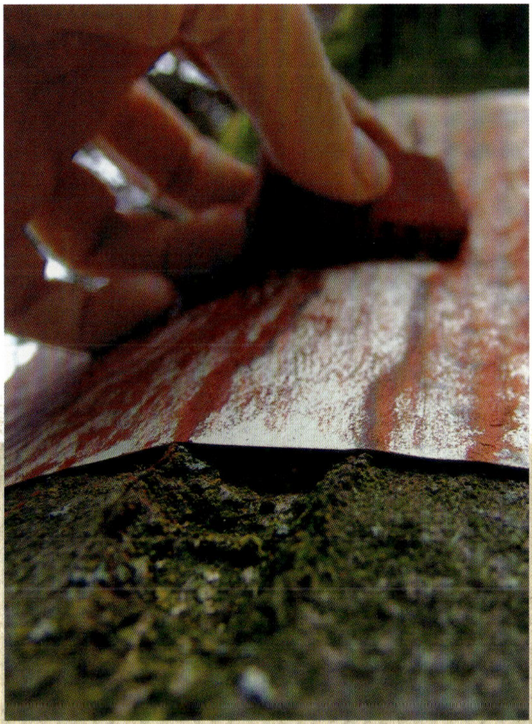

Links: Studieren und zeichnen Sie die Silhouetten der Bäume.

Rechts: Eine Baumfrottage macht die Rindenstruktur des Baumes auf dem Papier sichtbar.

das heißt, stehen sie sich in Paaren gegenüber, wie zum Beispiel bei Eiche, Ahorn oder Rosskastanie – oder entspringen die Äste wechselständig? Auch die Knospen sind ein wichtiges Erkennungsmerkmal. Welche Form, welche Farbe haben sie? Achten Sie darauf, wie sie an den Zweigen sitzen. Sind sie wechselständig, spiralig, wie bei Eiche, Erle oder Hainbuche? Sind sie gegenständig, wie bei Esche und Ahorn?

Mit solchen Angaben können Sie in Bestimmungsbüchern Hinweise auf die Baumarten finden und sie so benennen. Die Rinde oder Borke dient ebenfalls zur Bestimmung. Jede Baumart hat eine charakteristische Borke, ja sogar jeder einzelne Baum drückt seine Persönlichkeit in ihrer Struktur aus. Borken können längsrissig sein wie bei Esche, Robinie oder beim Apfelbaum. Sie können auch querrissig sein wie bei Birke oder Kirsche. Manche Bäume haben eine landkartenförmige Borke wie zum Beispiel die Platanen.

Zum Ausprobieren

Frottagen – das Gesicht des Baumes

Frottage leitet sich vom Französischen *frotter*, das heißt *reiben*, ab. Mit einer Frottage kann man das Profil einer Baumrinde sichtbar machen und konservieren, ohne die Rinde des Baumes abzureißen oder zu beschädigen. Sie brauchen dafür: Klebeband, Pergament- oder Ölpapier (DIN A 4), große Wachsmalstifte oder farbige Kreide.

Fixieren Sie das Papier mit dem Klebeband über der Rinde am gewünschten Platz. Kleben Sie das Blatt rahmenförmig am Baum fest. Reiben Sie langsam mit dem Stift über das Blatt, damit sich die Strukturen abzeichnen. Halten Sie den Stift dabei schräg. Nehmen Sie dann das Blatt vorsichtig ab.

Legen Sie sich eine Sammlung solcher „Rindenkunstblätter“ an. Vergleichen Sie „die Gesichter“ der Bäume miteinander. Was ist das Charakteristische? Beschriften Sie die Blätter auf der Rückseite mit dem Namen des Baumes, dann können Sie diese Bilder für ein „Rindenquiz“ verwenden.

ZUM AUSPROBIEREN

Der Puls der Bäume

Wenn im Frühjahr die Bäume aus ihrem Winterschlaf erwachen und die Säfte steigen, kann man am Stamm ihr „Herz schlagen" hören. Es ist eine faszinierende Art, mit einem Baum Bekanntschaft zu machen. Man spürt dabei, dass ein Baum wie ein Mensch ein lebendiges Wesen ist, das atmet und von Lebenskraft durchströmt wird.

Für diese Übung benötigen Sie ein Stethoskop. Suchen Sie sich im zeitigen Frühjahr einen Laubbaum aus. Am besten eine Birke oder Buche, die mindestens einen Umfang von etwa 70 cm hat. In Birken fließen im Frühjahr täglich etwa 70 Liter Flüssigkeit von der Wurzel in die Baumkrone. Drücken Sie das Stethoskop fest an die Rinde des Baumes und lauschen Sie. Erzeugen Sie möglichst keine Nebengeräusche – bleiben Sie ruhig stehen. Vielleicht müssen Sie das Stethoskop auch an verschiedene Stellen des Stammes anlegen, so lange bis Sie den „Herzschlag" hören. Jeder Baum hat einen eigenen charakteristischen „Herzschlag" – entdecken Sie ihn.

Die Waldapotheke

„Gott hat nie eine Krankheit
kommen lassen,
dass er nicht ihr Arznei
in der Natur geschaffen hätte."

PARACELSUS
(1493–1541, ARZT UND ALCHEMIST)

Die Fürsorge des Waldes beinhaltet auch eine medizinische Versorgung, und wer möchte, kann sich in die Heilgeheimnisse des Waldes einweihen lassen. Zahlreiche Gewächse mit heilenden Kräften können wir am Waldboden finden, doch auch die Bäume schenken uns Medizin für alles, was uns im Wald zustoßen könnte. Beachten Sie beim Sammeln die Regeln des Naturschutzes und nehmen Sie nur so viel, wie Sie gerade brauchen. Studieren Sie, welche Bäume für den Menschen giftig sind.

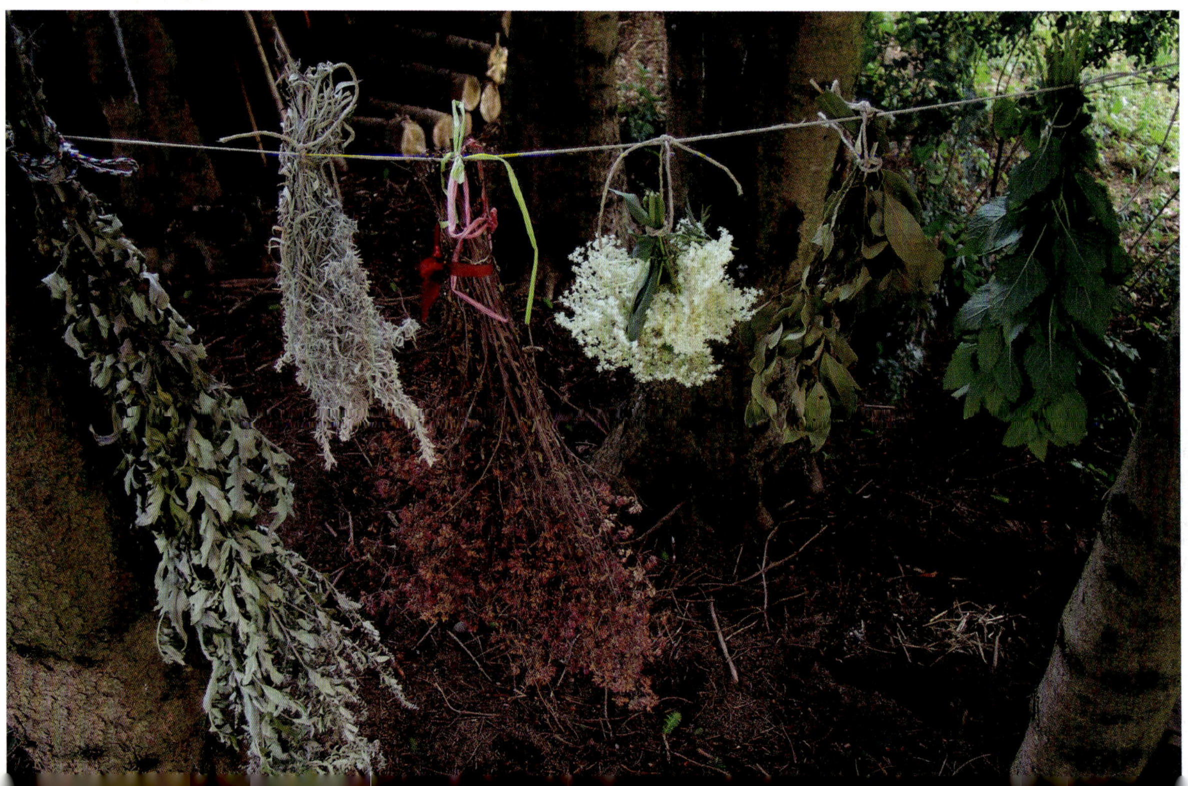

Ein Blick in die Waldapotheke – Heilpflanzen werden zum Trocknen aufgehängt.

Wenn Sie Pflanzen in Bodennähe für Medizin oder als Nahrung sammeln, besteht die Möglichkeit, dass an den Pflanzenteilen Eier des Fuchsbandwurms anhaften. Achten Sie darauf, wo Füchse vorkommen, wo sie immer wieder vorbeistreichen oder ihren Kot hinterlassen. In Lebensräumen von Füchsen sollten Sie besonders achtsam sein und wenn möglich keine Pflanzen oder Pflanzenteile sammeln, die Sie frisch und ungekocht verwenden möchten.

Verzehren Sie in Bodennähe gesammelte Beeren nicht roh. Auch das Waschen der Beeren kann anhaftende Eier nicht 100-prozentig entfernen! Wenn Sie die Früchte des Waldes einige Minuten kochen, werden die Eier jedoch abgetötet. Die Eier sind auch empfindlich gegen Trockenheit und sterben bei Raumtemperatur nach etwa einer Woche ab. Getrocknete Kräuter oder Teile von Bäumen können Sie deshalb bedenkenlos verwenden.

Zum Ausprobieren

Am seidenen Faden

Diese Übung können Sie allein oder auch in der Gruppe ausführen. Spannen Sie eine etwa 200 m lange dünne Schnur, etwa eine Angelschnur, im Wald von Baum zum Baum: einmal in Augenhöhe, einmal knapp über dem Waldboden. Die Schnur kann auch durch das Dickicht und unter Baumstämmen hindurchführen. Verbinden Sie Ihre Augen und folgen Sie im Fuchsgang (siehe Seite 110) ganz achtsam dem Verlauf der Schnur, wobei Sie sich mit einer Hand leicht an der Schnur festhalten. Sie werden dabei lernen „mit den Füßen" zu sehen und die Bäume spüren, bevor Sie dagegenstoßen. Mit nackten Füßen können Sie auch Steine spüren, denn Sie reflektieren Wärme in einer anderen Weise als zum Beispiel Holz oder Gras.

Machen Sie diese Übung bei Tag und bei Nacht, einzeln oder in der Gruppe hintereinander, wie auf einer Schnur aufgereiht. Können Sie sich dabei lautlos fortbewegen? Stolpern Sie oft oder haben Sie einen sicheren Gang? Spüren Sie den Boden?

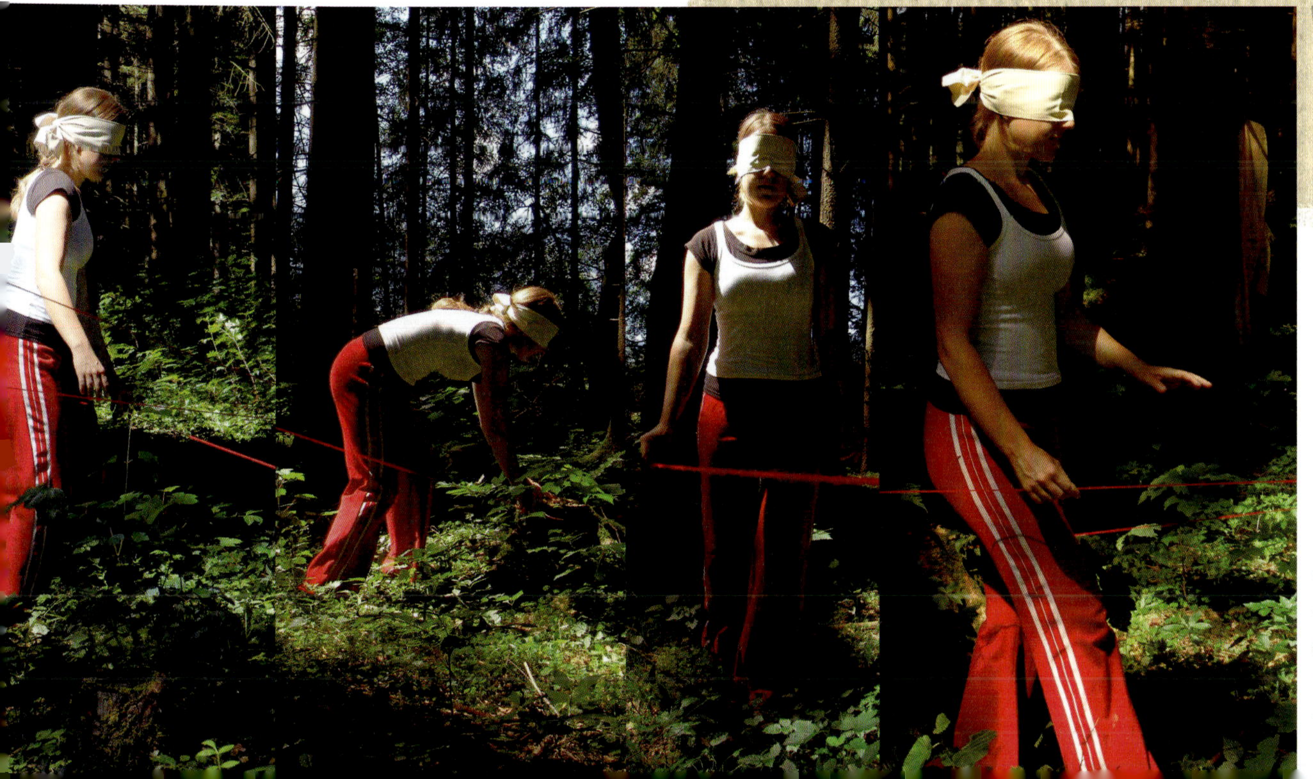

Mit verbundenen Augen entlang einer Schnur durch den Wald zu gehen, schult Wahrnehmung, Gleichgewichtssinn und Achtsamkeit.

Die Baumapotheke

Abszesse, Geschwüre:
Ahorn: frisches, gequetschtes Blatt auflegen
Buche: frisches, gequetschtes Blatt auflegen, Paste aus Buchenasche als Umschlag
Haselnuss: Abkochung der Rinde junger Zweige als Umschlag
Lärche: Harz als Salbe
Linde: frische Rinde zerkleinern, mit wenig Wasser kochen, abkühlen lassen, Schleim abschöpfen und als Kompresse verwenden
Weide: Rinde am Feuer leicht rösten, zwischen Steinen pulverisieren, zur Hälfte mit feiner, weißer Buchenasche vermischen, mit Wasser zu einer Paste anrühren und als Kompresse verwenden

Augen, geschwollen oder entzündet:
Ahorn: frisches Blatt als Kompresse auflegen
Buche: frisches Blatt als Kompresse auflegen

Blasenentzündung:
Birke: Tee aus jungen Blättern
Hainbuche: Tee aus der Rinde junger Zweige
Kiefer: Tee aus Nadeln
Wildrose: Tee aus Hagebutten

Durchfall:
Eiche: Abkochung der Rinde junger Zweige als Tee
Linde: Lindenholz verbrennen, die Asche fein aussieben, in Wasser verrühren, in dieser Form einnehmen. Tagesdosis: 2 x 1 gestrichener Teelöffel
Ulme: Abkochung der Rinde junger Zweige als Tee

Erkältung:
Holunder: Tee aus Blüten, gekochter Saft aus Beeren
Kiefer: Tee aus Nadeln zum Trinken (Vitamin C)
Lärche: Brustsalbe aus Harz
Linde: Tee aus Blüten
Tanne: Tee aus Nadeln zum Gurgeln
Wacholder: Beeren kauen

Fieber:
Berberitze: Tee aus getrockneten Beeren trinken
Erle: Abkochung der Rinde junger Zweige als Tee
Haselnuss: Tee aus Kätzchen oder Rinde trinken
Wildapfel: Tee aus getrockneten Wildapfelscheiben trinken
Wildrose: Tee aus Blüten bereiten, kühl trinken
Weide: Abkochung der Rinde junger Zweige als Tee

Füße, überanstrengt oder geschwollen:
Ahorn: frische, gequetschte Blätter als Kompresse oder in die Socken legen
Erle: frische Erlenblätter als Kompresse oder in die Socken legen

Gelenke, geschwollen:
Ahorn: frische, gequetschte Blätter als Umschlag auflegen

Halsschmerzen:
Erle: mit Tee aus Rinde junger Zweige gurgeln
Ulme: mit Tee aus Rinde junger Zweige gurgeln

Hautausschläge:
Birke: Waschungen und Umschläge mit Tee aus Blattknospen
Eiche: Umschläge mit Abkochung aus Rinde junger Zweige
Ulme: Umschläge mit Abkochung aus Rinde junger Zweige
Walnuss: Umschlag und Waschung mit Walnussblättertee

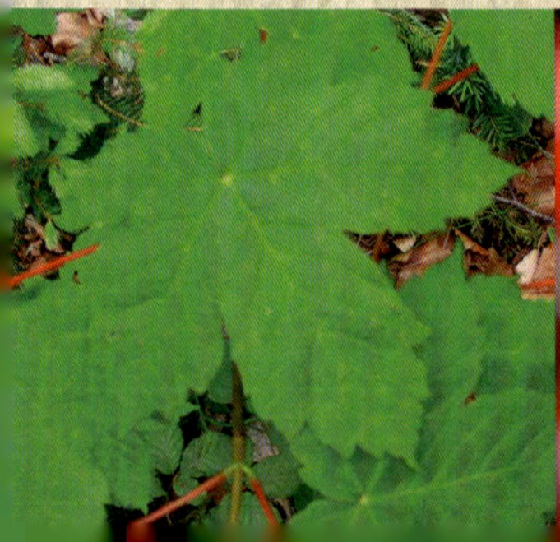
Ahornblätter

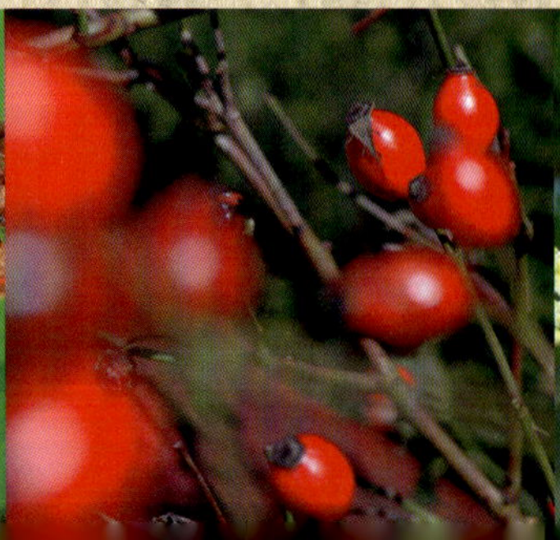
Hagebutten

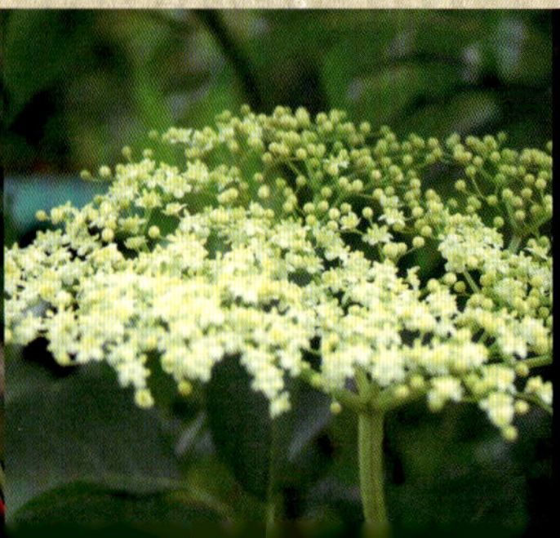
Holunderblüten

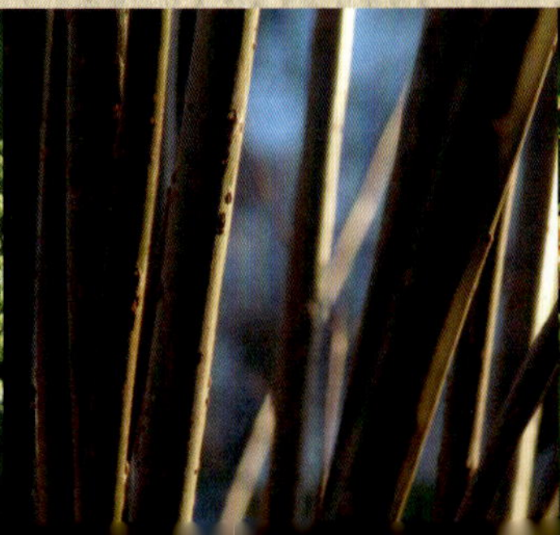
Weidenäste

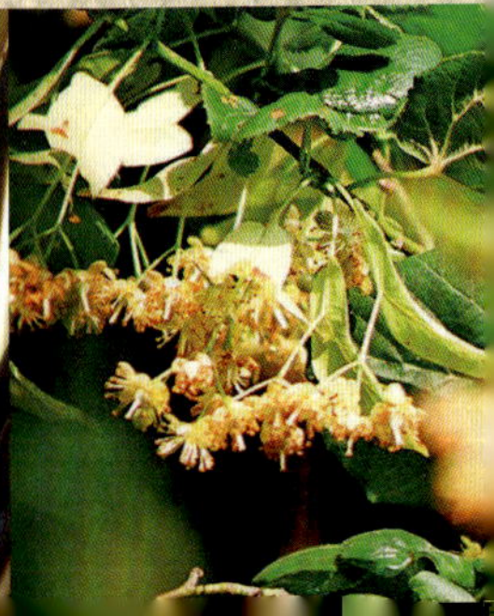
Lindenblüten

Husten:

Eberesche: Tee aus den Blüten trinken

Wildkirsche: Fruchtstiele mit Wasser kurz aufkochen, als schleimlösenden Tee trinken; Harz vom Stamm in Wasser aufkochen, abseihen, als Tee trinken

Insektenstiche:

Ahorn: frische, gequetschte Blätter auflegen

Birke: Umschlag mit Tee aus jungen Blättern; frische, gequetschte Blätter auflegen

Kopfschmerzen:

Weide: Abkochung der Rinde junger Zweige als Tee

Magenkrämpfe:

Linde: Tee aus den Blüten

Mandelentzündung:

Eiche: Gurgeln mit Abkochung der Rinde junger Zweige

Weide: Gurgeln mit Abkochung der Rinde junger Zweige

Muskelschmerzen:

Esche: Abkochung aus den Blättern oder den Früchten für Umschläge

Fichte, Lärche, Tanne, Kiefer: eine Salbe aus dem Harz herstellen (siehe S. 162)

Nervenschmerzen:

Lärche oder *Kiefer:* eine Salbe aus dem Harz herstellen (siehe S. 162)

Kiefer: Harz zu Salbe verarbeiten und einreiben

Weide: Abkochung der Rinde junger Zweige als Tee und für Umschläge

Verbrennungen:

Douglasie: Harz aus den Spaltöffnungen am Stamm sammeln, damit ein Tuch, Pappelwolle oder trockenes Moos tränken, auflegen

Pappel: mit kaltem Tee aus abgekochten Knospen waschen

Verstopfung:

Schlehe: Tee aus den Blüten trinken

Wunden:

Buche: Buchenasche fein aussieben, mit Johanniskrautöl (oder abgekochtem Wasser) zu Salbenkonsistenz rühren, für Wundverband

Eiche: Rinde junger Äste abkochen, für Wundumschläge und Waschungen

Esche: bei blutenden Schnittwunden; Wunde säubern, zusammendrücken, mit frischer Eschenrinde von jungen Zweigen verbinden; 2-3 mal täglich wechseln

Hainbuche: frische, zerquetschte Blätter auflegen

Kiefer: innere Rinde als Wundverband

Lärche: Harz zu Wundsalbe verarbeiten

Linde: frische Rinde zerkleinern, mit wenig Wasser kochen, abkühlen lassen, Schleim abschöpfen und zu Kompressen verwenden; frischen Bast (unter der Rinde) als Wundverband auflegen oder über Wunde binden

Pappel: Knospen auskochen für Umschlag, mit Öl und Wachs zur Salbe verarbeiten; Pappelwolle (Samen) mit flüssigem Harz aus dem Stamm der Douglasie tränken, als Wundverband auflegen

Ulme: Abkochung der Rinde junger Zweige als Umschlag

Weide: frische Blätter zerquetschen und auflegen

Zunderpilz: Zunderpilzlappen auf blutende Wunden zur Blutstillung legen (siehe Seite 166)

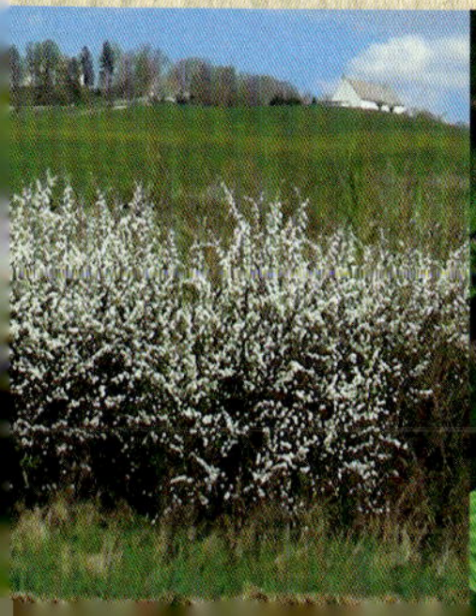

Schlehen

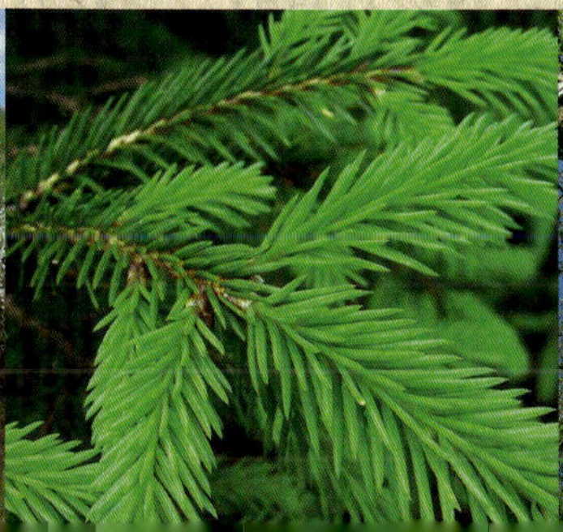

Fichtentriebe

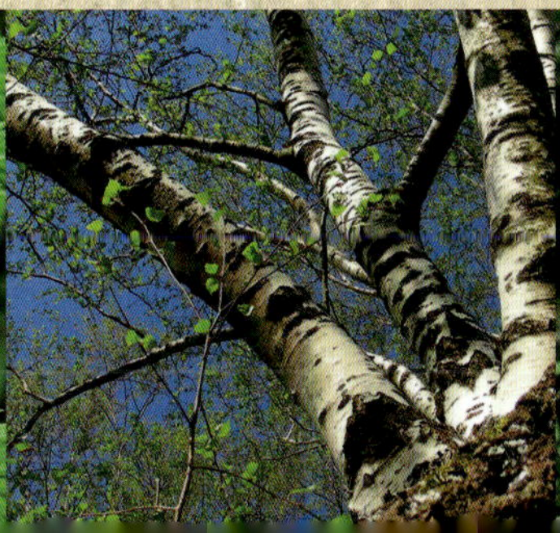

Birkenrinde und -blätter

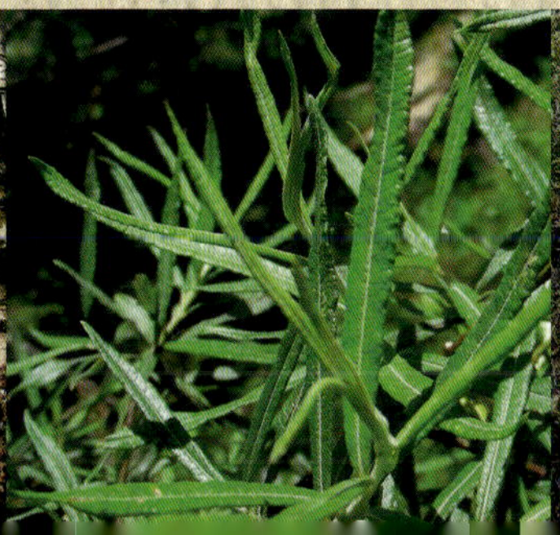

Weidenblätter

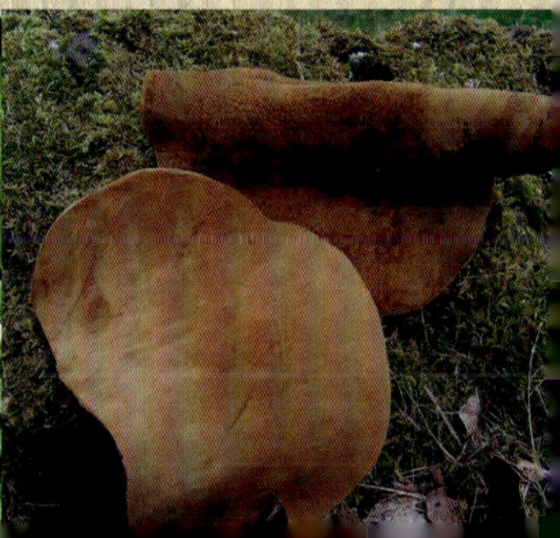

Zunderpilzlappen

ZUM AUSPROBIEREN

Eine Harzsalbe kochen

Für das einfachste Rezept aus der Waldapotheke benötigen Sie Harz und Öl. Olivenöl wäre besonders gut, aber Sie können auch das Salatöl aus der Lagerfeuerküche verwenden. Erwärmen Sie das Harz mit dem Öl, nehmen Sie dabei etwas mehr Harz als Öl, zum Beispiel 50 g zu 40 g. Köcheln Sie die Mischung bei gelinder Temperatur über der Glut des Lagerfeuers. Das Gemisch sollte nie heißer als etwa 50 bis 70 Grad werden und nicht aufschäumen.

Rühren Sie mit einem sauberen Stock fortwährend etwa 15 min. Seihen Sie die Salbe dann durch ein Teesieb oder einen feinen Strumpf oder Stoff. Falls das nicht vorhanden ist, kippen Sie die noch heiße Salbe in ein anderes Gefäß um und trennen Sie so die Salbenflüssigkeit vom Bodensatz. Wenn die fertige Salbe zu fest geworden ist, können Sie sie durch Erwärmen wieder verflüssigen und Öl hinzufügen. Ist sie zu weich geworden, wird weiteres Harz darin geschmolzen. Die Harzsalbe hält sich mindestens zwei Jahre.

Geschmeidiger wird die Salbe, wenn Sie Bienenwachs hinzufügen. Verflüssigen Sie ein etwa walnussgroßes Stück (etwa 8 g Wachs) und ein etwa haselnusskerngroßes Harzstück in etwa 10 EL Öl.

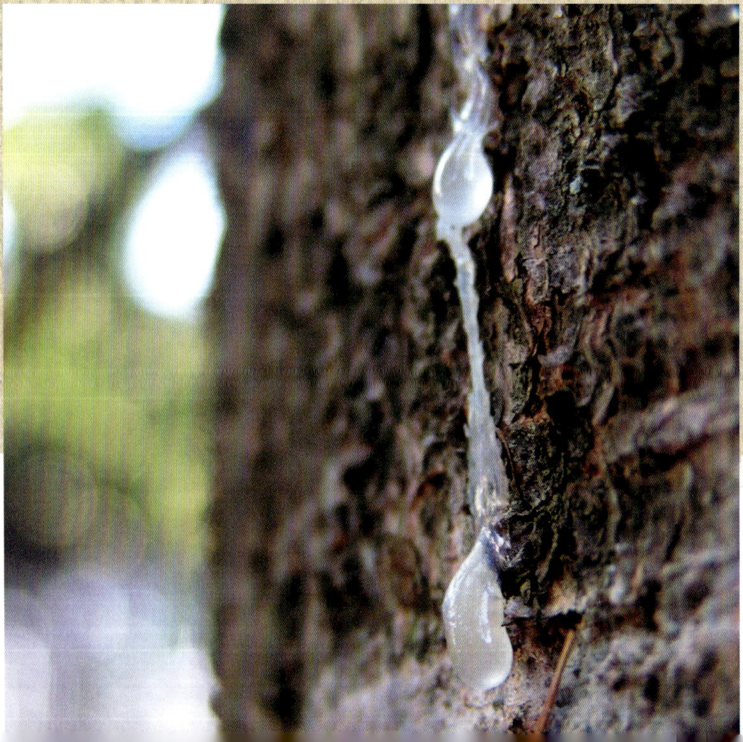

Gold des Waldes

Eines der kostbarsten Geschenke aus dem Heilschatz der Natur ist das Harz der Nadelbäume, das „Gold des Waldes“. Wird die Rinde eines Baumes verletzt, quillt sein Harz heraus. Es ist der Wundverband des Baumes. Er heilt sich damit, indem er die Leitbündel verklebt, die Wunde nach außen abdichtet und sie desinfiziert. Auch wenn die „Rinde des Menschen“, das heißt seine Haut, verletzt ist, kann das Baumharz die Wunde heilen. Das Harz wirkt wie das Granulationsgewebe der menschlichen Haut, das um die Wunde herum entsteht, um diese zu heilen.

Baumharze eignen sich also, zu Salbe verarbeitet, als hervorragendes Wundheilmittel, sie besitzen antiseptische, desinfizierende und wundheilungsfördernde Inhaltsstoffe. Sie regen darüber hinaus die örtliche Abwehr der Haut an und verhindern so die Ausbreitung von Infektionen. Außerdem wirkt Baumharz, als Salbe auf die Haut aufgetragen, durchblutungsfördernd, erwärmend und hilft so zum Beispiel gut bei Nervenschmerzen und bei Muskelkrämpfen.

Die traditionelle Heilpflanzenkunde kennt die Verarbeitung von Harz zu Salben schon lange. Die ersten Rezepte sind uns aus der Antike überliefert. Menschen, die im Wald leben oder dort arbeiten – Waldläufer, Waldarbeiter, Heilkräuterfrauen – verwenden noch heute Harzsalben.

Eine Heilsalbe aus Nadelbaumharz wird angewendet bei: Wunden, besonders schlecht heilenden Ekzemen, rissiger Haut, Schrunden, Nagelbettentzündung, Nervenschmerzen, Zerrungen, Wadenkrämpfen. Harzsalbe kann auch als Zugsalbe dienen, um Splitter zu entfernen. Auf Brust und Rücken einmassiert, hilft sie bei Husten und Erkältungskrankheiten.

Das vom Stamm des Baumes austretende Harz eignet sich hervorragend zum Herstellen heilsamer Salben.

Verletzen Sie keinen Baum, um Harzsalbe zu kochen (siehe Kasten gegenüber). Sie werden im Wald Nadelbäume finden, aus deren Stamm bereits Harz quillt. Sammeln Sie für die Salbe möglichst weißes, sauberes, noch nicht fest gewordenes Harz. Klebriges Harz an Ihren Händen lässt sich übrigens nicht mit Wasser abwaschen. Sie können es mit Öl, Butter oder mit zerquetschten Vitamin-C-haltigen Waldbeeren wie Berberitze oder Vogelbeere entfernen.

Für die Salbe können Sie das Harz von Tanne, Kiefer, Lärche, Fichte oder Zirbelkiefer verwenden. Sie können die Harze durchaus auch miteinander mischen. Kochen Sie die Harzsalbe am besten auf der Glut des Lagerfeuers.

Da das Harz den Topf stark verklebt, ist es ratsam, die Salbe in einer innen nicht beschichteten Blechdose oder in einem extra dafür verwendeten kleinen Topf zu kochen, den Sie dann immer für diesen Zweck benutzen. Haben Sie nichts dergleichen zur Hand, können Sie auch eine Steinschale, einen Stein mit schalenförmiger Aushöhlung, in die Glut des Feuers legen und darin die Salbe kochen. Die genaue Mengenangaben der einzelnen Bestandteile richten sich übrigens auch nach der Konsistenz des Harzes: Bei weicherem Harz brauchen Sie weniger Öl.

Für Ihre Harzsalbe benötigen Sie nun natürlich eine Salbendose. Wo aber finden Sie diese, wenn Ihnen vielleicht nicht einmal ein Messer zur Verfügung steht, um sich eine Dose zu schnitzen? Sie können die Salbe in einen Stein mit Vertiefung füllen und diese mit einem weiteren Stein abdecken. Auch eine leere halbe Walnussschale kann als Döschen dienen. Es gibt jedoch noch weitere Materialien im Wald, die zu einer Salbendose verarbeitet werden können, wie im Kasten rechts nachzulesen ist.

Salbendosen lassen sich gut aus den trockenen Stängeln der Angelikapflanze fertigen.

Zum Ausprobieren

Eine Salbendose herstellen

Die hohlen Stängel einer Angelika, auch Engelwurz genannt, eignen sich sehr gut zur Herstellung einer Salbendose. Die Engelwurz zählt zur Familie der Doldengewächse, zu der auch einige sehr giftige Arten wie Schierling gehören. Ziehen Sie in Zweifelsfällen Experten hinzu. Auch geeignet sind: Japanischer Knöterich, Holunder.

Suchen Sie sich einen trockenen, kräftigen Angelika-Stängel, am besten aus dem vorangegangen Jahr. Er sollte mindestens 2-3 cm Durchmesser haben. Schneiden Sie den Stängel mit einem scharfen Messer oder einer feinen Säge direkt unterhalb eines kräftigen Seitenastes ab. Dort befindet sich schon ein natürlicher Boden für die Salbendose. Verkürzen Sie den Stängel nach oben auf die gewünschte Höhe Ihrer Salbendose, maximal sechs Zentimeter. Halten Sie diese Dose mit dem Boden gegen das Licht, Sie entdecken so etwaige Öffnungen.

Verflüssigen Sie in einer Blechdose auf dem Feuer Harz und tupfen Sie mit einem Stöckchen die noch heiße, flüssige Masse auf den Boden der Salbendose von innen und außen, um offene Stellen abzudichten. Füllen Sie sodann die noch flüssige Salbe ein und verwenden Sie als Dosendeckel eine Astscheibe oder ein geschnitztes Stück Holz.

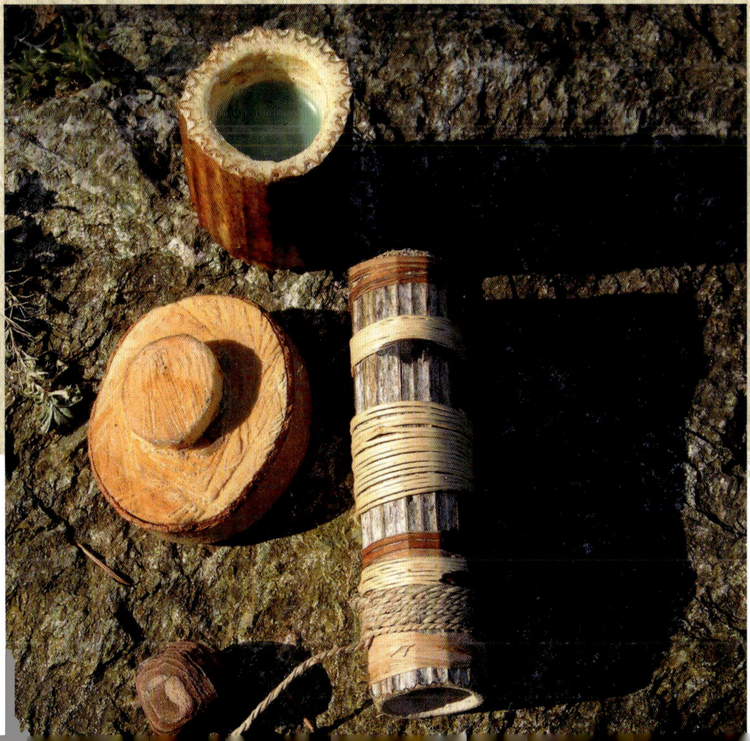

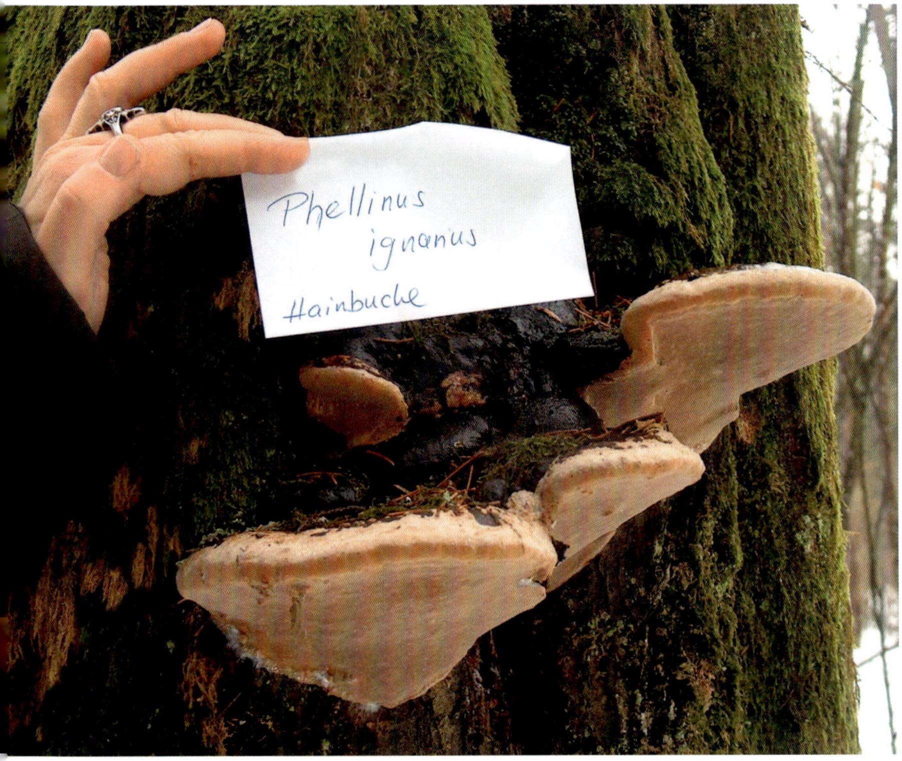

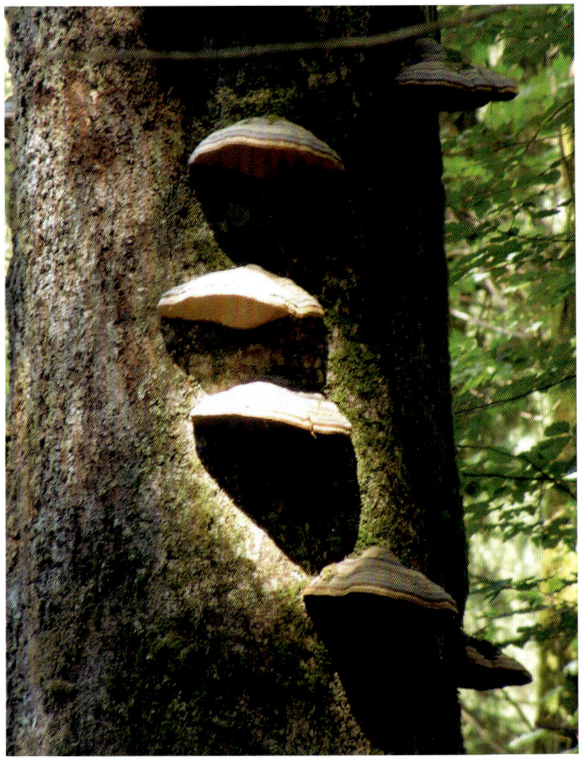

Links: Der Graue Feuerschwamm ähnelt dem Zunderpilz – eine Verwechslung ist möglich.

Rechts: Eine von der Sonne beschienene „Elfentreppe“

Der geheimnisvolle Zunderpilz

In den mitteleuropäischen Wäldern, vorwiegend an den Stämmen von Buchen und Birken, kann man einen geheimnisvollen, tellerförmigen Baumpilz entdecken. Manchmal stehen sogar mehrere dieser Pilze treppenförmig übereinander. Sie sehen aus wie eine kleine „Treppe zum Himmel“, die in Märchen und Legenden oft als „Himmelsleiter“ oder „Elfentreppe“ beschrieben wird. Dort sollen des Nachts bei Mondenschein die Elfen tanzen.

Dieser Pilz, Zunderpilz genannt, war schon unseren prähistorischen Vorfahren bekannt. Er galt als so wertvoll und bedeutend, dass von dieser einstigen Verehrung und von seinem Glanz noch etwas in unsere Zeit hinüberweht: An alten Bauernhäusern, in Tirol oder im Allgäu, werden noch immer vereinzelt Zunderpilze als Schutz gegen schlechte Einflüsse neben der Eingangstür befestigt.

Dieser Pilz ist allen, die gerne draußen in der Natur sind, sehr hilfreich. Er ist ein ganz besonderes Geschenk. Der echte Zunderpilz, *Fomes fomentarius*, gehört zu den Röhrenpilzen und wächst als Parasit vorwiegend an geschädigten und abgestorbenen Bäumen. Seine Oberfläche ist tief konzentrisch gefurcht. Junge Pilze sind rot-, später haselnussbraun und im Alter elefantengrau. Sie haben dann am Rand dunkle, wellenförmige Bänder. Hat der Pilz einen Winter hinter sich, bleibt seine Haut grau bis dunkelgrau. Der Pilz kann zehn bis 15 Jahre alt, bis 50 Zentimeter breit und 25 Zentimeter dick werden. Schneidet man einen frischen Pilz auf, glänzt sein Fleisch rotbraun.

Es gibt sehr ähnliche Baumpilze, die aber nicht die Eigenschaften des Zunderpilzes besitzen: der Graue Feuerschwamm, *Phellinus igniarius*, der Rotrandige Baumschwamm, *Fomitopsis pinicola*, und der Flache Lackporling, *Ganoderma applanatum*. Zur Unterscheidung lesen Sie bitte den Kasten gegenüber.

Wissenschaftler vermuten, dass der Zunderpilz bereits vor 120.000 Jahren den Menschen der Altsteinzeit eine Kultur des Feuermachens und -haltens ermöglicht hat. Wie aber haben das die Menschen damals herausgefunden? So könnte es gewesen sein: Sie beobachteten, wie der Blitz zum Beispiel in eine Birke einschlug und diese abbrannte. Als sie einige Tage später wieder an dieser Stelle vorbeikamen, entdeckten sie in der Asche des Baumes noch einzelne Glutherde. Dies waren, so stellten sie fest, die Pilze, die sie zuvor am Stamm des Baumes gesehen hatten…

Der Zunderpilz ist also ein Gluthalter. Wenn man ihn aushöhlt und mit Glutstückchen füllt, oder wenn man einfach den trockenen Pilz ans Feuer hält, kann man die entfachte Glut bis zum nächsten Lagerplatz befördern und ist nicht darauf angewiesen, stets ein neues Feuer zu entzünden. Auch Ötzi, die Gletschermumie, trug Zunderpilzstücke mit sich.

Unter der grauen außeren Borke befindet sich die wildlederartige, seidig-glänzende Schicht des Fruchtfleisches, auch Trama genannt. Sie ist ein wertvolles Material, denn daraus zubereitete Zunderlappen können kleinste Funken aufnehmen und sie als Glutbrand halten. Wenn man dann leicht brennbares Material über den Glutherd im Zunderlappen legt, lasst sich leicht ein Feuer entfachen. Es brennt dann „wie Zunder".

Wer schon etwas geübter im „Zündeln" ist und einen Blick für brauchbares Zunderpilzmaterial hat, kann auch ohne Zunderlappen mit dem Pilz ein Feuer entzünden. Dazu schabt man mit einem Messer oder einem scharfen Stein von einem ganz trockenen Zunderpilz an jener Stelle, wo der Pilz am Baum festwuchs, einige Trama-Schnipsel ab. In etwa einen Esslöffel dieser Schnipsel werden nun mit Pyrit und Feuerstein oder mit Eisen und Stein (siehe Seite 87, 84) Funken geschlagen. Der erste Funke, der sich eingebrannt hat, dient zur weiteren Feuerentfachung (siehe Seite 81, 85).

Aus Zunderpilzlappen stellte man in früheren Zeiten sogar Hüte, Taschen, Gamaschen oder Umhänge her. Man könnte dieses Material auch das „Goretex der Steinzeit" nennen, denn es ist atmungsaktiv und hält Wind und Regen ab.

Zunderpilz wurde früher auch „Chirurgen-", „Blut-" oder „Wundschwamm" genannt. Die Pilzlappen waren im Notfallkoffer der Ärzte vorrätig und ein begehrtes Mittel zur Blutstillung. Auch Bader und Barbiere hatten sie stets griffbereit. Man konnte den Blutschwamm sogar in der Apotheke kaufen. Durch seine starke Kapillarwirkung ist der Zunderpilzlappen nach wie vor eines der besten blutstillenden Mittel. Er wurde auch als wärmende Kompresse bei Koliken, Wadenkrämpfen und Nervenschmerzen aufgelegt.

Glühende Zunderlappenstückchen wurden früher vorwiegend in Skandinavien zur Moxibustion verwendet, wie es heute noch in der Traditionellen Chinesischen Medizin mit Beifuß gemacht wird.

Zum Ausprobieren

Der Zunderpilztest

Gehen Sie nach dem Ausschlussprinzip vor. Geben Sie einige Tropfen 20-prozentige Kalilauge (aus der Apotheke, Vorsicht: ätzend!) in eine Porzellantasse. Schaben Sie von der äußeren dünnen, hellgrauen Rinde des betreffenden Pilzes am Baum mit einem scharfen Messer einige Späne in die Tasse. Färbt sich diese Lauge rotbraun bis dunkelrot, handelt es sich um den echten Zunderpilz. Beim Flachen Lackporling verfärbt sich die Lauge braun-gelb.

Den Rotrandigen Baumschwamm können Sie mit einem einfachen Test ausschließen. Halten Sie ein brennendes Streichholz oder ein Feuerzeug an die Kruste des Pilzes. Schmilzt diese, handelt es sich um den Rotrandigen Baumschwamm. Beim Grauen Feuerschwamm und beim Flachen Lackporling verkohlt die Kruste, ohne zu schmelzen.

Zum Ausprobieren

Zunderpilzlappen selbst herstellen

Zunderpilze finden Sie meist in feuchten und schattigen Laubwäldern an Buchen und Birken. Sammeln Sie dort, wo ausreichend Pilze vorhanden sind, und nehmen Sie nur so viel, wie Sie wirklich brauchen (Landesrechtliche Naturschutzbestimmungen beachten). Wenn Sie von einem Pilz nur die obere Konsole glatt abschneiden, kann er diese Wunde überwachsen und weiterleben. Um festzustellen, ob sich die graue Zunderschicht leicht von der Tramaschicht entfernen lässt, kann man einen Test machen: Drücken Sie mit dem Daumen oben an der Zunderpilzkappe nah am Baumstamm auf den Pilz. Wenn er sich mit mäßigem Druck eindrücken lässt, können Sie die Rinde leicht entfernen, der Pilz eignet sich gut für die Zunderlappenherstellung. Wenn dies nicht der Fall ist, werden Sie Mühe haben, die Rinde zu entfernen. Ernten Sie solche Pilze also besser nicht.

Schneiden oder schaben Sie mit einem Messer die graue, dünne Rinde, die den ganzen Pilz bedeckt, bis auf die hellbraune, 2-3 cm dicke Tramaschicht ab. Arbeiten Sie dabei immer vom Körper weg, um Verletzungen zu vermeiden. Schneiden Sie die Tramaschicht in Streifen von der darunter liegenden Röhrenschicht ab. Bei älteren Pilzen können Sie die Röhrenschicht auch abklopfen. Dehnen und ziehen Sie die Streifen vorsichtig in die Breite, Sie können dann das Mehrfache ihrer Größe erreichen. Solche Streifen zum Feuermachen und als Wundverband benötigen keine weitere Behandlung.

Auch die Röhrenschicht des Pilzes können Sie verwenden. Sie schneiden sie einfach in Scheiben und verarbeiten sie wie Black Jack (siehe Seite 85). So erhalten sie ein gutes Zundermaterial zum Feuermachen oder können die Stücke als Räucherkohle für Räucherungen (siehe Seite 137) verwenden.

Wie der berühmte Botaniker des 18. Jahrhunderts Carl von Linné berichtete, wandte man dieses Mittel auch bei Kopf-, Zahn- und rheumatischen Schmerzen an. So ist der Zunderpilz in vielerlei Hinsicht eine wertvolle Bereicherung unserer Wald-Notfall-Apotheke.

Das Geschenk der Waldgöttin

Harry Potter besitzt ihn und wandert damit unsichtbar durch die Hallen von Hogwarts. Ein junges Mädchen in der tschechischen Geschichte „Die Märchenbraut“ reist damit in andere Welten. Die Gefährten im Roman „Herr der Ringe“ von J.R.R. Tolkien bekommen ihn von der Elbenkönigin geschenkt. Im Nibelungenlied erhält ihn Siegfried von Alberich, dem König der Zwerge. Er ist eines der kostbarsten und begehrtesten Geschenke – der Mantel der Unsichtbarkeit.

Nur wenige Menschen haben ihn je gesehen oder gar besessen. Wer ihn sich umlegt, wird unsichtbar und kann sich, wie es heißt, unfreundlichen Blicken entziehen. Wer in diesen kostbaren Mantel gehüllt ist versteht, wie es Sagen und Märchen berichten, die Sprache der Tiere, findet heilsame Quellen und wird in die Geheimnisse des Waldes eingeweiht. Dieser Zaubermantel ist aus sichtbaren und unsichtbaren Fäden nach einem kosmischen Muster gewoben. Sein Gewebe – das ist sein Geheimnis – steht in Verbindung mit dem Netz der Natur und des Lebens. Deshalb wird er auch der Mantel der Wildnis genannt.

Wer möchte sich diesen Mantel nicht umlegen? Wir könnten ihn gut brauchen, um uns ganz mit der Natur zu verbinden, um eins mit der Wildnis zu werden oder gar in ihre Geheimnisse eingeweiht zu werden.

Wie die alten Geschichten berichten, ist der Wald jener Ort, an dem dieser Mantel als Geschenk überreicht wird. Begeben wir uns also erwartungsvoll dorthin und folgen wir den magischen Spuren und geheimnisvollen Hinweisen aus der märchenhaften Welt. Nehmen wir in unserem Reisegepäck auch einige Bücher mit, wie „Der Herr der Ringe“, um darin nach weiteren Beschreibungen des Mantels der Unsichtbarkeit zu suchen. Wir finden in diesem Buch eine Stelle, wo die Farbe des Mantels beschrieben wird: Sie sei, so heißt es, schwer zu bestimmen.

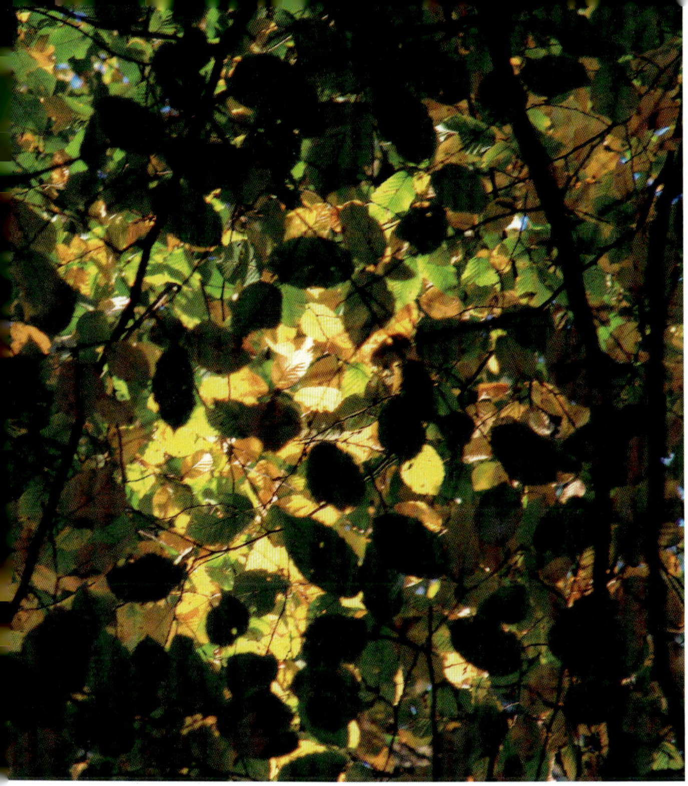

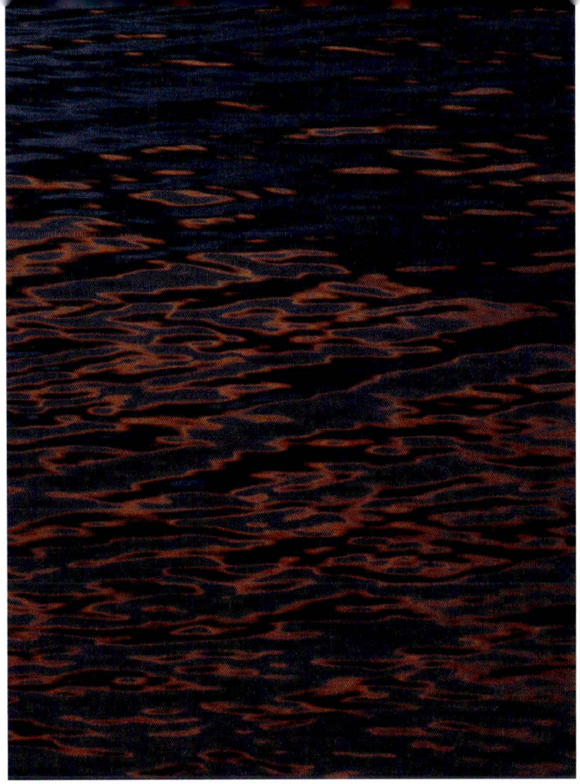

Links: Die Farbe des Mantels der Unsichtbarkeit ist wie das Zwielicht unter den Bäumen...

Rechts: ... und wie das Licht der Sterne, das sich im Wasser spiegelt.

Sie könnte grau, wie das Zwielicht unter den Bäumen sein. Manchmal auch grünlich, wie schattiges Laub, oder braun wie ein Brachfeld bei Nacht. Der Mantel kann auch dämmersilbrig glänzen, wie Wasser bei Sternenschein. Er trägt die Farbe von Blättern und Zweigen, von Wasser und Steinen im Dämmerlicht des Elbenreiches Lothlorien. Die Elbenkönigin dieses Reiches hat den Zaubermantel selbst gewoben und ihn als Geschenk für die Gefährten selbst überreicht.

In welchen anderen Geschichten wird noch von Waldköniginnen oder Waldgöttinnen berichtet, die mit der Unsichtbarkeit in Verbindung stehen und die uns weitere Hinweise liefern könnten? Nun müssen wir aus unserem Rucksack das Buch über die griechische Götterwelt hervorholen und darin blättern. Wir lesen, dass in den Wäldern des antiken Griechenland eine Waldgöttin lebte, deren Verehrung sich bis in prähistorische Zeiten zurückverfolgen lässt. Es ist *Artemis*, die Göttin der Wildnis, die *dea silvarum*, Beschützerin aller wilden Wälder und wilden Tiere, die in verborgenen, entlegenen Wäldern jenseits der Grenzen menschlicher Stätten lebt. Sie ist der personifizierte Geist des Waldes und wahrt seine Geheimnisse. Artemis ist die Hüterin der ursprünglichen Verwandtschaftsbeziehungen zwischen Mensch und Natur. Sie trägt ein Gewand aus Schatten – ist umhüllt mit dem Gewebe der Wildnis. Damit ist sie für den profanen Blick der Menschen vollkommen unsichtbar.

Mit dem, was wir über diese beiden Waldgöttinnen, die Elbenkönigin und die Göttin Artemis wissen, können wir nun das Geheimnis des Mantels der Unsichtbarkeit weiter aufdecken. Was hat es damit auf sich?

Es scheint sich dabei um die Fähigkeit zu handeln, ganz mit der Natur zu verschmelzen, Teil des Waldes zu werden, so dass wir von Mensch und Tier nicht mehr wahrgenommen werden. Wenn wir auf diese Weise ein Teil der Natur geworden sind, wird die Waldgöttin uns ihre Geheimnisse zuflüstern. Wir verstehen, dass es dabei um mehr als eine optische Tarnung geht. Ansonsten wäre die Unsichtbarkeit in vielen alten Geschichten nicht so oft in der Sphäre des Feinstofflichen angesiedelt und mit Göttinnen verbunden. Der Mantel der Unsichtbarkeit ist ein mystischer Gegenstand und gleichzeitig ein praktischer Teil eines archaischen Wildniswissens.

Unsichtbar werden

Den Anweisungen aus alten Geschichten folgend können wir Unsichtbarkeit am besten im Wald und zur Zeit der Dämmerung üben. Begeben wir uns also dorthin, wo der Schatten der Blätter dämmeriges Licht spendet. Dort können wir wie ein Schatten werden und lernen, uns fortzubewegen, ohne sichtbar zu sein. Um Schattenläuferin oder Schattenläufer zu sein – so wird diese Fähigkeit der Unsichtbarkeit in alten europäischen Geschichten bezeichnet; Scout ist der Ausdruck der Indigenen für diese Kunst –, sollte man verschiedene Techniken der Achtsamkeit miteinander verbinden. Wer diese Kunst beherrscht, kann innere und äußere Unsichtbarkeit, optisches und energetisches Verschwinden erreichen.

Die verschiedenen Fäden, aus denen der Mantel der Unsichtbarkeit gewoben ist, stehen für die unterschiedlichsten Fertigkeiten, die man braucht, um unsichtbar zu werden. Sie ermöglichen in erster Linie, das Störfeld zu verringern, das wir normalerweise aus Mangel an Erfahrung und Kenntnis mit uns tragen. Wer aber den Mantel der Unsichtbarkeit um sich legt, kann sich in der Natur fortbewegen, ohne dort eine Störung zu verursachen, und spürt dabei, wie sich der innere Energiefluss langsam beruhigen kann.

Die Fäden, aus welchen Sie sich Ihren eigenen Mantel der Unsichtbarkeit weben können, lernen Sie mit den Übungen in diesem Buch kennen: Fuchsgang, Weitwinkelblick, mit den Augen der Eule sehen, die Energien einer Landschaft wahrnehmen, mit der Landschaft fließen. Auch die Fähigkeit, Sichtbares und Unsichtbares miteinander zu verbinden – wie das Wahrnehmen von Synchronizitäten und Zeichen –, die Übungen der kleinen Dinge und das Erleben der balsamischen Zeit gehören dazu.

Betreten wir nun aber den Wald in der Dämmerung, wie es in den erwähnten Geschichten über die Waldgöttinnen und in „Herr der Ringe" beschrieben wird. In dieser Zeit sind Menschen, Tiere und alle Dinge für das Auge schlechter erkennbar. Wir beginnen in diesem dämmrigen Licht, unsere Wahrnehmung zu schulen.

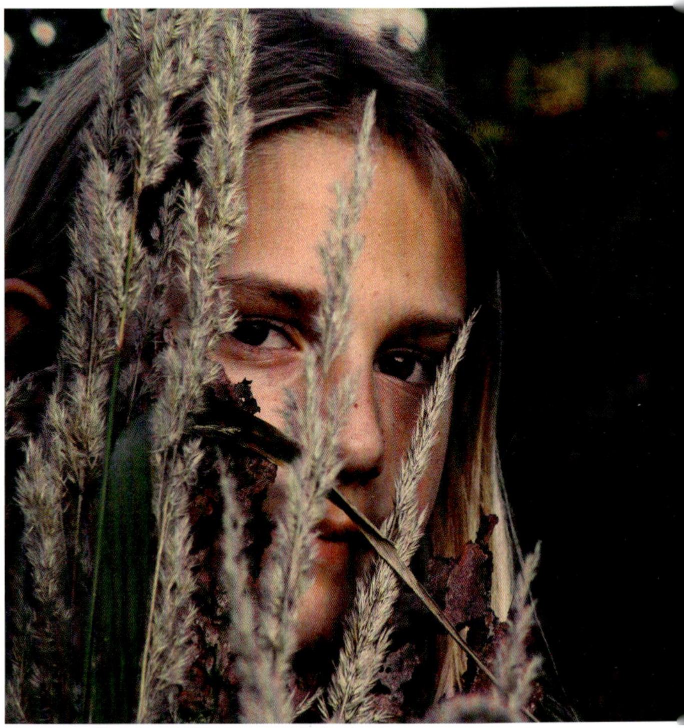

Unsichtbar werden, sich geschickt verstecken – das sind nützliche Fähigkeiten des Wildnisschülers.

Die visuelle Aufmerksamkeit richtet sich meist auf Dinge, die „ins Auge fallen" oder „im Licht stehen". Wir erkennen genau abgegrenzte Gegenstände, jedoch schemenhaft Verschwommenes weniger gut. Schnelle Bewegungen ziehen unsere Aufmerksamkeit auch schnell auf sich. Um für andere unsichtbar zu sein, sollten wir uns also in langsamer Art und Weise dort bewegen, wo es dämmrig und schattig ist, wo das Licht nicht direkt hinfällt.

Farbige, helle Objekte ziehen ebenfalls Blicke auf sich, deshalb sollten wir für diese Übungen die Farben unserer Kleidung anpassen: bräunliches

Grün. Stimmen Sie die Farben Ihrer Kleidung auch auf den jeweiligen Lebensraum und die Jahreszeit ab. Wir sollten Kleidung tragen, die uns asymmetrisch erscheinen lässt und so die gewohnte menschliche Form verändert. Scharfe Abgrenzungen, zum Beispiel eines hellen T-Shirts über einer dunklen Hose, bilden gut sichtbare Konturen. Tarnung löst dagegen die menschliche Gestalt auf – zu erreichen zum Beispiel mit Ästen und anderen Pflanzenmaterialien, die über die menschliche Form hinausragen und damit die Silhouette des Körpers verwischen. Deshalb tragen Indigene und Trapper oft Kleidung, an denen Fransen herunterhängen.

Auch ein Umhang löst die menschliche Figur auf, Arme und Beine sind dann nicht mehr wahrnehmbar. Wer sich mit solch einem Mantel niederkniet, nimmt die Form eines Steines oder Felsens an. So an einen Baum gelehnt, ist man als Mensch kaum sichtbar.

Zum Ausprobieren

Sich den Mantel des Unsichtbaren umlegen

Begeben Sie sich zur Zeit der Dämmerung in den Wald an einen Ort, an dem Sie diese Übung ungestört ausführen können. Schließen Sie zunächst Ihre Augen, um sich an die Dunkelheit zu gewöhnen. Öffnen Sie sie dann behutsam wieder und lenken Sie Ihre Blicke langsam und sanft dorthin, wo es Schatten gibt: unter Blättern, zwischen den Zweigen, unter Büschen, unter Bäumen, hinter einem liegenden Baumstamm, im Dickicht…

Nehmen Sie nun die Haltung des Fuchsganges ein (siehe Seite 110). Gehen Sie langsam und achtsam durch den Wald. Werden Sie „schattenkundig“. Werden Sie dann selbst zum Schatten, indem Sie sich von Schatten zu Schatten fortbewegen. Suchen Sie Plätze, an denen sich Grenzen auflösen. Schreiten Sie am Dickicht vorbei, hinter einem Vorhang aus Laub, durch hohes Gras oder dämmriges Licht. Stellen Sie sich dabei vor, ein Luchs zu sein – ein Meister in der Kunst der Unsichtbarkeit. Bewegen Sie sich mit katzengeschmeidigen Bewegungen langsam von Deckung zu Deckung. Schulen Sie auch Ihr Gehör: Lauschen Sie in die Stille zwischen den Lauten und Geräuschen.

Beobachten Sie sich dabei selbst. Können Sie innerlich ruhig und durchlässig werden, so dass man einfach durch Sie hindurch sieht? Wie groß ist das Störfeld, das Sie bei dieser Übung verursachen? Welche Tiere fliehen vor Ihnen, welche bleiben? Wie nimmt die Natur Sie auf?

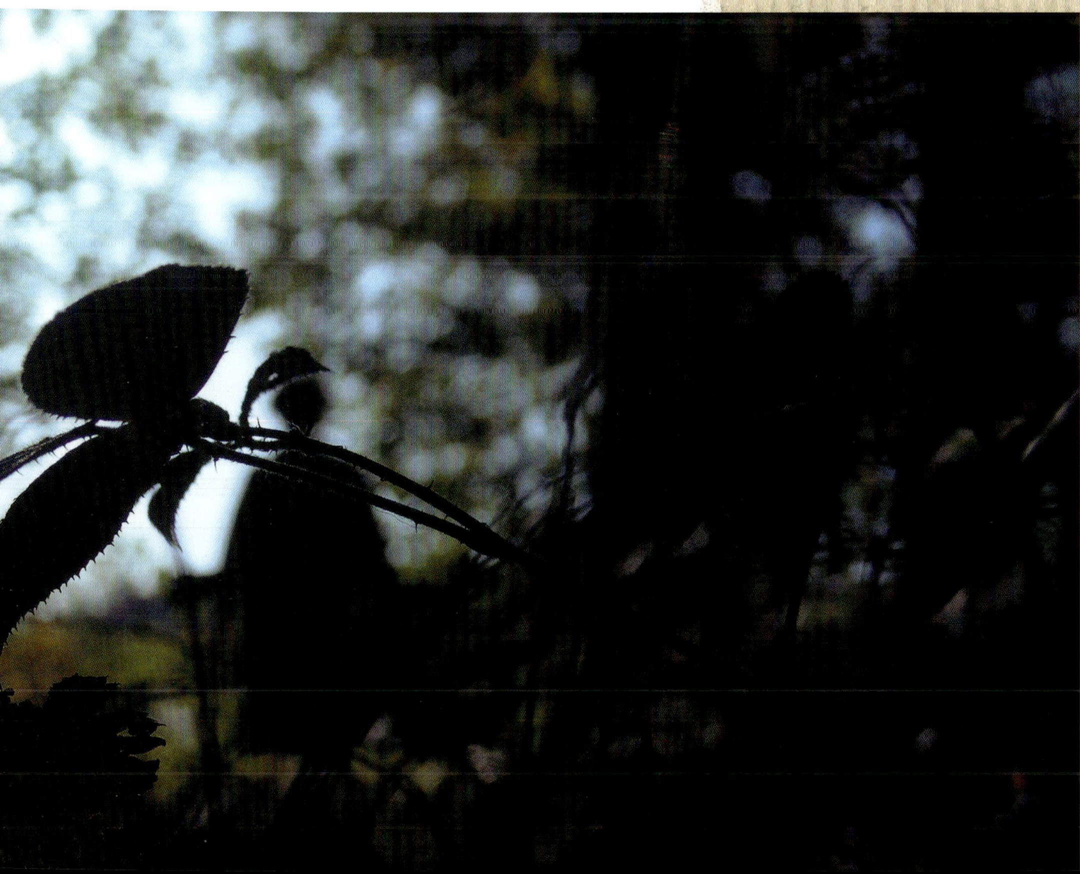

Zur Zeit der Dämmerung lässt sich das Unsichtbarwerden im Wald besonders gut üben.

Zum Ausprobieren

Deckung finden in der Aura eines Baumes

Diese Übung der Unsichtbarkeit gehört zum Bereich der energetischen Tarnung. Jeder Baum besitzt ein eigenes, ihn umgebendes Kraftfeld. Stellen Sie sich etwa 20 m vor einen einzeln stehenden Baum, so dass Sie diesen ganz in Ihrem Blickfeld haben. Entspannen Sie sich dabei, atmen Sie langsam und tief durch, lassen Sie Ihre Verspannungen wie Wasser hinab in die Erde fließen. In der Entspannung wird sich Ihr Gedankenfluss beruhigen und die Gehirnströme können sogar in niedrige Alpha-Wellenbereiche umschalten. Dies ist die beste Voraussetzung für die Kunst des Aura-Sehens.

Betrachten Sie nun den Baum im Weitwinkelblick (siehe Seite 105). Stellen Sie sich vor, Sie schauen wie mit Röntgenaugen durch ihn hindurch. Konzentrieren Sie sich zunächst auf den Rand der Baumsilhouette. Sie können dort vielleicht einen farbigen Schimmer oder ein helles Lichtband wahrnehmen.

Der Rand dieses Lichtbandes kann einige Meter über den Baum hinausgehen. Er führt von der Spitze des Baumes bis hinab zum Erdboden rund um den Baumstamm. Dieses gesamte Feld ist die Aura des Baumes. Üben Sie diesen Blick bei verschiedenen Baumarten und zu verschiedenen Zeiten.

Im zweiten Teil dieser Schulung stellen Sie sich wieder vor einen einzelnen Baum. Wenn Sie das Energiefeld dieses Baumes wahrgenommen haben, bewegen Sie sich nun ganz langsam auf den Baum zu und treten bewusst in seine Aura ein. Stellen Sie sich dabei vor, wie dieses Energiefeld Sie ganz umhüllt und Sie für andere unsichtbar macht. Lehnen Sie sich an den Stamm des Baumes und entwickeln Sie dort noch mehr das Gefühl, unsichtbar zu sein. Lösen Sie Ihr Energiefeld im Energiefeld des Baumes auf.

Machen Sie diese Übung an Bäumen entlang eines Weges, zum Beispiel in einem Park. Überprüfen Sie Ihre Fortschritte an der Reaktion der vorbeigehenden Menschen und an Tieren, wilden wie domestizierten. Bemerkt man Sie, sieht man Sie, sind Sie unsichtbar?

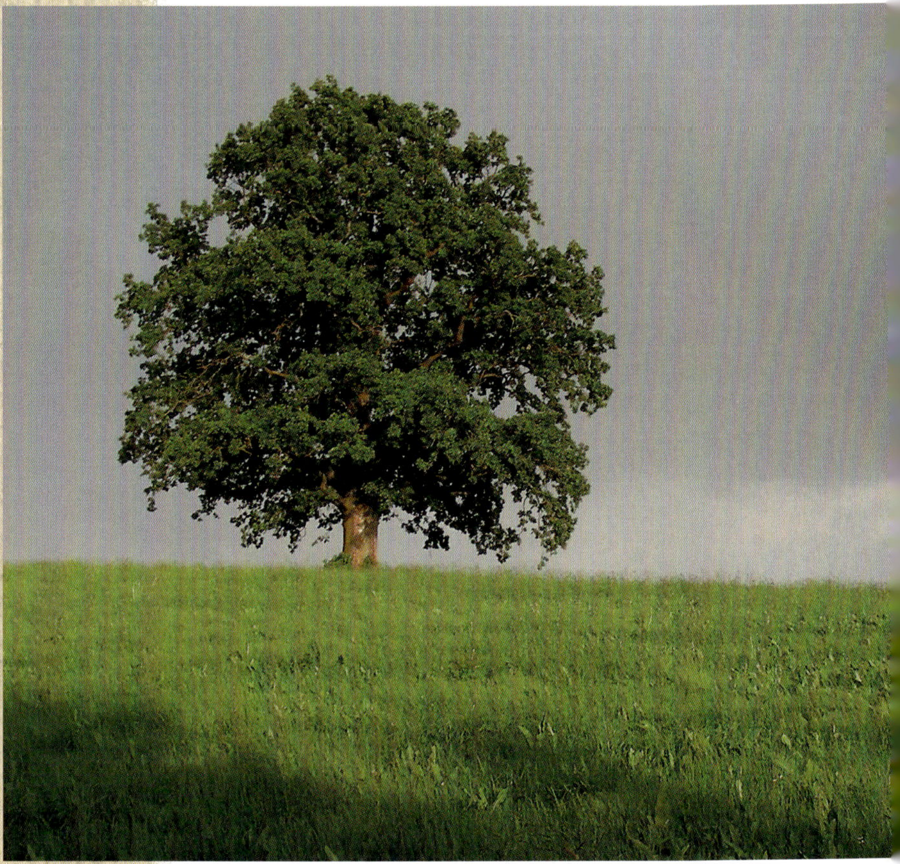

Manchmal kann man das Energiefeld eines einzeln stehenden Baumes erkennen.

In der Schulung zur Unsichtbarkeit richten wir unsere visuelle Aufmerksamkeit verstärkt auf die Schatten und weniger auf die Gegenstände, die sie verursachen. Es ist faszinierend herauszufinden, was bisher unsere Blicke angezogen hat und wohin wir normalerweise nicht schauen. Es ist auch gut, dabei keine menschlichen Wege zu benutzen, sondern eher auf Tierpfaden zu schleichen. So geht, wie es heißt, die Energie der Tiere auf den Schattenläufer über.

Nehmen Sie einmal die Haltung eines schleichenden oder vorsichtig laufenden Waldtieres ein. Bewegen Sie sich achtsam, wie zum Beispiel ein Reh,

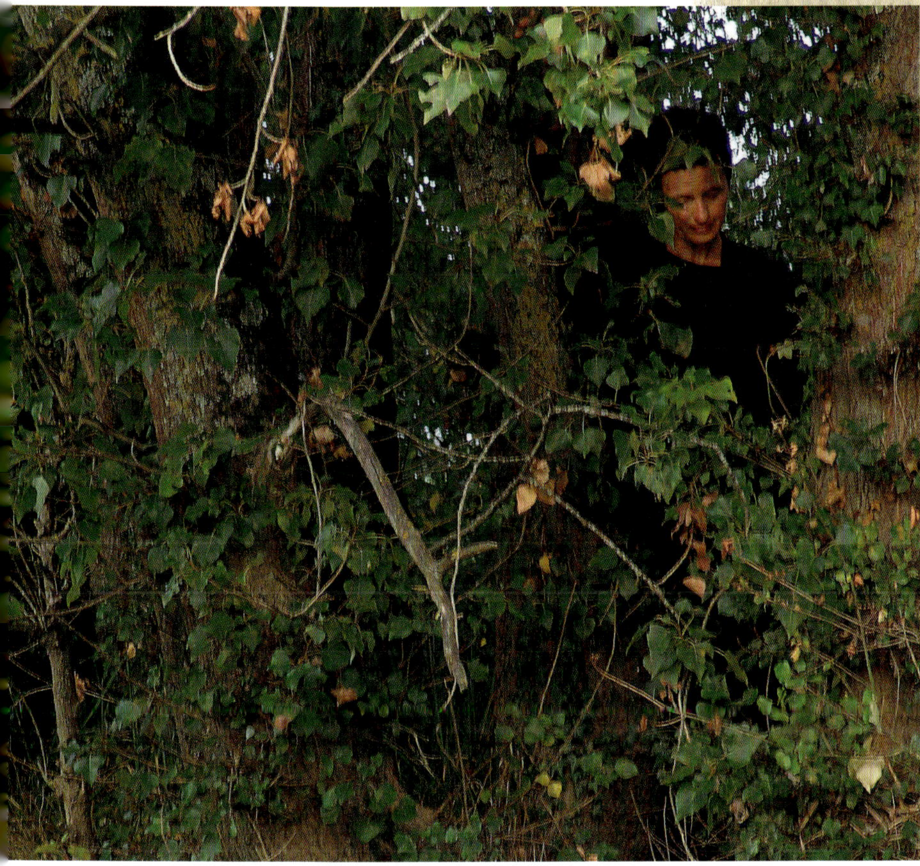

Können Sie sich in einem Baum verbergen und unsichtbar werden?

Zum Ausprobieren

Der wandernde Schatten

Wählen Sie für diese Übung einige dicht beieinanderstehende Bäume aus. Begeben Sie sich unter einen der Bäume. Stellen Sie sich an seinen Stamm und verbinden Sie Ihre Aura mit der des Baumes. Fühlen Sie sich dabei innerlich wie äußerlich ganz unsichtbar. Treten Sie nun langsam aus der Aura des Baumes, stellen Sie sich vor, dass diese dehnbar und elastisch ist und Sie dieses Energiefeld bis zum nächsten Baum mitziehen können. Tauchen Sie dann in das Energiefeld des zweiten Baumes ein. Sie werden das Energiefeld der Bäume wie den Mantel der Unsichtbarkeit um sich hüllen können und unsichtbar von Baum zu Baum wandern.

das durch den Wald schreitet oder ein Luchs, der einen Pfad entlangschleicht. Halten Sie wie diese Tiere dabei gelegentlich inne und schauen Sie sich achtsam um. Lauschen Sie auch auf Geräusche. Werden Sie innerlich zu diesem Tier.

Durch das Nachahmen der Gangart und Haltung verschiedener Tiere erfahren Sie, wie es sich für dieses jeweilige Tier anfühlt, sich durch den Wald zu bewegen. Sie werden es dann auch besser „verstehen" und können so von ihm eine besondere Lektion über die Unsichtbarkeit bekommen. Durch diese Art des Nachahmens werden Sie sich zudem Ihrer eigenen Art sich zu bewegen bewusster, und können eventuelle Verspannungen aufspüren und neue, vielleicht heilsame Bewegungsarten entdecken. Sie werden schließlich für die Tiere „unsichtbarer" und können dadurch ungewöhnliche und spannende Dinge entdecken, die Ihnen bisher verborgen blieben.

Da auch die Tiere die Kunst des Unsichtbarseins kennen, und sich zur Tarnung oft im Schatten verbergen, werden wir durch diese veränderte Wahrnehmung viel mehr Tiere beobachten können als vorher. Der Mantel der Waldgöttinnen wird uns auf diese Weise die Wildnis und deren Geschöpfe näher bringen.

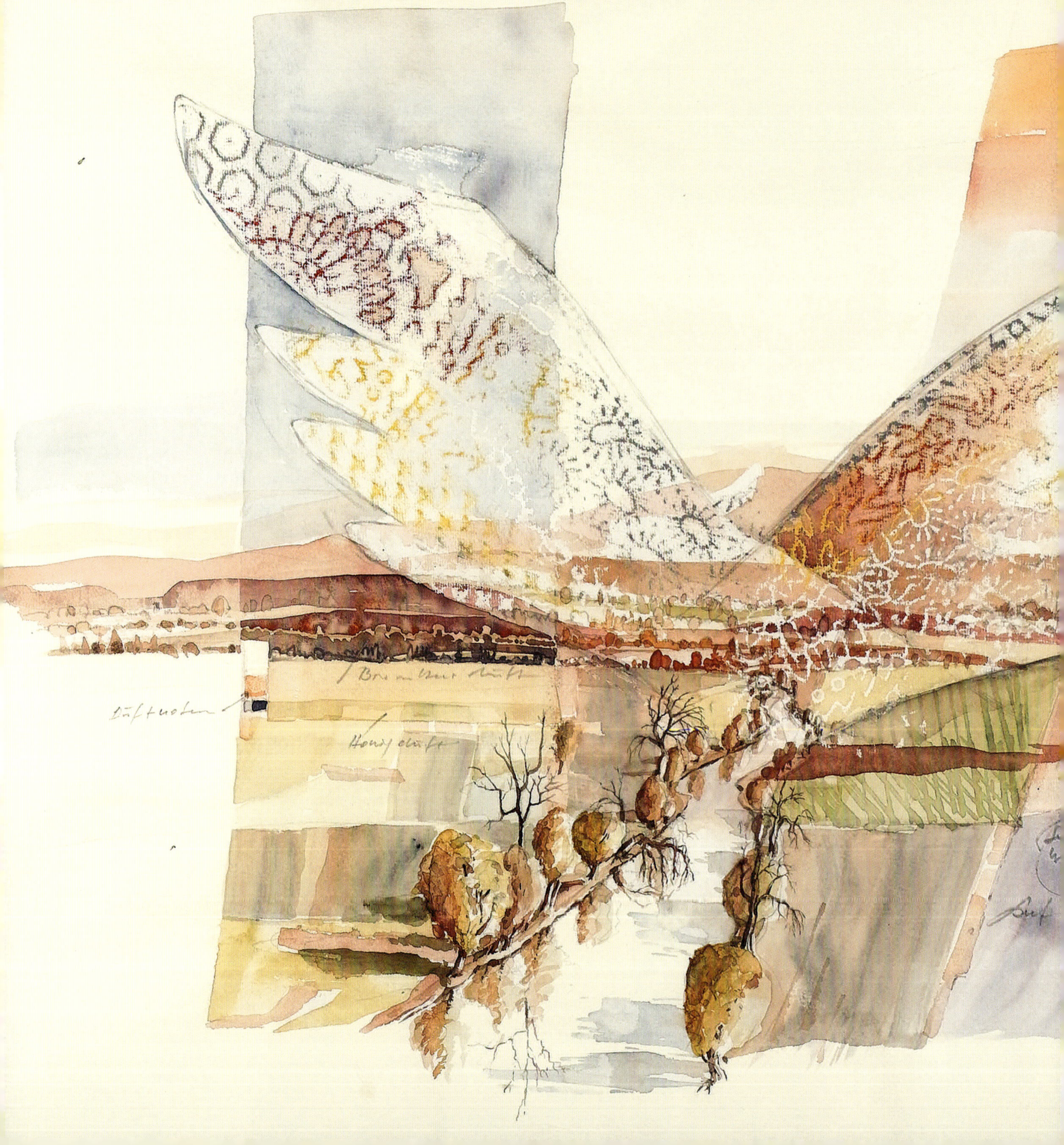
Duftnoten
Brombeerduft
Honigduft

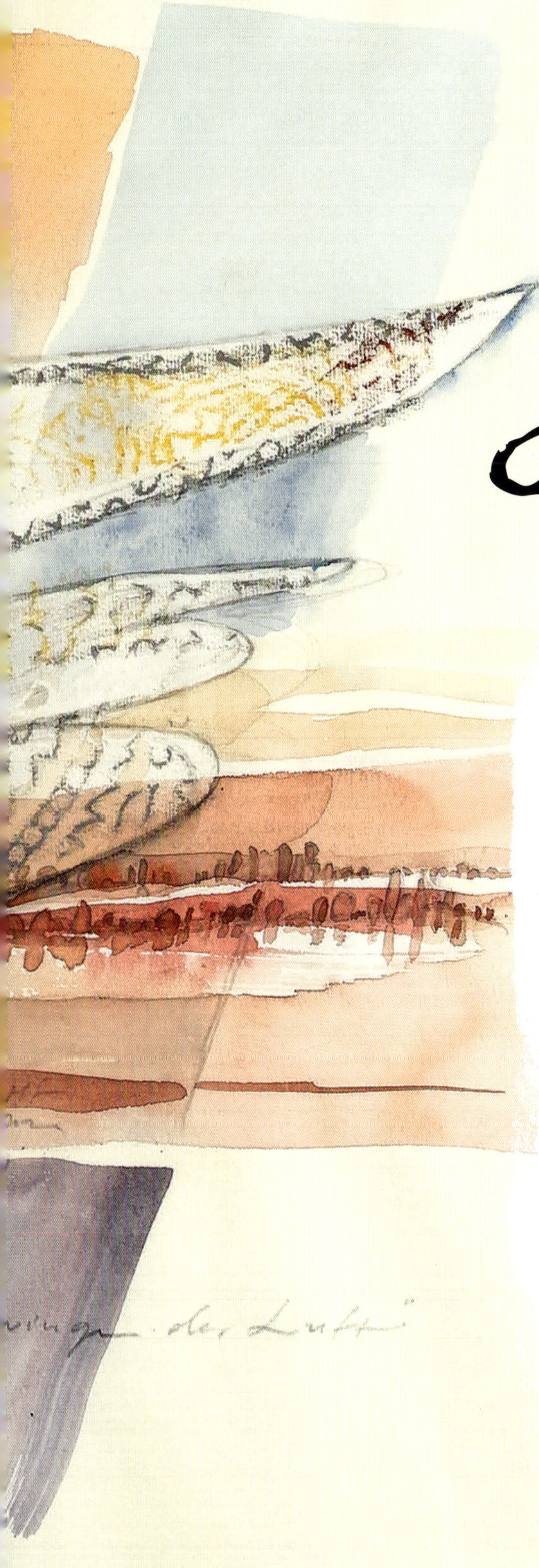

Auf den Schwingen der Luft

Mit dem Duftsinn die Welt wahrnehmen

„Wenn man von uns wissen möchte, wie jener Geruch der Erde sei, von dem die Rede ist, kann man antworten, man bemerke ihn auch oft, wenn die Erde ruhig liegt, bei Sonnenuntergang, an der Stelle, wohin der Regenbogen seine äußersten Enden geneigt hat, sowie auch, wenn die Erde nach langer Dürre vom Regen durchnässt ist. Dann verströmt sie nämlich jenen eigenartigen himmlischen, von der Sonne empfangenen Duft, der eine unvergleichliche Süße hat.“

Plinius der Ältere
(23–79, römischer Gelehrter und Geschichtsschreiber)

Der Geruch von warmer Erde und wilden Kräutern mischt sich zu einer heilenden Duftbotschaft.

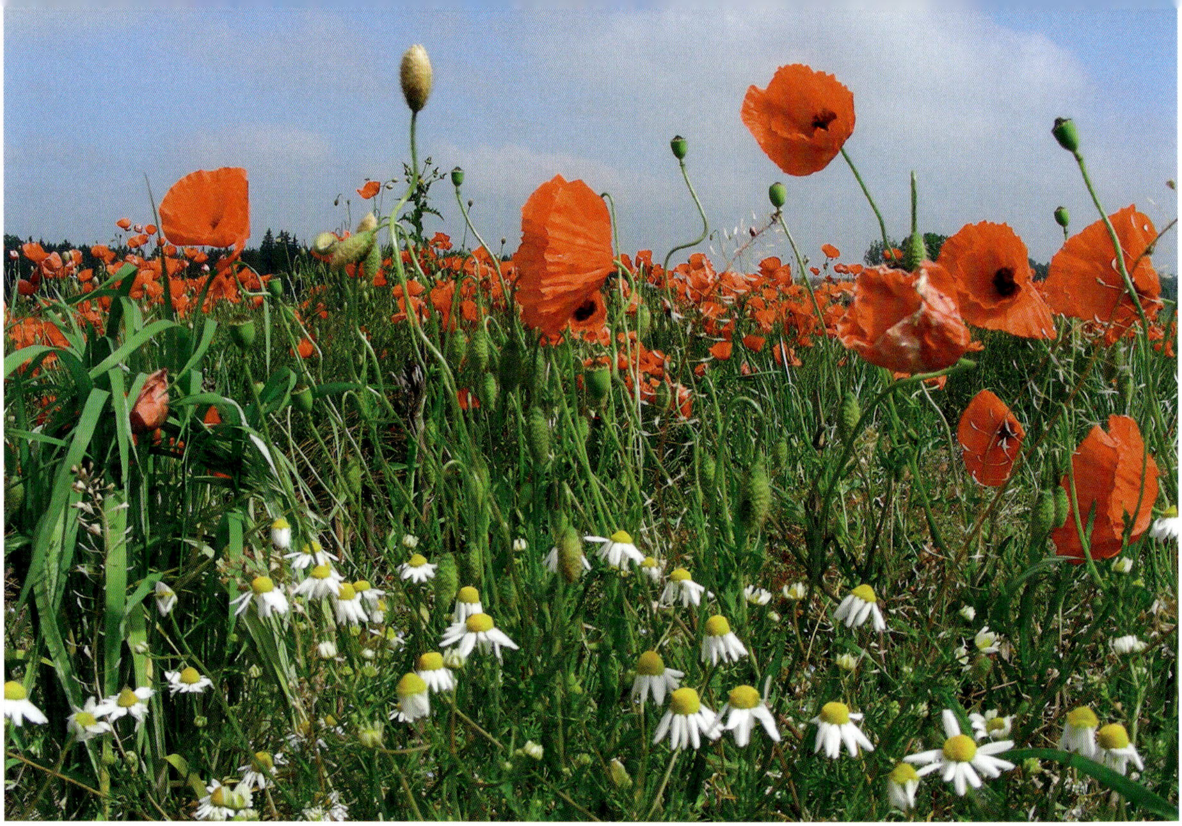

Der Duft der Erde

Es ist ein warmer Sommerabend. Sie schlendern auf einem Feldweg entlang. Die Erde ist ausgetrocknet, staubig und rissig, denn es hat schon lange nicht mehr geregnet. Am Horizont ziehen Wolken auf und verdichten sich. Und dann fällt endlich ein kurzer, heftiger, warmer Regenguss. Er benetzt die durstige Erde, dringt in sie ein. Doch bald darauf verziehen sich die Wolken, ihrer Last entledigt, Sonnenstrahlen lassen das frisch gefallene Nass wieder verdunsten. Dampf steigt von der Erde auf, als atme sie tief ein und aus. Dabei verströmt sie einen unvergleichlichen Duft, der Sie einhüllt, satt und weich in Ihre Nase dringt. Es ist der Duft der Erde, den Plinius im ersten Jahrhundert als „himmlisch" und von „unvergleichlicher Süße" beschrieben hat, und von dem er sagte, dass ihn die Erde von der Sonne empfängt.

Sie kennen diesen Duft der Erde – er erinnert Sie an etwas Vertrautes und Gutes. Schließen Sie einmal die Augen, stellen Sie ihn sich vor, atmen Sie tief ein. Der Duft der Erde ist balsamisch, süß, würzig, er kommt von angenehm duftenden Blumen, warmem Holz und guter Erde. Spüren Sie seine Sinnlichkeit und Zuneigung? Dieser Duft tut gut, Ihre Atmung wird tief und ruhig, das Herz leicht, Verspannungen lösen sich. Die Sorgen des Alltags fallen ab, denn die Erde teilt ihre Erleichterung, ihre beruhigende Tiefe und ihr Wohlwollen mit Ihnen.

Der himmlische, von der Sonne empfangene Duft der Erde hat heilende Kräfte. In der Ayurveda-Medizin Indiens wird er als kostbares Heilmittel eingesetzt, um krankmachende Blockaden des Energieflusses im menschlichen Körper und in der Seele zu lösen. Schon vor langer Zeit ist es in Indien Meisterdestillateuren gelungen, dieses unvergleichliche Parfüm der Erde einzufangen, um es als Heilmittel zur Verfügung zu haben.

„Wie kann man den Duft der Erde auffangen?", fragte ich einst meine Lehrerinnen und Lehrer in Indien, denn ich konnte mir das nicht vorstellen. Inzwischen weiß ich es: Trockene, gebrannte Tonerde wird mit Wasser benetzt und erwärmt. Die aufsteigenden duftenden Dämpfe werden in Sandelholzöl aufgefangen und verleihen ihm ihren warmen erdigen Hauch. Dieses köstliche Öl, das Parfüm der Erde, nennt man in Indien *Attar Gill* oder *Matti Ku attar*.

Es liegt etwas in der Luft

Gaia, unser Planet, die uralte Mutter Erde, trägt viele Parfüms. Jede Pflanze, jede Landschaft, jedes Land, jeder Kontinent, jeder einzelne Organismus verströmt eine eigene Duftnote. Der natürliche Duft einer Gegend oder einer Landschaft setzt sich aus vielen einzelnen Düften zusammen – aus dem des Bodens, der Pflanzen, der Tiere, der Gewässer. „Die Tiere", so hieß es in früheren Zeiten, „sind die Gedanken der Mutter Erde, die Pflanzen mit ihren Düften sind ihre Stimmungen und ihre Gefühle."

Die Luft überbringt uns auf ihren Schwingen dieses natürliche Parfüm und vermittelt uns damit ihre Stimmungen, wir nehmen sie wahr und in uns auf. So wie es mit dem eingangs beschriebenen köstlichen Duft der Erde nach dem Regen geschah, als wir gemeinsam mit der Erde Erleichterung und Aufatmen verspürten. Ihre Stimmung übertrug sich über den Duft auf uns, denn Düfte sind Botschaften.

Riechen heißt auch immer atmen. So um die 23.000 mal am Tag atmen wir ein und bewegen dabei zwölfeinhalb Kubikmeter Luft. Immer enthält diese Luft Duftbotschaften, denn kein Lebensvorgang ist gänzlich geruchlos.

Pflanzen verwenden ihre Düfte, die ätherischen Öle, zur Kommunikation. Sie tauschen damit nicht nur untereinander Informationen aus, sondern auch mit Insekten, die sie zur Bestäubung anlocken. Andere Tiere wiederum werden über Düfte davon abgehalten, die Pflanze zu fressen.

Düfte regulieren auch das Sexualleben – von Pflanzen, Tieren und Menschen. Ein Nachtpfauenaugen-Männchen wittert seine „Angebetete" auf eine Distanz von zehn Kilometern (können Sie das auch...?). Durch Düfte einer Landschaft wittern die Tiere aber nicht nur Sexualpartner, andere Artgenossen oder Feinde, sondern auch Nahrung oder zum Beispiel einen aufkommenden Wetterwechsel. Auch wir Menschen sind mit einem sensiblen Geruchssinn ausgestattet, mit dem wir die Duftbotschaften nicht nur unserer Mitmenschen, sondern auch jene der Natur wahrnehmen können. Riechen Sie nicht auch manchmal den Schnee, bevor es wirklich schneit, oder den herannahenden Frühling?

Düfte spielen eine wichtige Rolle im Netz des Lebens, in dem die Natur die Landschaften, Pflanzen, Tiere, Menschen, Steine, Berge, Gewässer, Winde – einfach alles – miteinander verwebt. Wir sind ein Teil dieses weit gespannten Kommunikations-Netzes des Lebens, denn im Reich der Natur sind auch wir ursprünglich zuhause. Wir verstehen deshalb diese Botschaften, wenn sich die Erde mit ihren Düften in uns hinein erweitert und zu uns spricht. Durch eine lange gemeinsame Evolution mit Pflanzen und Tieren „weiß" unser Geruchssinn von der alten Zugehörigkeit. Er versteht die verschlüsselten Botschaften der Duftsprache einer Landschaft, eines Biotops, einer Pflanze, eines Tieres oder der Winde.

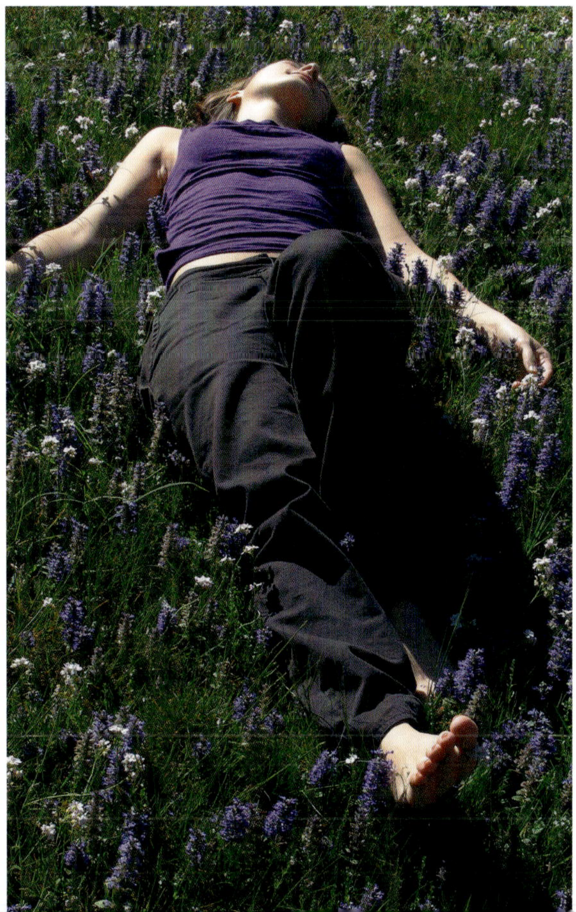

Die Düfte der Wiesenblumen laden zum Verweilen und Entspannen ein.

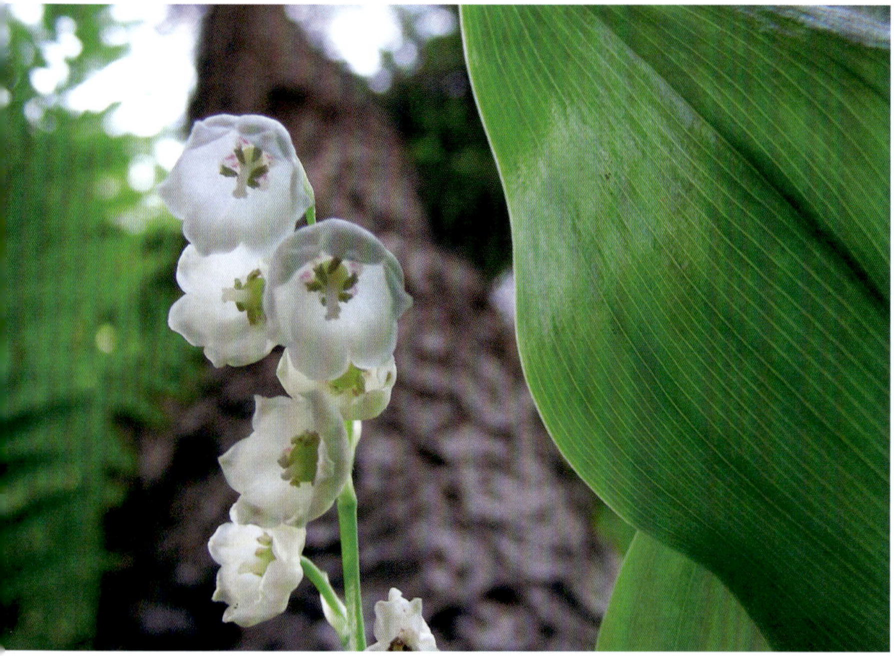

Der betörend-süße Duft des Maiglöckchens weckt Empfindungen von Zärtlichkeit, Zuneigung und Sinnlichkeit.

Die bewusste Erfahrung von Düften hat etwas Grenzen Auflösendes, denn Innen- und Außenwelt verschmelzen dabei. Mit ihren Düften offenbart die Natur uns ihr Innerstes. Über den Geruchssinn nehmen wir sie auf das Innigste und Sinnlichste wahr, ihre Gefühle werden zu unseren, und wir können die Sprache der Erde verstehen.

Der älteste Sinn

Die ersten Lebewesen im Urozean verständigten sich über Duftmoleküle. Das Riechen ist die älteste Form der Kommunikation. Schon in den ersten Momenten des Lebens spricht diese uralte Duftsprache zu uns: Menschliche Spermien besitzen Riechrezeptoren, sie können riechen. Von dem maiglöckchenartigen Duft der Eizelle angezogen, beschleunigen sie ihre Schwimmgeschwindigkeit und gelangen so schnell und zielsicher zu ihr.

Im Lauf der Evolution entwickelte sich die Riechschleimhaut oberhalb eines bestimmten Nervenstranges dann zu einem immer größer werdenden Nervenkomplex, einem Gehirn. Das Denken ist also gewissermaßen aus dem Riechen entstanden. Die Wurzeln des „modernen“ Gehirns von *Homo sapiens* reichen noch in dieses urzeitliche Riechhirn. Der Geruchssinn ist unser ältester und „unzivilisiertester“ Sinn. Er ist ursprünglich, instinktiv, animalisch, emotional und direkt. Er trägt noch nicht Anzug und Krawatte, sondern die bloße Haut – und diese riecht nach Wald, Schweiß, Lust, Erinnerung, Gefühl und Sinnlichkeit. Die Zivilisation hat ihn domestiziert und eingeschränkt. Nun hat er sich in unser Unbewusstes zurückgezogen und schickt uns von dort die wildesten Träume.

Hugo Kükelhaus, ein deutscher Philosoph und Künstler (1900–1984), der intensiv die Bedeutung unserer Sinne erforschte, drückte das so aus: „Große Erfahrungsfelder des Geruchssinns gehen durch immer selteneren Gebrauch der Nase verloren.“ Er setzte sich in seiner Arbeit gegen die Einschränkung der sinnlichen Erfahrungsmöglichkeiten in unserer Zeit ein und erforschte zu diesem Zweck auch unseren Geruchssinn.

Uns ist oft nicht mehr bewusst, wie sehr Sinne und Sinn miteinander verknüpft sind. Unsere Realität, unser Bewusstsein, die Weise, wie wir die Welt verstehen, werden durch unsere sinnliche Wahrnehmung definiert und geformt. Nur die Sinne „berichten“ uns, wie es draußen in der Welt ist. Alles jenseits der Sinne bleibt uns verborgen. Ein bewussterer Umgang mit unserem brachliegenden Geruchssinn kann deshalb das wunde Gefühl des Getrenntseins von der Natur lindern.

Treffen über die Atemluft die Duftmoleküle des Erdbodens, der Pflanzen, der Bäume in der Nase auf unsere Riechschleimhaut, verursachen sie dort chemische Reaktionen, die in elektrische Impulse umgewandelt direkt ins Zentrum des Gehirns geleitet werden. Im Unterschied zu anderen Sinnesinformationen, die meist über höhere Gehirnareale kontrolliert und zensiert werden, gelangen die Duftbotschaften an ihnen vorbei in die entwick-

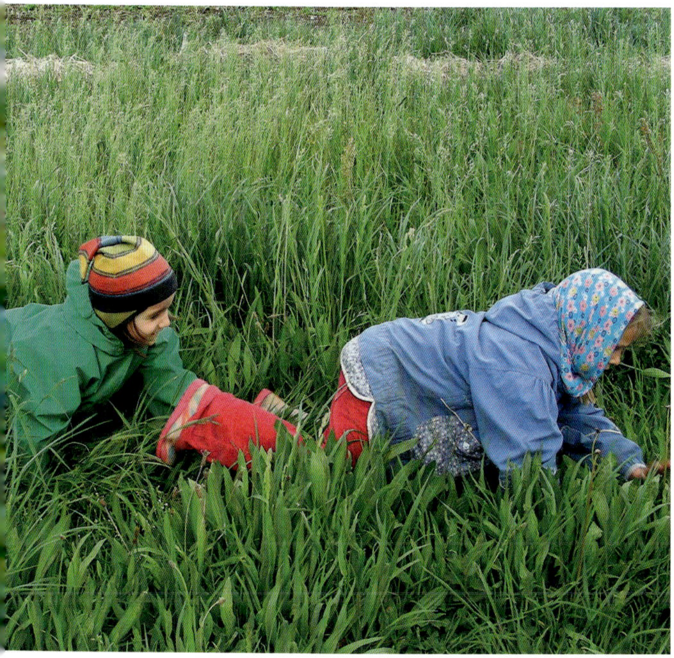

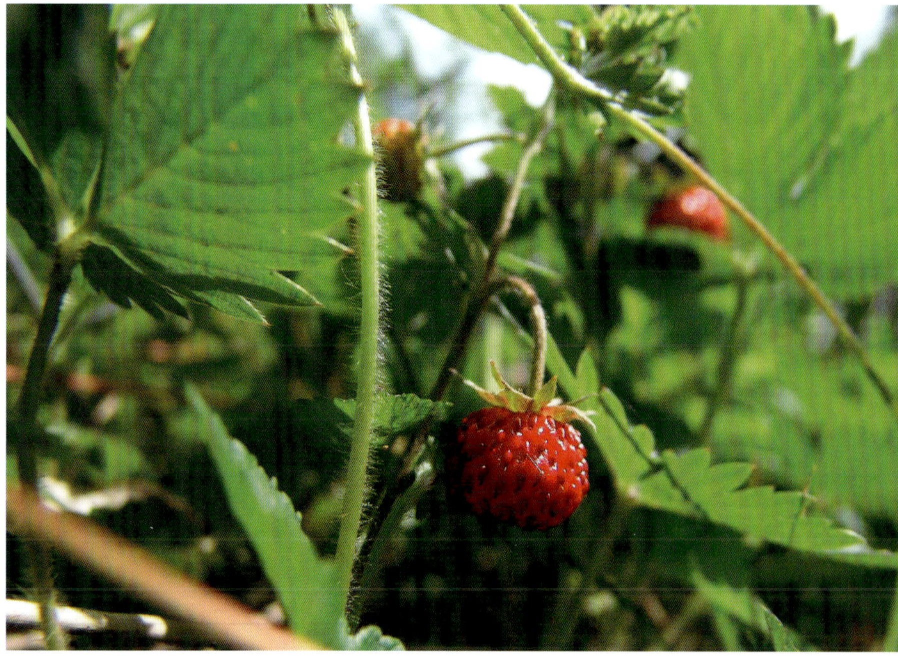

lungsgeschichtlich älteren Areale, wo sie auf die Zentren für unsere Gefühle, Stimmungen, Erinnerungen treffen – sie werden also nicht von der Großhirnrinde zensiert. Deshalb wecken Düfte Emotionen und lassen uns Stimmungen spüren. Sie rufen alte Erinnerungen wach.

Sicher ist es Ihnen auch schon einmal so ergangen: Ein Duft lässt plötzlich eine Situation Ihrer Kindheit wieder auferstehen. Er ist wie eine Zeitspur weit zurück zu einem Sonntagsspaziergang im Heidelbeerwald, einem Sommertag am See, einem Strohfeuer im Herbst, zu frisch gemähtem Gras oder jenem Tag, als es nach einem langen Winter endlich nach Frühling roch. „Der Duft ist ein mächtiger Zauberer, der uns über Tausende von Meilen hinweg trägt, über all die Jahre, die wir gelebt haben", so berichtet die taube, stumme und blinde Autorin Helen Keller (1880–1968) über ihre intensive Erfahrung mit dem Geruchssinn. Düfte prägen unsere Erlebnisfähigkeit. Sie machen die Erlebnisse spürbar und schenken uns „Geschmack am Leben".

Den Geruchssinn zurückerobern

Wir Menschen können weit mehr als 10.000 Gerüche voneinander unterscheiden. Doch können Sie sich an so viele Düfte erinnern? Könnten Sie diese benennen und beschreiben? Es wird schnell klar, dass unser Geruchssinn verkümmert ist. Oft bemerken wir ihn erst, wenn er nicht mehr richtig funktioniert, zum Beispiel bei einer Erkältung. Auf seine Schutz- und Warnfunktion können wir kaum mehr vertrauen, und seine Botschaften nicht mehr verstehen. Wir haben die Verantwortung für eine eigenständige sinnliche Wahrnehmung abgegeben.

Besonders die Nahrungsmittelindustrie benutzt diese Passivität und manipuliert uns mit oft künstlich hergestellten Düften. Statistisch gesehen kommen wir 25 mal am Tag mit künstlichen Aromen in Kontakt. Sie bringen uns dazu Dinge zu kaufen, die wir nicht brauchen oder die uns nicht gut tun. Durch die modernen landwirtschaftlichen Anbaumethoden und Verarbeitungsweisen haben die Nahrungsmittel ihren ursprünglichen lebendigen Duft verloren.

Links: Düfte wie jene von Gras oder frisch gemähten Wiesen erinnern uns manchmal an eine Situation in unserer Kindheit.

Rechts: Der fruchtige Duft von wilden Erdbeeren und Kräutern verwebt sich vielleicht zu Bildern von einem heiteren und glücklichen Tag im Wald.

Mit unserem Geruchssinn können wir Stimmungen einer Landschaft wahrnehmen und empfinden.

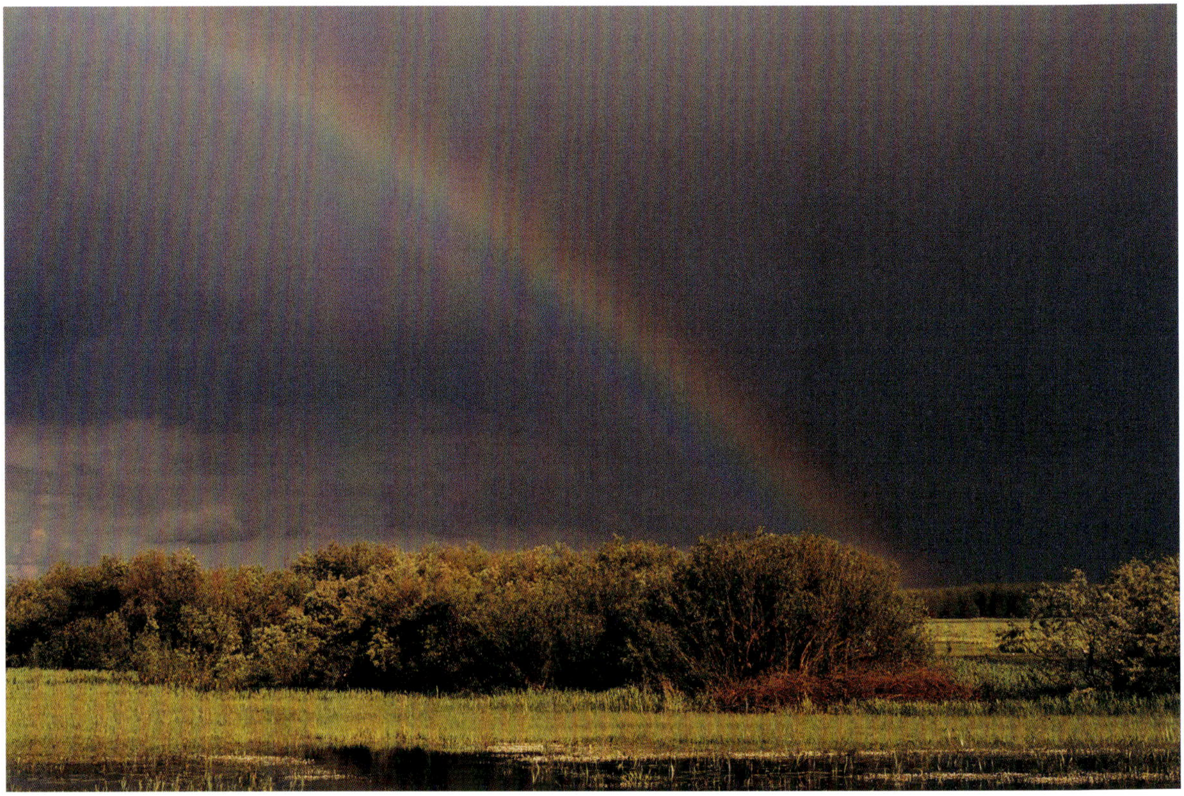

Deshalb „schönt“ die Industrie fast alle käuflichen Lebensmittel mit künstlichen Düften. Wir lassen uns so buchstäblich an der Nase herumführen. Unser Geruchssinn, ursprünglich auch zur Suche und Prüfung von Nahrung „konstruiert“, nimmt ungeübt und unkritisch einen Duft wahr und unterscheidet nicht zwischen natürlichem und künstlichem Aroma. Wir kaufen zum Beispiel einen Erdbeerjoghurt, der keine Erdbeeren enthält und dennoch nach „Erdbeeren“ riecht, weil dieser Duft künstlich hergestellt wurde. Die synthetischen Düfte gaukeln uns so ein falsches Bild der Dinge vor.

Doch bevor die Industrie ihn uns ganz entzieht, sollten wir ihn zurückerobern. Das beste Übungsfeld dafür ist die Wildnis. Sie bietet uns die „Mannigfaltigkeit wohldosierter Reize, die die Entwicklung des Menschen optimal fördern“, wie es Hugo Kükelhaus als Lebensbedingung einforderte.

Reise in ein unentdecktes Land

„Die Wahrnehmung eines Duftes ist Anfang eines Kennenlernens, das nie zu Ende geht.“

Paul Valéry
(1871–1945, französischer Philosoph und Lyriker)

Sie haben sicher schon viel gesehen und gehört. Aber was haben Sie bisher alles gerochen? Können Sie auch nur einen Teil der über 10.000 Düfte, die wir wahrnehmen, beschreiben? Sie werden jetzt wahrscheinlich ziemlich stumm bleiben und wenig über die Reise durch Ihr bisheriges Leben anhand von Düften erzählen können.

Unser Geruchssinn ist wie ein unentdecktes, geheimnisvolles Land – ein weißer Fleck auf der Landkarte unserer Sinneswahrnehmungen. Wir gebrauchen ihn selten bewusst und nutzen nur den allerkleinsten Teil seiner Möglichkeiten, denn er liegt so gut wie brach. Markante Punkte auf einer Karte der Duftlandschaften sind allenfalls der Geruch von Kaffee, Auspuffgasen und künstlichen Raumbeduftern.

Sie merken es: Unser Geruchssinn ist weitgehend stumm. Seine Areale in den ältesten Teilen des Gehirns sind wenig mit den entwicklungsgeschichtlich jüngeren Sprachzentren verbunden. Doch wir können in diesen unbekannten Arealen Wege anlegen und Verbindungen schaffen. Diese Wege bilden sich, wenn wir das benennen, was wir riechen, es in Sprache fassen. Mehr und mehr wird dann das unbekannte Land der Geruchswelt erschlossen, bekannt und bewusst.

Auf dieser Landkarte befinden sich Stimmungslandschaften, Erinnerungsseen, Lebenslaufflüsse, Kindheitsblumen, wilde Wälder und Naturzeitenreservate. Mit einem geschärften und bewussten Geruchssinn werden wir uns wieder intensiver mit der Natur verbinden und diese und uns selbst ganz neu kennenlernen.

Wenige Menschen können Düfte so eindringlich beschreiben wie Patrick Süßkind in seinem Roman „Das Parfüm". Er erzählt darin von Grenouille, einem Mann mit einem ganz erstaunlichen Geruchssinn. Hier ist die Aufzeichnung seiner Wahrnehmung von Holz: „Bald roch er nicht nur mehr bloß Holz, sondern Holzsorten, Ahornholz, Eichenholz, Kiefernholz, Ulmenholz, Birnbaumholz, altes, junges, morsches, modriges, moosiges Holz, ja sogar einzelne Holzsplitter und Holzbrösel – und roch sie als so deutlich unterschiedene Gegenstände, wie andere Leute sie nicht mit Augen hätten unterscheiden können."

Lassen Sie sich von Grenouille, dem Meister des Riechens inspirieren, gehen Sie auf eine spannende Erkundungsreise ins Reich der Hölzer. Sie werden dabei die Bäume und Sträucher und ihr balsamisch duftendes Holz auf eine neue, intensive Art kennenlernen. Sie werden riechen, was Ihren Augen verborgen bleibt.

Zum Ausprobieren

Duftlandschaften erfahren

Unternehmen Sie einen Spaziergang, eine Wanderung in die Natur. Stellen Sie sich vor, eine Reise mit den „Augen der Nase" zu unternehmen. Nehmen Sie die Landschaft mit ihrer Nase wahr. Wandern Sie durch Duftgefilde. Fragen Sie sich: Wie riecht diese Gegend, dieser Wald, dieses Feld? Wie verändert sich der Duft, wenn ich weiterwandere? Wie riecht es in einem Laub- oder Nadelwald? Aus welcher Entfernung kann ich einen Wald geruchlich wahrnehmen? Rieche ich einen nahe gelegenen See oder Fluss?

Bleiben Sie dabei immer wieder stehen, schließen Sie die Augen, atmen Sie ruhig und tief ein. Welche Gefühle erzeugen die einzelnen Landschaftsdüfte in Ihnen? Fassen Sie das Erlebte in Worte. Zeichnen Sie eine Skizze der Landschaft, durch die Sie gewandert sind, und beschriften Sie diese mit den erfahrenen Gerüchen.

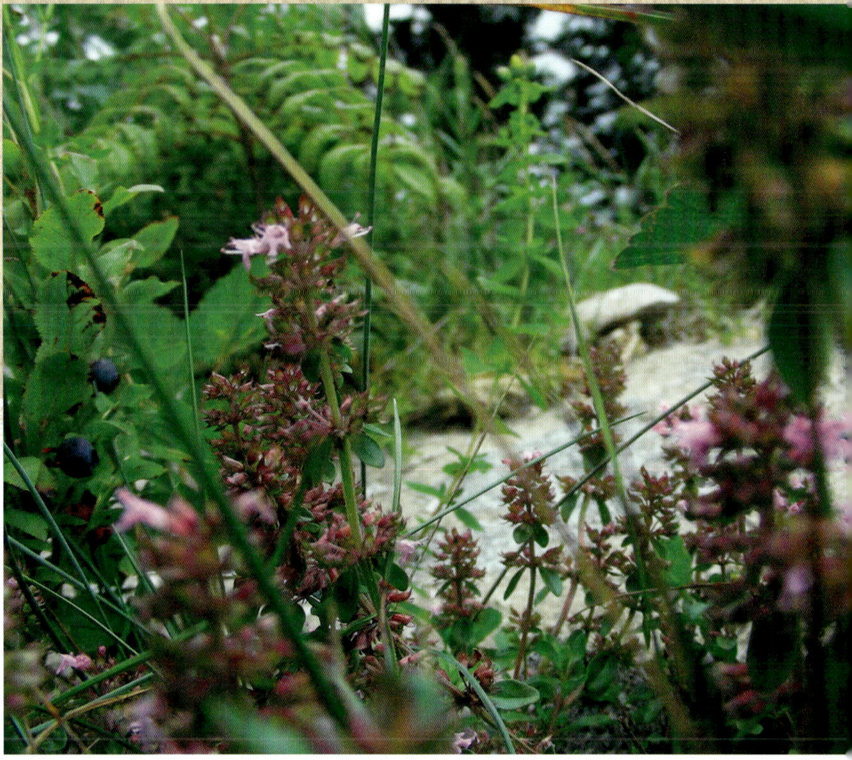

Die Fülle der duftenden Pflanzen in der Natur verführt zum Schwelgen.

Der Wald empfängt uns mit seinem balsamischen und wohlwollenden Geruch.

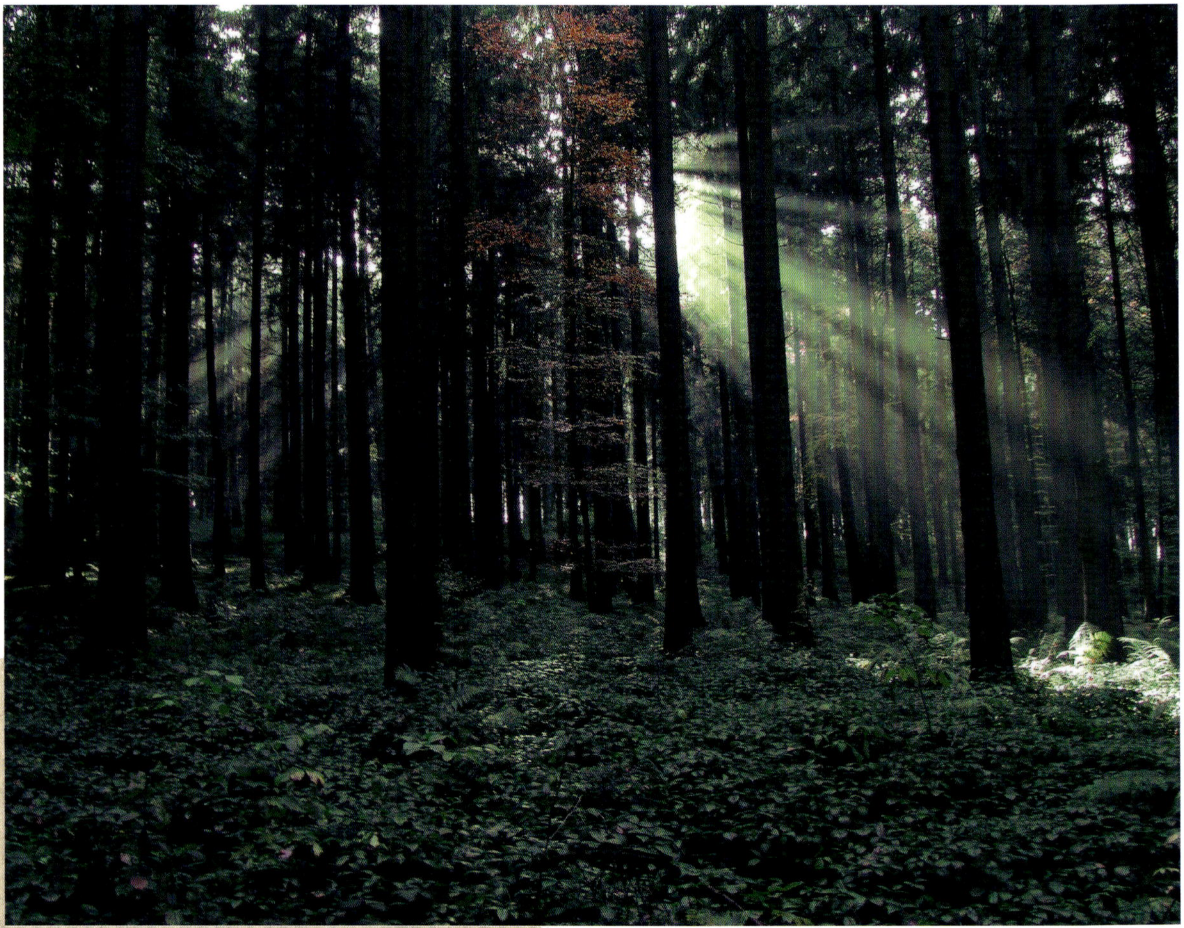

Zum Ausprobieren

Der balsamische Duft der Bäume

Gehen Sie hinaus in die Natur und wählen Sie dort Bäume verschiedener Arten aus. Setzen Sie sich jeweils unter einen anderen Baum. Riechen Sie Tannen, Thujabäume, Pappeln, Birken, Eichen oder Buchen. Besuchen Sie einen sommerlichen Tannenwald kurz nach einem Regen oder einen Eichenwald an einem trockenen Spätsommernachmittag. Wandern Sie durch Latschenkiefernwälder oder Birkenhaine.

Schließen Sie die Augen und nehmen Sie den Duft dieser Bäume bewusst wahr. Atmen Sie tief ein. Welches Gefühl löst dieser Duft bei Ihnen aus? Erinnert er Sie an etwas? Ist er angenehm, herb oder süß, streng oder balsamisch, fein oder intensiv? Wirkt er anregend oder entspannend? Was teilt er Ihnen über das Wesen dieses Baumes mit?

Duftbotschaften

Jede Stadt auf der Welt hat eine ganz eigene Geruchsnote. Helen Keller beschreibt ihre Duftwahrnehmungen in einer Stadt so: „Meine Nase empfindet die Ausdünstungen von Läden ganz verschiedener Art, von Automobilen, Karren, Pferden, Obstverkaufsständen... Sonderbare muffige Gerüche, die Luft scharf und staubig von Kalk und Sand, dass kein Mensch es aushalten kann, machen die Menschen ärgerlich.“

Bereits 1792 charakterisiert der Gelehrte Ludwig Hoepfner den Duft verschiedener Städte: Demnach liegt über London ein Duft aus Nebel, Teer und Virginiatabak, in Marseille verbinden sich die Gerüche von Mimosen, Knoblauch und orientalischen Gewürzen. Rudyard Kipling (1865–1936), Autor des berühmten „Dschungelbuchs“, lebte viele

Jahre in Indien. Er behauptete von sich, jede indische Stadt allein an ihrem Geruch erkennen zu können. Könnten Sie denn die großen Städte Ihres Landes oder Ihrer Region allein am Geruch voneinander unterscheiden?

Pflanzen verströmen ebenfalls Düfte, winzige Duftmoleküle, die sich in der Luft verteilen. Der Duft einer Pflanze ist ihre wichtigste Signatur, ihr Zeichen, mit dem sie uns Auskunft über ihre Heilkraft und über ihr feinstoffliches Wesen gibt. Wir verstehen diese Signaturen instinktiv: Die stärkende, aufbauende Wirkung des Tannenduftes, die erfrischende, antidepressive Note im Geruch von frisch gemähtem Gras, die sinnliche, erotisierende Süße der Jasminblüte.

Auch Tiere kommunizieren über Düfte mit uns Menschen. In meiner Jugend war es üblich, Maikäfer zu sammeln. Wir konnten damals als Kinder am Aussehen der Käfer genau erkennen, ob es sich um einen „Müller“ oder „Schneider“ handelte.

ZUM AUSPROBIEREN

Von der duftenden Signatur der Pflanzen

Machen Sie diese Übung zu zweit. Gehen Sie hinaus in die Natur, in den Garten oder in einen Park. Ihnen werden dabei die Augen verbunden, die andere Person führt Sie von Pflanze zu Pflanze. Nehmen Sie mit verbundenen Augen den Duft der Pflanzen wahr. Sie können sich auch ein Blatt oder eine Blüte unter die Nase halten.

Fragen Sie sich: Welche Art von Duft verströmt diese Pflanze? Welche Erinnerungen knüpfen sich für mich daran? Wo in meinem Körper spüre ich diesen Duft, was macht er mit mir? Was könnte die Pflanze damit heilen, welches Wesen drückt sich in diesem Duft aus? Fassen Sie Ihre Erlebnisse in Worte. Vergleichen Sie Ihre Ergebnisse zum Beispiel mit den Aussagen der Aromatherapie (siehe mein Buch „Himmlische Düfte“), die den Pflanzendüften bestimmte Heilwirkungen und Stimmungen zuschreibt.

ZUM AUSPROBIEREN

Städle erriechen – eine Entdeckungsreise

Machen Sie eine spannende Entdeckungsreise immer Ihrer Nase nach durch Ihre Stadt, oder erleben Sie auf einer Urlaubsreise eine neue Stadt auf ganz besondere Weise: Nehmen Sie Ihre Nase als Reiseführer. Halten Sie immer wieder inne und „wittern“ Sie. Welcher Duft entströmt den Restaurants, wie riechen die Straßen, welche Bäume säumen die Straßen oder Plätze?

Wie riecht es, wenn Sie im Winter am Bahngleis eines Bahnhofes stehen und ein eisiger Wind über die Gleise fegt? Welcher Geruch entströmt einem U-Bahn-Schacht? Was nehmen Sie im Aufzug geruchlich von anderen Menschen wahr? Wie bewegen sich Frauen, die starke, aufdringliche Parfüms tragen? Wie riecht es in einem neuen Auto?

Wenn Sie zurück in Ihr Haus, in Ihre Wohnung gehen, öffnen Sie die Tür und treten Sie ein, als ob Sie dort noch nie zuvor gewesen wären. Welcher Duft umfängt Sie, ist er frisch, muffig, großzügig, freudig, einsam, unternehmungslustig? Erzählt er von gutem Essen, schönen Zeiten – oder von Stress und Streit?

Eine Entdeckungsreise mit der Nase lässt Sie eine Stadt ganz neu erleben – ihre Gerüche enthüllen viele Geheimnisse.

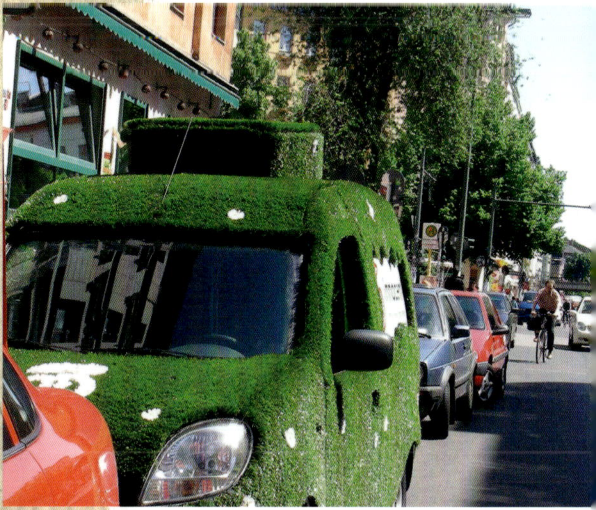

ZUM AUSPROBIEREN

Duftbotschaften aus dem Reich der Tiere

Machen Sie eine Geruchsreise in das Reich der Tiere. Gehen Sie hinaus in die Natur und erforschen Sie: Wie riecht ein Ameisenhaufen am Wegesrand? Wie ist der Geruch in der Nähe eines Fuchsbaus oder einer Dachshöhle? Besuchen Sie ein Rehgehege und lernen Sie den Duft dieser Tiere kennen. Wittern Sie ihn auch draußen in der freien Natur?

Machen Sie in der Stadt einen Rundgang durch den Zoo. Nehmen Sie den sandigen Duft der Giraffen, den erdigen Geruch der Elefanten oder die beißende Schärfe der Raubtiere wahr. Wie riechen eigentlich Vögel? Welche Gefühle und Erinnerungen wecken die Düfte der einzelnen Tiere in Ihnen? Übertragen Sie diese Erfahrungen auch auf die Menschen. Gibt es Menschen, die Sie „nicht riechen können", oder von denen Sie „die Nase voll" haben?

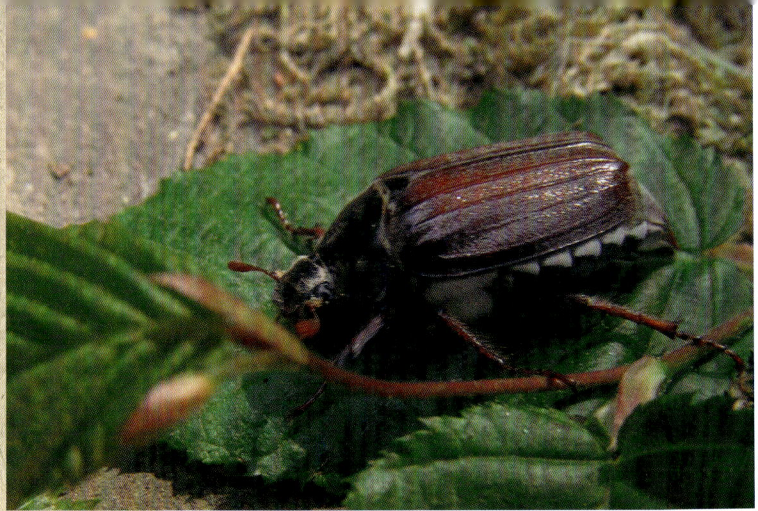

Wie riechen eigentlich Maikäfer? Erinnern Sie sich daran?

Natürlich wussten wir auch, wie Maikäfer oder Marienkäfer riechen. Ihr Duft prägte sich in unsere Erinnerung ein, zusammen mit dem warmen Zederduft der Holzkästchen, in denen wir die kostbaren Käfer aufbewahrten. Wissen Sie, wie Maikäfer, Ameisen, Igel, Füchse oder Eichhörnchen riechen? Jede Tierart hat ihre spezifischen Düfte, über die sie Botschaften mit anderen Lebewesen austauscht.

Wir sind von diesem Spiel der Düfte nicht ausgenommen. Auch jeder Mensch hat einen eigenen Körperduft, der der jeweiligen Stimmungslage, Ernährungssituation, Lebenseinstellung entspricht. Mit Körperdüften tauschen wir unbewusst biologische Informationen aus, zum Beispiel über unser Immunsystem, unsere Fortpflanzungsfähigkeit oder unsere Bereitschaft zu kommunizieren.

Auch das Wetter duftet – doch können Sie es riechen? Dies ist eine Kunst, die die Menschen früherer Zeiten gut beherrschten, denn es war für sie überlebensnotwendig, gut über das Wetter informiert zu sein. Die Wettervorhersage in den Medien hat diese Fertigkeit für uns überflüssig gemacht und unsere Nase ist für Wetterdüfte nicht mehr empfänglich. Dadurch ist uns diese Erlebnisfähigkeit weitgehend verloren gegangen.

Befragen wir dazu noch einmal Helen Keller: „Der Geruchssinn kündigt mir Stunden vorher, bevor es noch ein sichtbares Zeichen gibt, einen Sturm an. Ich bemerke als erstes ein erwartungsvolles Beben, ein leichtes Schaudern und eine Anspannung in meiner Nase. Wenn der Sturm näher kommt, öffnen sich meine Nasenlöcher, um die Erdgerüche, die immer intensiver zu werden scheinen, besser aufnehmen zu können, bis ich spüre, wie der Regen mir ins Gesicht klatscht."

Die Winde wahrnehmen

Unser erster Atemzug auf dieser Erde verbindet uns mit dem Element Luft. Wir sind in unserem Leben ständig von Luft umgeben. Sie durchströmt uns, verweilt im Körper, reichert das Blut mit Sauerstoff an und strömt wieder aus uns heraus. Luft belebt, erfrischt und reinigt uns. Sie ist unsichtbar und doch sind wir für jeden Luftzug empfänglich. Wir haben Luft zu wenig wertgeschätzt und sie bedenkenlos verschmutzt. In unseren Städten trägt sie den Gestank der Autoabgase, der Industrie, sie vermittelt uns Stress, Ruhelosigkeit und Hektik.

In der Natur dagegen verbindet uns jeder Atemzug mit dem Atem der Erde. Die Atemzüge der Erde sind die Winde. In früheren Zeiten sahen die Menschen in den Winden wirkungsvolle Wesenheiten. Ihre Kräfte wurden vermenschlicht dargestellt. In unserem Sprachraum gibt es zum Beispiel die Windsbraut, die jeden bereitwillig umarmt und ihm die Geheimnisse der Winde zuflüstert. Auf alten Landkarten kann man oft den Nordwind als einen pausbäckigen Mann mit zerzausten Haaren erkennen.

In Athen, nahe der Akropolis, steht der achteckige „Turm der Winde". Er wurde im ersten Jahrhundert vor Christus von dem Astronom Andronikus von Kyrrhos konzipiert. An jeder Turmseite befindet sich ein Steinrelief, auf dem einer der acht Winde in Form eines Windgottes dargestellt ist: *Boreas* – Nordwind, *Kaikos* – Nordostwind, *Apeliotes* – Ostwind, *Euros* – Südostwind, *Notos* – Südwind, *Lips* – Südwestwind, *Zephyros* – Westwind, *Skiron* – Nordwestwind.

Jedem der Winde, jedem Windgott, wurden bestimmte Eigenschaften zugeschrieben. Er konnte Leben spenden oder zerstörerisch sein, heilen oder krank machen, das Schicksal der Menschen wenden und den Lauf der Dinge lähmen. Jeder Wind, so wusste man in früheren Zeiten, trägt bestimmte Stimmungen mit sich, die er auf die Landschaft und ihre Lebewesen überträgt. Noch heute kennt man in fast jedem Land namentlich bestimmte Winde, man weiß um ihre Eigenschaften und stellt sich darauf ein.

Zum Ausprobieren

Wetter wittern

Wenn Sie das nächste Mal wieder vor die Tür Ihres Hauses treten, nehmen Sie doch einmal den Duft in der Luft wahr und verbinden Sie ihn mit der Wetterlage. Wie riecht eine Hochdruckzone oder ein Tiefdruckgebiet? Welcher Duft dringt in Ihre Nase, bevor der erste Schnee im Jahr fällt? Wie ist der Duft der jeweiligen Jahreszeiten? Kann man Regen riechen? Kennen Sie den Duft eines feinen Sommerregens oder einer Nebelbank im Herbst? Wie riecht der Wind, wenn er aus Westen kommt? Können Sie den Nordwind am Geruch erkennen? Was berichtet der Ostwind mit seinem Duft?

Führen Sie ein Wettertagebuch, in dem Sie Düfte den Wetterverhältnissen zuordnen. Das Wetter um Sie herum wird so zu einem gefühlten Erlebnis und einer intensiven Bereicherung. Halten Sie Ihre Nase in den Wind!

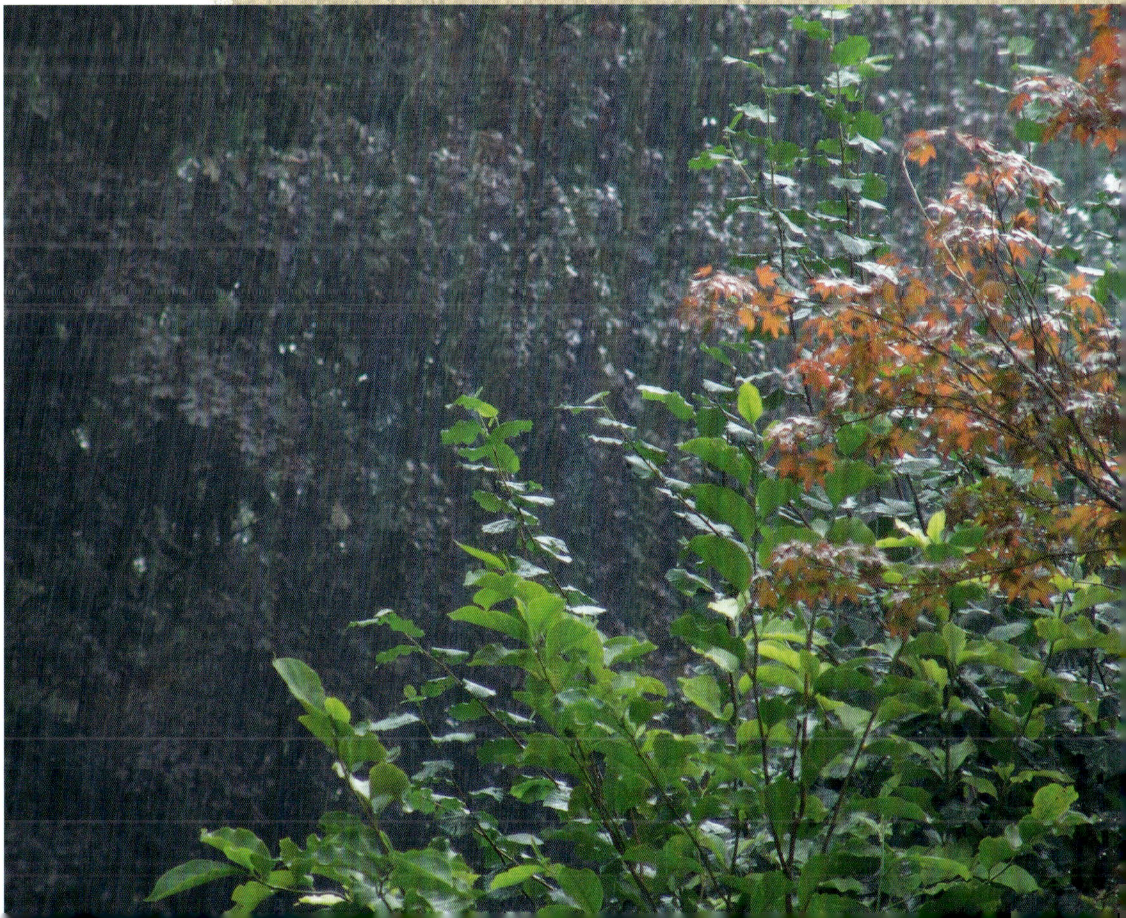

Genießen Sie den Duft eines erfrischenden Sommerregens.

Kennen Sie den kalten nervigen Nordwind *Tramontàna*, der im Winter über die Berge der Toskana fegt, ums Haus herum tobt, und von dem man sagt, dass er manche Menschen verrückt macht? In Japan spricht man von *Matzukuze*, dem Wind, der gerne im Kiefernwald säuselt. In Amerika weht der Wind *Chinook* vom Meer her über das Land und in Hawaii streift der feuchtwarme *Wai mea* über die Lavafelder. Im Sommer raubt der heiße, fiebrige *Mistral* oder *Scirocco* im Süden Frankreichs einem fast den Atem, denn er trägt heiße Luft und Sand von der Sahara mit sich. Am Rand der Alpen, wo ich lebe, stöhnen die Menschen bei *Föhn* über Schlafbeschwerden, Kopfschmerzen und Gereiztheit.

Winde sind Bewegung. Unermüdlich und ruhelos verbinden sie weit Entferntes miteinander, verbreiten Botschaften, formen die Landschaft. Sie neigen und drehen Bäume, höhlen Klippen aus, bauen Schneewehen auf. Sie verteilen die Samen und Pollen der Pflanzen. Winde schwellen an, bäumen sich auf und peitschen uns Regen ins Gesicht. Sie streicheln sanft unsere Wangen und spielen mit unserem Haar. Schwungvoll heben sie Blätter vom Boden, lassen sie kreisen, bilden Wirbel oder lassen sie im Herbst sanft taumeln.

Winde sind mehr als nur bewegte Luft. Sie können uns erheitern, froh stimmen, wie die sanften Brisen im Frühjahr. Schneidende Winterstürme legen sich schwer auf das Gemüt. Leichte Winde dagegen stimmen uns übermütig und machen uns sprunghaft.

Oft sehen wir auf Wetterkarten die Winde als Pfeile oder gestrichelte Strömungen dargestellt. Aber wissen wir auch, wie sich ein Südwestwind in der Landschaft, die uns umgibt, auf Pflanzen und Tiere

ZUM AUSPROBIEREN

Die Windsbraut treffen

Gehen Sie an einem windigen Tag ins Freie, auf einen baumlosen Hügel, eine Lichtung, eine weite Wiese, einen Meeresstrand – auf ein Rendezvous mit der Windsbraut. Spüren Sie den Wind, wie er über Ihre Wangen streicht, als jähe Böe in Ihren Haaren wühlt oder Feuchtigkeit auf Ihr Gesicht legt. Er kann in Ihren Rücken blasen und Sie vor sich herschieben oder Ihnen zart einen Hauch von duftenden Blumen entgegenwehen. Lassen Sie sich von ihm durchströmen und reinigen. Öffnen Sie Ihre Arme wie Flügel und atmen Sie tief ein. Nehmen Sie bewusst die Sie umgebende Luft wahr, öffnen Sie Ihre Sinne, Ihren ganzen Körper für die Botschaften des Erdatems.

Finden Sie heraus, aus welcher Richtung der Wind weht und welche Stimmung er mit sich trägt. Lernen Sie auf diese Weise an einem oder an verschiedenen Orten die acht Winde, die acht Windgötter kennen. Welcher Wind, welche Winde wehen vorwiegend in Ihrer Gegend?

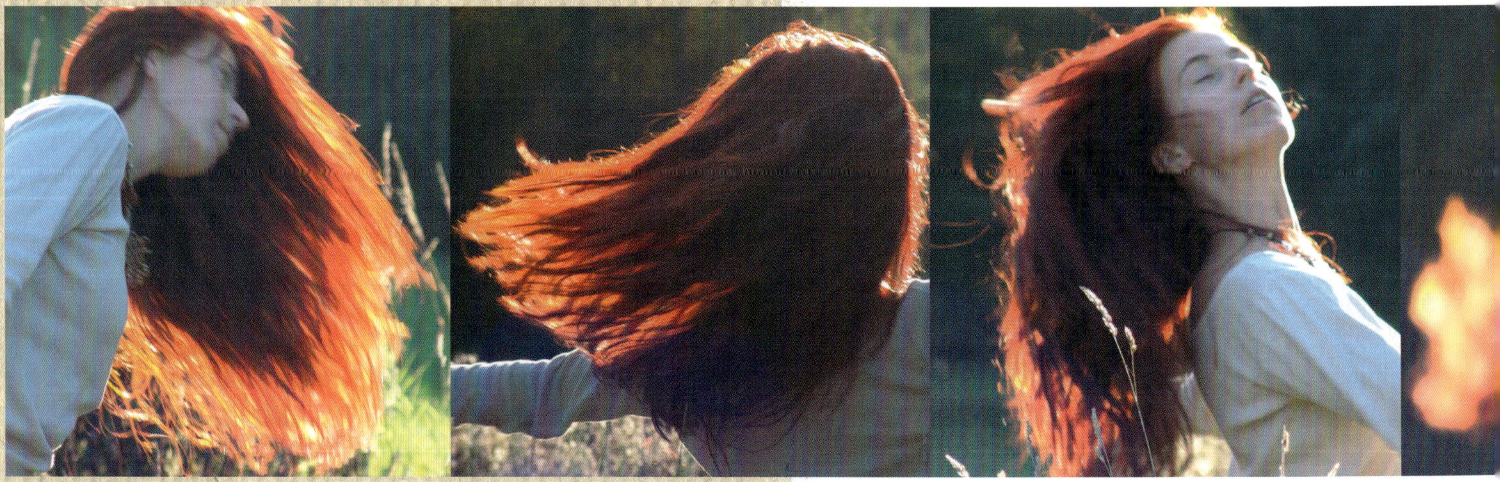

oder gar unsere Stimmung auswirkt? Und wie bewegt er mich? Um *Zephyros*, *Notos* oder *Boreas* kennenzulernen, müssen wir uns mit ihnen treffen. Begeben wir uns also an Orte in der Natur, die günstig für solch ein Rendezvous sind.

Der Wind plaudert mit den Bäumen

Im Herbst saß ich einmal längere Zeit in einem Kiefernwald, um Vögel zu beobachten. Es war still, nur ein feiner Wind wehte. Nach einiger Zeit nahm ich mehr und mehr ein Gefühl in mir wahr. Es war etwas wie Sehnsucht und Fernweh. „Warum spüre ich das gerade jetzt?“, fragte ich mich. Ich schaute mich um und lauschte. Dann verstand ich: Der Wind wehte beständig mit einem feinen, lang gezogenen, sehnsuchtsvollen Säuseln durch die Äste und Nadeln der großen Kiefer, an deren Stamm ich lehnte. Meine Seele war dadurch in Schwingung geraten und hatte sehnsuchtsvoll geantwortet.

Der Wind liebt Bäume. Er plaudert gerne mit ihnen. Jede Baumart hat dabei ihre eigene Sprache, die sich aus dem Zusammenspiel der Blattformen, der Elastizität des Holzes, des Standortes zusammensetzt. Jeder Baum ist ein anderes Instrument für den Wind und allein an dem Geräusch, das der Wind in der Baumkrone verursacht, können Sie die jeweilige Baumart bestimmen.

Zum Ausprobieren

Den Bäumen lauschen

Setzen Sie sich an windigen Tagen unter verschiedene Baumarten. Lauschen Sie auf das Geräusch, das der Wind in den Blättern und Ästen erzeugt. Beobachten Sie, aus welcher Entfernung Sie die einzelnen Baumarten an ihren Geräuschen bestimmen können. Bei einem Nachtspaziergang durch den Wald könnten Sie dabei die Bäume links und rechts des Weges allein am Geräusch, das der Wind in ihnen erzeugt, erkennen.

Erforschen Sie: Wie stehen die Eigenschaften der Bäume, ihres Holzes, ihrer Heilkraft mit den Geräuschen ihrer Blätter in Verbindung? Lauschen Sie den Botschaften, die der Wind zu Ihnen trägt.

Wenn er in die große und imposante Zitterpappel vor meinem Haus bläst, dann hört es sich an, als ob Wasser über unzählige Stufen perlt. In den stolzen, unbeugsamen Eichen oben auf dem Berg ächzt und stöhnt er dagegen. Manchmal wird er sogar über die Unnachgiebigkeit der Eichen wütend. Die schlanken Birken drüben im Wäldchen antworten dem Wind wiederum mit einem hellen, feinen, zarten Klang. Und wenn er mit den großen Blättern der Kastanien spricht, dann klingt es gemächlich und gemütlich.

Bei einem Rendezvous mit der Windsbraut könnte es sein, dass sie Ihr Haar löst und mit Ihnen im Wind tanzt....

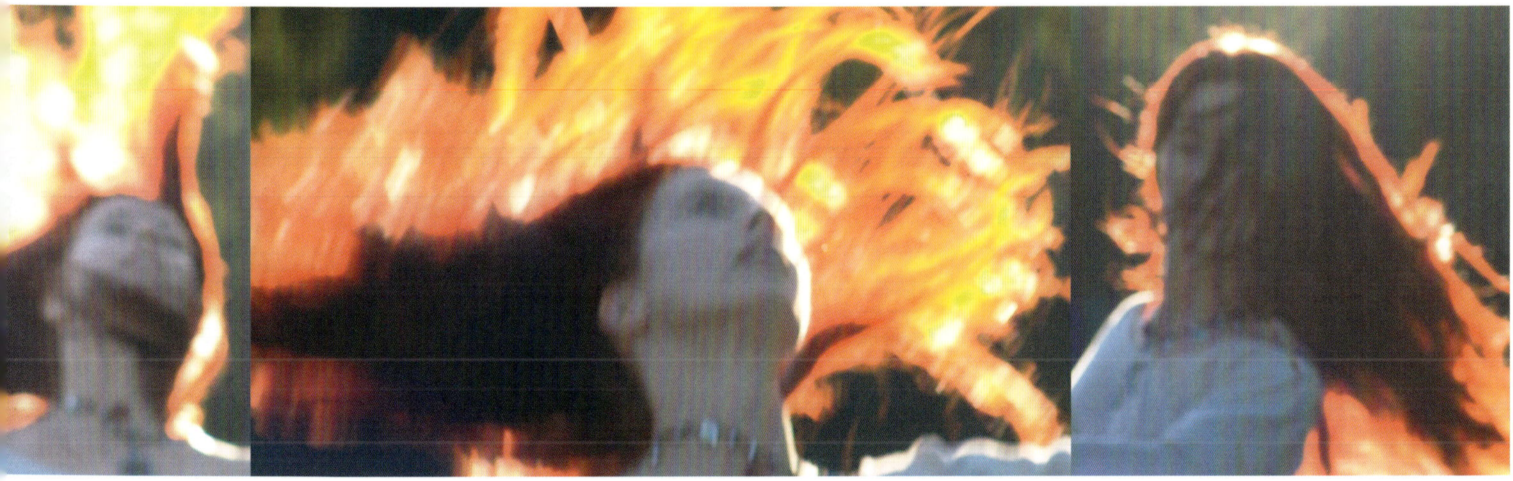

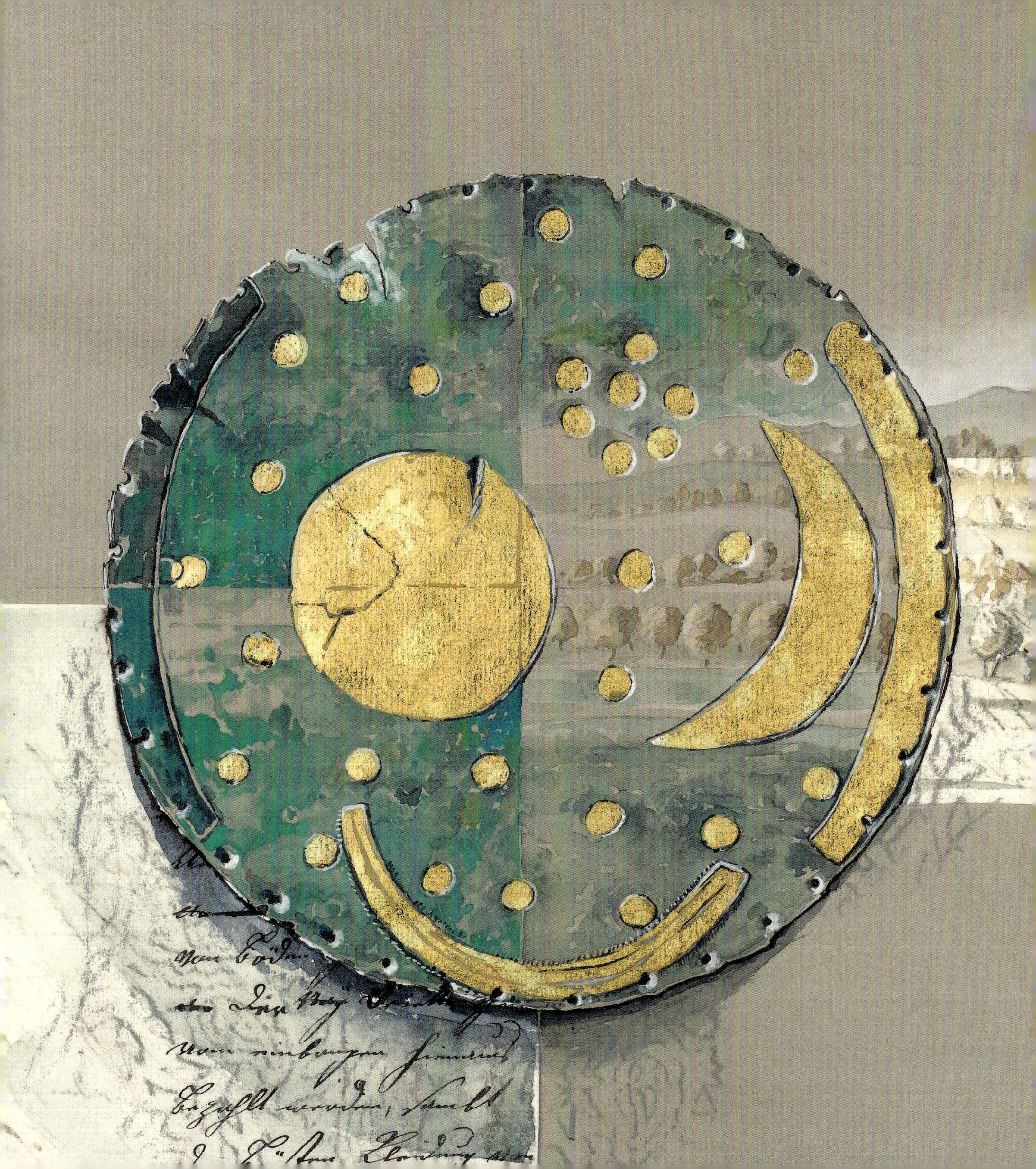

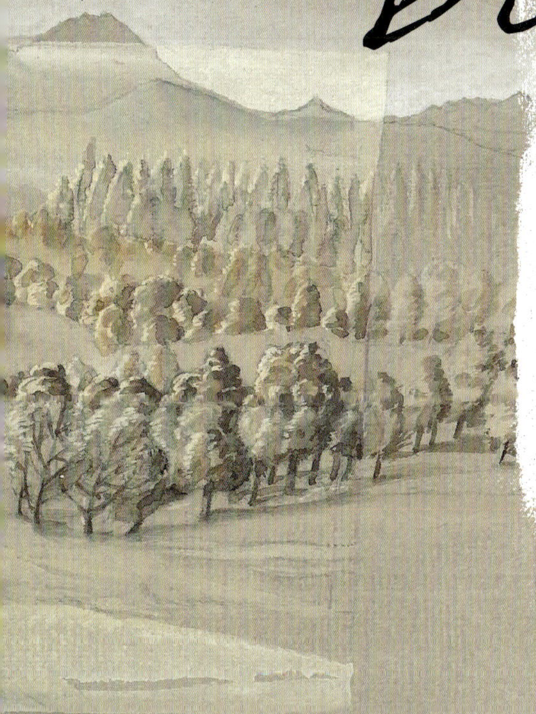

Die balsamische Zeit

Sich wieder Zeit nehmen

„Gib mir noch eine kleine Weile Zeit:
Ich will die Dinge so
wie keiner lieben.“

Rainer Maria Rilke
(1875–1926, österreichischer Lyriker)

Bei einer Kanureise durch unberührte Natur kann man sich auf eine andere Zeitdimension einlassen.

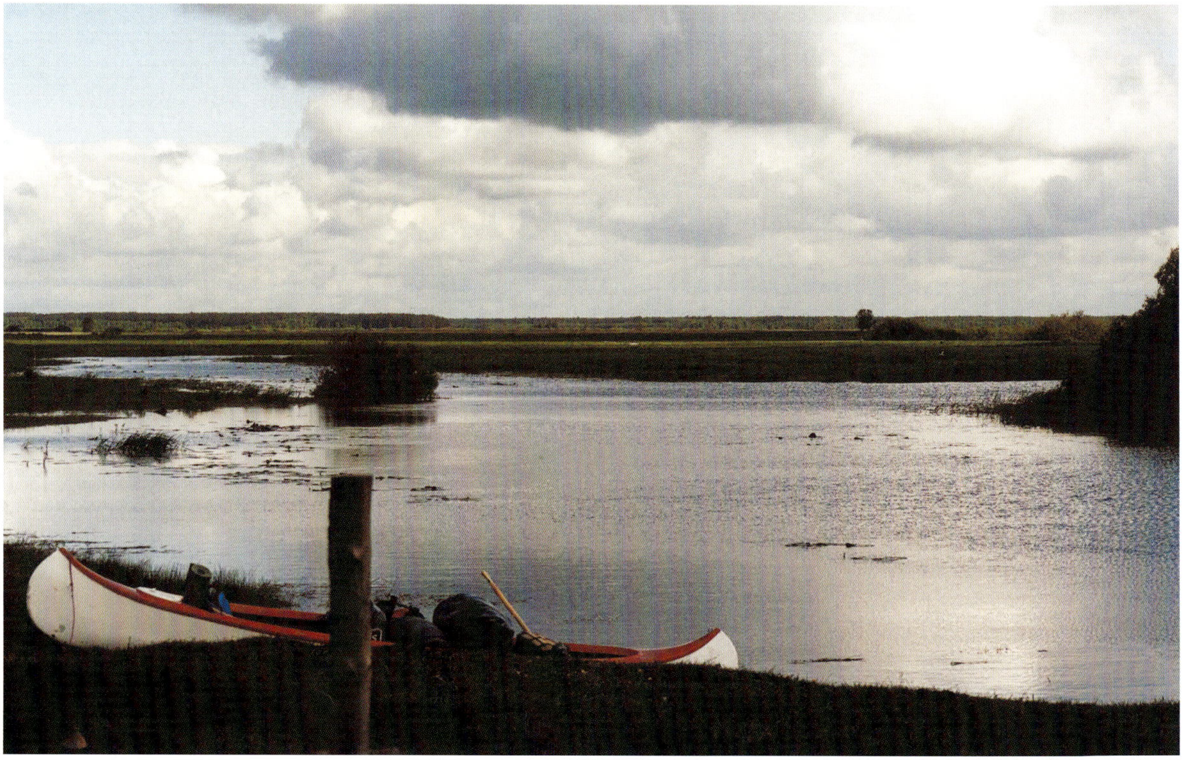

Zeit als Medizin – der Rat des Paracelsus

Unsere Kanus glitten über das glasklare Wasser der Biebrza. Wenn wir über den Bootsrand hinabblickten, schauten wir in geheimnisvolle Welten: auf meterlange Wasserpflanzen, die sich wie Nymphenhaar in sanften Wellen wiegten; auf die strahlend weißen Blüten des Wasserhahnenfußes, die im Sonnenlicht wie Sterne funkelten; oder auf Mummelblüten, die an den seichten Rändern des Ufers schaukelten. Saphirblaue und smaragdgrüne Libellen mit so zauberhaften Namen wie Flussjungfer, Blaupfeil und Königslibelle begleiteten unsere Bahn. Oft war es so still, dass wir die Wellen am Bug des Kanus hören konnten. Am Ufer zog eine fast unberührte Naturlandschaft an uns vorüber, mit der wir uns immer intensiver verbanden.

Zehn Tage reisten wir nun schon auf diesem freundlichen Fluss, der den Nordosten Polens durchströmt. Wir verbrachten unsere Nächte auf Wiesen – immer in Gesellschaft der Störche. Wir legten uns schlafen, wenn wir uns müde fühlten, meist in die Nähe eines fürsorglich wärmenden Lagerfeuers. Am Morgen weckte uns die Sonne oder der vielversprechende Ruf der Wildgänse. Wir waren unbehelligt vom schrillen Läuten der Handys und hatten schon fast vergessen, wie sich Stress, Hektik und Termindruck anfühlen. Mehr und mehr verbanden wir uns mit dem Rhythmus der Natur.

Am letzten Tag unserer Reise fragte ich mich, was mir von all dem wirklich gut getan hatte, woher das Gefühl der tiefen Erholung kam? Es war das Erleben der natürlichen Zeit, so wie sie ohne die Einteilung der Menschen in die Uhr-Zeit verläuft. Ich spürte, wie sie sich in mir gestreckt, gedehnt und entfaltet hatte, so als ob man ein zerknülltes Stück Papier sorgfältig glatt streicht, damit es seine ursprüngliche Größe und Form wieder annimmt.

Die Zeit, oftmals schmerzlich als zu kurz empfunden, war dadurch, dass ich sie in Polen nicht mehr mit der Uhr bemessen hatte, für mich zu einem beglückenden und Kraft spendenden Gefühl geworden. Ich wollte mir diese Erfahrung unbedingt so lange wie möglich in meinem Alltag zu Hause bewahren.

Am Ende meiner Reise, im Nachtzug von Warschau nach Berlin, lag ich lange wach und dachte darüber nach, wo ich schon einmal über die sich verändernde Qualität der Zeit und ihre heilsame Wirkung gehört oder gelesen hatte. Es war nicht in einem der Ratgeber zum Thema Zeitmanagement, die in den vergangenen Jahren so zahlreich erschienen sind – es war in einem alten Buch.

Dann fiel es mir wieder ein: Was ich in Polen erlebte hatte, war nichts anderes als die „balsamische Zeit", die Paracelsus in seinen Werken beschrieben hatte. Die Schriften des großen Arztes, Alchemisten und Mystikers aus der ersten Hälfte des 16. Jahrhunderts begleiten mich seit Jahrzehnten auf meinem Weg als Heilerin und Alchemistin. Aber ich erinnerte mich nur noch entfernt und vage daran, was er mit balsamischer Zeit gemeint hatte.

Zuhause suchte ich in seinen Schriften nach Textstellen darüber. Tatsächlich hatte er bereits vor fünfhundert Jahren eine – wie mir schien – Botschaft für uns Heutige niedergeschrieben: Es gibt eine Zeitqualität, die Zeit zur Medizin, zum Balsam für Körper und Geist werden lässt, sie ist deshalb balsamisch. Es handelt sich dabei um eine „Zeit-Medizin", deren „Verabreichung" Paracelsus vorwiegend im Zusammenhang mit der Natur empfiehlt. Diese Pille hatte ich also auf meiner Reise geschluckt. Jetzt wollte ich mehr darüber wissen...

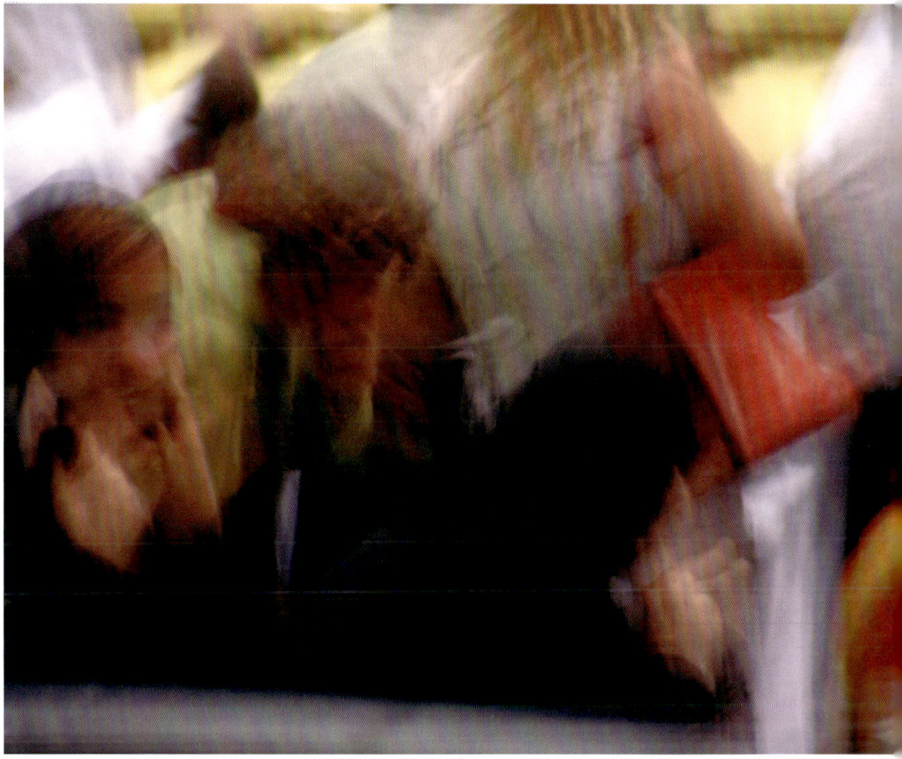

In der modernen Industriegesellschaft sind wir häufig Ruhelosigkeit und Stress ausgesetzt.

Das Schwinden der Zeit

„Es gibt Wichtigeres im Leben
als nur sein Tempo zu beschleunigen."

Mahatma Gandhi
(1869–1948, indischer Pazifist und Menschenrechtler)

Bevor wir die Zeit-Medizin des Arztes Paracelsus zur Heilung unserer Zeit-Krankheiten einnehmen, sollten wir unseren Zustand einer genaueren Analyse unterziehen. Was ist das für eine Zeit, in der wir leben? Wie fühlt sie sich an? Was tut sie uns an? Warum finden wir, wie Paracelsus meint, Heilung in und mit der Natur?

Die Erfahrung der Zeit in der modernen Leistungsgesellschaft ist eine ganz andere als jene, die ich während meiner Reise durch die unberührte Natur Polens machte. Zeit ist zu einer schmerzlichen Erfahrung des Nicht-mehr-Zeit-Habens geworden.

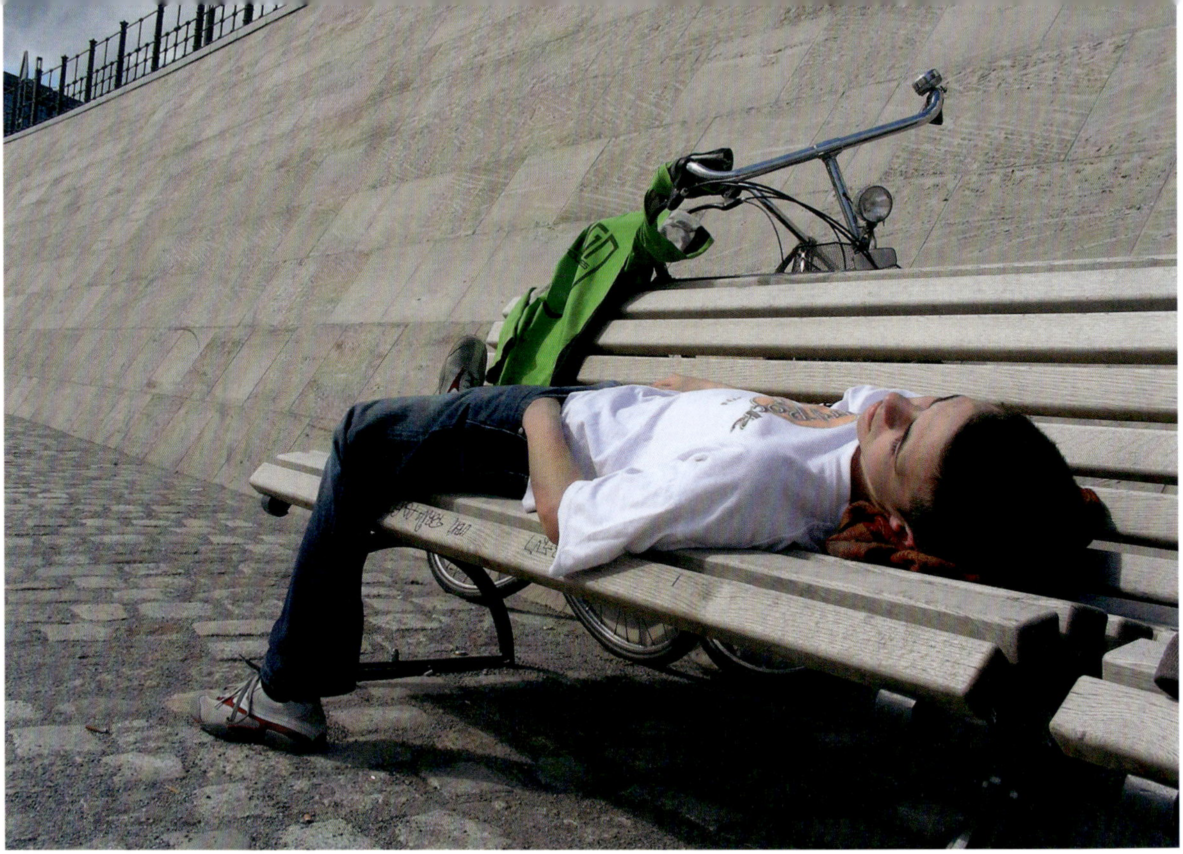

Nehmen Sie sich Zeit für sich selbst – auch in der Hektik des Alltags.

Das Funktionieren unserer Gesellschaft basiert darauf, dass Arbeitszeit verkauft wird. Die Dauer der Zeit definiert sich über den Produktionsprozess von Waren oder über Dienstleistungen – sie ist zur Ware selbst geworden. Zeit erleben wir meist nur noch in Kategorien von Produktion oder Konsum. Sie ist zu einer „Warenzeit" geworden, weit entfernt von der „wahren Zeit".

Zeit ist knapp und wer keine Zeit hat zeigt, dass er gefragt ist. Unter dem Diktat der Beschleunigung nimmt das Tempo unseres Lebens zu, ohne dass wir Zeit hätten, seelisch mit der Beschleunigung Schritt zu halten. Wir identifizieren uns häufig auch noch mit der von uns eingeforderten Beschleunigung und sind zu jeder Leistungssteigerung und Entäußerung bereit.

Zusammen mit Freunden und Bekannten machte ich ein Experiment: Jedes Mal, wenn wir von jemandem gefragt wurden „Und, was machen Sie gerade so?", antworteten wir mit „Nichts" oder „Ich lasse mir Zeit". Das Ergebnis dieses Versuches war schockierend. Es ist heutzutage fast so schlimm, nichts zu tun, sich Zeit zu nehmen, wie etwa eine Bank auszurauben. Das klingt vielleicht übertrieben, aber es erfordert wirklich Mut, nicht nach den Zeitvorgaben der Gesellschaft zu leben. Das Lebensmotto des griechischen Philosophen Aristoteles „Der Mensch lebt um der Muße willen", erscheint uns wie die sinnlose und unverständliche Nachricht eines Außerirdischen, die wir nicht entschlüsseln können. Die Zeit der Muße ist vorbei.

Beschäftigt zu sein und viel zu tun, macht an sich nicht krank. Es ist das andauernde Gefühl des Gedrängtwerdens, das uns müde und wie ausgebrannt werden lässt – das wirkt zerstörerisch. Aus dieser Ruhelosigkeit heraus entstehen Hast, Angst, Depression, Desorientierung und das Gefühl des Ausgebranntseins.

Der Zeitdruck lässt eine erschreckende Vielfalt von Erkrankungen entstehen. Die tibetischen Heilerinnen und Heiler, bei denen ich lernte, betonten immer wieder, dass die Krankheiten der westlichen Industriegesellschaften aus Stress und Hektik hervorgehen. Ich neige immer mehr dazu, ihnen Recht zu geben: Stress ist zum größten Gesundheitsrisiko unserer Gesellschaft geworden und unser Verständnis von Zeit wird über unseren zukünftigen Gesundheitszustand entscheiden. „Es gibt keine Zeit mehr, nur noch Reklame für die Zeit“, schreibt der französische Philosoph Guy Debord.

Der Zeitmangel hat in uns ein inneres Vakuum verursacht. Wir sehnen uns, wie die Werbung richtig erkannt hat, nach mehr Zeit und mehr Sinn in unserem Leben. Dabei setzen wir all unsere Hoffnung auf die Frei-Zeit. Doch die Freizeit-Vergnügungen in der Industriegesellschaft dienen meist dem Zeit-Vertreib, dem Zeit-Totschlagen. Die Massenmedien mit ihrer Unterhaltungsindustrie spinnen uns pausenlos ein, um unsere leere Zeit zu füllen. Sie bieten meist Zerstreuung statt erfüllter Zeit.

Was könnte passieren, wenn wir wirklich Zeit für uns hätten? Wovon sollen uns der Fort-Schritt und die Geschwindigkeitssucht wegbringen? Wo und wie können wir wieder bei uns selbst ankommen?...

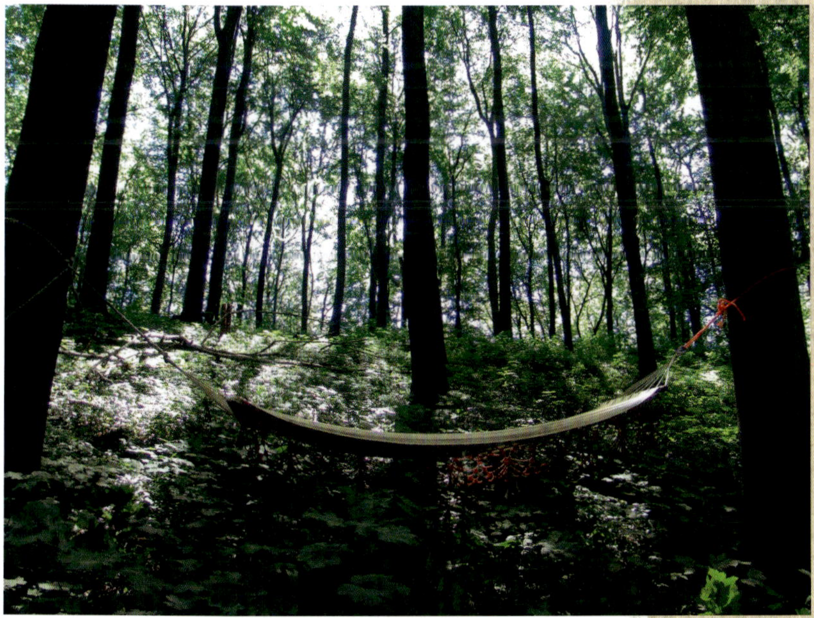

Ein guter Ort, um über die richtige Balance zwischen Arbeit und Muße im Leben nachzudenken...

Zum Ausprobieren

Balsamische Zeit erfahren

Lassen Sie sich auf ein ganz besonderes Abenteuer ein, und verlassen Sie einfach einmal Ihre gewohnte Umgebung – für einen Tag oder sogar für mehrere Tage. Setzen Sie das ganze unter das Motto: Ich nehme mir Zeit.

Suchen Sie sich einen Platz in der Natur. Nehmen Sie nur das Nötigste mit: Essen, Schlafsack, Notizbuch, Taschenlampe. Lassen Sie Ihre Uhr und Ihr Handy zu Hause. Wählen Sie den Platz, an dem Sie Ihre balsamische Zeit verbringen wollen so aus, dass Sie die Landschaft oder den Wald genießen können. Erfreuen Sie sich an der Überschaubarkeit und Schönheit Ihres Platzes.

Wenn Sie ihn betreten, machen Sie sich bewusst, dass Sie nun in eine andere Zeit eintreten. Stellen Sie sich vor, dass Sie jetzt alles, was Sie beschwert, hinter sich lassen. Nehmen Sie sich nichts vor, lassen Sie alles einfach auf sich zukommen, verweilen Sie an diesem Platz, sie müssen nirgendwo hin. Nehmen Sie einfach wahr, was ist: die Vogelstimmen, den Duft des Waldes, das feine Zirpen der Heuschrecken, das samtige Gefühl, wenn Sie mit der Hand über Moos streichen. Spüren Sie intensiv den Boden unter Ihren Füßen – laufen Sie barfuß. Nehmen Sie die Naturzeit wahr: den Sonnenauf- und -untergang, die Mittagszeit, die Dämmerung, die Nacht. Tauchen Sie in die Ruhe- und Zeitlosigkeit der Wildnis ein.

Fragen Sie sich während dieser Aus-Zeit: Wie fühlt sich Zeit hier draußen für mich an? Welche Naturzeit nehme ich wahr? Was ist meine persönliche Zeit und mein persönlicher Rhythmus? Was wünsche ich mir für eine erfüllte Lebenszeit? Wie viel Ruhe brauche ich, um Kraft zu schöpfen? Wie kann ich meinen Alltag so leben, dass ich mehr im Einklang mit meiner persönlichen Zeit bin? Machen Sie sich Notizen darüber, die Sie später im Alltag an Ihre Erkenntnisse erinnern. Schaffen Sie sich in Ihrem Leben Inseln der Naturzeit, Zeitspannen, in denen Sie nichts Besonders vorhaben, Ihren komplexen Alltag vereinfachen – und nur das wahrnehmen, was ist.

Erdzeit – bei sich ankommen

„Es ist nicht so,
dass man dich zum Leben braucht,
du selber bist das Leben."

PARACELSUS
(1493–1541, ARZT UND MYSTIKER)

Paracelsus empfiehlt, unser Tun der richtigen, der balsamischen Zeit, das heißt, den Rhythmen der Natur anzupassen. Meist haben wir uns jedoch den oft „ungemütlichen" Stimmungen der Natur weitgehend entzogen und uns in behaglichen Wohnungen eingerichtet. Viele verlassen diese Komfortzone selten. Die moderne Technik ermöglicht ein Leben nahezu unbehelligt vom Wandel und von den „Unbilden" der Jahreszeiten. Nicht die Jahreszeiten, nach denen sich die Menschen früher ausrichteten, bestimmen heute unser Leben, sondern Arbeitszeiten, Geschäftszeiten, Ladenzeiten, Öffnungszeiten...

In einem Jahrmillionen währenden Anpassungsprozess hat uns die Evolution aber auf „Erdzeit" eingestellt: Unsere inneren Uhren laufen synchron mit den Uhren der Natur. Unsere Vorfahren haben ihr Leben nicht einfach so kommen und gehen lassen – sie haben vielmehr aufmerksam den Lauf der Natur verfolgt und die verschiedenen Phasen des Werdens und Vergehens wahrgenommen, sich darauf eingestellt und sie mit Ritualen und Festen begleitet. Sie wussten, dass sie sonst orientierungslos wären und sich der Natur entfremden würden.

Verlassen wir also öfter einmal die Komfortzone der zivilisierten Welt: Spüren wir den Boden unter unseren Füßen, lassen wir den Wind unser Haar zerzausen, verbringen wir Nächte unter dem Sternenhimmel, erfrischen wir uns mit klarem, kühlem Wasser.

Wir lernen dort draußen mehr, als Zeitmanagement und Entspannungstraining uns versprechen, wir können dort natürliche Zeit und unser natürliches Gleichgewicht finden. Vielleicht begegnen wir in der Natur sogar dem beglückenden Gefühl der Zeit-Losigkeit.

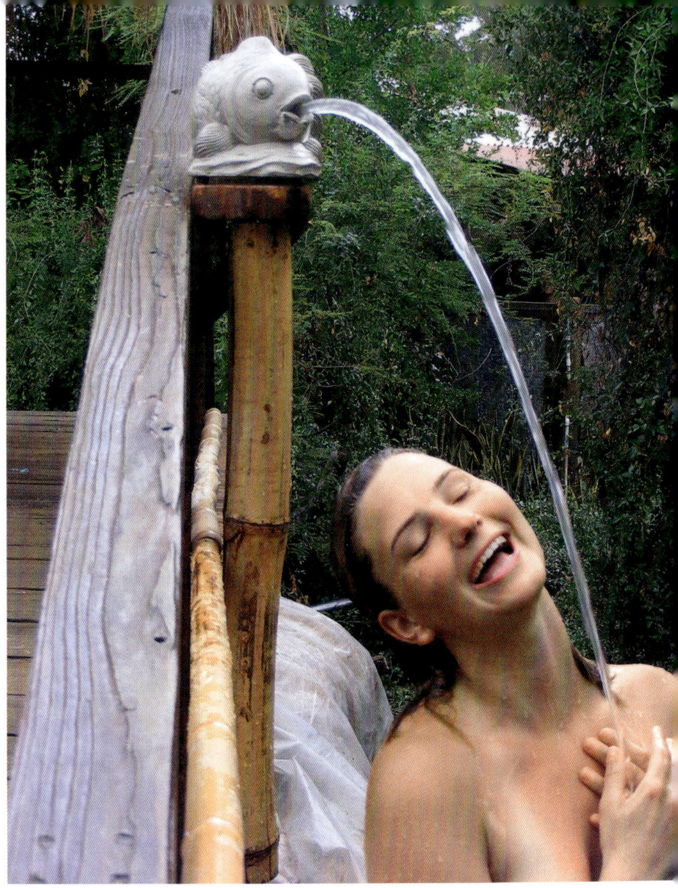

Genießen Sie die kostbaren Augenblicke außerhalb der Komfortzone der „zivilisierten Welt".

Der Schlüssel zu einem veränderten Erleben der Zeit liegt in der Wahrnehmung. Wir müssen nur da sein und wahrnehmen, was ist. Erkenntnisse der modernen Wissenschaft haben diese alte Weisheit bestätigt. Eine solche Wahrnehmung verändert unser Zeitgefühl, das dann über verschiedene Regelkreise des Gehirns messbare physische und psychische Veränderungen bewirkt: Blutdruck, Herzfrequenz oder Muskelspannung reagieren positiv, der Schlaf verbessert sich, Depressionen werden gemildert.

Die Zeit der Erde währt schon Milliarden Jahre, es besteht kein Grund zur Eile. Draußen in der Natur können wir die Gelassenheit einer Landschaft genießen und spüren, wie die Lebensenergie durch Steine, Pflanzen, Tiere und auch durch uns fließt.

Mondzeit – den Wandel erleben

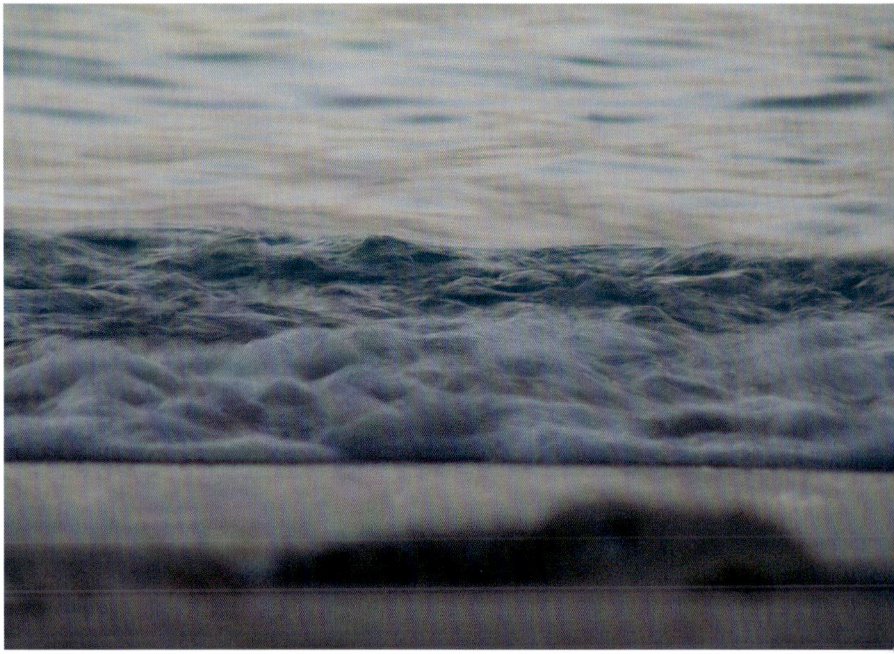

Der Ozean pulsiert im Rhythmus des Mondes – in Ebbe und Flut.

Die balsamische Zeit, wie Paracelsus sie beschreibt, schließt besonders die Rhythmen des Mondes ein. Der Mond mit seiner zyklischen Zu- und Abnahme lässt uns Naturzeit wahrnehmen.

Der älteste jemals entdeckte Kalender ist etwa 35.000 Jahre alt. Es handelt sich um ein Plättchen aus Mammutelfenbein, das in Süddeutschland, im Geißenklösterle auf der Schwäbischen Alb gefunden wurde (siehe Seite 22). Auf der einen Seite dieses Plättchens ist eine Figur mit erhobenen Armen dargestellt. Die andere zeigt den Kalender: Unter anderem erkennt man dort vier senkrechte Reihen mit je zwei mal 13 Kerben. 13 entspricht der Zahl der Mondzyklen im Sonnenjahr. Denn 13-mal im Jahreslauf der Sonne erscheint der Vollmond am nächtlichen Himmel. Vielleicht wurde dieser erste bekannte Kalender der Menschheit von einer Frau benutzt, die den Zusammenhang zwischen ihrem Menstruationszyklus und dem zyklischen Erscheinen des Vollmondes am Himmel erkannte und festhielt.

Über Jahrmillionen hinweg haben die Lebewesen auf dieser Erde ihre biologische Uhr an den Rhythmen der Gestirne geeicht und sich auf diese eingependelt. Der Ur-Ozean, in dem alles Leben entstand, pulsierte im Rhythmus des Mondes, in Ebbe und Flut. Auch heute noch schwingen die Meere mit dem Mond durch ihre Gezeiten. Es ist, als sprächen beide miteinander und das Wasser hört genau hin: Manchmal formt es am Strand im Sand fantasievolle Figuren, die Mond-Sandbilder. Dem, der sie zu lesen vermag, zeigen sie zum Beispiel an, in welchem Sternzeichen der Mond sich gerade befindet.

Da wir ein Teil dieses ursprünglichen „Fruchtwassers der Gebärmutter Erde“ sind – wir bestehen zu etwa 70 Prozent aus Wasser –, findet auch in uns ein geheimnisvolles Gespräch zwischen Mond und Wasser, zwischen diesem Gestirn und unseren Stimmungen und Körperfunktionen statt. Um ins innere Gleichgewicht zu kommen ist es deshalb sehr hilfreich, den Rhythmus des Mondes wahrzunehmen und uns auf ihn zumindest wieder teilweise einzuschwingen.

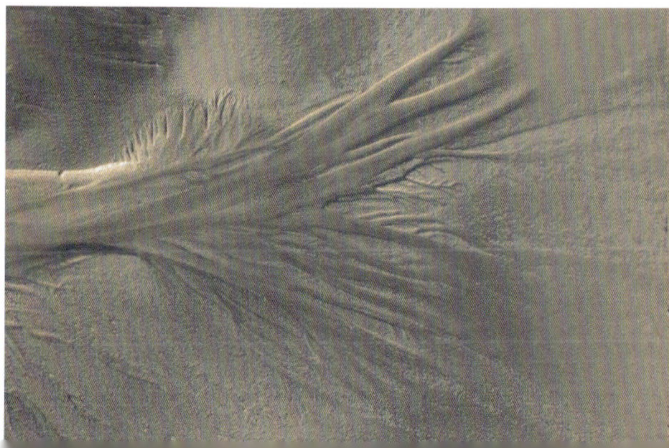

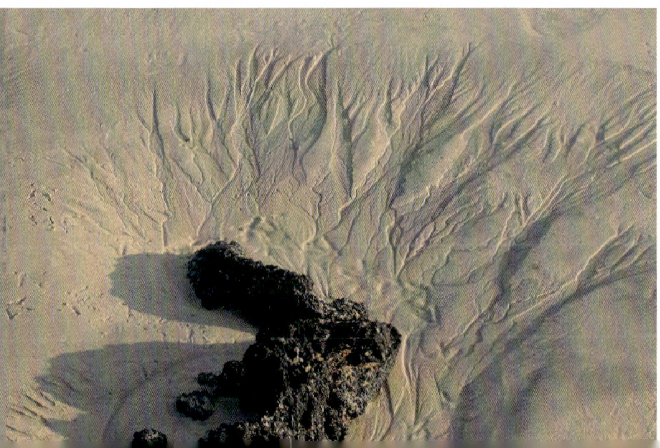

Das Wasser bildet im Sand phantasievolle Bilder von Bäumen, Wäldern und ganzen Landschaften.

Unser Unbewusstes korrespondiert über Gefühle, Träume und Bilder mit den Mondrhythmen. 98 Prozent unserer Nervenleistungen, so haben Neurobiologen festgestellt, laufen unbewusst ab.

Wer viel draußen ist und die Zyklen und Rhythmen in der Natur bewusst wahrnimmt, wird feststellen, dass ein Mondwechsel meist mit einer Veränderung des Wetters einhergeht. Auch unser „inneres Wetter", unsere Stimmungen, verändern sich oft synchron mit dem Mondzyklus, und folgen damit dem uralten Gesetz der Resonanz. Wenn man das weiß, lassen sich manche Stimmungen viel besser verstehen und Ver-Stimmungen auflösen.

Den Rhythmus des Mondes wahrzunehmen kann helfen, mehr ins innere Gleichgewicht zu kommen.

Im alten Persien gab es aus dem tiefen Wissen um die Verbindung zwischen dem Mond und den Menschen in manchen Gärten ein *Gazebo*, ein Bauwerk, das als Plattform zur Beobachtung und zum Genießen des Mondes diente. Gönnen Sie sich auch diesen Luxus. Nehmen Sie sich Zeit, um den Mond draußen in der Natur, in Ihrem Garten, von Ihrer Terrasse aus oder mitten in der Stadt wahrzunehmen und zu genießen.

Zum Ausprobieren

Den Mond genießen

Beobachten Sie einen oder mehrere Monate lang den Zyklus des Mondes. Beginnen Sie an Neumond und gehen Sie jeweils am Abend hinaus, um das Ab- und Anschwellen des Mondes zu verfolgen. Genießen Sie seine Veränderlichkeit, nehmen Sie wahr, wie er wächst und rund wird. Lassen Sie sich vom Licht des Vollmondes bescheinen. Verfolgen Sie, wie sich der Mond langsam zu einer schmalen Sichel zusammenzieht und darauf bald im Dunkel der Nacht verschwindet. Spüren Sie die besondere Kraft, die von seinem Zyklus ausgeht und durch alle Lebewesen fließt. Lassen Sie dies zu einer sinnlichen Erfahrung werden.

Auf diese Weise wird Ihnen auch bewusst, wie sich dunkle und helle Seiten, aufbauende und abbauende Kräfte, fortwährend abwechseln und wie dieser ständige Wandel auch in Ihrem Leben stattfindet. Das zu erleben verleiht Ihrer Seele mehr Elastizität und schenkt ihr gleichzeitig Standhaftigkeit – Eigenschaften, für die die moderne Psychologie den Begriff „Resiliance" geprägt hat und die bei Menschen zu finden sind, die ihr Leben besonders erfolgreich meistern.

Verbinden Sie also die Veränderungen des Mondes mit Veränderungen in Ihrem eigenen Leben. Lassen Sie den Mond zu einem Spiegel Ihres Befindens werden.

Fragen Sie sich, wenn der Mond zunimmt: Was möchte ich in mir wachsen lassen? Welche Eigenschaften möchte ich fördern? Zur Zeit des Vollmonds: Was in mir ist so schön wie dieser Mond? Was wünsche ich mir noch für mein Leben? Zur Zeit des abnehmenden Mondes: Was in meinem Leben soll mit dem Schwinden des Mondes geringer werden? Zur Zeit des Schwarzmondes können Sie sich fragen: Wann gebe ich mir die Zeit, mich ganz zurückzuziehen? Wann habe ich die Möglichkeit, nach innen zu schauen?

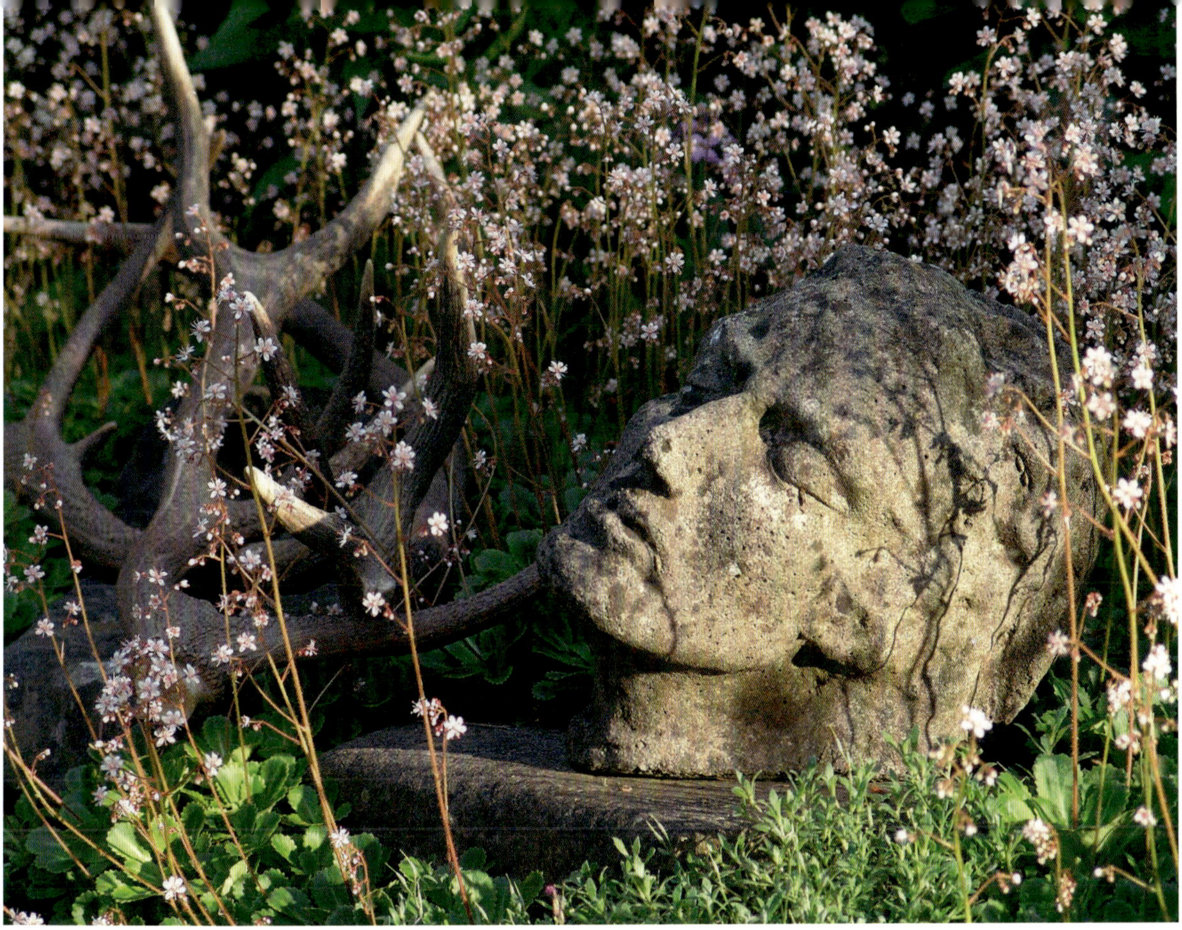

Wir sehnen uns danach, zu verweilen und balsamische Zeit in der Natur zu genießen.

Pflanzenzeit – die Sterne spüren

„Wir hängen hier, neugierige Lebensformen auf Kohlenstoffbasis, und wissen dabei, dass jedes jetzt in unserem Körper befindliche Kohlenstoffatom einmal im Innern eines Sterns war."

James Hamilton-Paterson
(geb. 1941, britischer Poet und Schriftsteller)

Pflanzen sind gute Lehrmeisterinnen, was Zeit, Wahrnehmung und Sensibilität anbetrifft. Sie zeigen uns außerdem in reiner Form das Lebensprinzip der Verbundenheit. Auch lehren sie uns das Verweilen, das Schärfen der Sinne. Obwohl Pflanzen an einen Ort gebunden sind, nehmen sie vieles aus ihrer Nähe und aus einem riesigen Umfeld wahr. Sie reagieren zum einen auf leichteste Berührung mit Änderung ihrer Wachstumsrichtung und antworten zum anderen hochsensibel auf die Rhythmen der Erde und der Gestirne. Sie richten sich nach dem Wandel von Tag und Nacht. Zwar haben sie keine Augen in unserem Sinne, sie sehen jedoch mit ihrer ganzen Gestalt. Ihre Zellen können unterschiedliche Wellenlängen des Lichtes wahrnehmen und so ihre Lebensprozesse dem Licht anzupassen. Manche Pflanzen öffnen oder schließen ihre Blüten zum Beispiel zu einer ganz bestimmen Uhrzeit. Die verschiedenen Jahreszeiten drücken sich im Leben der Pflanzen besonders deutlich aus: Viele keimen im Frühjahr, wachsen und reifen im Sommer, verblühen und welken im Herbst, ruhen als Same im Winter. Selbst die Richtung und die Geschwindigkeit der Wolken registrieren Pflanzen und speichern diese Erfahrung zum Beispiel in der Qualität ihres ätherischen Öles.

Sie haben ihre Antennen zum Kosmos hin geöffnet und ihre Wurzeln vernehmen die Sprache der Erde. Sie leben ganz im Einklang mit den Zyklen der Natur. Die traditionellen Kräuterheilkundigen wussten, dass besonders der Zyklus des Mondes das Leben der Pflanzen bestimmt.

ZUM AUSPROBIEREN

Pflanzenzeit und Menschenzeit

Schauen Sie sich bei Ihrem nächsten Spaziergang einmal um. Welche Pflanze gefällt Ihnen besonders oder welche Pflanze finden Sie interessant? Ist es ein unscheinbares Kraut, ein auffälliger Strauch oder gar ein imposanter Baum?

Besuchen Sie sie zu jeder Jahreszeit. Studieren Sie ihr Aussehen: ihr Sprießen und Wachsen im Frühjahr, die Entwicklung der Blüten im Sommer, das Verhärten der Stängel, das Heranreifen der Samen im Herbst und die Struktur der trockenen Pflanzenteile im Winter. Versuchen Sie, die Umgebung mit den Augen der Pflanze wahrzunehmen.

Spüren Sie die Qualität der sich verändernden Jahreszeiten? Wie verändern sich das Licht, der Duft und der Wind? Wie fühlt es sich an, zu wachsen und zu blühen und dabei mit den Wurzeln in der Erde und mit den Blüten im Himmel zu sein? Besuchen Sie „Ihre" Pflanze auch in der Nacht. Spüren Sie wie diese den Einfluss der Sterne und gleichzeitig das Verankertsein in der Erde. Nehmen Sie intensiv wahr, wie die Energien des Kosmos und die Energien der Erde in Ihnen zusammenfließen, genau so, wie sie es in der Pflanze tun.

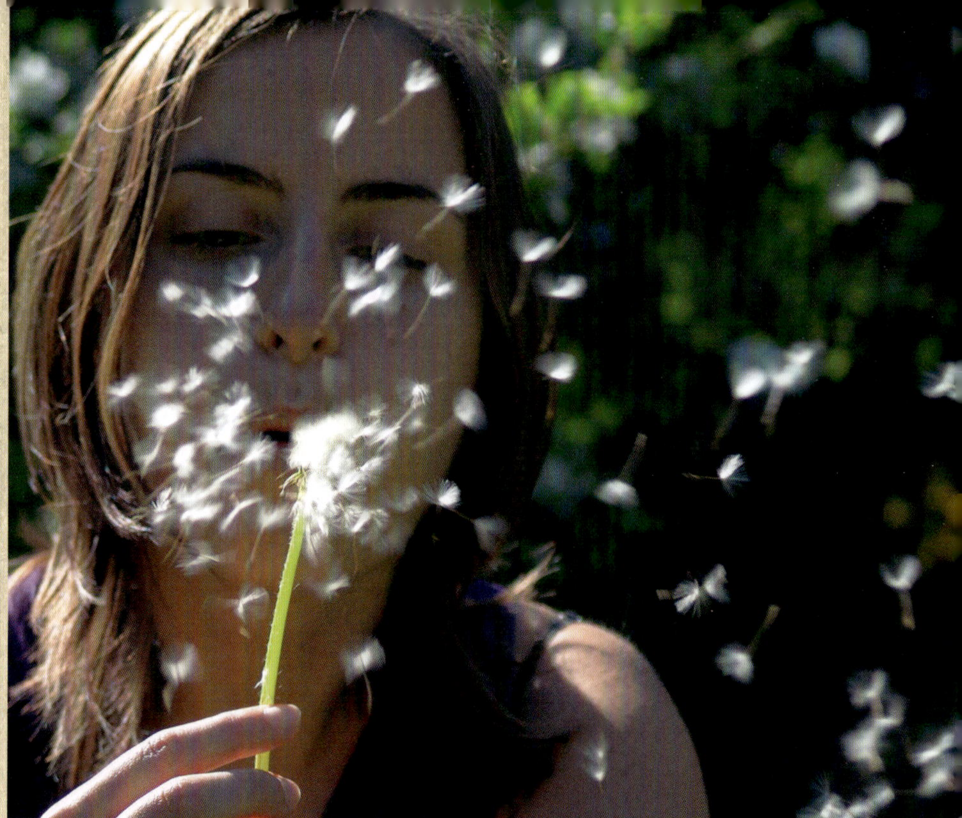

„Die besten Dinge kann man nicht kaufen – sie sind umsonst." So lautete die Botschaft des Löwenzahns an jenem Sommernachmittag.

Aus diesem Grund pflegten, sammelten und verarbeiteten sie sie nur zu bestimmten Mondzeiten. Der richtige Zeitpunkt ergibt sich dabei unter anderem aus dem Stand des Mondes im jeweiligen Sternzeichen. Die Wissenden früherer Zeiten wussten ebenso, dass auch die Bahnen anderer Himmelskörper auf das Leben der Pflanzen einwirken. Bei ihnen galten besonders die Plejaden im Sternbild des Stieres als Takt- und Qualitätsgeber für Wachstum und Fruchtbarkeit. Der Stand der Plejaden zur Erde beeinflusst auch den Kälte- und Wärmerhythmus der Erde.

Die Himmelsscheibe von Nebra ist die weltweit älteste Himmelsdarstellung und stammt aus der Bronzezeit. Sie wurde 1999 in Sachsen-Anhalt gefunden und auf etwa 1600 Jahre vor unserer Zeitrechnung datiert. Diese Darstellung zeigt außer verschiedenen Sternen und einem goldenen Horizontbogen, der die Sonnenuntergänge zur Sommer- und Wintersonnwende markiert, neben dem Sichelmond und dem Vollmond (oder einer anderen Deutung nach: der Sonne) auch den Sternenhaufen der Plejaden, der traditionell mit sieben Sternen dargestellt wird.

Diese Sternengruppe war das Schutzgestirn jener Menschen, die sich mit den heilenden Kräften der Pflanzen beschäftigten. Ihrer Auffassung nach kann jeder Mensch, der die Pflanzen beobachtet und sich auf ihre Zeit einstellt, die Wirkung der Sterne auf uns wahrnehmen, und sich dadurch auch auf die Zeit des Kosmos und die balsamische Zeit einstimmen.

Die Sieben Schwestern und ihr Einfluss auf die Pflanzenzeit

In der Mythologie vieler traditioneller Kulturen der Welt spielt das Sternbild der Plejaden eine wichtige Rolle. Wer die Sieben Schwestern, die Plejaden, kennt, so hieß es bei uns in früheren Zeiten, der kennt sich im Pflanzenreich aus und findet leicht heilkräftige Pflanzen.

Unser Leben findet heute meist fern der Vegetationsrhythmen statt. Doch die Beobachtung und Wahrnehmung kosmischer Rhythmen und ihre Verbindung zu jenen der Erde – besonders des Pflanzenreiches – hilft uns, unser Leben auf die uns umgebende Natur einzustimmen. Wir werden dadurch wieder „heimischer“. Die Welt, ja sogar der Kosmos wird dadurch zu einem vertrauten „Weltinnenraum“, wie es Rainer Maria Rilke ausdruckte und damit den Teil der Welt bezeichnete, mit dem wir durch Gefühle und Bedeutung verbunden sind.

Astronomische Berechnungen zeigen, dass das Auftauchen und Verschwinden der Plejaden in der Bronzezeit mit dem Beginn und dem Ende des bäuerlichen Jahres einhergingen und eng mit dem Vegetationszyklus der von den Menschen angebauten Pflanzen zusammenhingen. Die oben erwähnte Himmelscheibe ist also so etwas wie ein Abbild des Zusammenspiels von Erde und Kosmos. Das Überleben der damaligen Menschen hing von solchen Naturbeobachtungen ab. Ohne dieses Wissen konnten sie unter anderem die Ernte nicht sicher einbringen.

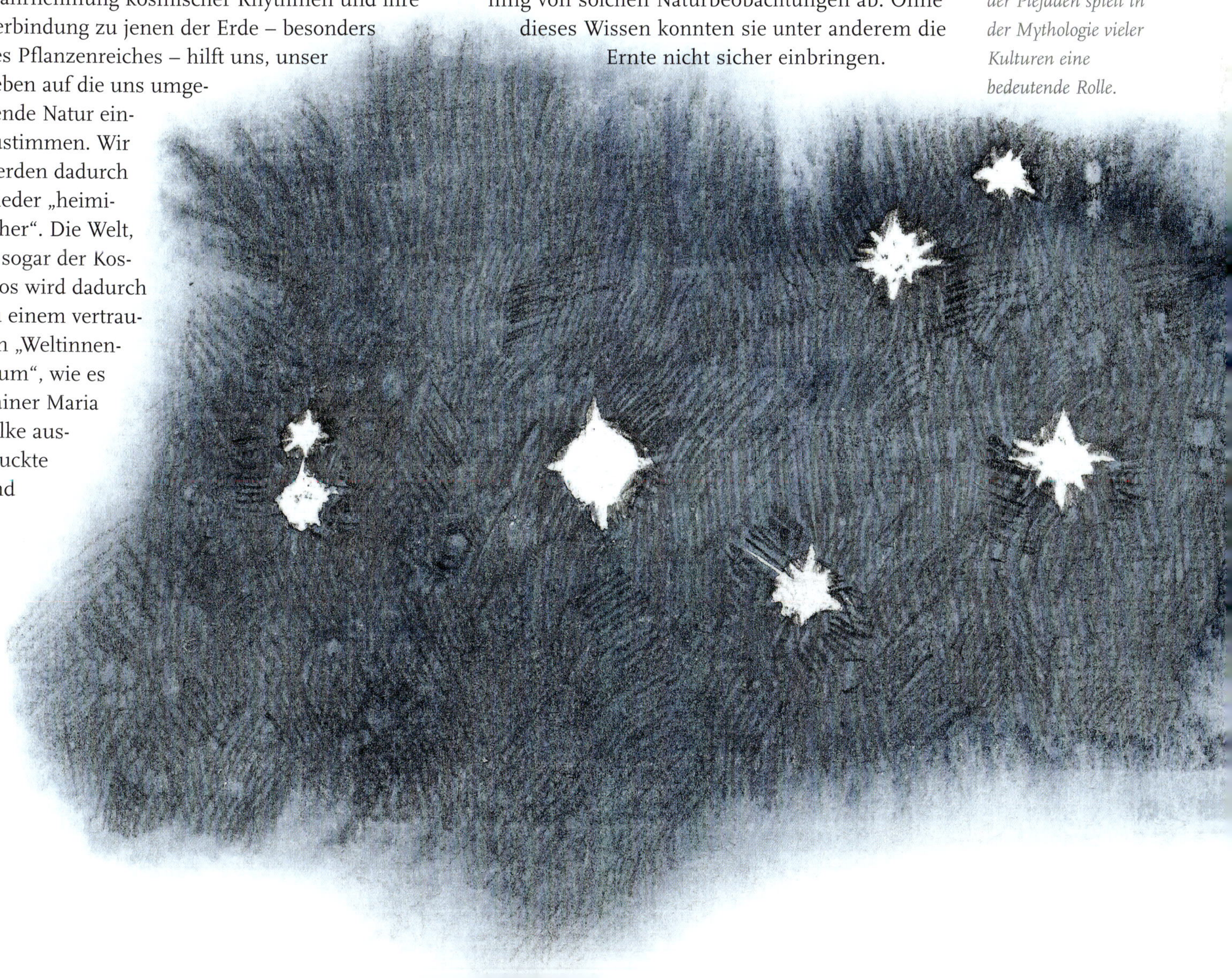

Der Sternenhaufen der Plejaden spielt in der Mythologie vieler Kulturen eine bedeutende Rolle.

Der Sternenhimmel hat sich zwar in den letzten 4000 Jahren durch das Fortschreiten des Frühlingspunktes auf der Ekliptik (Präzession) verschoben, diese Verschiebung wird jedoch, was die Plejaden anbetrifft, durch das späte Einsetzen des Frühlings in unserer Zeit wieder ausgeglichen. Mitte September bis Mitte April sind die Plejaden in Mitteleuropa am nördlichen Sternenhimmel sichtbar.

Die uralten bäuerlichen Bräuche, die auf der Verbindung von Menschen, Pflanzenreich und Plejaden basieren, reichen bis weit in unsere Zeit hinein. Traditionelle Kräuterheilkundige, aber auch Gärtnerinnen und Gärtner, richten sich noch heute nach dem „Siebengestirn". Wer einen Garten hat, bangt um die Zeit der Eisheiligen (Mitte Mai) um die Blüte der Obstbäume und um allzu früh nach draußen gebrachte frostempfindliche Pflanzen. Dann wandert die Erde durch das Sternbild des Stiers samt den Plejaden, was häufig mit Abkühlung und Niederschlag einhergeht. Erst nach der „Kalten Sophie", dem 15. Mai, dem letzten Tag der Eisheiligen, kann man sicher sein, dass kein Frost die Pflanzen mehr schädigt – und das Gartenjahr kann richtig beginnen. Pflanzenheilkundige sammeln erst ab diesem Zeitpunkt Heilpflanzen, die stärkend auf den menschlichen Organismus einwirken. Denn es heißt, die Pflanzengeister lebten bis dahin auf den Plejaden und kommen erst danach auf die Erde.

Mitte November durchläuft die Erde wieder das Sternbild des Stiers, das uns dieses Mal mit Meteoriten bombardiert, die wir als Sternschnuppen wahrnehmen. Wieder sind Niederschläge und ein Temperaturabfall zu erwarten – die Pflanzengeister kehren auf die Plejaden zurück. Kräuterheilkundige werden ab diesem Zeitpunkt ihre Sammeltätigkeit draußen in der Natur einstellen.

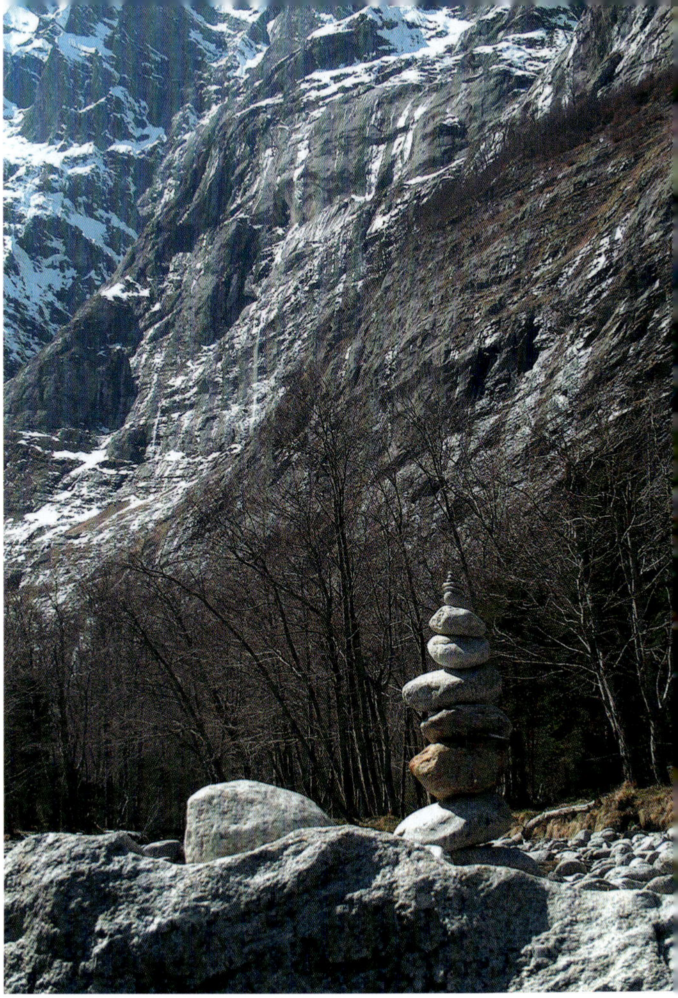

Zum Ausprobieren

Besuch bei den Sieben Schwestern

Finden Sie mithilfe eines Sternatlas oder einer Sternkarte heraus, wo die Plejaden am Nachthimmel stehen und ob sie momentan sichtbar sind. Beobachten Sie: Wie sieht das Siebengestirn aus? Wo steht es am Himmel? Zu welchen Jahreszeiten ist es sichtbar? Wie hängt das Wetter damit zusammen? Wie verändert sich dadurch die Pflanzenwelt? Beobachten Sie dabei Ihre eigenen Gefühle und Assoziationen. Können Sie die Plejaden auch bei bedecktem Nachthimmel orten oder sogar spüren? „Besuchen" Sie die Sieben Schwestern in klaren Nächten, genießen Sie dieses Sternbild. Lassen Sie sich von ihm „bestrahlen". Vielleicht werden Sie dadurch auch eine intensivere Verbundenheit mit dem Pflanzenreich spüren. Lesen Sie die Mythen, Sagen und Märchen über die Plejaden. Sie werden dort sicher noch mehr Hinweise zu ihren Geheimnissen finden.

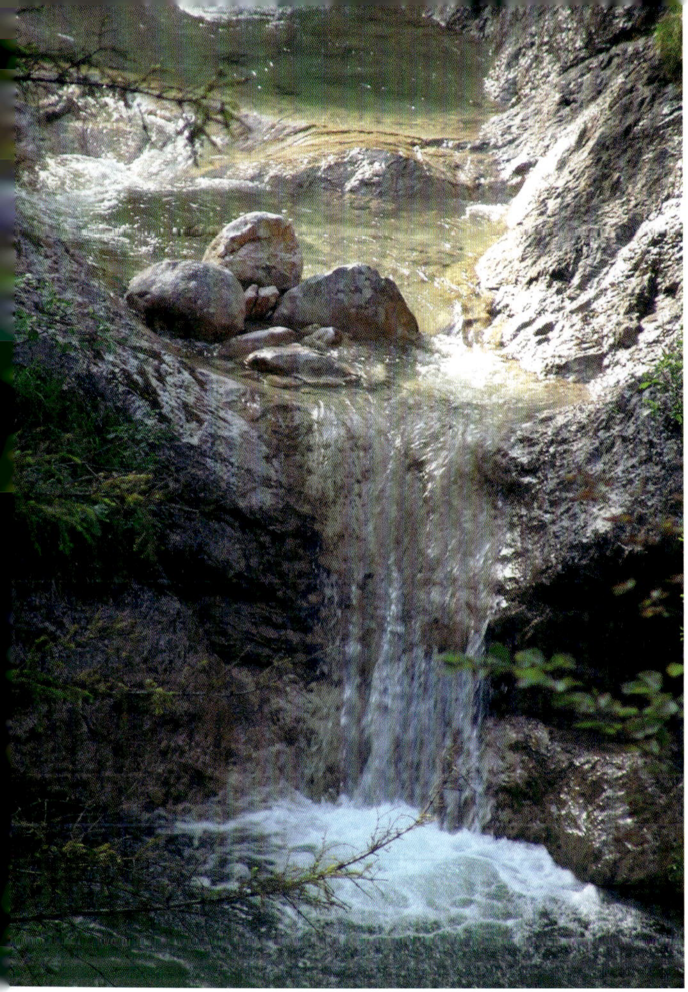

Die zyklische Zeit – sich in natürliche Lebensrhythmen einbinden

„Du kannst das Wasser,
das du in den Wein geschüttet hast,
nicht zurückholen.
Aber alles wandelt sich.
Neu beginnen kannst du
bis zum letzten Augenblick."

Bertolt Brecht
(1898–1956, deutscher Dramatiker und Lyriker)

Wer in der Natur Pflanzen beobachtet, den Rhythmus der Gestirne wahrnimmt, am Leben der Tiere teilhat, und dies mit eigenen Empfindungen verbindet, der kann „zyklische Zeit" erleben – und das ist Balsam für die Seele. Unter zyklischer Zeit verstehen wir einen Zeitbegriff, in dem die Zeit nicht von einem bestimmten Punkt ausgehend auf ein Ziel hin ausgerichtet ist, sondern in dem alle Prozesse als fortlaufend und immerwährend erfahren werden. Dies zu erfahren, ist einer der wichtigsten Faktoren zum Kraftschöpfen und eine Voraussetzung für Heilungsprozesse.

Wie der große Religionshistoriker Mircea Eliade in seinem Buch „Der Mythos der ewigen Wiederkehr" zeigt, gehört das Empfinden der zyklischen, das heißt in Kreisen wiederkehrenden Zeit, zu den ältesten archetypischen Erfahrungen der Menschheit. Dieses uralte evolutionäre Gut hat zu unserem Fortleben auf diesem oft unsicheren Planeten beigetragen. Es ist wie ein Versprechen von Mutter Natur an ihre Kinder: „Meine sich ständig erneuernde Kraft wird nie versiegen." Es vermittelt uns das Gefühl, eingebettet zu sein in ein großes Ganzes. Wir spüren die Einheit mit allem, was uns umgibt.

Die zyklische Zeit, wie man sie empfinden kann, ruht in sich selbst – nichts geht verloren oder ist unumkehrbar. Sie zeigt sich als eine kontinuierliche Gegenwart. Wir haben Teil an ihrem ständigen Wandel und können so an jedem Punkt unseres Lebens neu beginnen, Altes bereinigen und nach neuen Sichtweisen suchen und leben.

Zyklische und lineare Zeit sind zwei unterschiedliche Arten, unser Sein wahrzunehmen. Auch die Erfahrung der linearen Zeit ist Teil unserer Natur. Sie dient dem momentanen Überleben, der Reaktion auf Bedrohungen und der Konzentration auf einen Vorgang. Die mit ihr einhergehende innere Alarmbereitschaft gewährleistet schnelles Handeln. Ist das Erleben der Zeit aber vorwiegend linear, so wie in unserer modernen Industriegesellschaft, erzeugt es Verspannungen, Angst und alle mit Stress einhergehenden Erkrankungen. Für unser inneres Gleichgewicht ist es deshalb wichtig, sich Möglichkeiten zu schaffen, die Zeit auch zyklisch, das heißt endlos, erholsam und nicht bemessen zu erfahren. Die uns umgebende Natur bietet die beste Möglichkeit für diese Erfahrung.

Links: Die Zeit verweilt manchmal still und kostbar...

Rechts: ... um sich dann wieder in den Fluss des Lebens fallen zu lassen und schnell dahinzuströmen.

Zum Ausprobieren

Der wandernde Schatten – die Himmelsrichtungen bestimmen

Auf der nördlichen Halbkugel geht die Sonne nur zweimal im Jahr genau im Osten auf und im Westen unter. Deshalb sollten Sie diese Übung zur Zeit der Tag-und-Nacht-Gleiche entweder am 21. März oder am 23. September ausprobieren.

Stellen Sie sich an einem dieser Tage bei Sonnenuntergang um 18:00 Uhr mit seitlich ausgestreckten Armen so hin, dass Sie auf die untergehende Sonne schauen. Ihr Gesicht blickt nun nach Westen, hinter Ihnen liegt der Osten. Ihre linke Hand zeigt nach Süden, ihre rechte nach Norden. Markieren Sie diese vier Punkte mit Steinen in einem Kreis um Sie herum. Dies ist der erste Schritt für eine Natur-Jahresuhr.

Sie können den Lauf der Sonne noch auf eine andere Weise verfolgen und markieren: Das ist die „Methode des wandernden Schattens“. Stecken Sie einen Stock auf einem ebenen Platz senkrecht in den Boden. Es ist wichtig, dass der Stock wirklich senkrecht steht. Beobachten Sie nun an sonnigen Tagen, wie der Schatten des Stabes über die Erde wandert. Markieren Sie kurz vor Mittag die Schattenspitzen mit kleinen Steinen oder Hölzchen – je höher die Sonne steigt, desto kürzer wird auch der Schatten. Markieren Sie so lange, bis der Schatten deutlich wieder länger wird. Sie rücken also im Lauf Ihrer Beobachtungen die Markierungen immer näher an die Stelle des kürzesten Schattens, bis Sie schließlich genau bestimmen können, wann der Schatten am kürzesten ist.

Nun ziehen Sie an der Markierung für den kürzesten Schatten eine Linie zum Stock. Diese Linie ist Ihr Meridian, die Mittagslinie. Sie liegt exakt in Nord-Süd-Ausrichtung. Auf der nördlichen Halbkugel weist die Linie genau nach Norden, auf der südlichen Hemisphäre genau nach Süden.

In klaren Nächten können Sie den Norden auch bestimmen, indem Sie sich am nördlichen Himmelspol, dem Polarstern (Polaris), orientieren. Der Polarstern ist jedoch weder besonders hell noch auffällig gefärbt. Mit Hilfe des Großen Wagens, einem gut erkennbaren und bekannten Sternbild des nördlichen Himmels, können Sie den Polarstern leicht finden. Verlängern Sie gedanklich die Hinterachse des Großen Wagens etwa fünfmal in jene Richtung, in der die Deichsel gebogen ist. Am Ende dieser Strecke finden sie den Polarstern.

Die Handschrift der Sonne zeichnet die große Uhr des Jahreslaufes.

Der Kreis – verbunden mit allem, was lebt

Im Symbol des Kreises verdichtet sich die menschliche Erfahrung der zyklischen Zeit. Es steht für den Kreislauf von Werden und Vergehen, für Leben und Tod, für die Ganzheit des Lebens. Der Kreis ist für uns Menschen seit frühesten Zeiten ein Gleichnis und ein Symbol unserer Spiritualität, er ist ein heiliges Zeichen.

Die zahlreichen Kreissymbole auf prähistorischen Felsritzungen, in Höhlenmalereien und in vielen sakralen Gebäuden vermitteln alle dieselbe Botschaft. Wer sie entschlüsselt, erfährt: So fließt Lebensenergie durch die Systeme auf dieser Erde. Alles ist endlos, kehrt wieder und ist auf immer mit dem Heiligen verbunden. Auch heute noch ist der Kreis als Ehering, Adventskranz, Türschmuck und Grabbeigabe eine Metapher für die Verbundenheit mit dem Ganzen.

Der immer wiederkehrende Verlauf der Zeiteinheiten auf der Erde wird durch die Jahreszeiten erlebbar. In endlosem Kreis wiederholen sie sich Jahr für Jahr und folgen dabei dem Lauf der Sonne. Die vier Himmelsrichtungen sind dabei den vier Jahreszeiten mit ihren spezifischen Eigenschaften zugeordnet und stehen symbolisch für die Qualität und Wirkung dieser Jahreszeiten. Die traditionellen Festtage im Jahreskreis bieten ebenfalls die Möglichkeit, sich mit der großen Uhr des Jahreslaufes zu synchronisieren und so innere und äußere Natur im Gleichgewicht zu halten.

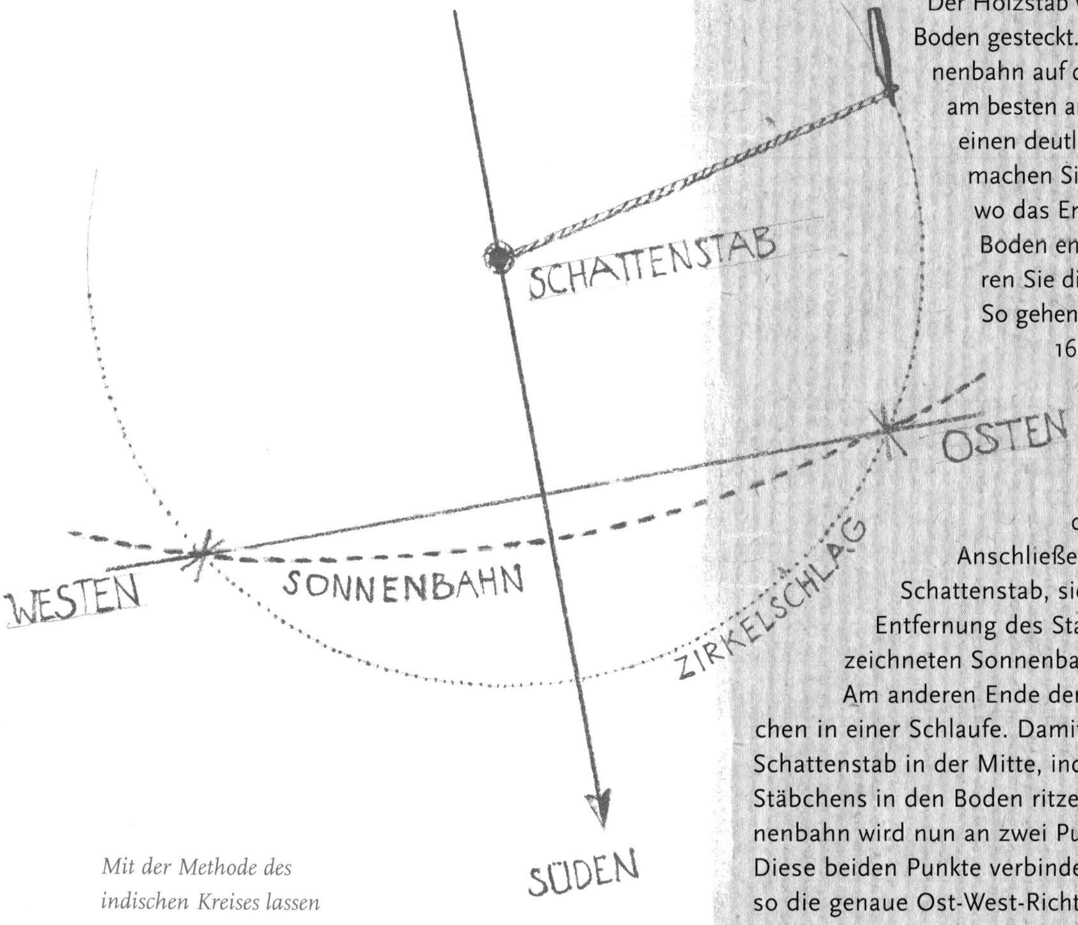

Mit der Methode des indischen Kreises lassen sich die Himmelsrichtungen ohne Kompass festlegen.

Zum Ausprobieren

Der indische Kreis

Eine weitere einfache Methode, um die Himmelsrichtungen festzulegen, ist der indische Kreis. Damit kann man markieren, wo genau Süden liegt. Man benötigt dazu einen geraden, langen Stock von etwa 1,5 m Länge, den Schattenstab. Außerdem eine dünne Schnur von etwa 5 m Länge, einen dünnen Holzstab von etwa 20 cm Länge und etwas feines Sägemehl oder hellen Sand zum Markieren. Den indischen Kreis sollte man an einem wolkenlosen Tag möglichst auf einer ebenen, freien Fläche aufbauen.

Der Holzstab wird zunächst senkrecht fest in den Boden gesteckt. Mit dem Schatten wird nun die Sonnenbahn auf dem Boden abgebildet. Man beginnt am besten am zeitigen Morgen. Wenn der Stab einen deutlichen Schatten auf den Boden wirft, machen Sie dort eine Markierung auf den Boden, wo das Ende des Schattens ist. Ritzen Sie den Boden entweder mit einem Stock oder markieren Sie diesen Punkt mit Sägemehl oder Sand. So gehen Sie etwa alle zehn Minuten bis etwa 16:00 Uhr den ganzen Tag über vor.

Auf dem Boden sehen Sie nun die Markierungen, die den Lauf der Sonne über den Himmel wiedergeben. Diese Markierungen verbinden Sie dann zu einer durchgehenden Linie. Anschließend knoten Sie die Schnur an den Schattenstab, sie sollte etwa 0,5 m länger sein als die Entfernung des Stabes zum Scheitelpunkt der aufgezeichneten Sonnenbahn.

Am anderen Ende der Schnur befestigen Sie ein Holzstäbchen in einer Schlaufe. Damit ziehen Sie nun einen Kreis um den Schattenstab in der Mitte, indem Sie mit dem spitzen Ende des Stäbchens in den Boden ritzen (Zirkelschlag). Die markierte Sonnenbahn wird nun an zwei Punkten von dem Kreis geschnitten. Diese beiden Punkte verbinden Sie nun miteinander und erhalten so die genaue Ost-West-Richtung. Eine Linie dazu im 90-Grad-Winkel führt durch die Stelle, an der der Stab gestanden hat – und zeigt genau nach Norden und Süden.

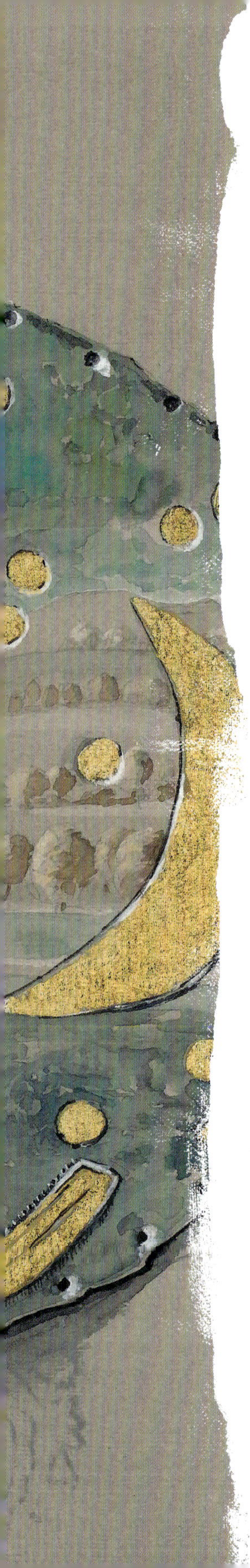

Das keltische Rad – am Pulsschlag der Erde

„Alles Geschehen ist ein Kreislauf."

Aristophanes
(448–385 vor Christus,
griechischer Komödiendichter)

Durch die vorangegangenen Übungen wissen Sie, wie man die vier Hauptpunkte der Erduhr zum Beispiel mit Steinen auf einem Kreis am Boden markiert. Jeder dieser Steine zeigt nun nicht nur eine Himmelsrichtung an, sondern steht für eine Jahreszeit und deren Qualitäten. Der Stein im Norden symbolisiert den Winter. Auf der Jahresuhr ist das der 21. Dezember, die Wintersonnwende. Er markiert die längste Nacht im Jahr. Der Stein im Süden kennzeichnet den Sommer und den 21. Juni, die Zeit der Sommersonnwende und den längsten Tag im Jahr. So stehen sich Licht und Dunkel in diesem Rad genau gegenüber und ergänzen sich.

Der Stein im Osten entspricht dem Frühling, dem 21. März, der Frühlings-Tag-und-Nacht-Gleiche. Der Stein im Westen steht für den Herbst, den 21./23. September, und markiert so die Herbst-Tag-und-Nacht-Gleiche. An den beiden Tag-und-Nacht-Gleichen herrscht zwischen Hell und Dunkel eine absolute Ausgeglichenheit, denn dann sind der Tag und die Nacht gleich lang. Diese beiden Punkte, Osten und Westen, teilen das Jahr in eine lichte und eine dunkle Hälfte.

Winter- und Sommersonnwende markieren auch den Atemrhythmus der Erde. *Gaia*, die Erdgöttin, hat einen langen Atem. Sie atmet aus – vom Zeitpunkt der Wintersonnwende an – und bewirkt damit die Rückkehr des Lebens, das Keimen, Wachsen und Blühen. Am 21. Juni hält sie kurz inne, atmet ein, und nimmt langsam bis zum 21. Dezember alles Leben wieder in sich zurück.

Diesen elementaren Rhythmus der Erde und der Sonne kann man durch Naturverbundenheit und Achtsamkeit selbst miterleben und erfahren. Er ist eine wesentliche Grundlage für ein balsamisches Zeitgespür.

Irgendwann einmal in ferner Vorzeit hat sich vielleicht jemand gefragt, wann denn der Kreislauf der Jahreszeiten beginnt und wie lange die Spanne eines Jahres dauert. War es Neugier, Interesse oder Teil einer Vision? Es braucht jedenfalls Geduld für diese Aufgabe, die man mit Hilfe der Sonne am einfachsten bewältigen kann: Dafür zählt man die Nächte oder Tage, die vergehen, bis die Sonne nach allen vier Jahreszeiten wieder genau an einem markanten Punkt in der Landschaft aufgeht, an dem sie ein Jahr zuvor aufgegangen war. Von diesem Zeitpunkt an dauerte es sicherlich noch viele Jahrtausende, bis die Menschen genau jene acht Punkte im Jahr bestimmten, die den keltischen Jahreslauf ausmachen.

Zwischen den Punkten der vier Himmelsrichtungen liegen weitere vier Zeitmarkierungen, denen Jahreszeiten und Feste zugeordnet sind. Dafür werden die Abstände zwischen den festgelegten Himmelsrichtungen genau mittig geteilt und ergeben somit vier weitere Punkte auf dem Rad. Zusammen stellen alle acht Punkte auf dem Jahresrad den keltischen Jahreskalender oder das keltische Lebensrad dar.

Durch die Christianisierung wurden die alten keltischen Feste verboten oder mit christlichen Inhalten gefüllt und existieren heute in anderem Gewand: als Weihnachten, Lichtmess, Ostern, Maifeiern, Johanni, Kräuterweihe, Erntedankfest, Totensonntag. Jedes dieser Feste kennzeichnet einen Wendepunkt im Ablauf der Zeit, ist aber auch ein Spiegel für das menschliche Leben während eines Jahres und für das ganze Leben. Nehmen Sie sich einmal vor, das Jahr über jeweils zu den Zeiten der acht Feste hinauszugehen und wahrzunehmen, wie sich die Qualität des Zeitpunktes in der Natur ausdrückt. Nehmen Sie die Jahreszeiten bewusst wahr und stellen Sie sich auf sie ein.

Zum Ausprobieren

Archaisches Zeitmanagement

Notieren Sie sich die Termine der acht Jahreskreisfeste in Ihrem Kalender. Nehmen Sie sich an diesen Tagen etwas Zeit, um die Vorgänge draußen in der Natur und in Ihrem eigenen Leben zu beobachten. Machen Sie einen Spaziergang oder begeben Sie sich an einen Platz, an dem Sie sich gerne aufhalten, zum Beispiel an einem schönen Baum. Wenn Sie schon das keltische Rad oder das Medizinrad (S. 209) mit Steinen gelegt haben, ist das ein guter Platz für die folgenden Beobachtungen. Setzen Sie sich dort nieder und nehmen Sie einfach wahr, was ist.

Fragen Sie sich: Wie ist die Stimmung? Wie verhalten sich die Tiere, wie haben sich die Pflanzen verändert? Ist gerade die Zeit der Knospen und Blüten oder der Samenreife? Haben sich die Pflanzen ganz unter dem Schnee verborgen oder erscheinen jetzt die ersten neuen Keimlinge? Welche Tiere versorgen ihre Jungen oder ist gerade Brunftzeit? Wie verhalten sich die Vogel? All dies zusammen vermittelt Ihnen die „gefühlte balsamische Zeit".

Jeder dieser Punkte auf der Jahresuhr steht auch für Hand lungen, Gefühle und Stimmungen in Ihrem Leben. Vergleichen Sie deshalb die Uhr der Natur mit Ihrer eigenen inneren Uhr und Ihrer Zeit in diesem Jahr.

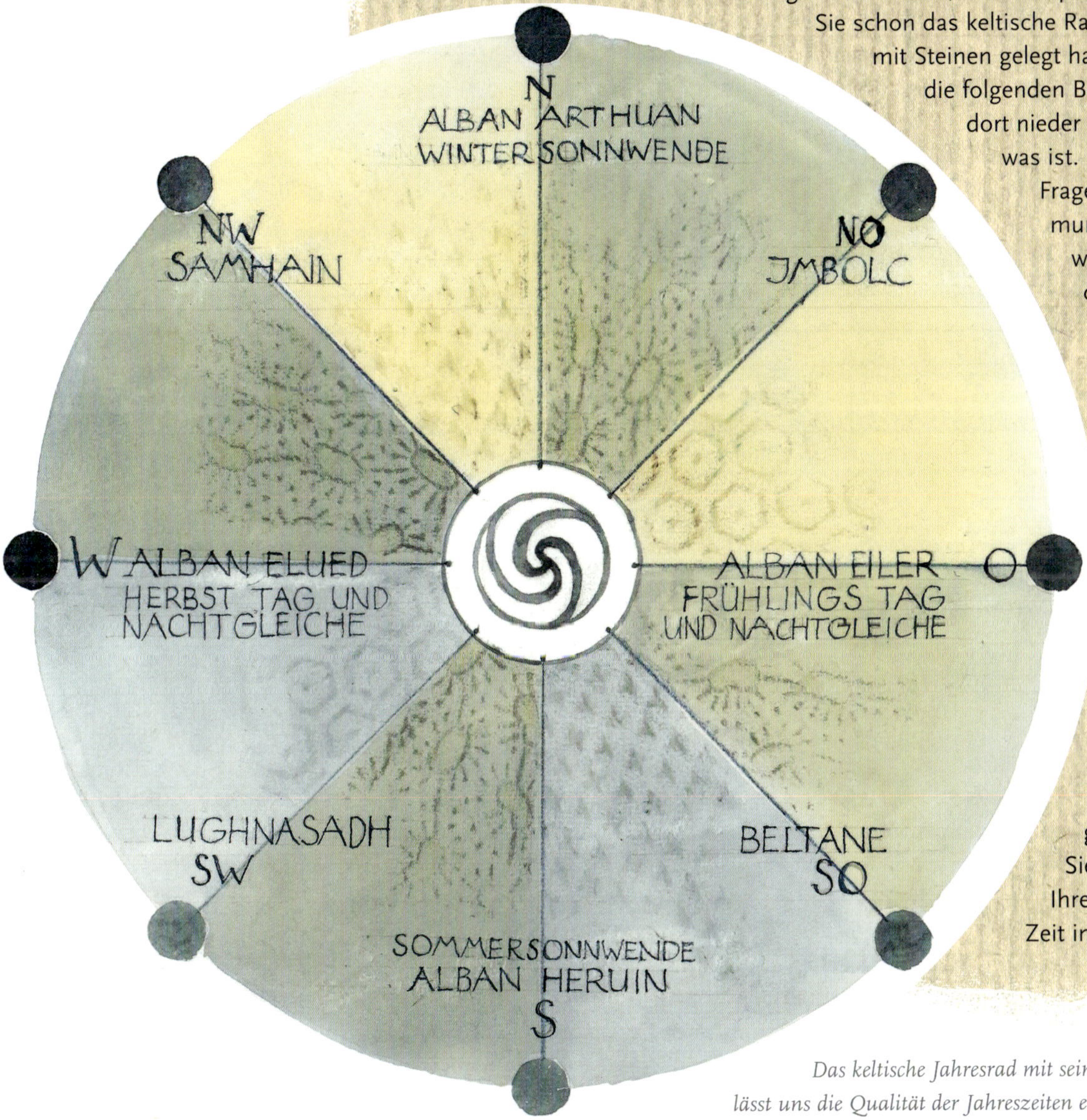

Das keltische Jahresrad mit seinen acht Festtagen lässt uns die Qualität der Jahreszeiten erleben.

Sinn und Bedeutung der Jahreskreisfeste

Norden

keltisch: *Alban Arthuan*, Licht des Artus

kosmische Uhr: 21. Dezember, Wintersonnwende, Mitwinter, die längste Nacht im Jahr; die Erde hält im Atmen kurz inne und beginnt dann mit dem Ausatmen

Pflanzen: Stillstand, die Natur weilt im Unsichtbaren, die Pflanzen haben sich ganz zurückgezogen, nur die Samen ruhen in der Erde, Starre

Tiere: auf Futtersuche, viele Tiere kommen dabei näher an menschliche Behausungen; die Tiere müssen Energie sparen und leben von ihren Reserven; der Zaunkönig ist einer der wenigen Vögel, die es in dieser Zeit noch wagen und Kraft haben, hin und wieder zu singen; der Waldkauz ruft gelegentlich; der Fichtenkreuzschnabel brütet sogar im Winter

Bedeutung: Weisheit, innere Reife, Vollendung, das Geistige, innere Wiedergeburt, die Magie des Dunklen, „nur in der Nacht kann man die Sterne sehen"

Fragen: Was habe ich in diesem Jahr vollendet? Was will in mir geistig geboren werden? Wie gestalte ich mein geistiges Leben? Welche meiner inneren Qualitäten kenne ich? Habe ich ausreichend Zeit, bei mir innerlich einzukehren und bei mir zu sein? Spüre ich mein inneres Licht? Sehe ich es in anderen Menschen?

Nordosten

keltisch: *Imbolc*, „Milch der Mutterschafe", da die ersten Lämmer geboren werden; Bedeutung: „im Schoß", da das neue Leben noch im Schoß der Erde wohnt; Tag der *Brigid*, einer der wichtigsten keltischen Göttinnen, der Göttin des Lichts, der Heilung, der Poesie und Beschützerin der Tiere; Fest der Kerzen, das Licht der Kerze symbolisiert die Wiedergeburt des Sonnenkindes

kosmische Uhr: 1./2. Februar, das Licht nahm in den letzten Wochen langsam zu, bis es jetzt an *Imbolc* deutlich heller ist; Bauernweisheit: „An Lichtmess bei Tag ess´ "; man kann wieder ohne Kerzen am Abend essen, das heißt, man kann das „Licht missen"; gegen Ende des Monats ist es zweieinhalb Stunden länger hell als zu Beginn des Jahres, der Sieg des Lichtes ist entschieden, aber noch nicht vollständig sichtbar

Pflanzen: unter der Erde beginnen sich die Samen auf das Keimen vorzubereiten; ganz „voreilige" Weiden beginnen zu blühen (Weidenkätzchen); Blüten des Huflattich, der Pestwurz und der Schneeglöckchen erscheinen an schneefreien Stellen; der Haselstrauch stäubt

Tiere: der erste Vogelzug setzt ein, das Leben der Vögel beginnt sich wieder zu rühren; auf die neue Saison bereiten sich vor: Feldlerche, Kiebitz, Star, Hohltaube; die ersten Singvögel beginnen mit ihrem Gesang: Amsel, Grünfink, Misteldrossel, Kleiber, Kohlmeise, Blaumeise; die Wölfe paaren sich; die Bärin kommt nach der Überwinterung mit ihren Jungen aus der Höhle; die Bienen werden rege

Bedeutung: Vision, Initiation, Zeit der Reinigung, spürbarer Neubeginn und Aufbruch, den Winter in sich vertreiben, nach vorne schauen, sich und andere Menschen spirituell inspirieren, Begrüßung des Lichts; was an *Beltane* erscheinen wird, wird jetzt im Nichtsichtbaren „mit silbernen Fäden" gesponnen

Fragen: Welche Vision habe ich für das kommende Jahr? Was kann ich noch bereinigen, bevor das neue Jahr wirklich in Erscheinung tritt? Was möchte ich dieses Jahr neu beginnen? Folge ich der Vision meines Lebens? Mit welchen Menschen möchte ich mich in diesem Jahr verbinden?

Osten

keltisch: *Alban Ailyr*, Fest der rückkehrenden Zugvögel; germanisch: Fest der *Ostara*, Göttin des aufsteigenden Sonnenlichts

kosmische Uhr: 21. März, Tag-und-Nacht-Gleiche, Frühlingsbeginn, die Sonne geht im Osten auf, die Sterne des Winterhimmels sinken mehr und mehr gen Westen

Pflanzen: Keimen und schnelles Wachstum, die ersten Bäume wie Haselnuss, Weiden und Erlen blühen; die ersten Frühlingsblumen blühen

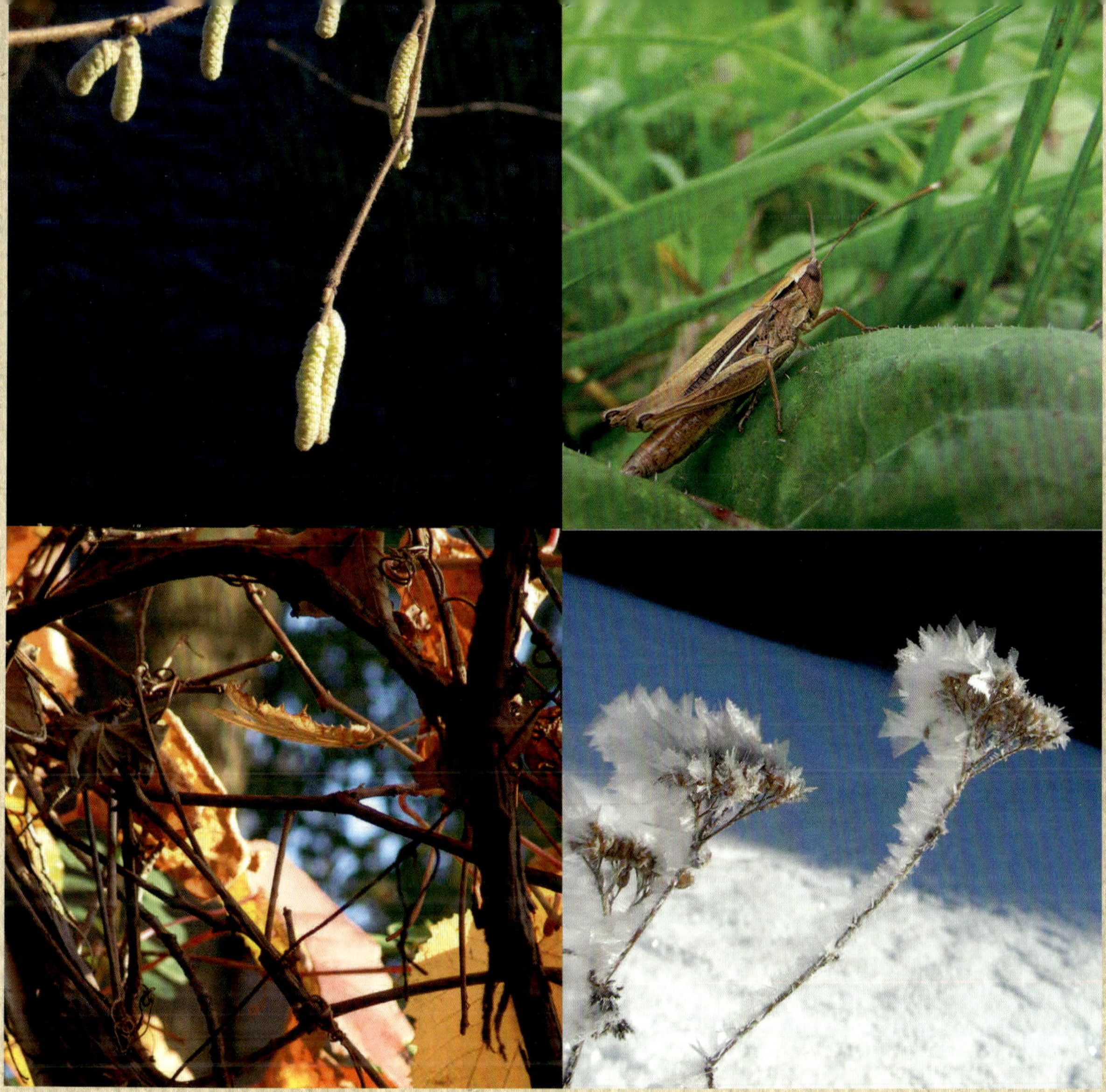

Die vier Jahreszeiten sind im Jahresrad den vier Himmelsrichtungen zugeordnet.

Tiere: ab Mitte März Rückkehr der Zugvögel, die in der Mittelmeerregion überwintert haben; die Schwalben kehren zurück, die ersten Schmetterlinge erscheinen

Bedeutung: Geburt, Aufbrechen, Inspiration, Macht, Vertrauen, Begrüßen des Neuen

Fragen: Was erwacht in mir? Was bewegt sich in meinem Leben? Wie kann ich die Energien in meinem Körper stärken? Welche Menschen tun mir gut?

Südosten

keltisch: *Beltane*, nach dem Lichtgott *Bel* benannt; Fest des Feuers und der Blumen, Fest der Mai- und Liebesgöttin, Ritual der heiligen Liebe, Erfahrung und Ehrung der Sinnlichkeit

kosmische Uhr: Nacht vom 30. April auf den 1. Mai, die Kraft der Sonne ist schon stark zu spüren; Übergang vom Frühling zum Sommer

Pflanzen: viele Pflanzen blühen, zum Beispiel der Holunder, auch die Obstbäume

Tiere: viele Jungtiere werden nun geboren; dritte Vogelzugwelle, Vögel, die in der südlichen Sahara überwintert haben, kehren zurück: Kuckuck, Mauersegler, Nachtigall, Gartengrasmücke, Mönchsgrasmücke, Storch

Bedeutung: Jugend, Lebenskraft, Sexualität, Lebenslust, Sinnlichkeit

Fragen: Wie fließt die Lebenskraft durch mich hindurch? Was kann ich tun, um in mir die Lebenslust zu fördern? Lebe ich die Freude am Leben? Mit wem teile ich Nähe und Sinnlichkeit?

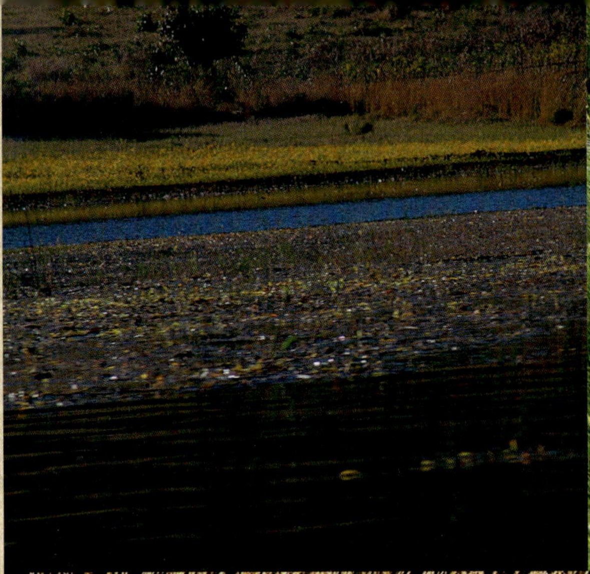
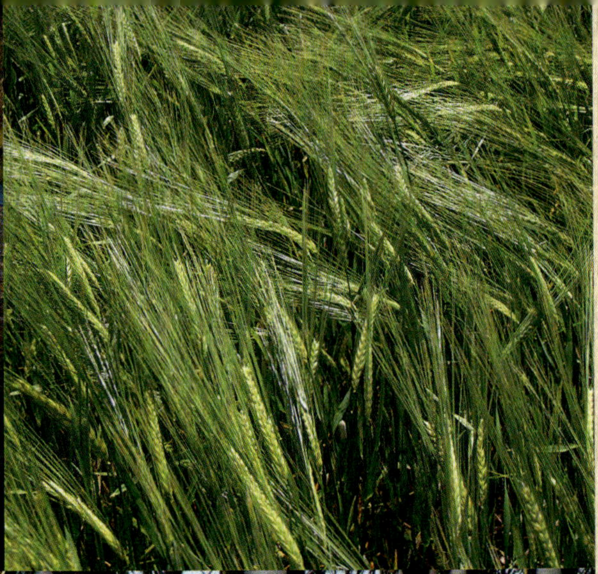
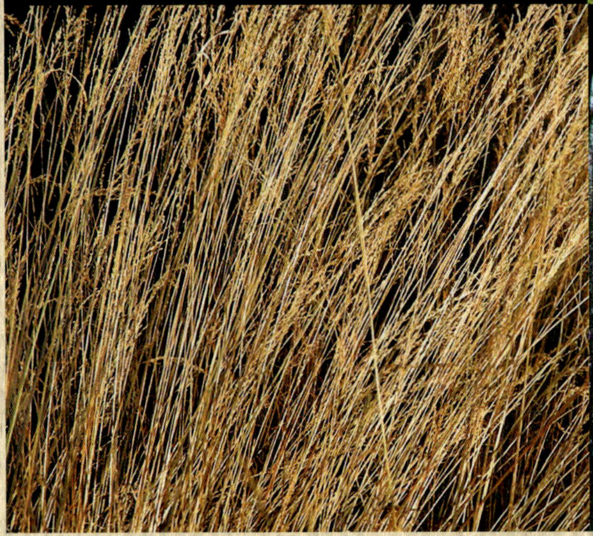
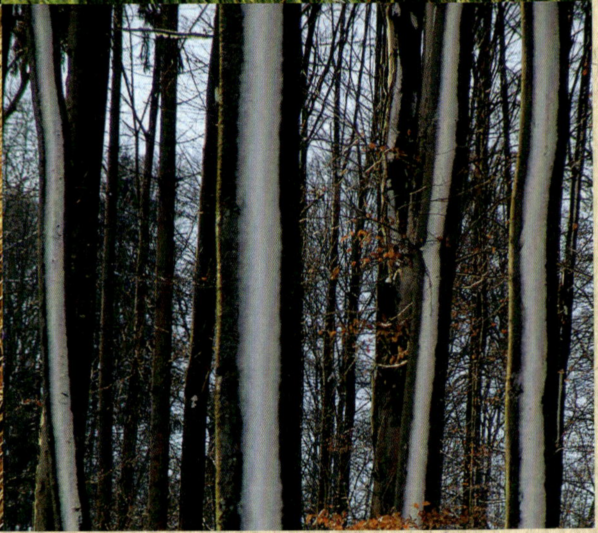

Das bewusste Wahrnehmen und das Feiern der Jahreszeiten stehen für einen achtsamen Umgang mit der Qualität und Kostbarkeit der Zeit.

SÜDEN

keltisch: *Alban Heruin*, Licht der Küste, Mitsommerfest, Eichenfest, auch *Litha* genannt

kosmische Uhr: 21. Juni, längster Tag im Jahr, Sommersonnwende, astronomischer Sommerbeginn, der Untergangspunkt der Sonne hat sich vom Westen zum Norden hin verschoben, die Erde hält im Atmen kurz inne und beginnt dann mit dem Ausatmen

Pflanzen: Johanniskrautblüte, Mohnblüte, viele weitere typische Sommerpflanzen stehen in Blüte, erste Ernte (Heu, Kirschen)

Tiere: der Vogelgesang nimmt langsam ab und endet im Juli/August; die Mauser der Singvögel hat begonnen; Mauersegler sind nur jetzt im Sommer da; Zugvögel kommen so viele Wochen vor *Litha*, wie sie danach wieder fortfliegen werden, denn der Zugrhythmus und die Zugweite entsprechen dem Lichtkreis des planetaren Jahres

Bedeutung: Lebensmitte, Fülle, Vereinigung der Gegensätze, Hochzeit, Erwachsenwerden, Großzügigkeit, Freude, Liebe

Fragen: Kann ich mich selbst liebevoll annehmen? Was sind meine besonderen Qualitäten? Wie kann ich mich stärken und Kraft schöpfen? Bin ich großzügig?

SÜDWESTEN

keltisch: mehrere Feste verteilen sich auf eine längere Zeitspanne: *Lughnasad*, 8. August, nach *Lugh* benannt, dem keltischen Sonnengott; *Lammas*, 2. August, aus dem angelsächsischen Hlafmass = loaf mass = Laibmesse = Fest des frischen Brotes, Schnitterinnenfest, Erntefest, Verehrung der Sonne im gelben Korn; Kräuterweihe, 15. August, ursprünglich alteuropäisches Fest, wird heute noch vor allem in Süddeutschland gefeiert, wobei Heilkräuter geehrt und gesegnet werden

kosmische Uhr: 1.-15. August, Zeit der Sternschnuppen und hochsommerlichen Hitze

Pflanzen: die Pflanzen verfestigen sich, zum Beispiel die Stängel, Holzbildung; Haupternte der Früchte; das Korn wird reif; besonders heilkräftige Pflanzen wie Schafgarbe, Kamille oder Wegwarte werden gesammelt und geweiht (zur Zeit der Frauendreißiger, siehe mein Buch „Medizin der Erde")

Tiere: der Vogelzug beginnt; die Mauser neigt sich dem Ende entgegen

Bedeutung: Reife, Vollendung, Erwachsensein, Verwirklichung, Individuation, Lebensaufgabe, Verbindungen festigen, für andere da sein, gute Beziehungen zu anderen Menschen leben und pflegen

Fragen: Welche Früchte meiner Tätigkeit kann ich ernten? Welche Projekte in meinen Leben sind gut oder schlecht gelaufen? Bin ich für andere Menschen hilfreich, bin ich für sie eine Bereicherung? Habe ich gute Verbündete? Was kann ich vielleicht in meinen Beziehungen zu anderen Menschen verbessern?

Westen

keltisch: *Alban Elued*, Licht des Wassers; Mabon, das göttliche Kind steigt in die Unterwelt und wird wiedergeboren; Fest des Dankes an die Schöpfung

kosmische Uhr: ab 21./23. September, Tag-und-Nacht-Gleiche; der Tag und die Nacht sind jetzt also gleich lang, die Sonne geht genau im Westen unter; es liegen jetzt sechs Monate vor uns, an denen die Nächte länger sind als die Tage (dunkle Jahreshälfte)

Pflanzen: die Pflanzen ziehen sich mehr und mehr in die Erde zurück

Tiere: Vogelfamilien lösen sich auf, Meisen gesellen sich für den bevorstehenden Winter zu Gruppen zusammen; Singdrossel und Rotkehlchen sind die letzten Vögel, die singen; Zeit der Hirschbrunft

Bedeutung: Älterwerden, Balance, Annehmen, Dank, Hingabe, Reife, Zeit der Poesie und der schönen Künste

Fragen: Gibt es Ausgewogenheit in meinem Leben, in meinen Beziehungen, in meinem Arbeitsbereich? Wie finde ich zu einem inneren Gleichgewicht? Wem möchte ich für seine Hilfe und Unterstützung danken? Wie kann ich für die Gaben meines Lebens danken? Haben Kunst und Poesie in meinem Leben Platz? Wann habe ich das letzte Mal jemandem ein Gedicht geschenkt?

Nordwesten

keltisch: *Samhain*, stammt aus dem Altirischen und bedeutet Ende des Sommers; *Halloween*, keltische Bedeutung = heilige Frau, damit sind die Göttin *Percht* und *Frau Holle* gemeint, beides sind Göttinnen des Übergangs in die Anderswelt und Todesgöttinnen; Fest der Würdigung des Todes und der Hoffnung auf neues Leben, wichtiges keltisches Fest

kosmische Uhr: 30. Oktober bis 1./2. November, die Nächte sind spürbar länger; Zeit der Herbststürme, immer wieder steigt Nebel auf

Pflanzen: die Natur wird bis *Imbolc* ruhen; Ende des agrarischen Jahreszyklus; die Laubbäume sind kahl, die Pflanzen haben sich größtenteils zurückgezogen, die Samen ruhen in der Erde

Tiere: viele Tiere gehen in den Winterschlaf und leben von Vorräten; die meisten Singvögel sind weggezogen; Wintergäste aus Sibirien und Skandinavien kommen: Kraniche, Gänse, Birkenzeisig, Bergfink

Bedeutung: sich mit altem Wissen und den Ahnen verbinden, loslassen und Abschied nehmen, die Dunkelheit begrüßen, Alleinsein, nach innen schauen, das Leben überdenken, Rückblick halten, Wissen weitergeben

Fragen: Wovon kann oder sollte ich mich verabschieden? Wie kann ich mir mehr Zeit für Innenschau und Besinnung geben? Kann ich allein sein? Wie kann ich andere Wirklichkeiten wahrnehmen? Was ist die Gabe meiner Ahnen? Was spricht zu mir, ist aber für mich noch nicht zugänglich? In welcher Weise habe ich mich im Lauf des Jahres verändert? Mit welchem Menschen kann ich Stille und Nachdenklichkeit teilen?

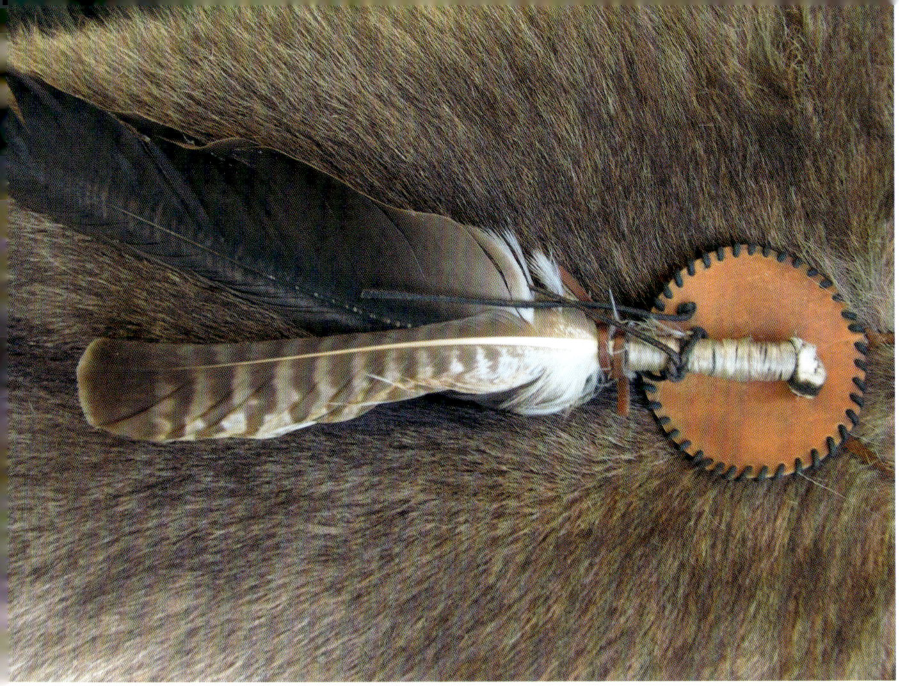

In der indianischen Tradition ist das Medizinrad-Wissen noch heute verankert.

Das Medizinrad – Symbol der zyklischen Zeit

„Das Medizinrad ist ein magischer Kreis,
der die ganze Welt in sich einschließt.
Während du ihn umwanderst,
wirst du in ihm und außerhalb
auf unzählige Wunder stoßen.
Mit viel Beharrlichkeit wirst du sogar
das Wunderbare erreichen können."

Sun Bear
(1929–1992, Ojibway-Medizinmann))

Als ich Sun Bear 1981 zum ersten Mal begegnete, wusste ich noch nicht, dass ich ein Teil seiner Vision werden würde. Er war ein indigener Medizinmann und hatte wirklich ein Herz wie ein Bär. Alle schloss er darin ein und teilte sein Wissen mit viel Weisheit und Humor. Wabun, seine Lebensgefährtin, hat ihn in ihrem Buch „Der Pfad der Kraft" genauso beschrieben, wie ich ihn selbst auch erlebte: „Ich habe gesehen, wie Sun Bear tausende von Menschen in seinen Bann zog, wie er jeden Hund und jede Katze, die an seinen Jeans schnüffelten, verzauberte. Ich habe gesehen, wie er die Donnergeschöpfe rief, und staunte über den Regen, der darauf folgte. Ich sah ihn Menschen mit gebrochenem Herzen, gespaltener Seele und krankem Körper heilen."

In einer Vision wurde ihm mitgeteilt, dass nun die Zeit gekommen sei, in der die Medizinräder, Symbole und Rituale von der Einheit zwischen Mensch, Erde und Kosmos allen Menschen Wissen und Heilung für sich und die Erde schenken können. Das Medizinrad, auch heiliger Kreis genannt, ist ein Ritual und gleichzeitig ein Ort der Heilung, der Weisheit und der Verbindung. Medizin hat in diesem Zusammenhang die Bedeutung einer Kraft, die auf verschiedenen Ebenen heilend wirkt.

Oft sind solche Räder aus Steinen gebaut. Sie sind ein universelles Symbol und nicht nur bei den indigenen Stämmen, sondern bei vielen Kulturen der Welt jeweils unter anderem Namen zu finden. Auch das keltische Jahresrad ist eine Art Medizinrad. Medizinräder symbolisieren das Gleichgewicht der Welt und sind ein auf dem Erdboden manifestierter Kosmos. Die Medizinrad-Zeremonie bewahrt ein uraltes universelles Wissen, das zwar in den meisten Kulturen verloren ging, das die Ureinwohner Nordamerikas aber teilweise bis heute lebendig erhalten haben.

Im Kreis des Medizinrades werden die Veränderungen in der Natur, im Kosmos, im menschlichen Leben, sichtbar und erlebbar. Steinkreise sind eine Form materialisierter Energie, und alles, was in und mit ihnen bewusst geschieht, bleibt als Potenzial, als eine Art morphogenetisches Feld, darin erhalten. Steine wurden in alten Zeiten als Halter von feinstofflichen Energien für Steinkreise oder Altäre verwendet.

In seiner Vision erfuhr Sun Bear, dass er sein Wissen auch mit den Angehörigen der weißen Rasse teilen sollte. So wurde auch ich seine Schülerin und in die Praxis des Medizinrades eingeweiht. Zur Medizinrad-Zeremonie gehören bestimmte indigene Rituale wie Pfeifen-Zeremonie, Schwitzhütte, Wasserschöpfen, rituelle Gesänge und ein universelles Begriffssystem. In diesem Buch möchte ich Ihnen nun eine einfache, aber wirkungsvolle Art vermitteln, das Medizinradwissen für den Alltag und das Draußensein in der Wildnis anzuwenden und dadurch balsamische Zeit zu erleben.

Den vier Himmelsrichtungen ordnete Sun Bear folgende vier Qualitäten zu: Der Norden steht für Weisheit, der Süden für Liebe, der Osten für das Vertrauen und der Westen für die Reife. Das Geheimnis des Rades liegt darin, dass alle Punkte die gleiche Wertung haben. Der Weg durch dieses Lebensrad folgt im Uhrzeigersinn dem Licht, dem Lauf der Sonne.

Sie können mit dem indigenen Medizinrad auch die einzelnen Stationen durchwandern und wahrnehmen, wie im keltischen Lebensrad beschrieben. Wenn Sie ein Medizinrad am Boden legen, nutzen Sie diesen Platz zur inneren Einkehr und erleben Sie die Verbundenheit mit dem Ganzen, mit der Sie umgebenden Natur und mit dem Kosmos. Sie werden dann spüren, dass Sie nicht nur ein Teil dieses Ganzen sind, sondern das Ganze auch ein Teil von Ihnen ist. Kommen Sie an diesem Platz bei sich selbst an. Und erleben Sie auf diese Weise Ihre persönliche balsamische Zeit.

Das Medizinrad wird mit Steinen auf den Boden gelegt.

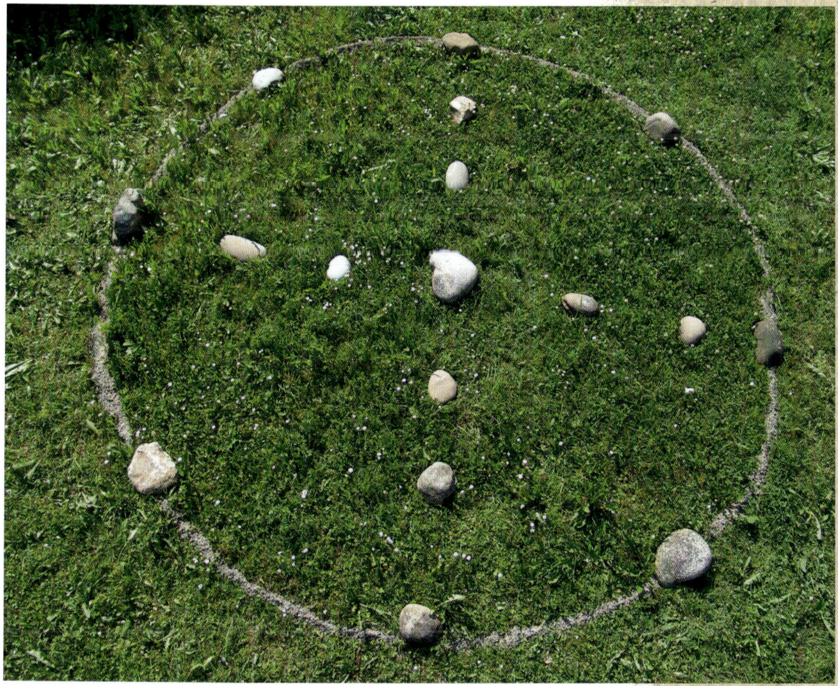

Zum Ausprobieren

Mit dem Medizinrad indigene Weisheit erleben

Wählen Sie einen ruhigen, schönen Platz in Ihrem Garten oder draußen in der Natur. Er sollte nicht landwirtschaftlich genutzt werden, so dass Ihr Steinkreis für einige Tage oder noch besser das ganze Jahr hindurch liegen bleiben kann. Bestimmen Sie den Mittelpunkt des Kreises, suchen Sie dazu einen großen Stein. Die Größe der Steine können Sie selbst bestimmen, vom Kieselstein bis zum Felsbrocken. Stellen Sie die Himmelsrichtungen fest, mit dem Kompass oder noch besser mit Hilfe der vorangegangenen Übungen. Legen Sie vom Mittelpunkt aus sodann jeweils drei Steine in die Richtung der vier Himmelsrichtungen. Daraus ergeben sich im Kreis vier Quadranten (siehe Foto).

Finden Sie heraus, welche vier Lebensqualitäten Ihnen in Ihrem Dasein wichtig sind, und ordnen Sie diese Qualitäten den Quadranten zu. Sie können aber auch die Qualitäten übernehmen, die Sun Bear den vier Himmelsrichtungen und den vier Quadranten zugeordnet hat. Die vier mit Steinen markierten Linien von der Mitte zu den vier Kardinalhimmelsrichtungen symbolisieren die Wege, die zu der Weisheit der vier Hauptpunkte führen. Auf diese Weise entsteht Ihr ganz persönliches Medizinrad.

Wenn Sie an einem Wendepunkt in Ihrem Leben stehen, eine persönliche Frage haben oder sich zum Beispiel in einer festgefahrenen Situation befinden, setzen Sie sich in die Mitte des Rades zu dem Stein, der Sie selbst und die Schöpfungsenergie darstellt. Stellen Sie nun Ihre Frage an jede der vier Himmelsrichtungen und jeden Quadranten. Fragen Sie: Was habe ich von der jeweiligen Qualität bereits in mir? Was brauche ich noch von dieser Qualität, um mein Problem zu lösen? Nehmen Sie sich Zeit und Ruhe, bis die Antworten zum Beispiel in Form von Bildern, Geschichten, Gefühlen, Gedanken, Körperempfindungen ganz von alleine kommen und Sie die Botschaften dieses Platzes und Ihrer eigenen Seele hören. Achten Sie auf Zeichen und Synchronizitäten (siehe Seite 117).

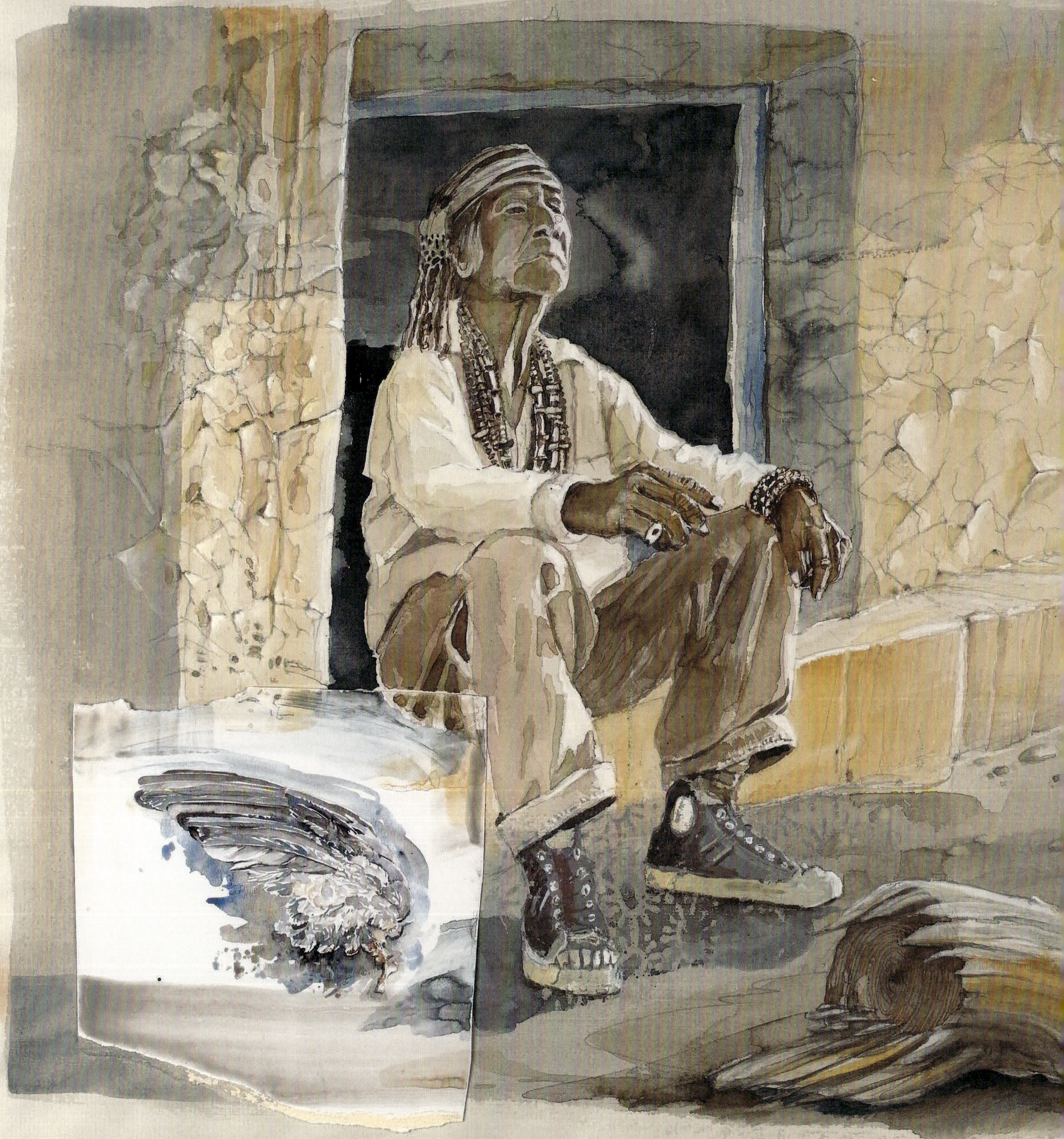

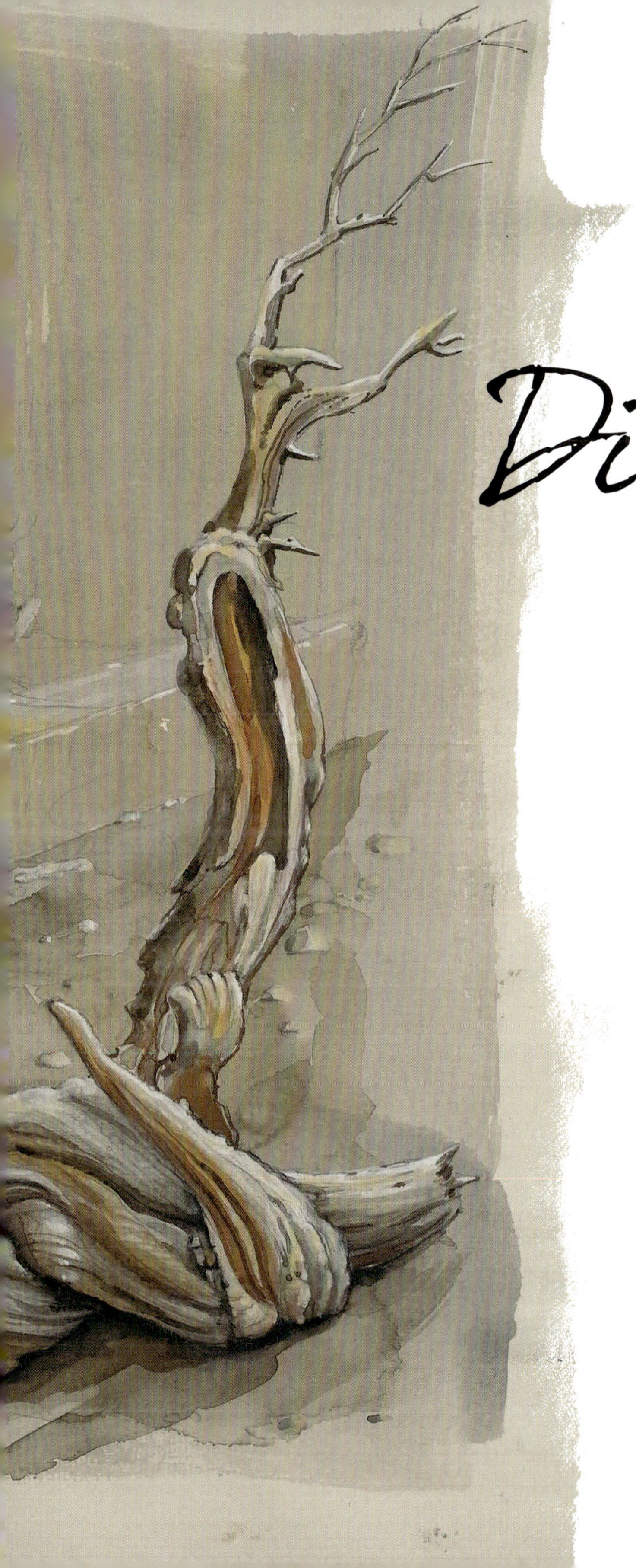

Die kleinen Dinge

Zu sich selbst finden

„Wenn du in Harmonie bist mit der Natur,
mit allen Lebewesen um dich herum,
dann bist du in Harmonie
mit allen menschlichen Wesen."

Jiddu Krishnamurti
(1895–1986, indischer Philosoph)

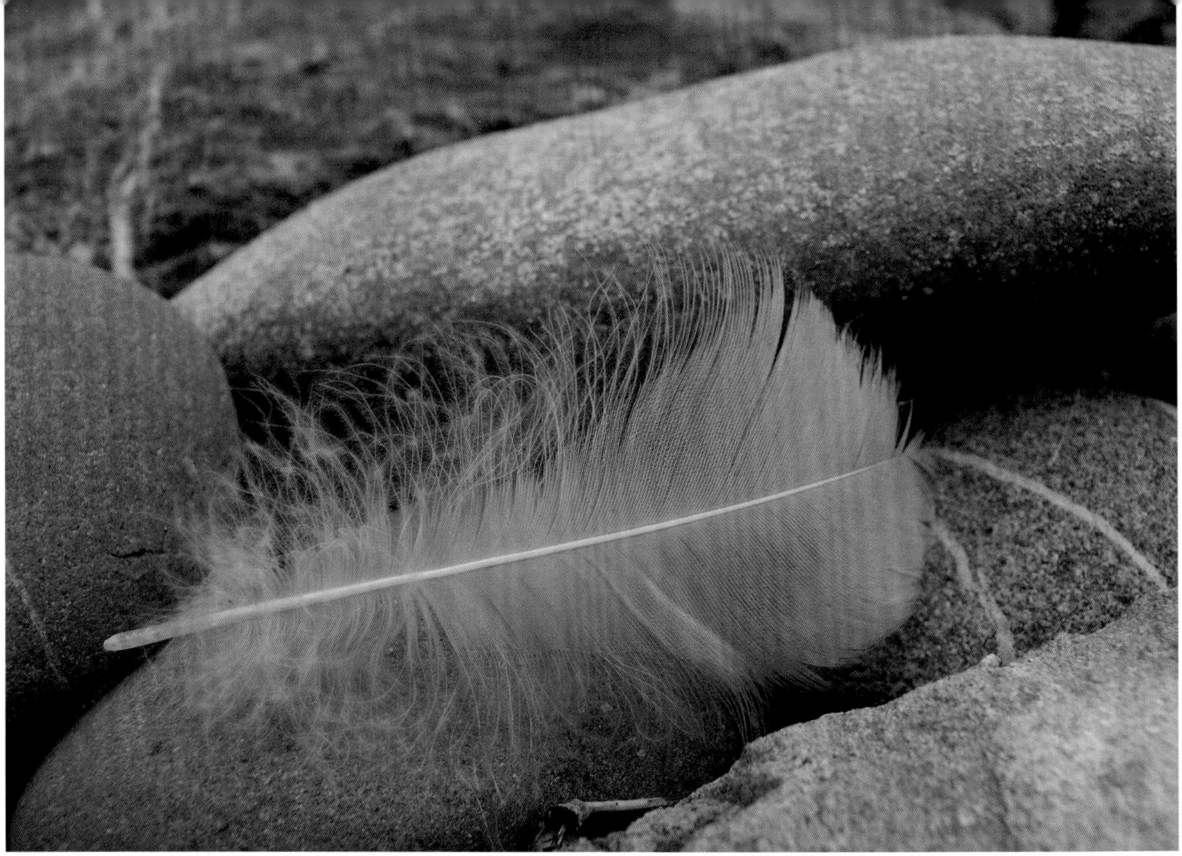

Wabi-Sabi lehrt, die zeitlose Kostbarkeit in kleinen Dingen zu entdecken – wie in der vollkommenen Schönheit einer Feder.

Die Kathedrale und die Feder

„Überall ist Wunderland,
überall ist Leben.
Bei meiner Tante im Strumpfenband,
wie irgendwo daneben.
Überall ist Dunkelheit,
Kinder werden Väter.
Fünf Minuten später
stirbt sich was für einige Zeit,
überall ist Ewigkeit."

Joachim Ringelnatz
(1883–1934, deutscher Schriftsteller)

Gia-Fu Feng (1919–1985) war ein chinesischer Weiser, ein taoistischer Meister und berühmter Tai-Chi-Lehrer. Er wurde in Shanghai als Sohn einer reichen Bankiersfamilie geboren. In den Bergen von Hang-Chou erhielt er seine taoistische Ausbildung und studierte später an der Universität von Peking. 1947 siedelte er „mit dem letzten möglichen Boot vor der Kulturrevolution" nach Amerika über, wo er an verschiedenen Akademien lehrte. In seinem Tai-Chi-Zentrum „Stillpoint" in den Bergen von Colorado unterrichtete er Schülerinnen und Schüler aus aller Welt in taoistischer Philosophie, Kalligraphie und Tai-Chi. Dort begegnete ich ihm zum ersten Mal, und über viele Jahre hinweg war er mein Lehrer.

In den frühen 1970er Jahren gab es in Deutschland noch keine Tai-Chi-Lehrer. So lud ich ihn mit anderen Interessierten ein und wir organisierten mit ihm ein Seminar auf dem Land in der Nähe von Regensburg. Meine Freunde und ich wollten ihm zu diesem Anlass den Regensburger Dom, ein Hauptwerk der gotischen Architektur, zeigen. Ehrfurchtsvoll durchschritten wir mit ihm das Innere dieses mächtigen und imposanten Bauwerks, bewunderten den Kreuzgang, die in Stein gehauenen Figuren, den silbernen Hochaltar und die unschätzbar wertvollen Farbfenster. Fast eine Stunde hielten wir uns im Halbdunkel des auf Wucht und Schwere ausgelegten Gebäudes auf. Dann traten wir hinaus und standen im zarten, samtigen Licht des Sommerabends.

Vor dem mächtigen Portal, hinter uns die hoch aufragenden Türme des Domes, fragte ich Gia-Fu Feng, wie ihm diese Kathedrale gefallen habe. Er antwortete nicht gleich – vielleicht, so dachte ich, muss er die beeindruckende Präsenz des Bauwerks erst in Worte fassen. Statt dessen bückte er sich und hob die schneeweiße, flaumige Feder eines Vogels auf, die dort auf den steinernen Stufen lag. Er hielt sie hoch in die Sonnenstrahlen, die fächerartig durch die Wolken auf das Portal fielen. Dann ließ er die Feder fallen und sie schwebte im Licht, weiß aufleuchtend, in wiegender Zartheit unendlich sanft und geheimnisvoll zu Boden.

In diesem Augenblick erkannten wir die zeitlose Schönheit dieses augenfällig vollkommenen Gebildes der Schöpfung, das von niemandem beachtet auf den Stufen der Kathedrale gelegen hatte – das war meine erste Unterweisung in *Wabi-Sabi*, der Lehre von der Schönheit der kleinen Dinge.

Vom Wert des Wenigen

„Ein Mensch ist reich
gemessen an den Dingen,
ohne die er auskommen kann."

Henry David Thoreau
(1817–1862, amerikanischer Schriftsteller und Philosoph)

Baten wir Gia-Fu Feng um einen Rat, so war seine Antwort oft „weniger ist mehr". Damit leitete er uns an, Inneres und Äußeres auf das wirklich Wichtige zu reduzieren. Das schafft mehr inneren Raum und die Freiheit, den Kern des eigenen Wesens oder den Kern eines Problems zu erkennen.

Betrachtet man den derzeitigen Zustand unserer modernen Industriegesellschaft im Licht dieser Weisheit, so erkennt man die aktuelle Bedeutung dieser taoistischen „Weniger-ist-mehr-Philosophie". Unser Leben wird überschwemmt von einer wahren Sintflut von Produkten. Damit alles in diesem System funktioniert, werden wir praktisch dazu angehalten, immer schneller und immer mehr zu konsumieren. Durch die ständig wachsende Nachfrage nach Konsumgütern sind die begrenzten Ressourcen des Planeten bald aufgebraucht. Dass ein ausgewogener, maßvoller und nachhaltiger Umgang mit den Gaben dieser Erde aber für unser Überleben notwendig ist und unsere Zukunft davon abhängt, wird erst langsam erkannt.

Mit den Konsumgütern verbindet uns oft keine innige Beziehung, wir hören dabei die Stimme unserer Seele mit ihren ganz eigenen Bedürfnissen nicht mehr. Als „Verwüstung der Welt" hat der Philosoph Georg Wilhelm Friedrich Hegel (1770–1831) die Entfremdung des Menschen von seinen Produkten bezeichnet. Durch die Fixierung auf den äußeren Wohlstand verlieren wir den Kontakt zu uns selbst. Auch der Schriftsteller Erich Fromm hat dies sehr eindrücklich und knapp formuliert: „Wer bin ich, wenn ich bin, was ich habe, und dann verliere, was ich habe?"

Unsere Erlebnisfähigkeit leidet an einem Zuviel. Die permanente Reizüberflutung und Zerstreuung durch die immer schneller ablaufende Informations- und Bilderwelt der Medien schmalert die Qualität des persönlichen Erlebens. Es wird immer schwieriger, die Aufmerksamkeit bei einer Sache zu halten. Der schnelle Anstieg des „Aufmerksamkeits-Defizit-Syndroms" (ADS) bei vielen Kindern ist ein Spiegel für die Situation in unserer Gesellschaft.

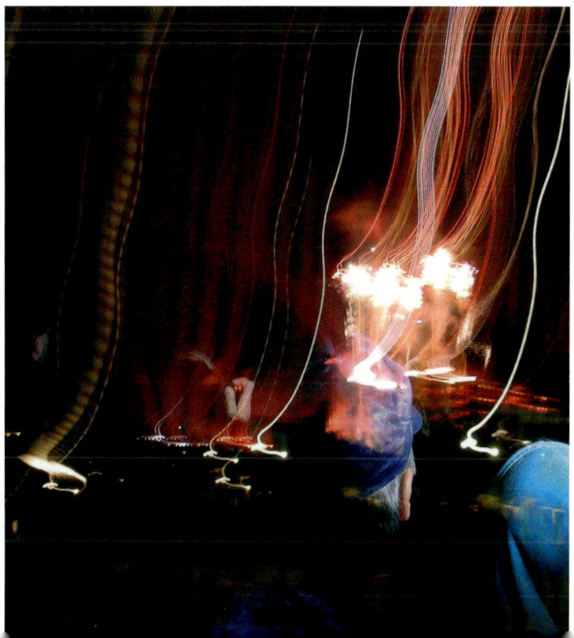

In unserer modernen Welt sind wir oft einer quälenden Reizüberflutung ausgesetzt.

ZUM AUSPROBIEREN

Einfach draußen sein

Planen Sie einen ganzen Tag oder gar ein Wochenende draußen in der Natur, allein oder mit anderen Gleichgesinnten. Suchen Sie sich dafür einen ruhigen, geschützten Platz. Wunderbar für eine Wabi-Sabi-Zeit ist ein Platz an einem See, an einem Fluss oder gar am Meer. Vielleicht kennen Sie auch eine Quelle im Wald. Gehen sie einfach, das heißt mit so wenig technischem Aufwand wie möglich, hinaus. Verzichten Sie auf zu viele zivilisatorische Utensilien wie Grill, Zelt, Handy, GPS. Reduzieren Sie Ihr Gepäck auf das, was Sie wirklich brauchen.

Ihr Luxus in dieser erholsamen Zeit ist die schlichte Existenz der natürlichen Dinge. Je weniger Ausrüstungsgegenstände Sie dabei haben, desto mehr werden Sie sich mit der Natur verbunden fühlen. Überlassen Sie sich der „Heimat Natur". Folgen Sie dem Rat des amerikanischen Wildnispioniers Henry David Thoreau: „Gehe einmal ohne alles in die Wildnis und es wird die größte Erfahrung deines Lebens sein."

Genießen Sie die Schönheit und Gelassenheit des Einfachen. Entfachen Sie ein Feuer und breiten Sie Ihren Schlafsack an einem trockenen, geschützten Platz aus. Beobachten Sie sich selbst und fragen Sie sich: Was brauche ich, um mich gut und zufrieden mit mir selbst und anderen zu fühlen? Was stört mich dabei? Welchen technischen Aufwand brauche ich dazu? Bin ich zufrieden, auch wenn es regnet oder kühl wird? Wo in meinem Leben außerhalb und innerhalb von mir könnte ich Ballast abwerfen? Was würde zu einer Vereinfachung meines Lebens beitragen?

Der Rat des weisen Taoisten und die Philosophie des Wabi-Sabi sind für die Leiden unserer Zeit von unschätzbarem Wert. Wir werden dazu angehalten, unsere Außen- und Innenwelt zu entrümpeln, die äußeren Reize zu reduzieren, unsere Gangart zu verlangsamen. Dann verstehen wir, dass es meist die kleinen Dinge sind, die unsere Seele nähren: Zeit für sich selbst haben, ein Gespräch mit einem anderen Menschen führen, mit Hingabe Musik lauschen oder Musik machen, in der Natur sein. Um aufzutanken spielt für die Seele nicht die Quantität der Erlebnisse eine Rolle, sondern die Qualität.

Die Wildnis schenkt uns die Möglichkeit zur Entschleunigung – wir können unserer Zeit dann mehr Leben geben.

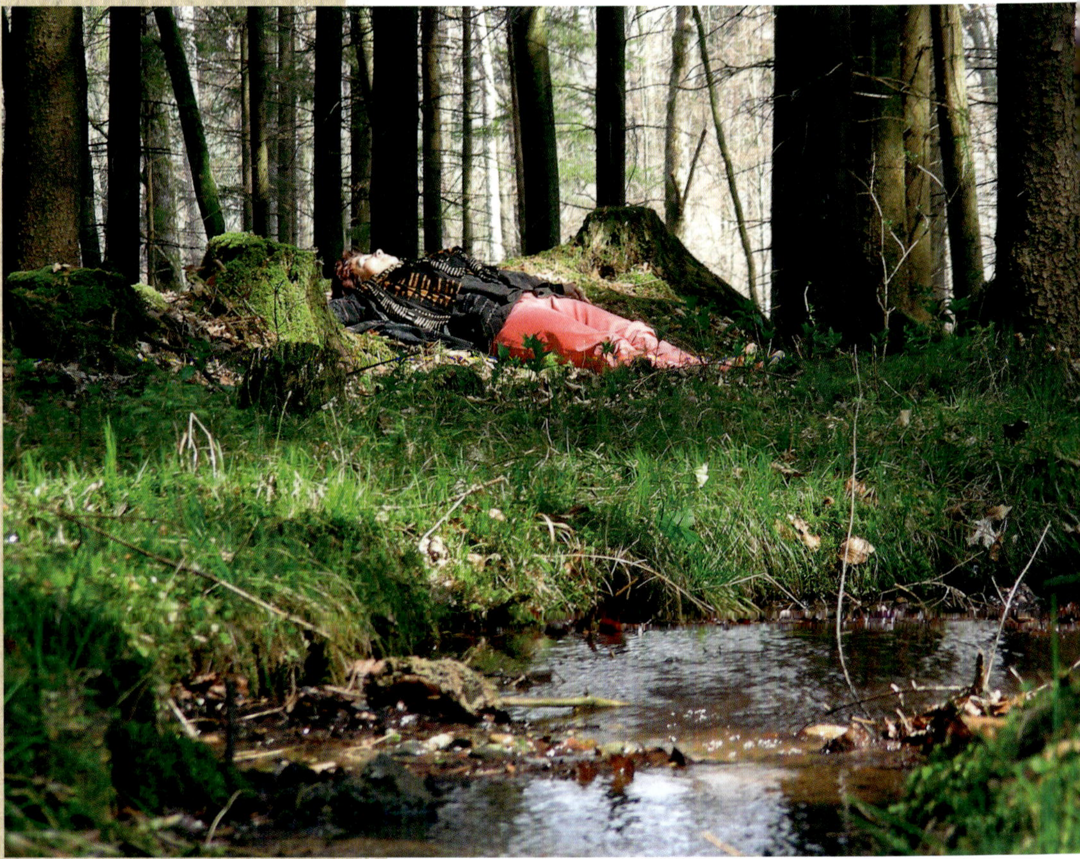

Das beste Umfeld für den Prozess des Leerwerdens, für die intelligente Askese, für das Sichzeitnehmen und für die Wahrnehmung der Bedürfnisse der eigenen Seele ist die Natur. In allen Zeiten, in allen Kulturen haben die Menschen die Natur als Raum für innere Erholung und Sinnstiftung aufgesucht.

Gia-Fu Feng hat viele Stunden am Tag achtsam wandernd draußen in der Natur verbracht und dies zum Innerlich-Leerwerden und für die eigene Ausgeglichenheit empfohlen. Die Natur kann uns hilfreich begleiten, um die oft unerträgliche Komplexität unseres modernen Lebens wieder auf ein menschliches Maß zu reduzieren. Die Philosophie des Wabi-Sabi, auch Wabi-Sabi-Suki genannt, schenkt uns dafür eine brauchbare Anleitung.

Zum Ausprobieren

Kleine Dinge herstellen: mit Glut brennen

Wenn Sie draußen in der Natur ein schönes Feuer und Zeit haben, könnten Sie sich eines dieser „kleinen Dinge“, von denen in diesem Kapitel die Rede ist, selbst herstellen. Wie wäre es mit einem Löffel, einer Ess- oder Trinkschale aus natürlichen Materialien, hergestellt nur mit einem Messer oder sogar ganz ohne Hilfsmittel wie Messer oder Säge? Dafür eignet sich die archaische Kunst des Glutbrennens, mit der die Menschen früherer Zeiten ohne Axt und Messer zum Beispiel Boote, Gefäße oder Trommeln hergestellt haben. Suchen Sie sich für einen Löffel einen geeigneten Ast mit einem Durchmesser von 4-7 cm. Für eine Ess- oder Trinkschale werden Sie sicher auch ein passendes Stück Holz finden.

Nehmen Sie dann mit zwei Stöckchen wie mit einer Zange ein Stück Glut etwa von der Größe einer Kastanie aus dem Feuer und platzieren Sie es auf der abgeflachten Seite des Astes oder des Holzscheites. Die Glut wird sich langsam in das Holz fressen und dort eine Vertiefung schaffen. Wenn sie erloschen ist, können sie immer wieder neue glühende Holzstücke aus dem Feuer nehmen. Lenken und beschleunigen Sie dieses Glutbrennen durch Blasen. Suchen Sie sich dafür einen Schilfhalm oder einen anderen festen, hohlen Pflanzenstängel. Sie können so nicht nur die Glut entfachen, sondern auch die Richtung des Brennvorgangs und die Tiefe der Schale genau bestimmen.

Schaben Sie am Ende die schwarze Schicht im Inneren des Löffels oder der Schale mit einem scharfkantigen Stein oder spitzen Ast heraus und bringen Sie das Werkstück auch außen mit einem rauen Stein in die richtige Form. Die Oberflächen können Sie zusätzlich noch mit runden Steinchen und Sand glätten.

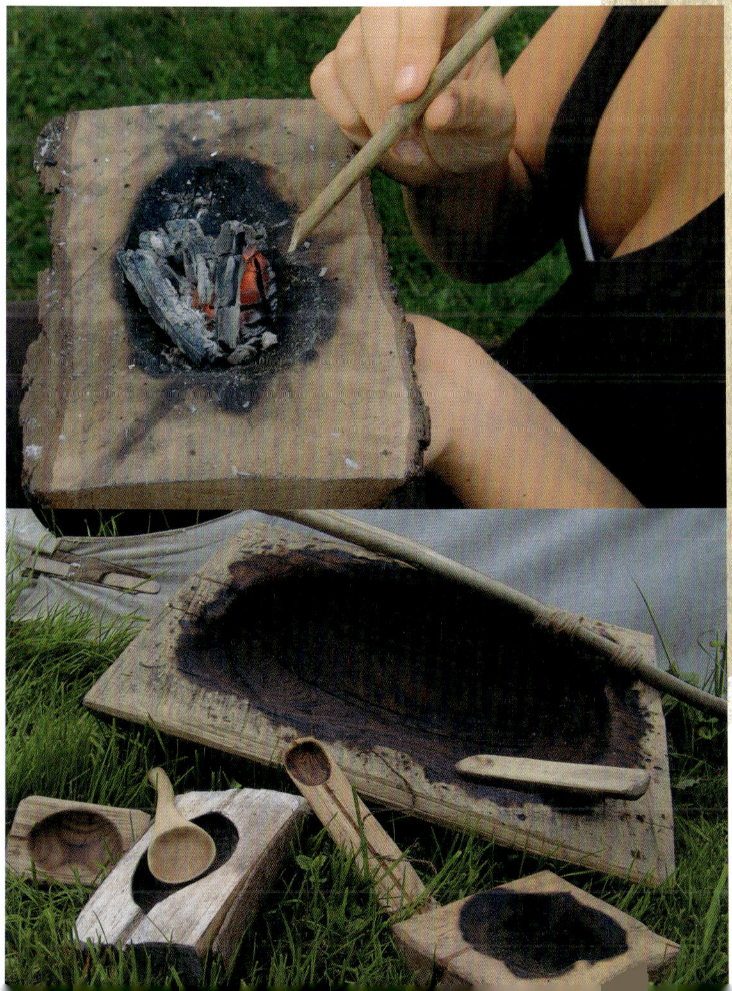

Glutbrennen ist eine alte Technik. Sie ermöglicht es, mit einem Mindestmaß an Ausrüstung in der Wildnis auszukommen.

Wabi-Sabi – die Kunst der heiteren Gelassenheit

„ ‚Die Menschen haben keine Zeit mehr,
irgendetwas kennen zu lernen.
Sie kaufen sich alles fertig
in den Geschäften',
sagte das kleine Füchslein zum kleinen Prinzen."

Antoine de Saint-Exupéry (1900–1944, französischer Pilot und Schriftsteller)

Ganz in der Art des Taoismus und Zen-Buddhismus weigerte sich Gia-Fu Feng, eine umfassende Interpretation oder definitive Anweisung zur Philosophie und zum Weg des Wabi-Sabi zu geben. Er lenkte unsere Aufmerksamkeit allein durch sein eigenes Tun und Sein darauf und wollte uns die Möglichkeit des eigenen Erforschens und Erfahrens nicht nehmen. Auch wenn ich japanische Freunde und Bekannte, deren Leben in ihrer Heimat von Wabi-Sabi geprägt ist, danach fragte, zuckten sie mit den Schultern und bemerkten höflich und entschuldigend, dass man Wabi-Sabi mit Worten nicht erklären könne. Aber Japaner lieben das Unerklärliche und Unaussprechliche. Auch von ihnen erhielt ich keine weiteren Erklärungen und war gezwungen, dieses Geheimnis selbst zu lüften.

Wabi-Sabi lehrt die Wertschätzung vergänglicher Schönheit in ganz gewöhnlichen Dingen – wie in dieser Teekanne „mit Persönlichkeit".

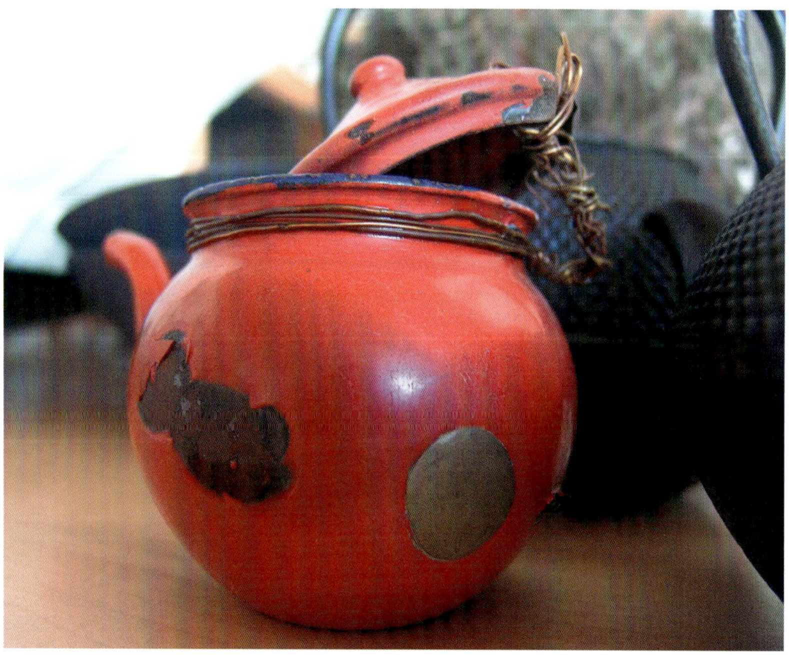

Mit den Jahren wurde Wabi-Sabi-Suki ein wichtiger Bestandteil meines Lebens. Es ist auch in meine Arbeit als Lehrerin eingeflossen. Dabei bemerkte ich, dass diese kostbare Lehre aus dem Osten die Menschen relativ schnell mit den sichtbaren und unsichtbaren Kräften der Natur in Verbindung bringen kann.

Es vermittelt eine wunderbare Schulung der Wahrnehmung, die unseren Blick auf das scheinbar Unwichtige in der Natur lenkt und hilft, eine innere fürsorgliche Verbindung mit der Natur aufzunehmen. Diese Philosophie gibt uns die Möglichkeit, die Natur als Raum für Sinnsuche, Meditation und zum Kraftschöpfen aufzusuchen.

Wabi-Sabi kann den Menschen zu innerer Zufriedenheit führen. Die Empfindungen, Gefühle und Sehnsüchte, die Wabi-Sabi meint, sind überall gültig, nicht nur in Japan und China. Sie sind Teil der menschlichen Natur und deshalb auch im Westen erfahrbar und praktizierbar. Die Erkenntnisse, die diese „Lehre" uns in der Natur schenkt, sind leicht in unseren Alltag zu übertragen und helfen dort, die innere Balance zu halten und mit dem, was wir gerade tun, wirklich in Kontakt zu sein.

Den Rat und die Anleitung, das Ganze im Kleinen zu entdecken und zu begreifen, findet man auch in unserer Kultur. An vielen Stellen weist zum Beispiel Johann Wolfgang von Goethe darauf hin, wie etwa in diesem Spruch: „Willst du dich am Ganzen erquicken, so musst du das Ganze im Kleinen erblicken."

Obwohl scheinbar unaussprechlich und unerklärbar, möchte ich Sie in diesem Kapitel ein Stück weit in die Welt des Wabi-Sabi mitnehmen und ich hoffe, dass etwas vom Geist dieser „Kunst des Wahrnehmens und der heiteren Gelassenheit" durch diese Zeilen zu Ihnen „hinüberwehen" wird.

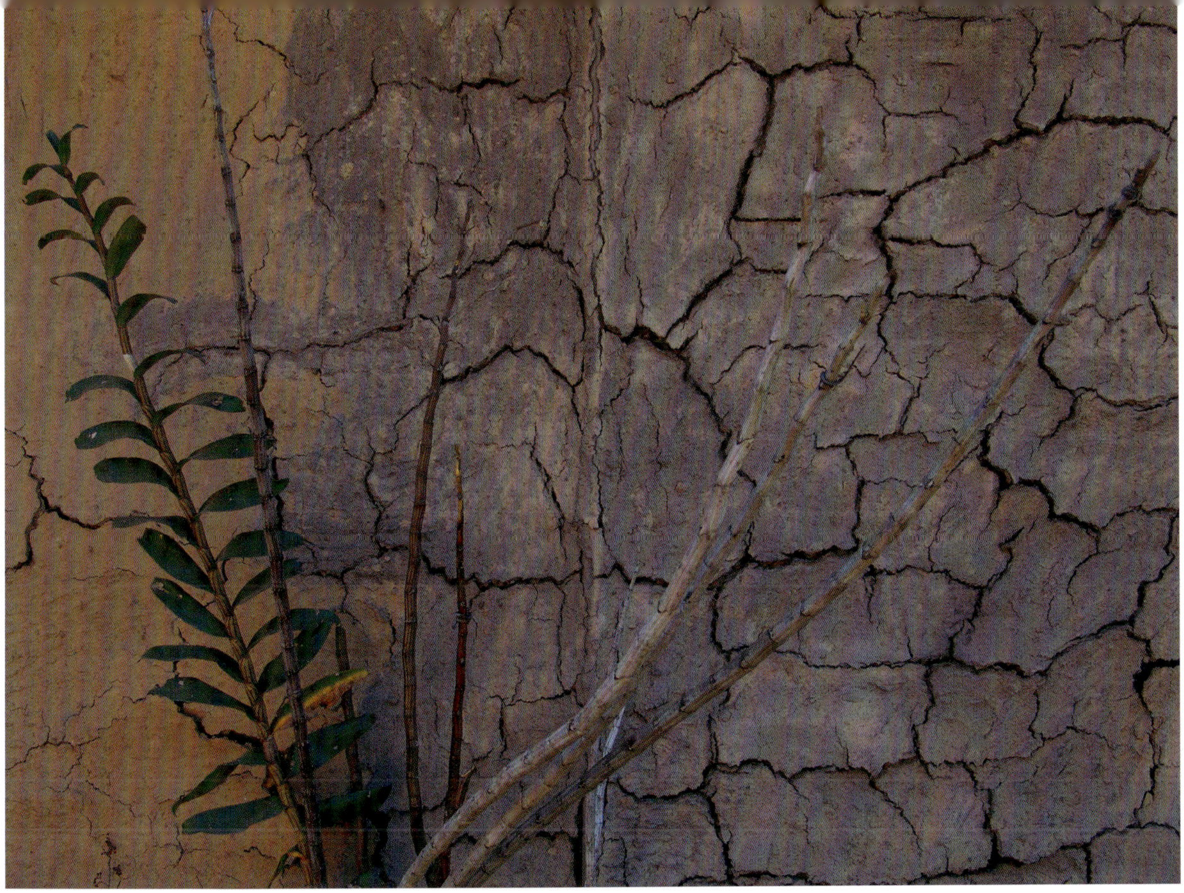

Eine geschulte Wahrnehmung lässt Eleganz auch in den Zeichen des Verfalls entdecken.

Die Schönheit des Unvollkommenen

Wabi-Sabi, eng mit dem Weg der Teezeremonie in Japan verbunden, breitete sich bereits im 12. Jahrhundert mit der Einführung des Zen-Buddhismus in Japan aus, hat jedoch noch viel ältere Wurzeln in Strömungen und Lebenshaltungen früherer Jahrhunderte oder sogar Jahrtausende. Der für uns etwas skurril anmutende Begriff Wabi-Sabi wurde im 16. Jahrhundert von dem japanischen Zen-Mönch und Teemeister Sen no Rikyū eingeführt. Seine Bedeutung umfasste die im Taoismus und Zen-Buddhismus bevorzugten Tugenden: Einfachheit, Bescheidenheit, Natürlichkeit, innere Ausgeglichenheit.

Damals bildete Wabi-Sabi eine Gegenbewegung zum hedonistischen Prunk und zur Veräußerlichung innerer Werte im Leben des japanischen Kaiserhofs – eine Situation, die man mit der in den heutigen Industrienationen vergleichen könnte.

In unserer Zeit, in der der Sinn des Lebens meist im Konsumieren und in äußeren Werten gesucht wird, ist die Botschaft des Wabi-Sabi mehr als aktuell und kann viele Anregungen für eine zufriedene Lebenseinstellung geben. Es ist für uns eine Möglichkeit, die Welt mit anderen Augen anzuschauen. Wer Wabi-Sabi praktiziert, lenkt sein Augenmerk auf die einfachen Dinge und erkennt deren Schönheit. Er umgibt sich nicht mit vielen, teilweise nutzlosen Produkten, sondern nur mit Dingen, die wirkliche Funktion und Bedeutung haben und die in ihrer Einfachheit schön sind. Ein bekannter Vers zur Teezeremonie sagt: „Wenn du einen Topf hast und darin deinen Tee kochst, reicht das. Wie viel mag einem Menschen wohl fehlen, wenn er viele Dinge besitzen muss."

Wabi-Sabi-Gegenstände sind unprätentiös und unvollkommen, nicht anmaßend, sie drängen sich nicht in den Vordergrund. Sie haben jedoch eine Präsenz und strahlen Individualität aus. Es sind Dinge wie eine selbst getöpferte, nicht ganz runde Teeschale, eine Lehmwand mit Rissen, ein „Unkraut", das durch achtlos weggeworfene Dinge wächst.

ZUM AUSPROBIEREN

Die stille Autorität von Wabi – eine Meditation in der Natur

Gehen Sie hinaus in die Natur und nehmen Sie sich Zeit für sich und diese meditative Naturbetrachtung. Machen Sie einen Spaziergang durch Ihren Garten, durch den Park, durch einen Wald. Halten Sie nach Wabi-Dingen Ausschau. Diese besitzen eine Art stille Autorität und ruhen ganz in sich selbst. Sie sind sich ihrer selbst genug. Ihre unaufdringliche und doch kostbare Schönheit strahlt Präsenz aus. Wabi-Eigenschaften hat zum Beispiel ein Fels inmitten der Strömung des Flusses, ein kleiner kräftiger Baum, der selbstbewusst aus der Dachrinne wächst oder ein alter würdevoller Baum auf einem Hügel.

Wenn Sie etwas mit Wabi-Qualität gefunden haben, betrachten Sie es, spüren Sie dabei Ihre eigene innere Präsenz und stille Autorität. Nähren Sie die Wabi-Eigenschaften in sich. Wabi-Energie kann innerlich aufrichten und stärken. Suchen Sie Wabi-Plätze in der Natur auf, wenn Sie deren Qualitäten brauchen.

Schauen Sie sich in Ihrem Garten um und fragen Sie sich, ob darin die Wabi-Qualität vertreten ist. Wenn nicht, schaffen Sie einen Platz, zum Beispiel mit einem größeren Stein, einem Baum oder einer Figur aus Ton, der die Wabi-Energie in Ihrem Garten repräsentiert. Gibt es auch in Ihrer Wohnung einen Platz, der stille Präsenz und inneres Gleichgewicht ausstrahlt? Wenn nicht, können Sie das durch ein Bild, eine Pflanze oder eine Skulptur erreichen. Fragen Sie sich: In welcher Situation ruhe ich in mir selbst? Wann fühle ich mich im Gleichgewicht? Was sind meine besonderen individuellen Eigenschaften, die mich nach außen stille Autorität ausstrahlen lassen?

Auch Menschen können Wabi-Sabi-Qualität offenbaren. Sie besitzen Eigenschaften wie Bescheidenheit, Authentizität, innere Würde und Liebe. Es ist, als leuchte bei ihnen ein inneres Licht, das besonders sichtbar und erkennbar ist.

Um Dinge, die innere Schönheit besitzen, überhaupt erkennen zu können, müssen wir unsere Wahrnehmung schulen und unser Tempo verlangsamen. Wir laufen sonst achtlos daran vorbei. Wabi-Sabi stiftet uns an, manchmal zu verweilen und in der Betrachtung der Schönheit ganz im Augenblick, in der Gegenwart zu sein. In solchen Momenten scheint die Zeit stillzustehen, Ewigkeit wird spürbar. Wer seine Sinne mit dieser Art der Wahrnehmung schult, wird die Dinge wie auch das eigene Leben mit entspannter Heiterkeit betrachten.

Wabi-Sabi würdigt das Individuelle statt das Ideelle. Es bedeutet, die Schönheit im Unvollkommenen und Unkonventionellen zu erkennen, und von sich selbst auch nicht Vollkommenheit zu erwarten. Diese Lebenshaltung ist für uns, die wir uns in einer modernen Leistungsgesellschaft bewegen, eine wahre Wohltat, denn wir werden dauernd mit Idealen konfrontiert, die uns vorschreiben, wie wir auszusehen haben und welche Statussymbole für unser Leben nötig sind. Wir Menschen konkurrieren mit der kalten, perfekten Funktionalität der Maschinen- und Computerwelt. Nie werden wir diesen Ansprüchen gerecht werden. Wie wunderbar ist es, Schönheit im Nicht-Perfekten zu sehen und sich selbst so anzunehmen, wie man ist.

Wabi-Sabi-Gegenstände, die von Menschenhand hergestellt werden, sind meist aus natürlichen Materialien wie Ton, Holz oder Stroh. Sie verändern sich mit der Zeit und durch den Gebrauch und hinterlassen Spuren. Sie tragen meist keine schrillen Farben oder glatte Flächen, sie sind eher uneben, rau wie Erde, Rinde oder Steine. Die Natur lädt uns ein, Wabi-Sabi für unser Leben zu entdecken, zu verweilen, achtsam zu werden. Es ist ein Weg, sie zu respektieren und sich mit ihr zu verbinden. Dabei entwickeln wir das Gefühl, zu ihr zu gehören und wir spüren, dass die Natur nicht uns gehört. Tauchen Sie ein in das Mysterium der kleinen, unvollkommenen, aber zeitlosen Dinge.

Die Lehre des Wabi-Sabi-Suki unterscheidet dabei drei Begriffe: *Wabi* bezieht sich auf Stärke und stille Autorität; *Sabi* dagegen auf die Schönheit des Alterns; und *Suki* meint die Transzendenz, die wir hinter den Dingen erkennen können – sozusagen den Hauch des Lebens.

Sabi – die Schönheit des Alterns

Dinge mit Wabi-Sabi-Qualität eignen sich normalerweise nicht dazu, in einem Museum ausgestellt zu werden. Sie sind nicht nur unvollkommen, sondern auch ein Symbol für die Vergänglichkeit selbst. Sie lieben es geradezu, von der Zeit, dem Wetter oder vom Gebrauch gezeichnet, verändert und geformt zu werden. Dies macht ihre individuelle Ausstrahlung aus. Sabi, die zweite Wabi-Sabi-Qualität, bedeutet „die Patina des Alterns".

Die Sabi-Qualität lenkt unseren Blick auf das Entstehen und Vergehen in der Natur, lässt uns zyklische Zeit erleben und die Patina des Alters als Kostbarkeit erkennen. In unserer heutigen Zeit erscheint dies wie eine Weisheit von einem anderen Stern. Wahrscheinlich ist noch nie zuvor das Alter so wenig geschätzt, ja gefürchtet worden wie heute. Nur dem, was schnell, jung und faltenlos ist, gebührt Beachtung. Die Patina des Alterns, die Landkarte der Lebenswege, wird durch kosmetische Operationen entfernt. Sabi steht also im krassen Kontrast zum Jugendwahn und zu den Idealen unserer Zeit.

Lassen wir uns von der Weisheit des Sabi etwas über das Alter erzählen: Sabi-Qualität haben Dinge und Menschen, die schon viel erlebt, durchlebt und ertragen haben. Weisheit, Erfahrung und Schönheit hat sich bei ihnen angesammelt und sie können diese wertvollen Qualitäten an andere weiterreichen.

Dieser Baum hat schon viel erlebt. Sein würdevolles Altern verändert unsere Vorstellung von „hässlich" und „schön".

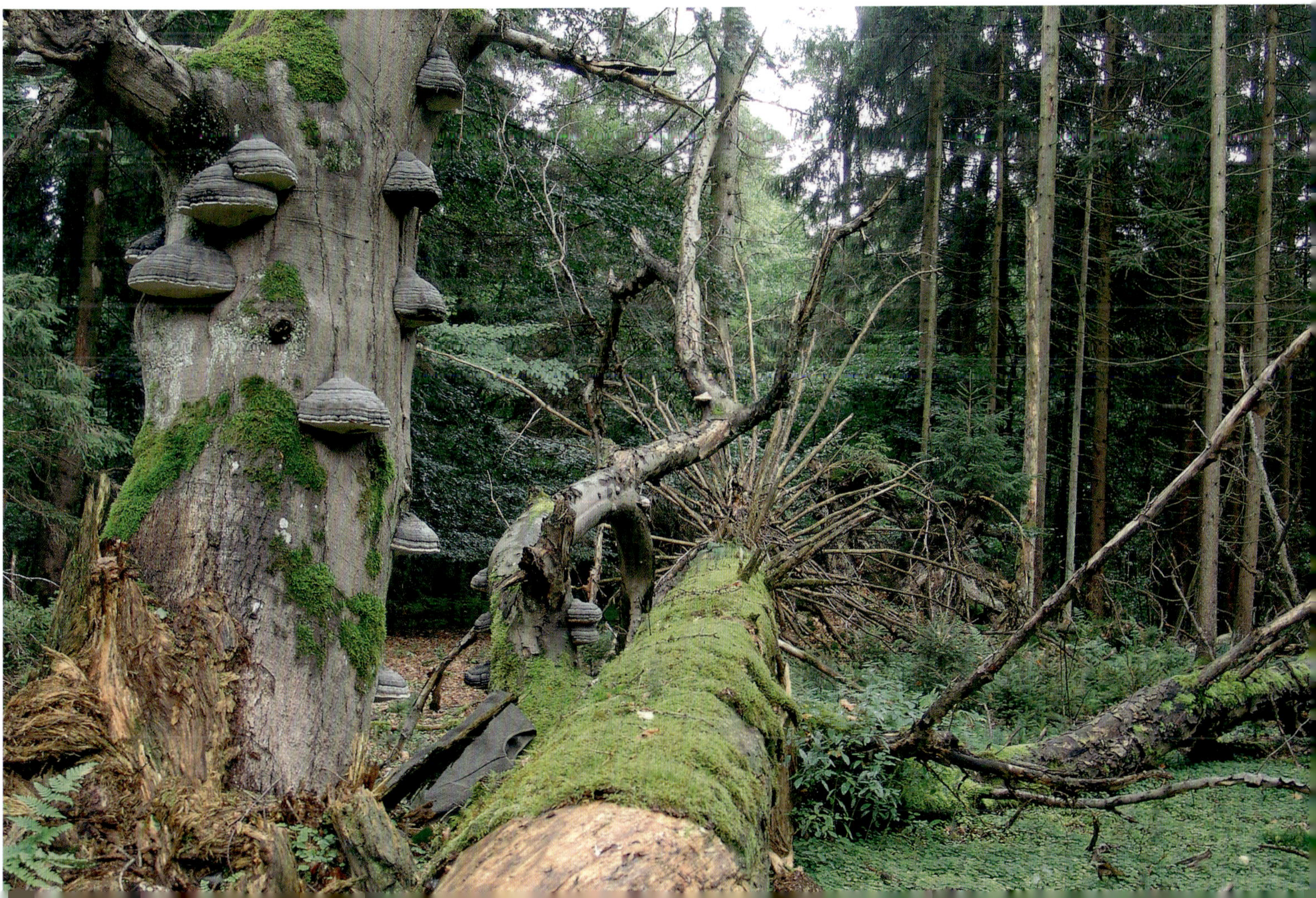

Zum Ausprobieren

Mit Sabi gelassen älter werden

Spazieren Sie durch Ihren Garten, durch den Park oder wandern Sie draußen in der Natur. Nehmen Sie sich Zeit für sich und für die Entdeckung der Sabi-Qualität. Lassen Sie die Dinge auf sich in heiterer Gelassenheit zukommen. Richten Sie Ihre Aufmerksamkeit auf Gegenstände, Plätze oder Situationen in der Natur, die Patina des Alterns, Würde im Verfall, ausgeprägte Persönlichkeit und Schönheit im Vergänglichen zeigen.

Sabi-Gegenstände bestehen nicht aus glänzenden, grellen, polierten Materialien, sondern aus Materialien, die das Vergehen der Zeit klar erkennen lassen. Ihr Zerfall ist geradezu attraktiv. Suchen Sie Dinge, deren Vergehen schön ist, wie einen umgefallenen Baum, aus dem Pilze und viele neue Pflanzen hervorwachsen. Es kann auch ein Gegenstand sein, den Sie vor längerer Zeit zum Beispiel im Garten vergessen oder liegen gelassen haben und der nun eine Patina bekommen hat und ganz anders wirkt als Sie ihn kannten.

Fragen Sie sich: Was sind die guten Qualitäten in mir, die erst durch das Fortschreiten der Zeit gereift sind? Gibt es Falten in meinem Gesicht, die von Erlebtem in meinem Leben berichten? Wie kann ich die Schönheit und Weisheit meines Alterns begrüßen und feiern?

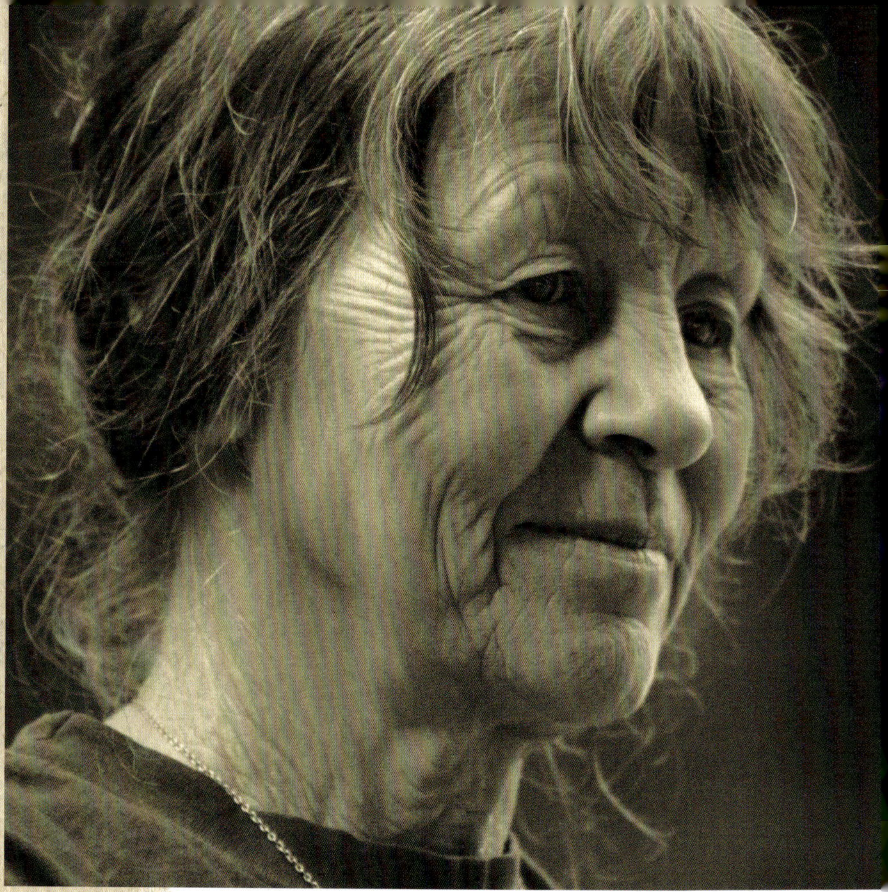

Die Vergänglichkeit zeichnet ihre Linien in unsere Gesichter – Gelassenheit und ein erfülltes Leben machen die Würde und Schönheit des Alterns darin sichtbar.

Viele Dinge unserer Konsumgesellschaft sind auf Verschleiß konzipiert, sie sollen nicht lange halten oder schön bleiben: brüchige Plastikteile, billige, zusammengeleimte Möbel, Stoffe – nichts davon wird im Alter eine wertvolle Patina ansetzen. In der modernen Welt ist alles glatter, gesichtsloser und gleichförmiger geworden. Besonders auffällig ist das, wenn man die Fußgängerzonen, Neubau- oder Büroviertel europäischer Städte betrachtet. Immer seltener begegnen wir Menschen mit einem individuellen Gesicht, das die schöne und zufriedene Würde des Alterns ausstrahlt…

Schauen Sie sich einmal in Ihrer Wohnung um, ob Sie Dinge besitzen, die nach dem Konzept des Wabi-Sabi-Suki schön sind und die die Würde des Alterns repräsentieren – das kann eine von der Tante geerbte Kaffeekanne sein, ein alter, schöner Kochlöffel, aber auch ein Stück Schwemmholz auf der Kommode, das Sie von draußen mitgebracht haben. Die Natur vertuscht das Altern nicht. Sie werden dort viele Dinge mit Sabi-Qualität finden, die die Schönheit und Beständigkeit des Alterns und der Vergänglichkeit ausstrahlen.

Sabi-Qualität inspiriert uns, über unsere eigene Einstellung zum Altern nachzudenken und kann uns unterstützen, das Schicksal des Altwerdens als einen wunderbaren Prozess und als etwas ganz Natürliches zu erleben und zu begreifen. Sabi-Dinge besitzen Würde. Wer ohne Würde alt wird, ist ohne Sabi.

Suki – subtile Eleganz

„Das Große geschieht
so schlicht wie das
Rieseln des Wassers,
das Fließen der Luft,
das Wachsen des
Getreides."

Adalbert Stifter
(1805–1868, österreichischer Schriftsteller)

Wabi-Sabi-Dinge sind also vergänglich, unvollendet und werden im Alter schöner. Zu diesen Eigenschaften gesellt sich noch eine dritte: Suki.

Suki zu entdecken und wahrzunehmen, so heißt es, verfeinert die Persönlichkeit und öffnet die Sinne für das Transzendente in der Natur und im eigenen Leben. Suki zeigt uns Formen mit der Bedeutung kosmischer Gesetze. Zum Beispiel, dass alles Leben vergänglich ist und dass sich hinter der materiellen Ebene eine transzendente, spirituelle Energie verbirgt.

Das Wesentliche ist mit dem Auge nicht sichtbar. Doch gibt es eine universelle menschliche Wahrnehmungsfähigkeit, eine Disposition zur Erfahrung spiritueller Energie. Aus dieser Erfahrung heraus schöpfen sich nicht zuletzt auch alle Formen der Religion.

Das Wasser zeigt manchmal subtile Formen. Hier könnte es ein Abbild des Lebensnetzes sein.

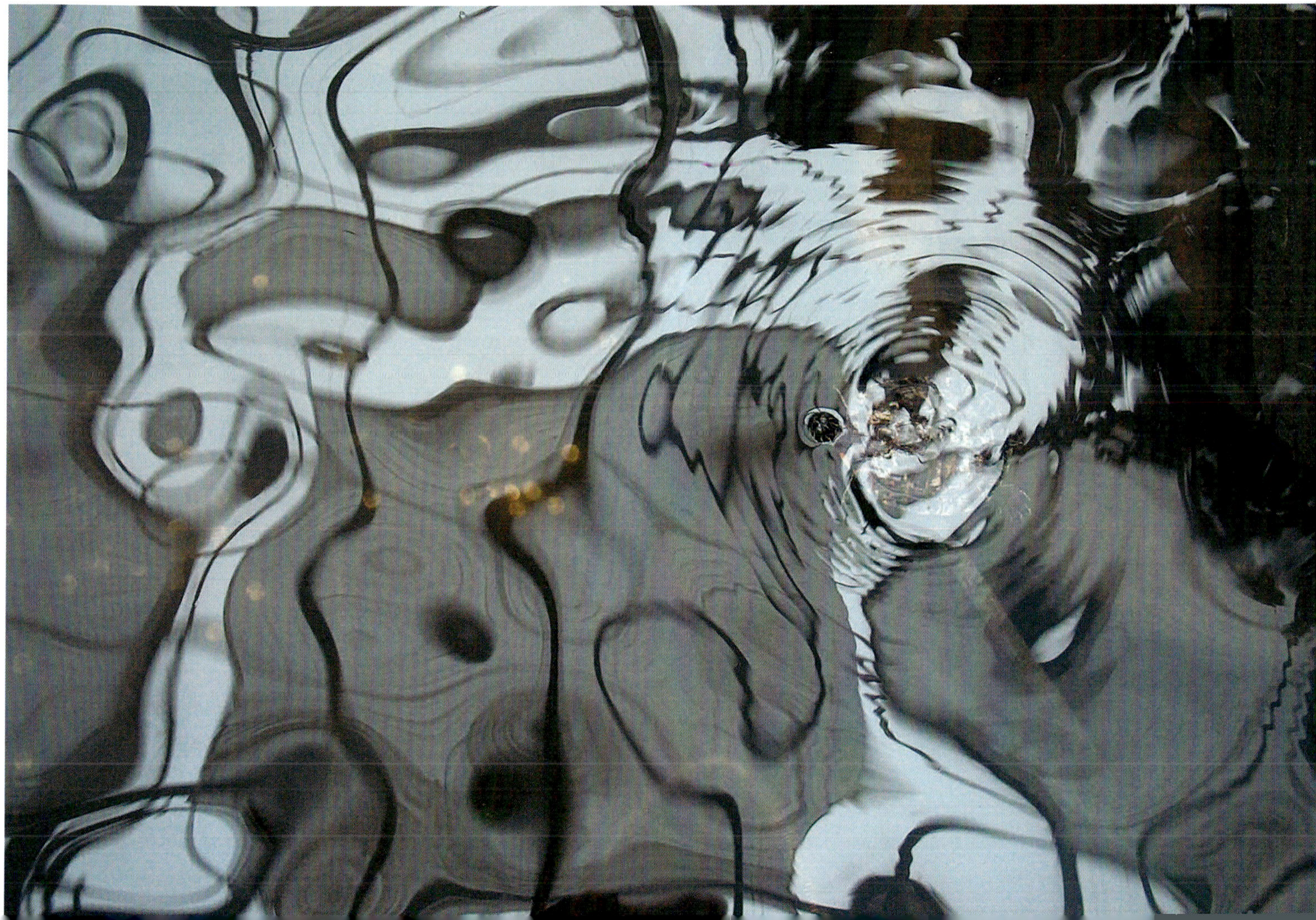

Wie Forschungen gezeigt haben, ist unser Gehirn genetisch auf solche mystischen Erfahrungen „vorbereitet“ und begünstigt diese. Wenn wir zum Beispiel durch Meditation oder im Betrachten und Aufgehen in Sabi-Wahrnehmungen tiefe innere Ruhe empfinden, werden die linke und rechte Gehirnhälfte synchronisiert. Das Gehirn schaltet von schnellen Beta-Frequenzen des Wachzustandes auf Alpha- und Theta-Wellen, die Frequenzen für innere Ruhe, Erholung und spirituelle Erfahrung. Ein Gefühl von Unendlichkeit, Transparenz

Der Wind streicht flüsternd durch das Schilf und enthüllt uns Geheimnisse, die so für uns sichtbar werden.

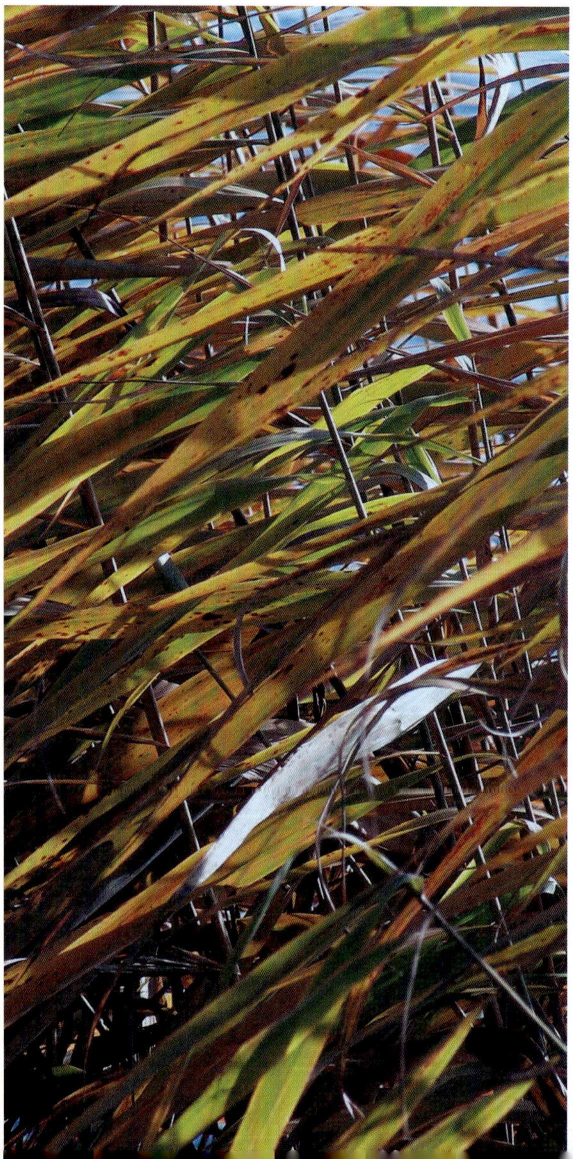

und Zufriedenheit kann sich einstellen. Auf der körperlichen Ebene entspannt sich die Muskulatur, Blutdruck und Pulsfrequenz sinken, das Immunsystem wird nachweislich gestärkt.

Die Erfahrung von Suki ist nicht an eine bestimmte Zeit oder Kultur gebunden. Alle Menschen, die eine Wahrnehmung für die Bewegungen der Lebensenergie in der Natur entwickeln, können Suki empfinden. Es ist eine universelle, religiöse Erfahrung. Die Äbtissin Hildegard von Bingen (1098–1179) beschrieb dies so: „Die Seele ist wie der Wind, der über die Gräser streicht.“

Suki beschreibt die subtile Eleganz und das Sichtbarwerden des Flusses der Lebensenergie. Eine Wahrnehmungsschulung für diese Energien führt dazu, die Transparenz der materiellen Erscheinungen zu erkennen und dann selbst über das Materielle hinaus zu denken, zu fühlen und zu wachsen.

Suki kann, wie auch Wabi und Sabi, am besten intuitiv wahrgenommen werden. Die subtile Eleganz der Lebensenergie zeigt sich zum Beispiel in den wellenförmigen Bewegungen des Windes, wenn er über ein Getreidefeld oder über dürres Schilf streicht. Suki leuchtet auf, wenn die Sonne auf eine Wasseroberfläche fällt und sich dadurch netzartige Muster bilden, die sich als ständig wandelbare Strukturen an der Decke eines Zimmers abbilden können. Suki-Strukturen sind nicht greifbar, sie sind immateriell und sehr vergänglich, und doch kann man in ihnen die Tiefe eines Augenblickes und des Lebens empfinden.

Suki-Dinge zeigen sich mehr durch ihre Bewegungen oder ihre Präsenz als durch eine feste Form. Sie sind nicht vom Menschen gemacht, sondern „gerade geboren von der Natur“. Die Energie des Suki ist transzendent und liegt jenseits intellektueller Gesetze.

Die Erfahrung von Suki kann zum Kanal für das Spirituelle werden. Es zu erfahren hat immer eine heilende Wirkung auf den Menschen. Suki kann uns heilen und helfen, Kraft zu schöpfen.

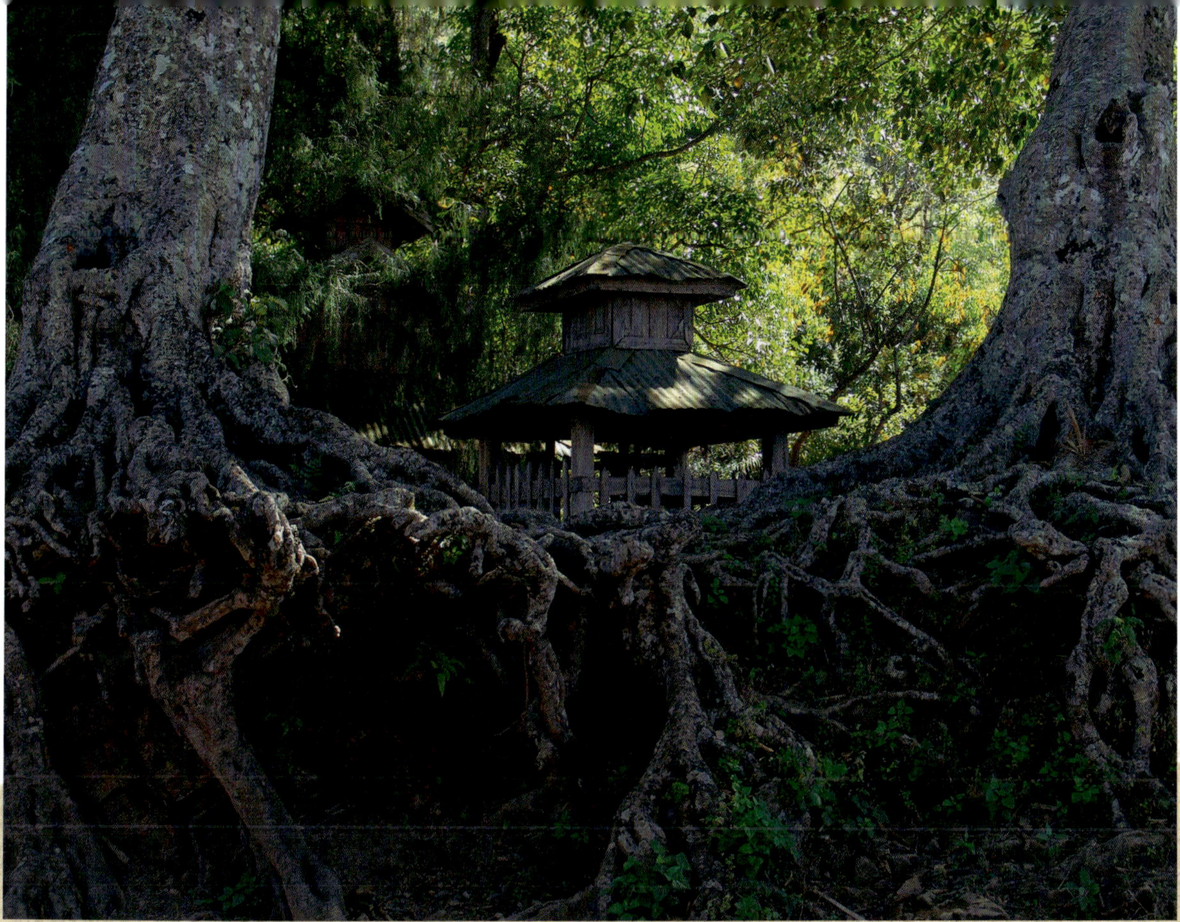

Heilige Stätten sind oft Orte, an denen der „Hauch des Lebens“ besonders eindringlich wahrnehmbar ist.

ZUM AUSPROBIEREN

Suki – heilige Stätten aufsuchen

Setzen Sie sich an einen ruhigen Platz in Ihrer Wohnung oder an einen stillen Ort draußen in der Natur. Lassen Sie den Atem mühelos kommen und gehen. Spüren Sie, wie die Atemluft in Sie eindringt, Sie belebt und stärkt und Ihren Körper wieder verlässt. Lassen Sie dies mit Leichtigkeit geschehen, ohne dass Sie dazu etwas tun müssen. Stellen Sie sich nun vor, wie die Atemluft Träger feinster Lebensenergie ist, die Sie mit jedem Atemzug in sich aufnehmen. Spüren Sie, wie sich diese Lebensenergie in Ihrem Körper verteilt, ihn belebt und mit dem Potenzial von Lebensenergie im ganzen Universum verbindet. Nehmen Sie das Gefühl des „kosmischen Austausches“ wahr.

Wenn Sie danach oder zu einem späteren Zeitpunkt wieder hinaus in die Natur gehen, versuchen Sie, dieses Gefühl des Austausches von Lebensenergie und spiritueller Energie wachzurufen oder zu halten. Wandern Sie durch die Natur, und beleben Sie sich so mit neuer Energie. Richten Sie Ihre Aufmerksamkeit auf Dinge oder Situationen, die feinste und sanfte Bewegungen der Lebensenergie sichtbar machen: der Wind in Gräsern, im Bambus, in den Blättern oder Nadeln der Bäume, das feine Kräuseln auf einer Wasseroberfläche oder wellenförmige Formen im Sand. Suki zeigt sich im Rauschen der Blätter einer Zitterpappel, im Lichtwechsel und Schattenspiel der Äste unter den Bäumen, in Tautropfen an Bäumen, auf die die Sonne scheint, im schimmernden Leib einer Forelle im klaren Wasser, in schlangenförmigen Wellen auf der Wasseroberfläche eines Flusses, im Spiel der Wolken am Himmel.

Diese sichtbaren Formen der Lebensenergie wurden früher auch in unserer Kultur beachtet und gewürdigt. Die Kelten sahen darin die Bewegungen des schlangenförmigen *Nwyvre*-Drachens (ausgesprochen Nuivre). Entdecken Sie also Suki in Ihrem Leben, in der Natur und auch in der Stadt. Kultivieren und suchen Sie diese Begegnungen, denn sie sind immer kräftigend und heilsam.

Literatur zu den Kapiteln

Der Mantel der Wildnis

Bates, Brian: Wyrd – Der Weg eines angelsächsischen Zauberers, Schirner, 1984

Bauer, Joachim: Prinzip Menschlichkeit, Hoffmann und Campe, 2006

Duerr, Hans Peter: Traumzeit – Über die Grenze zwischen Wildnis und Zivilisation, Syndikat, 1978

Eiseley, Loren: The Invisible Pyramid, University of Nebraska Press, 1970

Flüeler, Elsbeth; Volken, Marco; Diemer, Matthias: Wildnis – Ein Weg begleiter durchs Gebirge, Rotpunktverlag, 2003

Glendinning, Chellis: My name is Chellis and I am in Recovery from Western Civilization, Shambhala, 1994

Gorbatschow, Michail: Mein Manifest für die Erde, Campus Verlag, 2003

Hillmann, James: A Blue Fire, Harper & Row, 1989

Hüther, Gerald: Bedienungsanleitung für ein menschliches Gehirn, Vanderhoeck & Ruprecht, 2004

Lévi-Strauss, Claude, Das wilde Denken, Suhrkamp, 2001

Meier, Carl: A Testament to the Wilderness, Santa Monica, The Lapis Press, California, 1985

Nelson, Richard K.: Make Prayers to the Raven, University of Chicago Press, 1983

Roszak, Theodore: Ecopsychology – Restoring the Earth, Healing the Mind, Sierra Club Books, 1995

Shepard, Paul: Nature and Madness, Sierra Club Books, 1982

Snyder, Gary: The Practice of the Wild, Shoemaker Hoard, 1990

Dacqué, Edgar: Aus den Tiefen der Natur, Pfister & Schwab-Verlag, 1944

von Krasinski, P. Cyrill: Die geistige Erde, Origo, 1960

Quinn, Daniel: Ismael, Goldmann, 1991

Die Weisheit der Alten

Cameron, D. O.: Symbols of Birth and Death in the Neolithic Era, Kenyon-Deane, 1981

Campbell, Joseph: The Masks of God – Creative Mythology, Viking Press, 1970

Campbell, Joseph: Lebendiger Mythos, Goldmann, 1991

Dickson, D. Bruce: The Dawn of Belief – Religion in the Upper Paleolithic of Southwestern Europe, University of Arizona, 1990

Fester, Richard: Die Steinzeit liegt vor deiner Tür, Kösel, 1981

Gimbutas, Marija: Die Sprache der Göttin, Verlag Zweitausendeins, 1995

Halifax, Joan: Die andere Wirklichkeit der Schamanen, Goldmann, 1983

Holdermann, Claus-Stephan; Müller-Beck, Hansjürgen: Eiszeitkunst im Süddeutsch-Schweizerischen Jura, Konrad Theiss, 2001

Macy, Joanna; Brown, Molly Young: Die Reise ins lebendige Leben, Jungfermann, 2003

Mircea, Eliade: Das Heilige und das Profane, Insel Taschenbuch, 1998

Mircea, Eliade: Schamanismus und archaische Ekstasetechnik, Suhrkamp, 2001

Mongier, Louis-René: Die Welt der Höhlenmenschen, Rowohlt, 1992

Rudgley, Richard: Abenteuer Steinzeit, Kremayr & Scheriau, 2001

Suzuki, David; Knudtson, Peter: Wisdom of the Elders, Bantam Book, 1993

Wall, Steve; Arden, Harvey: Wisdomkeepers: Meeting with Native American Spiritual Elders, Beyond Words Publishing, 1990

Die Sprache der Natur

Berman, Morris: The Reenchantment of the World, 1981

Brown, Tom, Jr.: Das Vermächtnis der Wildnis, Ansata, 1992

Brown, Tom, Jr: Leben aus dem Geist der Wildnis, Ansata, 1995

Jensen, Derrick: A Language Older Than Words, Chelsea Green Publishing Company, 2004

Jones, Prudence; Pennick, Nigel: A History of Pagan Europe, 1995

Mander, Jerry: In the Absence of the Sacred, Sierra Club Books, 1991

Meier, Carl: A Testament to the Wilderness, The Lapis Press, 1985

Thoamashow, Mitchell: Ecological Identity, Becoming a Reflective Environmentalist, MIT Press, 1996

Die Gefiederten

Heinrich, Bernd: Ein Forscher und seine Eule, List, 1993

Heinrich, Bernd: Die Weisheit der Raben, List, 1999

Hinton, Nigel: Im Herzen des Tals, Goldmann, 1998

Kröher, Oskar; Weick, Friedhelm: Heimische Vögel – Anmut im Federkleid, Gollenstein, 2004
Streffer, Walther: Magie der Vogelstimmen, Verlag Freies Geistesleben, 2005

Pflanzenverbündete

Buhner, Stephan, Harrod: Sacred Plant Medicine, Roberts Rinehard Publisher, 1996
Eiseley, Loren: Die ungeheure Reise, Deutsche Buch-Gemeinschaft, 1959
Fèro & Michael Wachtler: „Gebt der Wildnis das Wilde zurück!" – Ein Mann der Berge kämpft für die Natur, Kosmos, 2014
Fischer-Rizzi, Susanne: Botschaft an den Himmel, AT-Verlag, 2001
Fischer-Rizzi, Susanne: Medizin der Erde, AT-Verlag, 2005
Fischer, Hermann: Mittelalterliche Pflanzenkunde, Georg Olms, 1967
Giono, Jean: Der Mann mit den Bäumen, Theologischer Verlag, 1986
Junius, Manfred M.: Praktisches Handbuch der Pflanzen-Alchemie, Ansata, 1982
Kerner, Dagny; Kerner, Imre: Die Sprache der Pflanzen, Albatros, 2005
Koechlin, Florianne: Pflanzenpalaver – belauschte Geheimnisse der botanischen Welt, Lenos, 2009
Koechlin, Florianne: Zellgeflüster – Streifzüge durch wissenschaftliches Neuland, Lenos, 2010
Lenz, Harald Othmar: Botanik der alten Griechen und Römer, Saendig Reprint, 1966
Nedoma, Gabriela: Knospen, Freya, 2014
Ross, Allen C.: Wakan Taka – Im Herzen sind wir alle eins, Smaragd, 1989
Schrödter, Willy: Pflanzengeheimnisse, G. E. Schroeder-Verlag, 1981
Seligmann, Siegfried: Die magischen Heil- und Schutzmittel aus der belebten Natur, Reimer, 1996
Thich Nhat Hanh: Ich pflanze ein Lächeln – Der Weg der Achtsamkeit, Goldmann, 1991
The Findhorn Community: The Findhorn Garden, Turnstone Books, 1975
Uyldert, Mellie: Verborgene Kräfte der Pflanzen, Irisiana, 1984

Im Kreis des Feuers

Brunner, Horst A.: Feuer und Feuerschlagmesser, Verlag Huber, 1998
Hein, Wulf: Komm mit in die Steinzeit, Materialien ab Klasse 5, Hase und Igel Verlag, 2006
Lewis, Roy: Edward – Roman aus dem Pleistozän, Unionsverlag, 1998
Müller, Andy: Feuer – Von der Steinzeit bis zum Brennglas, Androma-Verlag Müller, 2004
Seeberger, Friedrich: Steinzeit selbst erleben, Württembergisches Landesmuseum, 2002
Sonnleitner, Alois Th.: Die Höhlenkinder, Kosmos, 2008
Thomas, Elizabeth M.: Im Mond der Rentiere, Knaur, 1989

Mit Tieren verbunden

Brandt, Karl; Behnke, Hans: Fährten und Spurenkunde, Verlag Paul Parey, 1995
Brown, Tom, Jr.; Walking, William Jon: The Tracker, Prentice Hall Trade, 1978
Brown, Tom, Jr.: Way of the Scout, Berkley Publishing Group, 1995
Brown, Tom, Jr.: Field Guide – Wilderness Survival, Berkley Books, 1983
Campbell, Joseph: Historical Atlas of World Mythology, Vol I: The Way of the Animal Powers, Harper & Row, 1988
Canetti, Elias: Über Tiere, Carl Hanser, 2002
Endredy, James: Earthwalks für Körper und Seele, Lüchow, 2002
Field, Eduard: Songs and Stones of the Netsilik Eskimos, Education Development Center, 1967
Fischer-Rizzi, Susanne: Tierverbündete, AT-Verlag, 2007
Fukuoka, Masanobu: The One-Straw Revolution, Other India Press, 1997
Grandin, Temple: Ich sehe die Welt wie ein frohes Tier, Ullstein, 2005
Hess, Jörg: Heimliche Untermieter, Aare, 1980
Kallinich, Joachim, Spengler, Gabriele (Hrsg.): Tierische Kommunikation, Edition Braus, 2004
Keeney, Bradford: Ropes to God, Ringing Rocks Press Philadelphia, 2003
Keeney, Bradford: Shaman Bushman – Awakening the Spirit through Ecstatic Dance, Destiny Books, 2005
Lorenz, Konrad: Er redete mit dem Vieh, den Vögeln und den Fischen, DTV, 1998
Mack, A.; Rock, I: Inattentional Blindness, MIT Press, 1998
Nollmann, Jim: Mit den Walen singen, AT-Verlag, 2006
van der Post, L.: Das Herz des kleinen Jägers, Heusel, 1962
van der Post, L.: A Walk with a White Bushman, Penguin Books, 1988
Red Hawk, Richard: Journey of the Medicine Man, Little Rock, 1983

Sheldrake, Rupert: Der siebte Sinn der Tiere, Ullstein, 2001
Whitehead, Ruth, Holmes: Six Worlds – Micmac Legends, Nimbus Publishing, 1988
Norman, Powell: Ingwe, Owlinkmedia, 1995

Die Erde ist mein Leib

Arden, Harvey; Wall, Steve: Hüter der Erde, Frederking und Thaler, 1994
Hesiod: Werke und Tage, Reclam, 1996
Marks, William E.: The Holy Order of Water, Bell Pond Books, 2001
Narby, Jeremy, Intelligenz in der Natur, AT-Verlag, 2006
Lehrman, Fredric: The Sacred Landscape, Celestial Arts, 1988
Leopold, Aldo: Am Anfang war die Erde, Knesebeck, 1992
Lovelock, James: Gaia, Die Erde ist ein Lebewesen, Scherz Verlag, 1922
Merchant, Carolyn: The Death of Nature, Harper, 1980
Pennick, Nigel: Das kleine Handbuch der angewandten Geomantie, Verlag Neue Erde, 1985
Resch-Rauter, Inge: Auf den Spuren der Druiden, Tele Tool Productions
Scully, Vincent: The Earth, the Temple and the Gods, 1979

Die guten Wälder

Amber, Conrad: Baumwelten – und ihre Geschichten, Kosmos, 2015
Bobiec, Andrzey: The Afterlife of a Tree, WWF Poland, 2005
Calvino, Italo: Der Baron auf den Bäumen, Verlag Volk und Welt, 1983
Elpel, Thomas: Participating in Nature, HOPS Press, Montana, 1993
Francé, Raoul H.: Das Leben der Pflanze, Pala, 2013
Francé, Raoul H.: Ewiger Wald, Eckstein, OLV, 2013
Harrison, Robert Pogue: Wälder – Ursprung und Spiegel der Kultur, Carl Hanser, 1992
Heinrich, Bernd: Die Bäume meines Waldes, List, 2000
Hill, Julia Butterfly: Die Botschaft der Baumfrau, C. Bertelsmann, 2000
Jahn, Hermann: Pilze an Bäumen, Patzer Verlag, 2005
Koch-Wester, Sylvia; v. Lübke, Geseke: Vision Quest, Ariston, 2000
Mannhardt, Wilhelm: Der Baumkultus der Germanen und ihrer Nachbarstämme, Gebrüder Borntraeger, 1875
Meissner, Hans-Otto: Die überlistete Wildnis, Bertelsmann, 1967
Sills-Fuchs, Martha: Wiederkehr der Kelten, Dianus Trikont, 1983
Sun Bear: At Home in the Wilderness, Mosaic Press, Indian Creek, 1968
Thoreau, Henry, David: Walden oder das Leben in den Wäldern, 1971
Uyldert, Mellie: Die Entdeckung von Mittelerde, Hugendubel, 1988
Hösle, V.; Jermann, C. (Übers.); Vico, Giambattista: Prinzipien einer neuen Wissenschaft über die gemeinsame Natur der Völker, 1990
Wohlleben, Peter: Menschenspuren im Wald – Ein Waldführer der besonderen Art, Pala, 2015
Wohlleben, Peter: Das geheime Leben der Bäume – Was sie fühlen, wie sie kommunizieren, Ludwig, 2015
Wohlleben, Peter: Bäume verstehen – Was uns Bäume erzählen, wie wir sie naturgemäß pflegen, Pala, 2013

Auf den Schwingen der Luft

Fischer-Rizzi, Susanne: Poesie der Düfte, Irsiana, 1998
Fischer-Rizzi, Susanne, Rovesti, Paolo: Auf der Suche nach den verlorenen Düften, Hugendubel, 1997
Fischer-Rizzi, Susanne: Duft und Psyche, Irisiana, 1994
Fischer-Rizzi, Susanne: Himmlische Düfte, AT-Verlag, 2011
Keller, Helen: Meine Welt, Die grüne Kraft, 1988
Lake, Max: Duft und Sinnlichkeit, Irisiana, 1995
Le Guérer, Annick: Die Macht der Gerüche, Klett-Cotta, 1992
Shri S. P Ambasta: The Useful Plants of India; Publications & Information Directorate, 1986
Süskind, Patrick: Das Parfüm, Diogenes, 1985

Die balsamische Zeit

Debord, Guy: Die Gesellschaft des Spektakels, Tiamat, 1996
von Franz, Marie-Louise: Zahl und Zeit, Klett, 1970
Eaton, Evelyn: The Shaman and the Medicine Wheel, The Theosophical Publishing House, Madras, 1982
LaChapelle, Dolores; Bourque, Janet: Earth Festivals, Finn Hill Arts Publishers, 1973
Linder, Staffan B.: Warum wir keine Zeit mehr haben, Fischer, 1973
Tewes, Joseph: Nichts Besseres zu tun – über Muße und Müßiggang, Tewes, 1989

Feng, Gia-Fu (Übers.); Tschuang, Tse: Glückliche Wanderung, Irisiana, 1980
Sun Bear, Wabun: Das Medizinrad, Trikont Dianus, 1981
Weber, Andreas: Alles fühlt, Berlin Verlag, 2007

Die kleinen Dinge

Adam, Michael: Wandering in Eden, Wildwood House, 1976
Buckminster, Fuller: Die Aussichten der Menschheit, Edition Voltaire, 1968
Buckminster, Fuller: Bedienungsanleitung für das Raumschiff Erde, Philo Verlagsgesellschaft, 1998
Feng, Gia-Fu (Übers.); Lao Tsu: Tao-Te Ching, Wildwood House, 1972
Fields, Rick: Chop Wood Carry Water – A Guide to finding Spiritual Fulfillment in everyday Life, Putnam Book, 1984
Juniper, Andrew: Wabi-Sabi – Edle Einfachheit als höchste Tugend, Lotus, 2003
Kabat-Zinn, Jon: Wherever You Go, There You Are: Mindfulness Meditation in Everyday Life, Hyperion, 1994
Koren, Leonard: Wabi-Sabi for Artists, Designers, Poets & Philosophers, Stone Bridge Press, 1994
Watts, Alan: Der Lauf des Wassers – Eine Einführung in den Taoismus, Otto Wilhelm Barth, 1976

Bücher zum Weiterlesen

Birding für Ahnungslose
Wie man Vögel in sein Leben lässt
Véro Mischitz
Kosmos Verlag, 2019

Philosophie der Wildnis
oder Die Kunst vom Weg abzukommen
Baptiste Morizot
Reclam Verlag, 2020

Werde eins mit der Natur
Lerne die Sprache der Tiere und Pflanzen
Tamarack Song
Rotona Verlag, 2019

Geflochtenes Süßgras
Die Weisheit der Pflanzen
Robin Wall Kimmerer
Aufbau Verlag, 2021

Tierspuren Europas
Spuren und Zeichen bestimmen
und interpretieren
Joscha Grolms
Eugen Ulmer Verlag, 2021

Personenregister

Sachregister

Warum dieses Buch etwas Besonderes ist

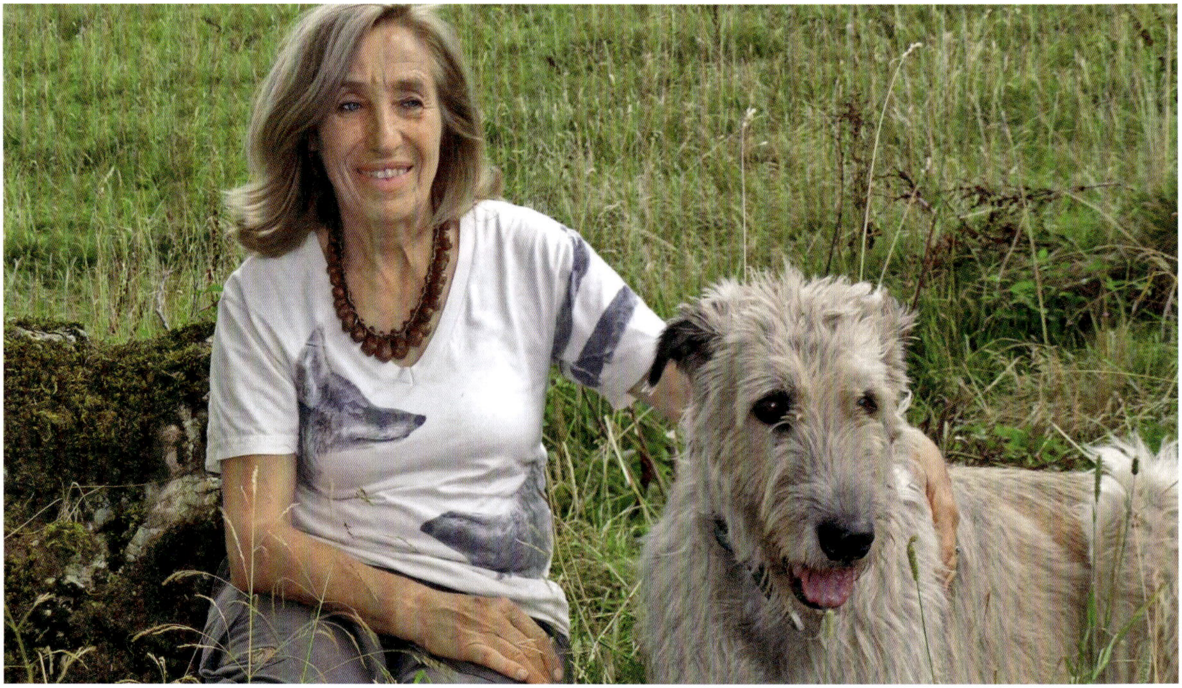

Susanne Fischer-Rizzi

beschäftigt sich seit ihrer frühesten Kindheit mit Heilpflanzen. Sie absolvierte nach dem Studium der Philosophie eine mehrjährige Ausbildung zur Heilpraktikerin und war danach viele Jahre Lehrling bei Kräuterheilkundigen, Schamaninnen und Schamanen im In- und Ausland. Ihr weit gespanntes Interesse an Heilpflanzenkunde und den Themen Mensch, Natur und Heilung veranlasste sie zu vielen Reisen, vorwiegend nach Asien und Nordamerika. Dort beschäftigte sie sich intensiv mit ayurvedischer, tibetischer sowie indigener Heilkunde. Die taoistische Philosophie und Weise, sich mit der Natur heilsam zu verbinden, lernte sie bei ihrem Lehrer, dem Taoisten Gia-Fu Feng. Sie verfügt außerdem über eine langjährige Erfahrung auf dem Weg der Weisen Frauen und über ein profundes Wissen zu den traditionellen europäischen Kulturen.

Seit über 35 Jahren gibt sie ihr Wissen im In- und Ausland in Seminaren, in der Ausbildung und bei Vorträgen weiter, und ist zur Zeit vorwiegend Dozentin an der von ihr gegründeten Schule *ARVEN*, einer Schule für Heilpflanzenkunde, Aromatherapie und Wildniswissen. Bisher sind von ihr 13 Bücher zu diesen Themen erschienen, die in viele Sprachen übersetzt wurden. Ihre reichhaltige Erfahrung und ihr Wissen fließen in diesem Buch zusammen.

Susanne Fischer-Rizzi sieht sich dabei als Lehrling der Natur, als Vermittlerin zwischen Mensch und Wildnis. Mit ihrer Arbeit möchte sie dazu beitragen, das durchtrennte Band zwischen Mensch, Tier und Pflanze wieder neu zu knüpfen, um so gleichermaßen unsere Heilung und jene der Natur zu fördern.

www.susanne-fischer-rizzi.de

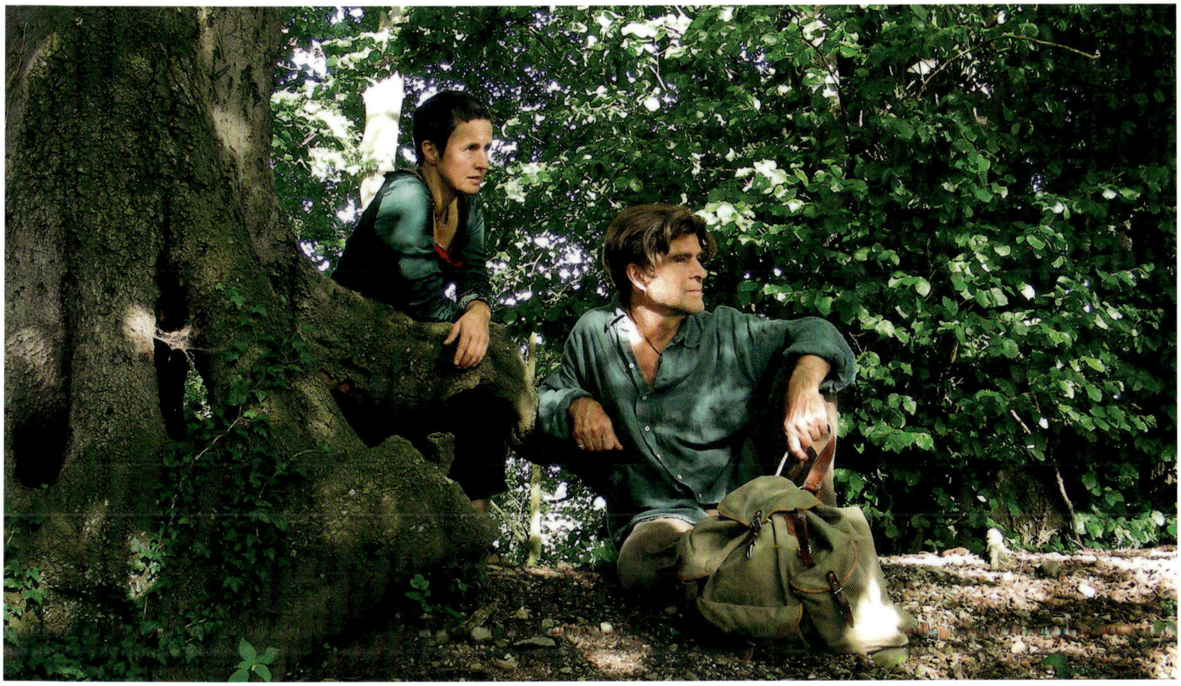

Richard W. Allgaier
Illustrationen und Fotos

studierte in München an der freien Grafikschule. Der universell arbeitende Künstler ist freier Maler, Bildhauer, Illustrator und Dozent. Seine Arbeiten sind in Ausstellungen, öffentlichen und privaten Sammlungen im In- und Ausland zu sehen. Seit mehr als 30 Jahren illustriert er Reisetagebücher, Kunstmappen und bibliophile Sammlerstücke. In seinen Fotoarbeiten wird der geschulte Blick des Künstlers sichtbar.

Die Fernsehproduktion des Filmemachers Roman Teufel *Bis zum Anfang der Welt – Spurensuche in Afrika* wurde auf ARTE ausgestrahlt und zeigt ihn als malenden Reisenden, als reisenden Maler und Weltenwanderer.

Susanne Möller-Allgaier
Fotos

hat über 20 Jahre lang eine eigene Galerie geleitet. Ihr künstlerisches Schaffen umfasst Installation, Objektkunst, Land-Art-Projekte und begleitende Fotodokumentationen. Ausstellungen und Beteiligung an Kunstmessen im In- und Ausland.

Die Fotoarbeiten für dieses Buch erhielten in der gegenseitigen Herausforderung als Künstlerpaar eine eigene Intensität und Vielfalt. Ob heute im selbstgebauten Lehmhaus oder in jungen Jahren auf der geliebten alten Eiche, ob als Imker oder in der Weite der Wüste am Feuer – die Natur ist für beide Lebensraum, Inspiration und Kraftquelle.

www.AllgaierArt.de

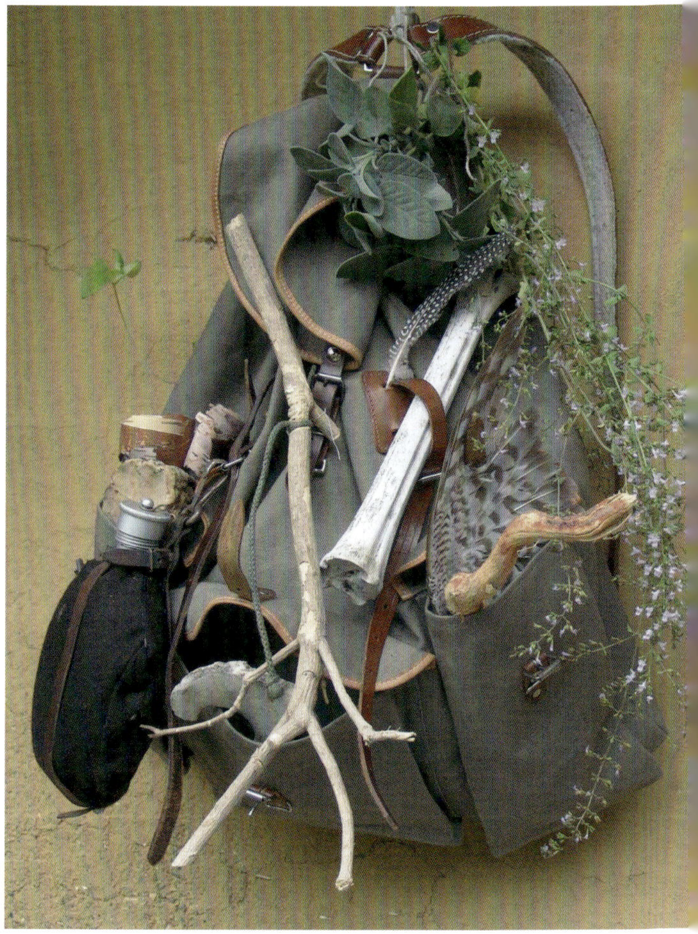

Herzlichen Dank!

Während der Arbeit an diesem Buch war ich in ein Netz hilfreicher Menschen eingebunden, die mir ihre Unterstützung schenkten. Ihnen allen gilt mein ganz herzlicher Dank.

Besonders danken möchte ich meinen Lehrerinnen und Lehrern, die mich an ihrem Wissen über die Natur teilhaben ließen, mich begleiteten und führten: Sun Bear, Owl Woman, Frank Red Hawk, Gia-Fu Feng, Mellie Uyldert, Tokita Silvertree, Annu-U, Großvater David, Shirley Lord, Tom Brown und Jon Young.

Carmen Meyer unterstützte mich tatkräftig und liebevoll während der intensiven Arbeitszeit an diesem Buch und fütterte außerdem den Computer mit meinen Texten. Angelika Weigand und Anne Gentner lasen mein Manuskript wohlwollend und kritisch durch und steuerten wichtige Hinweise bei. Anne Gentner übersetzte außerdem die englischsprachigen Zitate. Wertvolle Hinweise zum Wildniswissen erhielt ich von Rainer Besser und Ralph Müller. Alex Meffert steuerte Informationen zu den Tierweltereignissen im Jahreskreis bei. Hans-Jörg Kriebel unterstützte mich in der Sternenkunde. Adrienne Marti begleitete und inspirierte mich auf Wildnisreisen und Seminaren. Wulf Hein las mein Manuskript durch und unterstütze mich mit seinem profunden und professionellen Wissen. Bei der Erstellung der Fotos halfen Patrick Schank, Rainer Besser, Maria Fendt, Tina Schneider und Katja Stichel.

Meine Reise zur und durch die Wildnis haben Richard W. Allgaier mit Gemälden, Zeichnungen und Fotos, und Susanne Möller-Allgaier mit Fotos und viel Arbeit am Computer wunderschön und einzigartig sichtbar gemacht. Das Buch ist dadurch zu einem Kunstwerk geworden. Die Grafikerin Andrea Burk verband Bild und Text so gekonnt und einfühlsam, dass beide zu einer Einheit verschmolzen.

Stefan Raps, Lektor des Kosmos-Verlages, trug dazu bei, dass alles zu diesem Buch zusammenfloss. Mit großem Fachwissen, Interesse und Geduld begleitete er verständnisvoll, einfühlsam und kompetent meine Arbeit.

Bildnachweis

Mit 26 Illustrationen von Richard W. Allgaier

Mit 239 Farbfotos: alle Farbfotos von AllgaierArt, mit Ausnahme von 1 Foto von Conrad Amber (S. 64), 3 Fotos von Rainer Besser (S. 153), 1 Foto von Feuerlandverlag (S. 76), 9 Fotos von Susanne Fischer-Rizzi (S. 92, 93 oben links, 147, 155 rechts, 156, 164 links, 193, 198, 221), 1 Foto von Alex Meffert (S. 102 oben rechts), 3 Fotos von Werner Pleil (S. 47, 102 oben Mitte und unten rechts), 1 Foto von Manuela Scholz (S. 234), 1 Foto von Dietmar Stoppel (S. 35) und 1 Foto von Thomas Zerlauth (S. 109); das Foto auf der Seite 146 stammt von AllgaierArt mit Genehmigung von Kulturgut Holzhausen (http://www.kulturgut-holzhausen.de)

Impressum

Umschlaggestaltung von Claudia Geffert unter Verwendung eines Farbfotos von gettyimages/Hadel-Productions.

Mit 239 Farbfotos und 26 Illustrationen

Gedruckt auf chlorfrei gebleichtem Papier

FSC www.fsc.org MIX Papier | Fördert gute Waldnutzung FSC® C084279

Aktualisierte Ausgabe

ISBN 978-3-96860-085-7
Redaktion: Monika Riedlinger-Sinanmis
Gestaltung und Satz: Andrea Burk, solutioncube GmbH, Reutlingen
Produktion: Kim Kanstinger
Druck und Bindung: Print Consult GmbH, München
Printed in Slovakia / Imprimé en Slovaquie

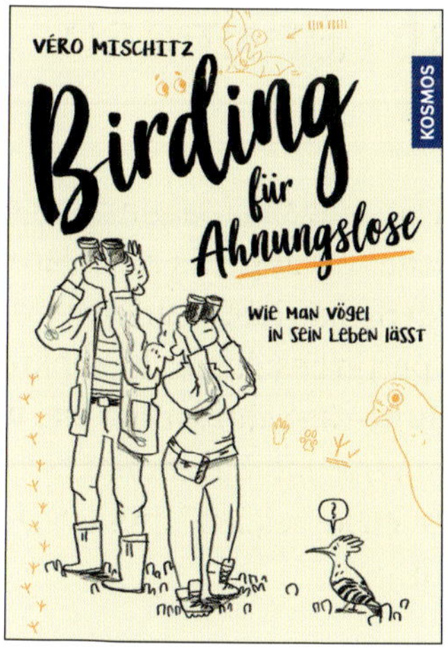

In die faszinierende Welt der Vögel eintauchen

Birding liegt voll im Trend. Kein Wunder, denn kaum ein anderes Hobby bietet solche Möglichkeiten, die Natur ohne großen Aufwand intensiv zu erleben. Damit der Einstieg mühelos gelingt und von Anfang an Spaß macht, hat Diplom-Biologin und Illustratorin Véro Mischitz das Thema unkonventionell angepackt: Mit lockerem Zeichenstift, Charme und Witz. Wann und wo kann ich Vögel beobachten und welche Ausrüstung ist die Beste? Welcher Vogel ist das, wie lebt und singt er? Wie kann ich Vogelgruppen unterscheiden und bestimmen? Diese und viele weitere Fragen werden mit Zeichnungen amüsant und kenntnisreich beantwortet.

Véro Mischitz
BIRDING FÜR AHNUNGSLOSE
128 Seiten · ISBN 978-3-440-16264-4

Nichts ist so verlässlich wie die Natur

Unsere sich rasant verändernde Welt bringt viele Menschen aus dem Gleichgewicht. Susana Garcia Ferreira zeigt, wie wir Halt und Sicherheit aus dem Rhythmus der Jahreszeiten gewinnen können. Wir lernen die besondere Kraft jedes Monats kennen und erfahren, wie man sie durch einfache Rituale nutzt: z.B. eine reinigende Hausräucherung im Winter oder ein erfrischendes Waldbad im Sommer. Es ist so einfach, die Kraft der Natur im Alltag zu nutzen und sich dadurch tiefer zu verbinden.

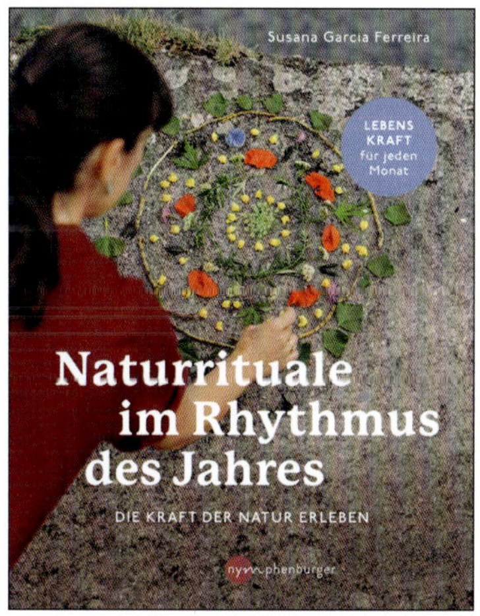

Susana Garcia Ferreira
NATURRITUALE IM RHYTHMUS DES JAHRES
144 Seiten · ISBN 978-3-96860-025-3

nymphenburger

kosmos.de/nymphenburger